2018
中国卫生健康统计年鉴

国家卫生健康委员会　编

中国协和医科大学出版社

图书在版编目（CIP）数据

2018中国卫生健康统计年鉴／国家卫生健康委员会编．—北京：中国协和医科大学出版社，2018.9
ISBN 978-7-5679-1174-1

Ⅰ．①2…　Ⅱ．①国…　Ⅲ．①卫生统计-统计资料-中国-2018　Ⅳ．①R195.1

中国版本图书馆CIP数据核字（2018）第181481号

2018中国卫生健康统计年鉴

编　　者：国家卫生健康委员会
责任编辑：吴桂梅

出版发行：**中国协和医科大学出版社**
（北京东单三条九号　邮编100730　电话65260431）
网　　址：www.pumcp.com
经　　销：新华书店总店北京发行所
印　　刷：中煤（北京）印务有限公司

开　　本：889×1230　1/16开
印　　张：26.5
字　　数：700千字
版　　次：2018年9月第1版
印　　次：2018年9月第1次印刷
定　　价：198.00元

ISBN 978-7-5679-1174-1

（凡购本书，如有缺页、倒页、脱页及其他质量问题，由本社发行部调换）

《中国卫生健康统计年鉴》编辑委员会

《中国卫生健康统计年鉴》编辑工作人员

编者说明

一、《中国卫生健康统计年鉴》是一部反映中国卫生健康事业发展情况和居民健康状况的资料性年刊。本书收录了全国及31个省、自治区、直辖市卫生健康事业发展情况和目前居民健康水平的统计数据，以及历史重要年份的全国统计数据。本书为《中国卫生健康统计年鉴》2018卷，收编的内容截至2017年年底。

二、全书分为16个部分，即医疗卫生机构、卫生人员、卫生设施、卫生经费、医疗服务、基层医疗卫生服务、中医药服务、妇幼保健与计划生育、人民健康水平、疾病控制与公共卫生、居民病伤死亡原因、食品安全与卫生健康监督、医疗保障、人口指标，另附主要社会经济指标、世界各国卫生状况。各章前设简要说明及主要指标解释，简要说明主要介绍本章的主要内容、资料来源、统计范围、统计方法以及历史变动情况。

三、资料来源

（一）本资料主要来自年度卫生健康统计报表，一部分来自抽样调查。

（二）人口和社会经济数据摘自《中国统计年鉴》以及公安部、教育部、民政部统计资料，城镇居民基本医疗保险数据摘自人力资源与社会保障部，各国卫生状况数据摘自世界卫生组织《世界卫生统计》和全球卫生观察站数据库。

四、统计口径

（一）除行政区划外，书中所涉及的全国性统计数据均未包括香港特别行政区、澳门特别行政区和台湾省数据。

（二）由于修订《国家卫生健康统计调查制度》，适当调整了医疗卫生机构和人员的统计口径，导致1996、2002、2007、2013年机构和人员数变动较大，2013年起医疗卫生机构及人员数包括原卫生计生部门主管的计划生育技术服务机构。

（三）村卫生室的机构、人员和诊疗人次分别计入医疗卫生机构总数、卫生人员总数、总诊疗人次数中（村卫生室不再单独统计）。

五、统计分组

（一）机构类别：医疗卫生机构分为医院、基层医疗卫生机构、专业公共卫生机构、其他机构四类。医院包括综合医院、中医医院、中西医结合医院、民族医院、各类专科医院和护理院，不包括专科疾病防治院、妇幼保健院和疗养院；基层医疗卫生机构包括社区卫生服务中心（站）、乡镇（街道）卫生院、村卫生室、门诊部、诊所（医务室）；专业公共卫生机构包括疾病预防控制中心、专科疾病防治机构、健康教育机构、妇幼保健机构、急救中心（站）、采供血机构、卫生监督机构、计划生育技术服务机构；其他医疗卫生机构包括疗养院、医学科研机构、医学在职教育机构、医学考试中心、人才交流中心、统计信息中心等卫生健康事业单位。

（二）登记注册类型：分为公立、非公立医疗卫生机构。公立医疗卫生机构包括登记注册类型为国有和集体办的医疗卫生机构；非公立医疗卫生机构包括联营、股份合作、私营、台港澳投资和外国投资等医疗卫生机构。

医院按登记注册类型分为公立医院和民营医院，公立医院指经济类型为国有和集体办的医院，民营医院指公立医院以外的其他医院，包括联营、股份合作、私营、台港澳投资和外国投资等医院。

（三）主办单位：以医疗机构登记注册为依据，分为政府办、社会办和私人办。政府办医疗卫生机构包括卫生健康行政部门和教育、民政、公安、司法等政府机关主办的医疗卫生机构；社会办医疗卫生机构包括企业、事业单位、社会团体和其他社会组织办。

（四）东、中、西部地区：东部地区包括北京、天津、河北、辽宁、上海、江苏、浙江、福建、山东、广东、海南 11 个省、直辖市；中部地区包括山西、吉林、黑龙江、安徽、江西、河南、湖北、湖南 8 个省；西部地区包括内蒙古、重庆、广西、四川、贵州、云南、西藏、陕西、甘肃、青海、宁夏、新疆 12 个省、自治区、直辖市。

（五）城乡：1949～1984 年以前医疗卫生机构及其床位和人员按城市、农村分组，1985～2004 年按市、县分组，2005 年起按城市、农村分组。城市包括直辖市区和地级市辖区，农村包括县及县级市，乡镇卫生院及村卫生室计入农村。

六、符号使用说明："空格"表示无数字，"…"表示数字不详。

国家卫生健康委统计信息中心

目　　录

一、医疗卫生机构

简要说明

一、本章主要介绍全国及31个省、自治区、直辖市医疗卫生机构数，主要包括各级各类医院、基层医疗卫生机构、专业公共卫生机构和其他医疗卫生机构数与医院等级情况，按床位数分组的医院、乡镇卫生院和社区卫生服务中心数等。

二、本章数据来源于卫生资源统计年报。

三、医疗卫生机构分类

1. 机构类别：医疗卫生机构分为医院、基层医疗卫生机构、专业公共卫生机构、其他医疗卫生机构四类。

2. 登记注册类型：分为公立、非公立医疗卫生机构。公立医疗卫生机构包括登记注册类型为国有和集体办的医疗卫生机构；非公立医疗卫生机构包括联营、股份合作、私营、台港澳投资和外国投资等医疗卫生机构。

3. 按主办单位分为政府办、社会办和私人办。政府办包括卫生健康（原卫生计生）、教育、民政、公安、司法等行政部门办的医疗卫生机构，社会办包括企业、事业单位、社会团体和其他社会组织办的医疗卫生机构。

4. 按分类管理分为非营利性和营利性医疗卫生机构。

5. 按城乡分，城市包括直辖市区和地级市辖区，农村包括县及县级市，乡镇卫生院及村卫生室计入农村。按市县分，市包括直辖市区、地级市区和县级市，县包括自治县和旗。

四、统计口径调整

1. 村卫生室数计入卫生机构总数中（不再单独统计）。

2. 2002年起，医疗卫生机构数按卫生或工商、民政部门登记注册数统计，1949~2001年医疗卫生机构数按卫生或其他行政部门批准成立数统计。

3. 2002年起，按照行业管理原则，医疗卫生机构总数不再包括国境卫生检疫所、高中等医学院校、药品检验所（室）和由各级计生委批准设立的计划生育指导中心。

4. 2013年起，医疗卫生机构总数包括原卫生计生部门主管的计划生育技术服务机构，2013年以前医疗卫生机构数不包括原人口计生部门主管的计划生育技术服务机构数。

5. 1996年起，依据《医疗机构管理条例》将个体开业人员改称私人诊所计入卫生机构，当年医疗卫生机构总数增加较多（包括13万所私人诊所）。

主要指标解释

医疗卫生机构　指从卫生健康行政部门取得《医疗机构执业许可证》，或从民政、工商行政、机构编制管理部门取得法人单位登记证书，为社会提供医疗保健、疾病控制、卫生监督服务或从事医学科研和医学在职培训等工作的单位。医疗卫生机构包括医院、基层医疗卫生机构、专业公共卫生机构、其他医疗卫生机构。

医院　包括综合医院、中医医院、中西医结合医院、民族医院、各类专科医院和护理院，不包括专科疾病防治院、妇幼保健院和疗养院。

中医医院　指中医（综合）医院和中医专科医院，不包括中西医结合医院和民族医院。

专科医院　包括口腔医院、眼科医院、耳鼻喉科医院、肿瘤医院、心血管病医院、胸科医院、血液病医院、妇产（科）医院、儿童医院、精神病医院、传染病医院、皮肤病医院、结核病医院、麻风病医院、职业病医院、骨科医院、康复医院、整形外科医院、美容医院等其他专科医院，不包括中医专科医院、各类专科疾病防治院和妇幼保健院。

公立医院　指经济类型为国有和集体的医院。

民营医院　指经济类型为国有和集体以外的医院，包括联营、股份合作、私营、台港澳投资和外国投资等医院。

基层医疗卫生机构　包括社区卫生服务中心（站）、街道卫生院、乡镇卫生院、村卫生室、门诊部、诊所（医务室）。

专业公共卫生机构　包括疾病预防控制中心、专科疾病防治机构、妇幼保健机构、健康教育机构、急救中心（站）、采供血机构、卫生监督机构、卫生健康部门主管的计划生育技术服务机构。不包括传染病院、结核病医院、血防医院、精神病医院、卫生监督（监测、检测）机构。

其他医疗卫生机构　包括疗养院、临床检验中心、医学科研机构、医学在职教育机构、医学考试中心、人才交流中心、统计信息中心等卫生事业单位。

医院等级　由卫生健康（原卫生计生）行政部门评定，级别分为一级、二级、三级、未定级，等次分为甲、乙、丙、未定等，是反映医院规模和医疗水平的综合指标。

联合办村卫生室　指由两个或多个乡村医生联合办、执业（助理）医师与乡村医生联合办的村卫生室。

1-1-1　医疗卫生机构数

年份	合计	医院				基层医疗卫生机构					专业公共卫生机构数				
		医院	综合医院	中医医院	专科医院	基层医疗卫生机构	社区卫生服务中心(站)	乡镇卫生院	村卫生室	门诊部(所)	专业公共卫生机构数	疾病预防控制中心	专科疾病防治院(所/站)	妇幼保健院(所/站)	卫生监督所(中心)
1950	8915	2803	2692	4	85					3356		61	30	426	
1955	67725	3648	3351	67	188					51600		315	287	3944	
1960	261195	6020	5173	330	401			24849		213823		1866	683	4213	
1965	224266	5330	4747	131	339			36965		170430		2499	822	2910	
1970	149823	5964	5353	117	385			56568		79600		1714	607	1124	
1975	151733	7654	6817	160	543			54026		80739		2912	683	2128	
1980	180553	9902	7859	678	694			55413		102474		3105	1138	2745	
1985	978540	11955	9197	1485	938			47387	777674	126604		3410	1566	2996	
1986	999102	12442	9363	1646	1030			46967	795963	127575		3475	1635	3059	
1987	1012804	12962	9657	1790	1097			47177	807844	128459		3512	1697	3082	
1988	1012485	13544	9916	1932	1190			47529	806497	128422		3532	1727	3103	
1989	1027522	14090	10242	2046	1265			47523	820798	128112		3591	1747	3112	
1990	1012690	14377	10424	2115	1362			47749	803956	129332		3618	1781	3148	
1991	1003769	14628	10562	2195	1345			48140	794733	128665		3652	1818	3187	
1992	1001310	14889	10774	2269	1376			46117	796523	125873		3673	1845	3187	
1993	1000531	15436	11426	2298	1438			45024	806945	115161		3729	1872	3115	
1994	1005271	15595	11549	2336	1440			51929	813529	105984		3711	1905	3190	
1995	994409	15663	11586	2361	1445			51797	804352	104406		3729	1895	3179	
1996	1078131	15833	11696	2405	1473			51277	755565	237153		3737	1887	3172	
1997	1048657	15944	11771	2413	1488			50981	733624	229474		3747	1893	3180	
1998	1042885	16001	11779	2443	1495			50071	728788	229349		3746	1889	3191	
1999	1017673	16678	11868	2441	1533			49694	716677	226588		3763	1877	3180	
2000	1034229	16318	11872	2453	1543	1000169		49229	709458	240934	11386	3741	1839	3163	
2001	1029314	16197	11834	2478	1576	995670		48090	698966	248061	11471	3813	1783	3132	
2002	1005004	17844	12716	2492	2237	973098	8211	44992	698966	219907	10787	3580	1839	3067	571
2003	806243	17764	12599	2518	2271	774693	10101	44279	514920	204468	10792	3584	1749	3033	838
2004	849140	18393	12900	2611	2492	817018	14153	41626	551600	208794	10878	3588	1583	2998	1284
2005	882206	18703	12982	2620	2682	849488	17128	40907	583209	207457	11177	3585	1502	3021	1702
2006	918097	19246	13120	2665	3022	884818	22656	39975	609128	212243	11269	3548	1402	3003	2097
2007	912263	19852	13372	2720	3282	878686	27069	39876	613855	197083	11528	3585	1365	3051	2553
2008	891480	19712	13119	2688	3437	858015	24260	39080	613143	180752	11485	3534	1310	3011	2675
2009	916571	20291	13364	2728	3716	882153	27308	38475	632770	182448	11665	3536	1291	3020	2809
2010	936927	20918	13681	2778	3956	901709	32739	37836	648424	181781	11835	3513	1274	3025	2992
2011	954389	21979	14328	2831	4283	918003	32860	37295	662894	184287	11926	3484	1294	3036	3022
2012	950297	23170	15021	2889	4665	912620	33562	37097	653419	187932	12083	3490	1289	3044	3088
2013	974398	24709	15887	3015	5127	915368	33965	37015	648619	195176	31155	3516	1271	3144	2967
2014	981432	25860	16524	3115	5478	917335	34238	36902	645470	200130	35029	3490	1242	3098	2975
2015	983528	27587	17430	3267	6023	920770	34321	36817	640536	208572	31927	3478	1234	3078	2986
2016	983394	29140	18020	3462	6642	926518	34327	36795	638763	216187	24866	3481	1213	3063	2986
2017	986649	31056	18921	3695	7220	933024	34652	36551	632057	229221	19896	3456	1200	3077	2992

注：①村卫生室数计入医疗卫生机构数中；②2008年社区卫生服务中心(站)减少的原因是江苏省约5000家农村社区卫生服务站划归村卫生室；③2002年起,医疗卫生机构数不再包括高中等医学院校本部、药检机构、国境卫生检疫所和非卫生部门举办的计划生育指导站；④2013年起，医疗卫生机构数包括原计生部门主管的计划生育技术服务机构；⑤1996年以前门诊部(所)不包括私人诊所。

1-1-2 2017年各地区医疗卫生机构数

地区	合计	医院							基层医疗卫生机构						
		小计	综合医院	中医医院	中西医结合医院	民族医院	专科医院	护理院	小计	社区卫生服务中心	社区卫生服务站	街道卫生院	乡镇卫生院	村卫生室	门诊部
总计	**986649**	**31056**	**18921**	**3695**	**587**	**284**	**7220**	**349**	**933024**	**9147**	**25505**	**543**	**36551**	**632057**	**17649**
东部	362675	12219	7104	1411	238	6	3167	293	342779	4354	15944	101	9319	213751	11804
中部	311953	8819	5241	1182	167	15	2181	33	295937	2601	5126	349	11440	218199	3358
西部	312021	10018	6576	1102	182	263	1872	23	294308	2192	4435	93	15792	200107	2487
北京	9976	656	259	161	42	2	185	7	9090	327	1630			2696	1034
天津	5539	426	284	51	3		88		4960	120	467	5	142	2541	585
河北	80912	1846	1265	218	40		322	1	78207	287	987	8	1972	60225	421
山西	42490	1388	684	213	26		464	1	40581	227	710	297	1308	28942	391
内蒙古	24218	775	422	113	12	77	145	6	22868	319	875		1313	13625	309
辽宁	35767	1268	713	155	11	1	378	10	33540	397	841	19	1014	19519	621
吉林	20828	654	360	87	9	3	192	3	19647	208	180	1	780	10108	566
黑龙江	20283	1089	724	152	10	5	196	2	18398	458	171	6	982	10842	723
上海	5144	363	180	19	9		118	37	4574	308	701			1187	831
江苏	32037	1727	1015	121	32		420	139	29118	558	2222	2	1057	15319	1481
浙江	31979	1204	529	162	34		438	41	30189	471	5216	11	1150	11535	1605
安徽	24491	1095	701	107	24		251	12	22635	398	1483	1	1367	15331	306
福建	27217	606	360	80	10	1	153	2	26078	223	453		881	18608	779
江西	37791	669	427	104	11		125	2	36311	180	393	8	1582	29734	238
山东	79050	2451	1502	263	35	2	611	38	75106	532	1840	46	1612	53024	1240
河南	71089	1632	1003	257	36		331	5	67307	446	945	7	2055	56462	223
湖北	36357	979	569	118	23	3	261	5	34756	347	835	25	1137	24636	484
湖南	58624	1313	773	144	28	4	361	3	56302	337	409	4	2229	42144	427
广东	49874	1464	844	163	16		423	18	47071	1098	1445	10	1192	26459	3088
广西	34008	589	350	95	17	5	120	2	32034	159	141		1264	20770	213
海南	5180	208	153	18	6		31		4846	33	142		299	2638	119
重庆	19682	749	459	92	32		161	5	18748	198	274	14	881	10991	319
四川	80481	2219	1444	222	29	32	490	2	77487	417	523	10	4466	56216	410
贵州	28034	1270	940	95	20	9	203	3	26378	202	499	50	1362	20543	158
云南	24684	1252	838	136	29	5	244		22868	195	373	6	1355	13446	290
西藏	6826	148	109		1	29	9		6533	9	3		678	5324	1
陕西	35861	1150	766	157	13		210	4	33808	248	356	9	1549	24978	326
甘肃	28857	526	307	91	16	15	97		26579	204	398	4	1374	17032	79
青海	6375	212	122	13	4	35	37	1	5980	32	223		404	4518	34
宁夏	4271	209	143	24	3	2	37		3966	20	146		220	2301	31
新疆	18724	919	676	64	6	54	119		17059	189	624		926	10363	317

1-1-2 续表

诊所(医务室、护理站)	专业公共卫生机构									其他医疗卫生机构					
	小计	疾病预防控制中心	专科疾病防治院(所、站	健康教育所(站)	妇幼保健院(所、站)	急救中心(站)	采供血机构	卫生监督所(中心)	计划生育技术服务机构	小计	疗养院	医学科研机构	医学在职培训机构	统计信息中心	其他
211572	**19896**	**3456**	**1200**	**165**	**3077**	**361**	**557**	**2992**	**8088**	**2673**	**161**	**183**	**366**	**80**	**1883**
87506	6304	1034	514	58	960	186	187	889	2476	1373	95	95	149	47	987
54864	6407	1077	505	31	979	102	164	951	2598	790	31	39	136	13	571
69202	7185	1345	181	76	1138	73	206	1152	3014	510	35	49	81	20	325
3403	110	28	25		20	12	4	18	3	120		28	8	9	75
1100	97	23	15	1	20	3	6	19	10	56	2	9	13	1	31
14307	801	189	11	2	192	8	19	178	202	58	4	2		1	51
8706	455	135	8	12	135	9	22	131	3	66	8	7	3	1	47
6427	508	119	51	22	113	8	18	116	61	67	4	4	4	2	53
11129	775	131	80	10	109	12	23	90	320	184	13	6	3	4	158
7804	404	67	54	3	70	6	20	40	144	123	9	3	4	1	106
5216	746	164	108		144	16	29	139	146	50	2	4	9	4	31
1547	112	19	20	1	20	11	8	17	16	95	4	9	9	4	69
8479	911	116	43	6	110	43	30	104	459	281	14	9	28	8	222
10201	394	100	16	1	88	51	22	100	16	192	14	7	37	6	128
3749	666	121	48	4	118	15	22	112	226	95	4	11	20	3	57
5134	470	96	26		88	7	9	85	159	63	8	7	20	1	27
4176	744	149	108	5	112	9	13	111	237	67	3	5	3		56
16812	1302	172	133	3	161	13	20	104	696	191	16	7	20	6	142
7169	1897	179	22	4	161	31	22	178	1300	253	3	6	79	1	164
7292	534	115	73	1	102	13	21	107	102	88		1	17	2	68
10752	961	147	84	2	137	3	15	133	440	48	2	2	1	1	42
13779	1215	135	130	31	128	23	42	150	576	124	17	11	11	7	78
9487	1353	117	34	1	104	4	29	110	954	32	5	13		3	11
1615	117	25	15	3	24	3	4	24	19	9	3				6
6071	152	41	15	3	42		11	39	1	33	6		6	4	17
15445	708	206	25	11	203	18	34	200	11	67		7	13	6	41
3564	356	100	10		98	5	30	95	18	30	2	2	8		18
7203	524	153	30	9	145	24	16	142	5	40	6	9	7	1	17
518	143	82			55		5	1		2	1		1		
6342	800	120	5	6	116	4	10	116	423	103	3	10	35	1	54
7488	1639	103	7	15	99	3	17	94	1301	113	4	3	7	2	97
769	179	56	1	4	50		9	55	4	4		1			3
1248	86	25		5	21	2	5	24	4	10	1			1	8
4640	737	223	3		92	5	22	160	232	9	3				6

1-1-3　2017年各类医疗卫生机构数

机构分类	合计	按城乡分		按登记		
		城市	农村	公立		
					国有	集体
总　计	986649	181983	804666	539489	131225	408264
一、医院	31056	16574	14482	12297	11518	779
综合医院	18921	9102	9819	7827	7321	506
中医医院	3695	1790	1905	2303	2204	99
中西医结合医院	587	347	240	146	133	13
民族医院	284	48	236	226	222	4
专科医院	7220	5022	2198	1758	1608	150
口腔医院	689	535	154	164	140	24
眼科医院	641	451	190	51	42	9
耳鼻喉科医院	100	72	28	9	8	1
肿瘤医院	151	128	23	74	72	2
心血管病医院	91	62	29	17	15	2
胸科医院	21	18	3	14	14	
血液病医院	12	7	5	1	1	
妇产(科)医院	773	576	197	58	55	3
儿童医院	117	94	23	60	57	3
精神病医院	1170	565	605	678	631	47
传染病医院	168	147	21	164	164	
皮肤病医院	186	157	29	39	36	3
结核病医院	33	26	7	32	32	
麻风病医院	26	14	12	26	26	
职业病医院	19	17	2	17	17	
骨科医院	617	320	297	48	35	13
康复医院	552	378	174	152	129	23
整形外科医院	58	55	3	2	2	
美容医院	345	325	20			
其他专科医院	1451	1075	376	152	132	20
护理院	349	265	84	37	30	7
二、基层医疗卫生机构	933024	157220	775804	505247	98175	407072
社区卫生服务中心(站)	34652	25212	9440	25990	15574	10416
社区卫生服务中心	9147	6955	2192	8428	6474	1954
社区卫生服务站	25505	18257	7248	17562	9100	8462
卫生院	37094	134	36960	36910	27837	9073
街道卫生院	543	134	409	529	266	263
乡镇卫生院	36551		36551	36381	27571	8810
中心卫生院	10547		10547	10535	9126	1409
乡卫生院	26004		26004	25846	18445	7401
村卫生室	632057		632057	414602	38806	375796
门诊部	17649	14300	3349	2398	1560	838
综合门诊部	7270	5521	1749	1760	1123	637
中医门诊部	2015	1757	258	116	60	56
中西医结合门诊部	374	293	81	30	14	16
民族医门诊部	29	13	16	3	1	2
专科门诊部	7961	6716	1245	489	362	127
诊所、卫生所、医务室、护理站	211572	117574	93998	25347	14398	10949
诊所	179616	98917	80699	5057	1350	3707
卫生所、医务室	31867	18613	13254	20284	13046	7238
护理站	89	44	45	6	2	4

注：①城市包括直辖市区、地级市辖区；农村包括县和县级市、农村乡镇卫生院和村卫生室；②社会办包括企业、事业单位、社会团体和其他社会组织办的卫生机构。

1-1-3 续表1

注册类型分			按主办单位分			
非公立	联营	私营	政府办	卫生健康部门	社会办	个人办
447160	**18058**	**373686**	**150441**	**143159**	**474892**	**361316**
18759	171	14095	9595	8560	7103	14358
11094	108	8469	5479	4694	4887	8555
1392	6	1076	2234	2211	304	1157
441	2	331	131	130	93	363
58	1	46	212	211	26	46
5462	52	3961	1522	1301	1669	4029
525	2	381	145	143	159	385
590	9	382	45	42	215	381
91	1	71	8	7	22	70
77	1	46	69	68	40	42
74		58	12	12	21	58
7		4	13	13	3	5
11		7	1	1	3	8
715	4	500	55	53	195	523
57	1	34	56	56	23	38
492	4	397	625	500	140	405
4	1	1	162	161	3	3
147		114	36	34	34	116
1		1	30	30	2	1
			26	25		
2			14	11	5	
569	5	450	33	32	119	465
400	8	270	89	35	207	256
56		34	1	1	18	39
345	1	219			128	217
1299	15	992	102	77	332	1017
312	2	212	17	13	124	208
427777	17882	359342	120444	116993	465831	346749
8662	77	7079	18014	16850	8667	7971
719	7	403	6400	6166	2296	451
7943	70	6676	11614	10684	6371	7520
184	7	156	36582	36365	345	167
14	7	6	499	493	36	8
170		150	36083	35872	309	159
12		9	10487	10429	48	12
158		141	25596	25443	261	147
217455	17416	166446	63598	63598	421413	147046
15251	31	12188	203	38	5090	12356
5510	22	4463	157	33	2616	4497
1899	1	1462	4		510	1501
344	2	292	1		69	304
26		25			4	25
7472	6	5946	41	5	1891	6029
186225	351	173473	2047	142	30316	179209
174559	241	165178	199	49	8790	170627
11583	110	8234	1848	93	21501	8518
83		61			25	64

1-1-3 续表2

机构分类	合计	按城乡分		按登记		
		城市	农村	公立		
					国有	集体
三、专业公共卫生机构	19896	6782	13114	19633	19269	364
疾病预防控制中心	3456	1347	2109	3454	3436	18
省属	31	31		31	31	
地级市(地区)属	411	358	53	411	410	1
县级市(区)属	1220	851	369	1220	1217	3
县属	1553		1553	1553	1549	4
其他	241	107	134	239	229	10
专科疾病防治院(所、站)	1200	474	726	1158	1105	53
专科疾病防治院	193	114	79	181	172	9
传染病防治院	11	5	6	11	10	1
结核病防治院	17	12	5	17	17	
职业病防治院	41	38	3	37	36	1
其他	124	59	65	116	109	7
专科疾病防治所(站、中心)	1007	360	647	977	933	44
口腔病防治所(站、中心)	99	64	35	85	53	32
精神病防治所(站、中心)	28	8	20	27	22	5
皮肤病与性病防治所(中心)	222	57	165	219	215	4
结核病防治所(站、中心)	338	123	215	338	337	1
职业病防治所(站、中心)	36	28	8	30	30	
地方病防治所(站、中心)	30	8	22	30	30	
血吸虫病防治所(站、中心)	160	32	128	160	159	1
药物戒毒所(中心)	12	10	2	11	10	1
其他	82	30	52	77	77	
健康教育所(站、中心)	165	108	57	161	157	4
妇幼保健院(所、站)	3077	1160	1917	3064	3044	20
省属	25	25		25	25	
地级市(地区)属	377	341	36	377	376	1
县级市(区)属	1089	733	356	1089	1077	12
县属	1479		1479	1479	1473	6
其他	107	61	46	94	93	1
妇幼保健院	2057	715	1342	2047	2036	11
妇幼保健所	507	273	234	506	502	4
妇幼保健站	492	161	331	491	487	4
生殖保健中心	21	11	10	20	19	1
急救中心(站)	361	245	116	354	348	6
采供血机构	557	350	207	488	483	5
卫生监督所(中心)	2992	1152	1840	2989	2976	13
省属	31	31		31	31	
地级市(地区)属	395	346	49	395	394	1
县级市(区)属	1100	771	329	1097	1093	4
县属	1423		1423	1423	1416	7
其他	43	4	39	43	42	1
计划生育技术服务机构	8088	1946	6142	7965	7720	245
四、其他医疗卫生机构	2673	1407	1266	2312	2263	49
疗养院	161	113	48	144	135	9
卫生监督检验(监测)机构	13	5	8	11	11	
医学科学研究机构	183	164	19	183	182	1
医学在职培训机构	366	111	255	366	362	4
临床检验中心(所、站)	274	259	15	27	23	4
统计信息中心	80	72	8	79	79	
其他	1596	683	913	1502	1471	31

1-1-3 续表3

注册类型分			按主办单位分			
非公立	联营	私营	政府办	卫生健康部门	社会办	个人办
263	4	51	18362	15843	1490	44
2			3360	3240	96	
			31	31		
			411	411		
			1220	1220		
			1553	1553		
2			145	25	96	
42		28	1088	1069	86	26
12		7	166	161	23	4
			11	11		
			17	17		
4			26	24	15	
8		7	112	109	8	4
30		21	922	908	63	22
14		10	75	75	11	13
1		1	23	21	5	
3		2	209	208	10	3
			327	327	11	
6		5	14	14	18	4
			30	30		
			159	157	1	
1			10	2	2	
5		3	75	74	5	2
4			151	146	14	
13	1	5	3006	2975	66	5
			25	25		
			377	377		
			1089	1089		
			1479	1479		
13	1	5	36	5	66	5
10	1	4	2018	2001	35	4
1			494	493	13	
1			476	470	16	
1		1	18	11	2	1
7		5	316	309	41	4
69	3	13	473	464	76	8
3			2992	2950		
			31	31		
			395	395		
3			1100	1100		
			1423	1423		
			43	1		
123			6976	4690	1111	1
361	1	198	2040	1763	468	165
17		6	78	37	75	8
2		2	9	8	2	2
			159	154	24	
			355	352	11	
247		150	11	10	144	119
1			71	69	9	
94	1	40	1357	1133	203	36

1-2-1 医院数(按登记注册类型/主办单位/管理类别/等级/机构类别分)

医院分类	2010	2013	2014	2015	2016	2017
总　　计	**20918**	**24709**	**25860**	**27587**	**29140**	**31056**
按登记注册类型分						
公立医院	13850	13396	13314	13069	12708	12297
民营医院	7068	11313	12546	14518	16432	18759
按主办单位分						
政府办	9629	9673	9668	9651	9605	9595
社会办	5892	6193	6331	6570	6808	7103
个人办	5397	8843	9861	11366	12727	14358
按管理类别分						
非营利性	15822	17269	17705	18518	19065	19752
营利性	5096	7440	8155	9069	10075	11304
按医院等级分						
其中：三级医院	1284	1787	1954	2123	2232	2340
二级医院	6472	6709	6850	7494	7944	8422
一级医院	5271	6473	7009	8759	9282	10050
按机构类别分						
综合医院	13681	15887	16524	17430	18020	18921
中医医院	2778	3015	3115	3267	3462	3695
中西医结合医院	256	358	384	446	510	587
民族医院	198	217	233	253	266	284
专科医院	3956	5127	5478	6023	6642	7220
护理院	49	105	126	168	240	349

1-2-2　2017年各地区公立医院数

地区	医院合计	按医院级别分				按机构类别分						公立医院中：政府办医院
		三级医院	二级医院	一级医院	未定级	综合医院	中医医院	中西医结合医院	民族医院	专科医院	护理院	
总　计	**12297**	**2112**	**6004**	**2679**	**1501**	**7827**	**2303**	**146**	**226**	**1758**	**37**	**9595**
东　部	4706	997	2023	1127	558	2948	790	74	4	859	31	3551
中　部	3727	534	1937	859	397	2401	783	33	5	501	4	2854
西　部	3864	581	2044	693	546	2478	730	39	217	398	2	3190
北　京	222	81	63	77	1	128	34	15	1	42	2	142
天　津	148	42	48	57	1	84	21	1		42		98
河　北	724	62	393	216	53	483	147	10		84		529
山　西	579	53	276	117	133	376	123	4		76		369
内蒙古	348	62	205	60	21	190	50	2	67	38	1	282
辽　宁	500	121	209	122	48	306	68	5	1	120		381
吉　林	273	45	169	33	26	159	58	5	2	49		217
黑龙江	595	82	277	170	66	430	91	4	1	68	1	435
上　海	179	47	103	9	20	97	15	8		50	9	163
江　苏	474	138	167	116	52	257	75	12		120	10	370
浙　江	441	129	187	13	112	252	86	8		91	4	398
安　徽	360	56	202	74	28	221	80	3		55	1	300
福　建	263	60	145	51	7	148	66	4	1	44		232
江　西	351	55	185	46	65	223	87	6		35		265
山　东	869	148	343	248	130	587	130	5	1	142	4	557
河　南	707	77	358	260	12	473	145	5		84		556
湖　北	413	100	207	73	33	262	84	4	2	59	2	324
湖　南	449	66	263	86	34	257	115	2		75		388
广　东	745	154	333	156	102	487	133	5		118	2	631
广　西	330	68	195	29	38	181	85	11	4	48	1	311
海　南	141	15	32	62	32	119	15	1		6		50
重　庆	244	37	100	58	49	155	40	5		44		183
四　川	699	145	375	22	157	406	155	7	32	99		601
贵　州	274	44	156	47	27	177	58	5	2	32		227
云　南	425	60	239	48	78	284	103	2	3	33		356
西　藏	110	11	12	73	14	84			25	1		101
陕　西	498	53	274	118	53	348	108	3		39		299
甘　肃	295	34	168	19	74	187	75	3	11	19		234
青　海	108	18	74		16	62	13		27	6		105
宁　夏	68	13	49	5	1	44	18			6		64
新　疆	465	36	197	214	18	360	25	1	46	33		427

1-2-3 2017年各地区民营医院数

地区	医院	按医院级别分				按机构类别分					
		三级医院	二级医院	一级医院	未定级	综合医院	中医医院	中西医结合医院	民族医院	专科医院	护理院
总　计	**18759**	**228**	**2418**	**7371**	**8742**	**11094**	**1392**	**441**	**58**	**5462**	**312**
东　部	7513	98	970	3344	3101	4156	621	164	2	2308	262
中　部	5092	82	670	1906	2434	2840	399	134	10	1680	29
西　部	6154	48	778	2121	3207	4098	372	143	46	1474	21
北　京	434	18	74	309	33	131	127	27	1	143	5
天　津	278		25	131	122	200	30	2		46	
河　北	1122	7	117	762	236	782	71	30		238	1
山　西	809	5	73	210	521	308	90	22		388	1
内蒙古	427	10	82	222	113	232	63	10	10	107	5
辽　宁	768	7	91	321	349	407	87	6		258	10
吉　林	381	1	50	65	265	201	29	4	1	143	3
黑龙江	494	13	62	136	283	294	61	6	4	128	1
上　海	184		2	3	179	83	4	1		68	28
江　苏	1253	16	192	593	452	758	46	20		300	129
浙　江	763	4	41	34	684	277	76	26		347	37
安　徽	735	12	144	353	226	480	27	21		196	11
福　建	343	10	50	246	37	212	14	6		109	2
江　西	318	11	43	73	191	204	17	5		90	2
山　东	1582	18	251	697	616	915	133	30	1	469	34
河　南	925	10	111	582	222	530	112	31		247	5
湖　北	566	23	104	188	251	307	34	19	1	202	3
湖　南	864	7	83	299	475	516	29	26	4	286	3
广　东	719	16	120	236	347	357	30	11		305	16
广　西	259	4	49	139	67	169	10	6	1	72	1
海　南	67	2	7	12	46	34	3	5		25	
重　庆	505	4	42	97	362	304	52	27		117	5
四　川	1520	7	208	322	983	1038	67	22		391	2
贵　州	996	6	127	519	344	763	37	15	7	171	3
云　南	827	9	101	203	514	554	33	27	2	211	
西　藏	38		1	11	26	25		1	4	8	
陕　西	652	4	73	191	384	418	49	10		171	4
甘　肃	231	2	16	28	185	120	16	13	4	78	
青　海	104		20	10	74	60		4	8	31	1
宁　夏	141		22	67	52	99	6	3	2	31	
新　疆	454	2	37	312	103	316	39	5	8	86	

1-3-1 2017年医院等级情况

医院分类	医院	综合医院	中医医院	中西医结合医院	民族医院	专科医院
总 计	**31056**	**18921**	**3695**	**587**	**284**	**7220**
三级	2340	1283	422	64	20	551
甲等	1360	734	314	53	11	248
乙等	445	298	90	5	9	43
丙等	27	20				7
未定等	508	231	18	6		253
二级	8422	4559	1818	127	139	1770
甲等	4310	2575	1342	50	83	260
乙等	1465	982	241	20	37	185
丙等	80	37	14	1	3	25
未定等	2567	965	221	56	16	1300
一级	10050	7472	724	186	58	1567
甲等	2304	1980	64	20	11	224
乙等	583	464	18	9	5	86
丙等	248	141	65	10	2	28
未定等	6915	4887	577	147	40	1229
未定级	10244	5607	731	210	67	3332

1-3-2 2017年各地区医院等级情况

地区	合计	三级				二级				一级				未定级
			甲等	乙等	丙等		甲等	乙等	丙等		甲等	乙等	丙等	
总　计	**31056**	**2340**	**1360**	**445**	**27**	**8422**	**4310**	**1465**	**80**	**10050**	**2304**	**583**	**248**	**10244**
东　部	12219	1095	619	195	16	2993	1451	396	45	4471	941	208	171	3660
中　部	8819	616	399	63	10	2607	1325	552	24	2765	818	221	39	2831
西　部	10018	629	342	187	1	2822	1534	517	11	2814	545	154	38	3753
北　京	656	99	55	1	14	137	40	4	28	386	39	1	140	34
天　津	426	42	31	4		73	25	13	8	188	39	6	1	123
河　北	1846	69	45	1		510	312	49	3	978	168	30	6	289
山　西	1388	58	41	11		349	222	72	2	327	149	51	5	654
内蒙古	775	72	24	23	1	287	99	89	3	282	40	11	1	134
辽　宁	1268	128	64	19	2	300	161	47	1	443	92	18	7	397
吉　林	654	46	30	7	9	219	99	91	9	98	28	19	5	291
黑龙江	1089	95	69	12	1	339	151	136	3	306	143	27	4	349
上　海	363	47	32	5		105	59	24	1	12	7			199
江　苏	1727	154	68	51		359	121	50	3	709	253	118	12	505
浙　江	1204	133	71	61		228	124	89	1	47	7	3	2	796
安　徽	1095	68	43	8		346	144	46	1	427	85	44	1	254
福　建	606	70	34	12		195	89	56		297	17	3		44
江　西	669	66	47	6		228	168	30		119	23	7	1	256
山　东	2451	166	94	39		594	250	50		945	201	23		746
河　南	1632	87	53			469	202	66	4	842	212	34	8	234
湖　北	979	123	69	16		311	151	58	2	261	68	17	8	284
湖　南	1313	73	47	3		346	188	53	3	385	110	22	7	509
广　东	1464	170	115	2		453	244	12		392	94	4	1	449
广　西	589	72	45	7		244	146	13		168	27	3	3	105
海　南	208	17	10			39	26	2		74	24	2	2	78
重　庆	749	41	29			142	62	20		155	28	4		411
四　川	2219	152	68	80		583	289	182		344	132	53		1140
贵　州	1270	50	29	6		283	130	18	1	566	15	39	2	371
云　南	1252	69	42	13		340	209	32	2	251	15	11	25	592
西　藏	148	11	3	7		13	6	6		84	49	2	2	40
陕　西	1150	57	35	16		347	193	90	3	309	59	12		437
甘　肃	526	36	17	19		184	153	15		47	9	2		259
青　海	212	18	10	8		94	66	18	1	10	2	2		90
宁　夏	209	13	6	7		71	36	5		72	3		1	53
新　疆	919	38	34	1		234	145	29	1	526	166	15	4	121

1-4-1 2017年按床位数分组的医院数

医院分类	合计	0～49张	50～99张	100～199张	200～299张	300～399张	400～499张	500～799张	800张及以上
医院	**31056**	**11313**	**7424**	**4547**	**2015**	**1314**	**894**	**1798**	**1751**
按登记注册类型分									
公立医院	12297	2486	1521	1929	1336	1008	757	1608	1652
民营医院	18759	8827	5903	2618	679	306	137	190	99
按类别分									
综合医院	18921	6920	4568	2564	1070	747	496	1174	1382
中医医院	3695	973	636	668	444	290	217	320	147
中西医结合医院	587	194	178	91	38	17	22	24	23
民族医院	284	101	72	59	27	12	6	5	2
专科医院	7220	3087	1834	1081	386	227	147	263	195
口腔医院	689	636	40	8	1	3			1
眼科医院	641	276	281	66	11	6		1	
耳鼻喉科医院	100	29	55	14	1	1			
肿瘤医院	151	19	20	26	22	8	9	10	37
心血管病医院	91	19	28	21	7	6		7	3
胸科医院	21		3	4	2	2		5	5
血液病医院	12	4	3	2	2			1	
妇产(科)医院	773	283	361	86	16	8	3	9	7
儿童医院	117	46	17	12	3	4	5	9	21
精神病医院	1170	90	226	234	173	114	87	154	92
传染病医院	168	17	18	31	22	23	17	31	9
皮肤病医院	186	116	49	17	4				
结核病医院	33	4	2	4	5	4	3	8	3
麻风病医院	26	15	7	3	1				
职业病医院	19	5	4	3	2	2	1	2	
骨科医院	617	231	173	164	27	9	2	6	5
康复医院	552	137	126	199	42	20	13	12	3
整形外科医院	58	45	7	5		1			
美容医院	345	337	7	1					
其他专科医院	1451	778	407	181	45	16	7	8	9
护理院	349	38	136	84	50	21	6	12	2

1-4-2　2017年各地区按床位数分组医院数

地区	合计	0～49张	50～99张	100～199张	200～299张	300～399张	400～499张	500～799张	800张及以上
总　计	31056	11313	7424	4547	2015	1314	894	1798	1751
东　部	12219	4830	2599	1672	760	497	342	748	771
中　部	8819	3033	2061	1393	607	377	247	531	570
西　部	10018	3450	2764	1482	648	440	305	519	410
北　京	656	334	119	71	24	19	15	34	40
天　津	426	238	81	38	15	13	5	17	19
河　北	1846	855	386	201	103	68	55	120	58
山　西	1388	730	278	195	65	39	21	31	29
内蒙古	775	336	146	128	59	30	21	30	25
辽　宁	1268	474	280	206	67	50	33	81	77
吉　林	654	215	123	143	58	29	16	41	29
黑龙江	1089	396	224	231	74	48	21	51	44
上　海	363	104	44	39	44	31	16	44	41
江　苏	1727	624	406	268	91	81	49	88	120
浙　江	1204	426	218	190	112	54	41	68	95
安　徽	1095	385	260	166	76	39	25	63	81
福　建	606	200	119	95	43	38	24	53	34
江　西	669	177	149	109	53	38	36	68	39
山　东	2451	1150	526	288	114	63	43	120	147
河　南	1632	540	393	202	118	75	46	113	145
湖　北	979	249	261	148	76	40	34	66	105
湖　南	1313	341	373	199	87	69	48	98	98
广　东	1464	339	358	253	140	72	56	113	133
广　西	589	144	109	105	52	46	31	53	49
海　南	208	86	62	23	7	8	5	10	7
重　庆	749	160	282	113	54	25	33	40	42
四　川	2219	613	719	366	153	89	62	118	99
贵　州	1270	497	415	137	55	47	29	53	37
云　南	1252	403	352	228	66	68	36	46	53
西　藏	148	68	47	18	9	4	1		1
陕　西	1150	432	292	156	83	50	29	67	41
甘　肃	526	153	120	79	46	32	25	46	25
青　海	212	75	61	35	14	9	1	12	5
宁　夏	209	72	60	29	15	12	7	9	5
新　疆	919	497	161	88	42	28	30	45	28

1-5 基层医疗卫生机构数(按登记注册类型/主办单位/管理类别/机构类别分)

机构分类	2010	2013	2014	2015	2016	2017
总　计	**901709**	**915368**	**917335**	**920770**	**926518**	**933024**
按登记注册类型分						
公立	460927	487802	491885	495986	502619	505247
非公立	440782	427566	425450	424784	423899	427777
按主办单位分						
政府办	111290	117765	116948	117503	117421	120444
社会办	470858	476868	471722	472631	471008	465831
个人办	319561	320735	328665	330636	338089	346749
按管理类别分						
非营利性	675760	694827	695290	691375	691119	686104
营利性	225949	220541	222045	229395	235399	246920
按机构类别分						
社区卫生服务中心(站)	32739	33965	34238	34321	34327	34652
社区卫生服务中心	6903	8488	8669	8806	8918	9147
社区卫生服务站	25836	25477	25569	25515	25409	25505
卫生院	38765	37608	37497	37341	37241	37094
街道卫生院	929	593	595	524	446	543
乡镇卫生院	37836	37015	36902	36817	36795	36551
村卫生室	648424	648619	645470	640536	638763	632057
门诊部	8291	11126	12030	13282	14779	17649
诊所(医务室)	173434	184050	188100	195290	201408	211572

1-6-1 2017年各地区按床位数分组的社区卫生服务中心(站)数

地区	社区卫生服务中心							社区卫生服务站			
	总计	无床	1～9张	10～29张	30～49张	50～99张	100张及以上	总计	无床	1～9张	10张及以上
总　计	**9147**	**4116**	**497**	**1852**	**1159**	**1204**	**319**	**25505**	**23440**	**1496**	**569**
东　部	4354	2255	174	686	515	542	182	15944	15068	618	258
中　部	2601	915	152	676	369	405	84	5126	4494	479	153
西　部	2192	946	171	490	275	257	53	4435	3878	399	158
北　京	327	165	43	70	22	21	6	1630	1630		
天　津	120	55		18	10	35	2	467	463	1	3
河　北	287	59	30	104	56	34	4	987	603	242	142
山　西	227	108	15	62	27	14	1	710	596	90	24
内蒙古	319	140	36	81	26	33	3	875	871	1	3
辽　宁	397	232	9	69	34	40	13	841	841		
吉　林	208	106	14	43	17	26	2	180	128	43	9
黑龙江	458	219	48	87	52	48	4	171	114	25	32
上　海	308	109	2	17	44	82	54	701	701		
江　苏	558	143	5	111	136	116	47	2222	2167	54	1
浙　江	471	241	41	79	61	43	6	5216	5205	10	1
安　徽	398	144	29	120	50	40	15	1483	1483		
福　建	223	107	11	61	23	19	2	453	450	3	
江　西	180	62	17	58	23	18	2	393	263	117	13
山　东	532	225	12	99	73	88	35	1840	1447	287	106
河　南	446	153	9	115	74	81	14	945	839	86	20
湖　北	347	76	3	68	66	104	30	835	770	49	16
湖　南	337	47	17	123	60	74	16	409	301	69	39
广　东	1098	904	21	52	52	57	12	1445	1444	1	
广　西	159	102	7	21	14	13	2	141	136	5	
海　南	33	15		6	4	7	1	142	117	20	5
重　庆	198	63	2	25	34	52	22	274	270	3	1
四　川	417	143	26	109	68	61	10	523	441	45	37
贵　州	202	80	21	46	26	28	1	499	499		
云　南	195	76	15	37	28	33	6	373	293	54	26
西　藏	9		5	4				3	1	2	
陕　西	248	127	22	51	32	16		356	330	19	7
甘　肃	204	86	25	59	24	9	1	398	262	86	50
青　海	32	12	7	5	3	4	1	223	104	108	11
宁　夏	20	12	1	6	1			146	120	19	7
新　疆	189	105	4	46	19	8	7	624	551	57	16

1-6-2 2017年各地区按床位数分组乡镇卫生院数

类别 地区	合计	无床	1～9张	10～29张	30～49张	50～99张	100张 及以上
乡镇卫生院	**36551**	**1532**	**5004**	**13598**	**6715**	**7496**	**2206**
中心卫生院	10547	194	588	2596	2218	3511	1440
乡卫生院	26004	1338	4416	11002	4497	3985	766
各地区乡镇卫生院							
东　部	9319	773	526	3042	1978	2257	743
中　部	11440	264	793	4156	2440	2972	815
西　部	15792	495	3685	6400	2297	2267	648
北　京							
天　津	142	24	7	60	17	32	2
河　北	1972	12	42	902	518	434	64
山　西	1308	40	161	730	228	132	17
内蒙古	1313	41	487	581	119	75	10
辽　宁	1014	17	33	590	209	133	32
吉　林	780	17	101	465	103	82	12
黑龙江	982	31	119	536	177	109	10
上　海							
江　苏	1057	47		155	263	397	195
浙　江	1150	475	242	224	91	90	28
安　徽	1367	33	96	405	350	341	142
福　建	881	25	61	439	178	129	49
江　西	1582	18	143	715	290	351	65
山　东	1612	99	6	209	415	643	240
河　南	2055	16	14	403	575	860	187
湖　北	1137	39	13	154	271	478	182
湖　南	2229	70	146	748	446	619	200
广　东	1192	58	59	319	250	379	127
广　西	1264	23	39	387	268	421	126
海　南	299	16	76	144	37	20	6
重　庆	881	49	32	297	183	229	91
四　川	4466	69	1277	1683	596	634	207
贵　州	1362	32	172	624	266	222	46
云　南	1355	16	85	628	264	281	81
西　藏	678	64	538	73	1	2	
陕　西	1549	76	285	767	227	167	27
甘　肃	1374	33	381	725	149	70	16
青　海	404	4	235	138	18	9	
宁　夏	220	41	38	106	27	8	
新　疆	926	47	116	391	179	149	44

1-6-3 村卫生室数

年份 地区	村卫生室(个)						行政村数 (个)	设卫生室的村数 占行政村数(%)
	合计	村办	乡卫生院 设点	联合办	私人办	其他		
1990	803956	266137	29963	87149	381844	38863	743278	86.2
1995	804352	297462	36388	90681	354981	22876	740150	88.9
2000	709458	300864	47101	89828	255179	16486	734715	89.8
2005	583209	313633	32396	38561	180403	18216	629079	85.8
2010	648424	365153	49678	32650	177080	23863	594658	92.3
2013	648619	371579	59896	32690	158811	25643	589447	93.0
2014	645470	349428	59396	29180	160549	46917	585451	93.3
2015	640536	353196	60231	29208	153353	44548	580575	93.3
2016	638763	351016	60419	29336	152164	45828	559166	92.9
2017	632057	349025	63598	28687	147046	43701	554202	92.8
东　部	213751	114760	25269	8346	51748	13628	222271	82.1
中　部	218199	129154	13247	12299	47497	16002	172765	99.8
西　部	200107	105111	25082	8042	47801	14071	159166	100.0
北　京	2696	2413	6	3	260	14	3920	68.8
天　津	2541	854	727	118	269	573	3680	69.0
河　北	60225	28854	2208	1069	24542	3552	48671	100.0
山　西	28942	19755	1041	740	3608	3798	27881	100.0
内蒙古	13625	5260	2224	447	4760	934	11053	100.0
辽　宁	19519	8492	375	157	9848	647	11598	100.0
吉　林	10108	4004	1483	1188	2957	476	9327	100.0
黑龙江	10842	7246	1702	148	1218	528	8968	100.0
上　海	1187	891	183	31		82	1585	74.9
江　苏	15319	8253	3972	1867	26	1201	14462	100.0
浙　江	11535	7073	1331	154	1950	1027	27458	42.0
安　徽	15331	7167	2884	1892	900	2488	14482	100.0
福　建	18608	11587	651	235	4261	1874	14399	100.0
江　西	29734	13571	285	1617	12747	1514	17033	100.0
山　东	53024	26429	14127	4536	4428	3504	74167	71.5
河　南	56462	33688	848	2831	16168	2927	46198	100.0
湖　北	24636	15552	3519	2953	1810	802	24970	98.7
湖　南	42144	28171	1485	930	8089	3469	23906	100.0
广　东	26459	19139	1524	149	4973	674	19785	100.0
广　西	20770	13857	798	186	5240	689	14258	100.0
海　南	2638	775	165	27	1191	480	2546	100.0
重　庆	10991	6624	1265	353	1497	1252	8090	100.0
四　川	56216	27794	3541	2583	19077	3221	45683	100.0
贵　州	20543	9063	2247	547	6749	1937	13436	100.0
云　南	13446	10078	1363	624	434	947	11905	100.0
西　藏	5324	1748	2606	145		825	5259	100.0
陕　西	24978	19639	565	380	3806	588	18116	100.0
甘　肃	17032	6806	3764	752	4022	1688	16039	100.0
青　海	4518	1823	625	581	1041	448	4147	100.0
宁　夏	2301	707	411	213	641	329	2260	100.0
新　疆	10363	1712	5673	1231	534	1213	8920	100.0

注：行政村数即村民委员会数。

1-7　专业公共卫生机构数(按登记注册类型/主办单位/机构类别分)

机构分类	2010	2013	2014	2015	2016	2017
总　　计	**11835**	**31155**	**35029**	**31927**	**24866**	**19896**
按登记注册类型分						
公立	11764	30824	34382	31582	24568	19633
非公立	71	331	401	345	298	263
按主办单位分						
政府办	11421	28269	31140	29019	22859	18362
社会办	396	2858	3617	2880	1969	1490
个人办	18	28	26	28	38	44
按机构类别分						
疾病预防控制中心	3513	3516	3490	3478	3481	3456
专科疾病防治院(所/站)	1274	1271	1242	1234	1213	1200
健康教育所(站)	139	169	172	166	163	165
妇幼保健院(所/站)	3025	3144	3098	3078	3063	3077
急救中心(站)	245	312	325	345	355	361
采供血机构	530	538	541	548	552	557
卫生监督所(中心)	2992	2967	2975	2986	2986	2992
计划生育技术服务机构	117	19238	23186	20092	13053	8088

注：2013年起增加原计生部门主管的计划生育技术服务机构。2017年，由于乡镇撤并、计生与妇保机构合并等原因，计划生育技术服务机构数减少较多。

二、卫 生 人 员

简要说明

一、本章主要介绍全国及31个省、自治区、直辖市卫生人员数，主要包括各类卫生人员，按性别、年龄、学历、职称、科室分专业卫生人员数，执业（助理）医师执业类别及执业范围等。

二、本章数据来源于卫生资源统计年报和教育部《教育事业发展情况统计简报》。

三、统计口径调整

（一）卫生人员总数

1. 村卫生室人员数（包括乡村医生、卫生员、执业医师和执业助理医师、注册护士）计入卫生人员总数。

2. 2002年起，按照行业管理原则，卫生人员数不再包括国境卫生检疫所、高中等医学院校、药品检验所（室）人员数。

3. 2007年起，卫生人员数增加返聘本单位半年以上人员数。

4. 2010年起，卫生人员总数包括获得“卫生监督员”证书的公务员数。

5. 2013年起卫生人员数包括卫生计生部门主管的计划生育技术服务机构人员数，2013年以前卫生人员数不包括原人口计生部门主管的计划生育技术服务机构人员数。

（二）卫生技术人员

1. 2007年起，卫生技术人员不再包括药剂员和检验员等技能人员；2007年以前药师（士）包括药剂员、检验师（士）包括检验员。

2. 执业（助理）医师：2002年起，按取得医师执业证书的人数统计（不含未取得执业医师证书的见习医师）；2002年以前按实际在岗的医生统计。执业（助理）医师数包括村卫生室执业（助理）医师数。

2002年以前执业（助理）医师系医生数（包括主任医师、副主任医师、主治医师、住院医师和医士），执业医师系医师数（包括主任医师、副主任医师、主治医师、住院医师）。

3. 注册护士：2002年起按注册数统计，2002年以前按实际在岗的护士数统计。

（三）工勤技能人员

2007年以前工勤技能人员系工勤人员数，不包括药剂员和检验员等技能人员。

四、本章涉及卫生机构的口径变动和指标解释与“卫生机构”章一致。

五、分科执业（助理）医师的科室分类主要依据《医疗机构诊疗科目》。中医医院和专科医院人员的科室归类原则如下：中医医院全部计入中医科，中西医结合医院全部计入中西医结合科，民族医院全部计入民族医学科，妇幼保健院分别计入妇产科、儿科，儿童医院计入儿科，传染病院、麻风病院全部计入传染科，疗养院、康复医院全部计入康复医学科，肿瘤医院全部计入肿瘤科，其他专科医院计入相关科室。

主要指标解释

卫生人员　指在医院、基层医疗卫生机构、专业公共卫生机构及其他医疗卫生机构工作的职工，包括卫生技术人员、乡村医生和卫生员、其他技术人员、管理人员和工勤人员。一律按支付年底工资的在岗职工统计，包括各类聘任人员（含合同工）及返聘本单位半年以上人员，不包括临时工、离退休人员、退职人员、离开本单位仍保留劳动关系人员、本单位返聘和临聘不足半年人员。

卫生技术人员 包括执业医师、执业助理医师、注册护士、药师（士）、检验技师（士）、影像技师（士）、卫生监督员和见习医（药、护、技）师（士）等卫生专业人员。不包括从事管理工作的卫生技术人员（如院长、副院长、党委书记等）。

执业医师 指《医师执业证》“级别”为“执业医师”且实际从事医疗、预防保健工作的人员，不包括实际从事管理工作的执业医师。执业医师类别分为临床、中医、口腔和公共卫生四类。

执业助理医师 指《医师执业证》“级别”为“执业助理医师”且实际从事医疗、预防保健工作的人员，不包括实际从事管理工作的执业助理医师。执业助理医师类别分为临床、中医、口腔和公共卫生四类。

见习医师 指毕业于高等院校医学专业、尚未取得医师执业证书的医师。

注册护士 指具有注册护士证书且实际从事护理工作的人员，不包括从事管理工作的护士。

药剂师（士） 包括主任药师、副主任药师、主管药师、药师、药士，不包括药剂员。

技师（士） 指检验技师（士）和影像技师（士）。包括主任技师、副主任技师、主管技师、技师、技士。

检验师（士） 包括主任检验技师、副主任检验技师、主管检验技师、检验技师、检验技士，不包括检验员。

其他卫生技术人员 包括见习医（药、护、技）师（士）等卫生专业人员，不包括药剂员、检验员、护理员等。

其他技术人员 指从事医疗器械修配、卫生宣传、科研、教学等技术工作的非卫生专业人员。

管理人员 指担负领导职责或管理任务的工作人员。包括从事医疗保健、疾病控制、卫生监督、医学科研与教学等业务管理工作的人员；主要从事党政、人事、财务、信息、安全保卫等行政管理工作的人员。

工勤技能人员 指承担技能操作和维护、后勤保障服务等职责的工作人员。工勤技能人员分为技术工和普通工。技术工包括护理员（工）、药剂员（工）、检验员、收费员、挂号员等，但不包括实验员、技术员、研究实习员（计入其他技术人员），也不包括经济员、会计员和统计员等（计入管理人员）。

卫生监督员 指医疗卫生机构中获得“卫生监督员”证书且实际从事卫生监督工作的人员，不包括从事管理工作的卫生监督员。

每千人口卫生技术人员 即卫生技术人员数/人口数×1000。人口数系国家统计局常住人口。

每千人口执业（助理）医师 即执业（助理）医师数/人口数×1000。人口数系国家统计局常住人口。

每万人口全科医生数 即全科医生数/人口数×10000。人口数系国家统计局常住人口。

乡村医生 指在村卫生室工作并且取得“乡村医生”证书的人员。

中专学历（水平） 指获得中专文凭或获得当地卫生健康（卫生计生）行政部门认可的中专水平证书的乡村医生。

卫生员 指在村卫生室工作但未取得“乡村医生”证书的人员。

2-1-1 卫生人员数

年份	卫生人员	卫生技术人员	执业(助理)医师	执业医师	注册护士	药师(士)	检验师(士)	乡村医生和卫生员	其他技术人员	管理人员	工勤技能人员
1950	611240	555040	380800	327400	37800	8080				21877	34323
1955	1052787	874063	500398	402409	107344	60974	15394			86465	92259
1960	1769205	1504894	596109	427498	170143	119293				132034	132277
1965	1872300	1531600	762804	510091	234546	117314			10996	168845	160899
1970	6571795	1453247	702304	446251	295147	…		4779280	10813	156862	171593
1975	7435212	2057068	877716	521617	379545	219904	77506	4841695	14122	251420	270907
1980	7355483	2798241	1153234	709473	465798	308438	114290	3820776	27834	310805	397827
1985	5606105	3410910	1413281	724238	636974	365145	145217	1293094	46052	358812	497237
1990	6137711	3897921	1763086	1302997	974541	405978	170371	1231510	85504	396694	526082
1991	6278458	3984974	1779545	1310933	1011943	409325	176832	1253324	91265	408819	540076
1992	6409307	4073986	1808194	1327875	1039674	413598	180754	1269061	99177	417670	549413
1993	6540522	4117067	1831665	1372471	1056096	413025	183657	1325106	113138	432903	552311
1994	6630710	4199217	1882180	1425375	1093544	417166	186415	1323701	116921	438084	552787
1995	6704395	4256923	1917772	1454926	1125661	418520	189488	1331017	120782	450013	545660
1996	6735097	4311845	1941235	1475232	1162609	424952	192873	1316095	125480	444571	537106
1997	6833962	4397805	1984867	1505342	1198228	428295	198016	1317786	133369	448047	536955
1998	6863315	4423721	1999521	1513975	1218836	423644	200846	1327633	145060	435507	531394
1999	6894985	4458669	2044672	1561584	1244844	418574	201272	1324937	150041	434997	526341
2000	6910383	4490803	2075843	1603266	1266838	414408	200900	1319357	157533	426789	515901
2001	6874527	4507700	2099658	1637337	1286938	404087	203378	1290595	157961	412757	505514
2002	6528674	4269779	1843995	1463573	1246545	357659	209144	1290595	179962	332628	455710
2003	6216971	4380878	1942364	1534046	1265959	357378	209616	867778	199331	318692	450292
2004	6332739	4485983	1999457	1582442	1308433	355451	211553	883075	209422	315595	438664
2005	6447246	4564050	2042135	1622684	1349589	349533	211495	916532	225697	312826	428141
2006	6681184	4728350	2099064	1678031	1426339	353565	218771	957459	235466	323705	436204
2007	6964389	4913186	2122925	1715460	1558822	325212	206487	931761	243460	356569	519413
2008	7251803	5174478	2201904	1791881	1678091	330525	212618	938313	255149	356854	527009
2009	7781448	5535124	2329206	1905436	1854818	341910	220695	1050991	275006	362665	557662
2010	8207502	5876158	2413259	1972840	2048071	353916	230572	1091863	290161	370548	578772
2011	8616040	6202858	2466094	2020154	2244020	363993	238874	1126443	305981	374885	605873
2012	9115705	6675549	2616064	2138836	2496599	377398	249255	1094419	319117	372997	653623
2013	9790483	7210578	2794754	2285794	2783121	395578	266607	1081063	359819	420971	718052
2014	10234213	7589790	2892518	2374917	3004144	409595	279277	1058182	379740	451250	755251
2015	10693881	8007537	3039135	2508408	3241469	423294	293680	1031525	399712	472620	782487
2016	11172945	8454403	3191005	2651398	3507166	439246	293680	1000324	426171	483198	808849
2017	11748972	8988230	3390034	2828999	3804021	452968	325909	968611	451480	509093	831558

注：①卫生人员和卫生技术人员包括获得“卫生监督员”证书的公务员1万人；②2013年以后卫生人员数包括卫生计生部门主管的计划生育技术服务机构人员数，2013年以前不包括原人口计生部门主管的计划生育技术服务机构人员数；③执业（助理）医师数包括村卫生室执业（助理）医师数；④1985年以前乡村医生和卫生员系赤脚医生数。

2-1-2　2017年各类医疗卫生机构人员数

机构分类	合计	卫生技术人			
		小计	执业(助理)医师	执业医师	注册护士
总　计	11748972	8988230	3390034	2828999	3804021
一、医院	6976524	5784712	1932530	1800378	2822446
综合医院	4946984	4151918	1380075	1292461	2058673
中医医院	943444	796704	283978	262348	349572
中西医结合医院	118230	97994	35859	33465	45526
民族医院	33099	27054	10306	8779	9515
专科医院	912135	697460	219102	200571	351418
口腔医院	56436	44530	20581	18562	18289
眼科医院	59060	38061	11908	10794	18774
耳鼻喉科医院	7964	6072	2075	1846	2923
肿瘤医院	85890	70428	21684	21181	35909
心血管病医院	22500	18526	5784	5388	9659
胸科医院	11676	9869	2928	2839	5442
血液病医院	2603	1985	415	385	936
妇产(科)医院	106610	79611	25268	23307	41388
儿童医院	65171	55151	17015	16737	28254
精神病医院	166847	126617	33087	29713	71341
传染病医院	57943	46758	14231	13887	23847
皮肤病医院	10857	7984	2605	2379	3572
结核病医院	11081	8983	2581	2513	4792
麻风病医院	644	424	181	129	123
职业病医院	4101	2998	1004	967	1371
骨科医院	53060	41974	13784	11405	19528
康复医院	50636	38260	11015	9581	16514
整形外科医院	5344	3099	1005	921	1715
美容医院	26581	13402	4783	4155	6968
其他专科医院	107131	82728	27168	23882	40073
护理院	22632	13582	3210	2754	7742
二、基层医疗卫生机构	3826234	2505174	1213607	817657	769206
社区卫生服务中心(站)	554694	474010	198203	160634	175984
社区卫生服务中心	437400	370260	151310	122158	133664
社区卫生服务站	117294	103750	46893	38476	42320
卫生院	1374296	1163248	471242	274887	344454
街道卫生院	14024	11970	5193	3289	3502
乡镇卫生院	1360272	1151278	466049	271598	340952
中心卫生院	586799	500853	199802	124157	154492
乡卫生院	773473	650425	266247	147441	186460
村卫生室	1146944	178333	155075	49922	23258
门诊部	227965	185794	91512	80206	69134
综合门诊部	111940	93384	44404	40133	34325
中医门诊部	27845	21449	12415	11590	4490
中西医结合门诊部	4692	4104	2050	1872	1403
民族医门诊部	194	151	91	72	36
专科门诊部	83294	66706	32552	26539	28880
诊所、卫生所、医务室、护理站	522335	503789	297575	252008	156376
诊所	437701	422866	251418	214313	131571
卫生所、医务室	84099	80558	46098	37646	24524
护理站	535	365	59	49	281

注：①卫生人员数合计包括获得“卫生监督员”证书的公务员1万人，乡村医生和卫生员968611人；②本表村卫生室人员数不包括乡镇卫生院在村卫生室工作的人员数（这部分人员计入乡镇卫生院中）。

2-1-2 续表1

员					其他技术人员	管理人员	工勤技能人员
药师(士)	技师(士)	检验师(士)	其他	见习医师			
452968	481077	325909	860130	210198	451480	509093	831558
287837	310191	198871	431708	142144	283864	345536	562412
188987	222956	142917	301227	102366	185709	230661	378696
58577	42337	26510	62240	22642	38196	38977	69567
5744	4971	3254	5894	1834	5055	6344	8837
2374	1383	826	3476	1057	2175	1603	2267
31557	38114	25103	57269	13937	50854	66507	97314
754	1093	412	3813	975	2853	4012	5041
1704	1533	1093	4142	1023	5335	6606	9058
327	325	189	422	152	312	719	861
3066	4315	2151	5454	1112	4689	4992	5781
684	955	590	1444	248	963	1534	1477
427	623	382	449	88	617	634	556
85	261	248	288	34	216	267	135
3282	5277	3738	4396	1208	5428	8285	13286
2669	3349	2482	3864	1087	2919	3458	3643
5887	5117	3577	11185	3158	8490	10579	21161
2741	3430	2617	2509	640	3254	3703	4228
758	552	485	497	127	538	968	1367
436	683	488	491	188	538	668	892
40	38	36	42	5	38	73	109
147	233	188	243	51	306	333	464
2008	2637	1339	4017	1313	2298	3687	5101
1735	1773	1080	7223	780	3023	3969	5384
108	104	77	167	20	478	569	1198
500	551	410	600	181	3367	3223	6589
4199	5265	3521	6023	1547	5192	8228	10983
598	430	261	1602	308	1875	1444	5731
142482	99307	64813	280572	54671	97089	83004	172356
35787	22346	15938	41690	9345	23752	22749	34183
29973	20306	14355	35007	8335	19600	17359	30181
5814	2040	1583	6683	1010	4152	5390	4002
77553	65612	41241	204387	39578	63810	43895	103343
841	613	413	1821	269	619	527	908
76712	64999	40828	202566	39309	63191	43368	102435
33527	30111	18568	82921	18030	25019	17059	43868
43185	34888	22260	119645	21279	38172	26309	58567
9295	9024	6084	6829	1489	6627	12836	22708
5215	6368	4252	3072	456	2726	5404	10426
2561	727	574	1256	308	1029	1886	3481
298	238	153	115	23	87	204	297
12	7	5	5	2	8	18	17
1209	1684	1100	2381	700	2777	5324	8487
19847	2325	1550	27666	4259	2900	3524	12122
17610	1514	922	20753	3585	2237	2843	9755
2237	811	628	6888	670	642	659	2240
			25	4	21	22	127

2-1-2 续表2

机构分类	合计	卫生技术人			
		小计	执业(助理)医师	执业医师	注册护士
三、专业公共卫生机构	872208	661616	232113	200826	204048
疾病预防控制中心	190730	142114	70839	60700	14898
省属	11129	7801	4179	4084	162
地级市(地区)属	42654	32237	17335	16311	2231
县级市(区)属	60429	44982	22563	19330	5241
县属	69501	51795	24433	18981	6626
其他	7017	5299	2329	1994	638
专科疾病防治院(所、站)	48997	37319	15586	13157	11843
专科疾病防治院	19102	14554	5497	4923	5600
传染病防治院	1597	1190	369	347	592
结核病防治院	2295	1773	492	449	844
职业病防治院	6687	4990	1951	1886	1778
其他	8523	6601	2685	2241	2386
专科疾病防治所(站、中心)	29895	22765	10089	8234	6243
口腔病防治所(站、中心)	2385	1961	1097	938	512
精神病防治所(站、中心)	1138	900	302	211	436
皮肤病与性病防治所(中心)	6827	5138	2142	1830	1462
结核病防治所(站、中心)	8631	6435	2657	2197	1668
职业病防治所(站、中心)	1537	1196	589	559	249
地方病防治所(站、中心)	805	570	313	269	56
血吸虫病防治所(站、中心)	5136	3966	1849	1386	1079
药物戒毒所(中心)	307	141	63	47	44
其他	3129	2458	1077	797	737
健康教育所(站、中心)	2127	899	435	380	134
妇幼保健院(所、站)	426881	353168	127399	113259	155190
省属	22592	18817	5984	5973	9729
地级市(地区)属	123492	102932	34326	33206	49893
县级市(区)属	135558	111711	41344	37012	47953
县属	137662	113392	43526	35091	44627
其他	7577	6316	2219	1977	2988
妇幼保健院	386544	321218	111505	99643	146198
妇幼保健所	22452	17756	9169	8186	4734
妇幼保健站	17230	13661	6447	5191	4121
生殖保健中心	655	533	278	239	137
急救中心(站)	16514	8671	3712	3429	3478
采供血机构	35392	25715	3737	3231	12903
卫生监督所(中心)	83002	68236			
省属	2613	2157			
地级市(地区)属	16100	13203			
县级市(区)属	26305	20936			
县属	27587	21582			
其他	397	358			
计划生育技术服务机构	68565	25494	10405	6670	5602
四、其他医疗卫生机构	74006	36728	11784	10138	8321
疗养院	13873	8677	3018	2717	3882
卫生监督检验(监测)机构	394	225	34	25	8
医学科学研究机构	10230	5111	1731	1682	386
医学在职培训机构	11047	5169	1786	1423	1163
临床检验中心(所、站)	15522	7468	965	862	325
统计信息中心	1293	83	30	30	6
其他	21647	9995	4220	3399	2551

2-1-2 续表3

员					其他技术人员	管理人员	工勤技能人员
药师(士)	技师(士)	检验师(士)	其他	见习医师			
21221	65342	56511	138892	12948	56201	69106	85285
2734	27841	26056	25802	2507	14711	13938	19967
62	2263	2242	1135	57	1480	902	946
456	8307	8013	3908	666	3470	3318	3629
938	8081	7541	8159	754	4270	4624	6553
1211	8432	7554	11093	915	4761	4568	8377
67	758	706	1507	115	730	526	462
2633	3603	2817	3654	741	3572	3318	4788
946	1297	1053	1214	397	1556	1193	1799
67	81	71	81	18	105	40	262
119	193	149	125	58	117	215	190
270	540	446	451	162	707	484	506
490	483	387	557	159	627	454	841
1687	2306	1764	2440	344	2016	2125	2989
35	31	13	286	27	145	136	143
38	32	19	92	19	131	44	63
624	466	421	444	122	421	470	798
469	915	630	726	62	698	700	798
37	185	134	136	16	130	107	104
24	74	67	103	16	35	71	129
233	390	311	415	26	288	298	584
11	12	8	11	2	2	145	19
216	201	161	227	54	166	154	351
41	28	25	261	11	680	390	158
14508	25755	20059	30316	8554	20416	19657	33640
629	1461	1222	1014	442	941	920	1914
4108	7032	5879	7573	2471	6187	5901	8472
4728	8239	6388	9447	2722	6491	6418	10938
4816	8619	6254	11804	2854	6460	5992	11818
227	404	316	478	65	337	426	498
13297	22883	17797	27335	8112	17798	16730	30798
706	1792	1456	1355	250	1485	1599	1612
490	1034	771	1569	184	1093	1294	1182
15	46	35	57	8	40	34	48
122	79	64	1280	628	1292	1356	5195
257	6330	6296	2488	116	3072	2173	4432
			68236		2200	7230	5336
			2157		10	297	149
			13203		388	1649	860
			20936		794	2697	1878
			21582		1008	2552	2445
			358			35	4
926	1706	1194	6855	391	10258	21044	11769
1428	6237	5714	8958	435	14326	11447	11505
441	571	378	765	178	969	1595	2632
1	166	165	16		20	59	90
231	341	300	2422	40	3086	1296	737
345	229	152	1646	53	3015	1380	1483
5	4261	4223	1912	30	2457	1747	3850
8			39	2	781	376	53
397	669	496	2158	132	3998	4994	2660

2-1-3　2017年卫生人员数(按城乡/登记注册类型/主办单位分)

分类	合计	卫生技术人员							乡村医生和卫生员	其他技术人员	管理人员	工勤技能人员
		小计	执业(助理)医师	执业医师	注册护士	药师(士)	技师(士)	其他				
总计	11748972	8988230	3390034	2828999	3804021	452968	481077	860130	968611	451480	509093	831558
按城乡分												
城市	5892116	4871918	1778114	1658920	2244366	238210	258520	352708		251234	311991	456973
农村	5846856	4106312	1611920	1170079	1559655	214758	222557	497422	968611	200246	197102	374585
按登记注册类型分												
公立	9184408	7123805	2595127	2179538	3043352	368582	400342	716402	674314	371435	379181	635673
国有	7880367	6518939	2283727	1999323	2872404	333766	375665	653377	67242	343797	358381	592008
集体	1304041	604866	311400	180215	170948	34816	24677	63025	607072	27638	20800	43665
非公立	2554564	1854425	794907	649461	760669	84386	80735	133728	294297	80045	129912	195885
其中：联营	54571	20634	10365	6239	7495	689	818	1267	30158	769	1235	1775
私营	1782592	1308870	591050	476971	514440	59485	52123	91772	216922	51422	81919	123459
按主办单位分												
政府办	7906208	6508120	2292126	1971706	2820977	342221	374904	677892	110932	350529	343710	592917
其中：卫生健康部门	7678221	6335322	2229305	1917434	2746343	333112	365740	660822	110932	337194	323336	571437
社会办	2044497	1122715	490091	364182	452094	49305	52829	78396	678576	48966	80203	114037
个人办	1788267	1347395	607817	493111	530950	61442	53344	93842	179103	51985	85180	124604

注：①卫生人员和卫生技术人员中包括公务员中卫生监督员10000名；②城市包括直辖市区和地级市辖区，农村包括县及县级市；③社会办包括企业、事业单位、社会团体和其他社会组织办的卫生机构。

2-1-4　2016年卫生人员性别、年龄、学历、职称构成(%)

分类	卫生技术人员							其他技术人员	管理人员
	合计	执业(助理)医师	执业医师	注册护士	药师(士)	技师(士)	其他		
总　计	100.0	100.0	100.0	100.0	100.0	100.0	100.0	100.0	100.0
按性别分									
男	29.4	54.7	55.2	2.1	34.6	41.6	42.3	39.3	47.1
女	70.6	45.3	44.8	97.9	65.4	58.4	57.7	60.7	52.9
按年龄分									
25岁以下	8.7	0.2	0.1	14.9	4.2	6.7	13.4	5.7	2.5
25～34岁	38.6	23.7	22.6	47.5	34.1	38.5	50.5	37.2	25.6
35～44岁	26.0	34.6	33.2	21.0	27.0	26.8	19.3	28.7	28.6
45～54岁	18.4	25.5	26.3	13.9	24.3	19.6	11.6	22.1	32.0
55～59岁	3.3	5.0	5.4	1.7	6.0	4.4	2.4	4.0	7.0
60岁及以上	5.1	11.0	12.4	1.1	4.4	4.0	2.8	2.4	4.3
按工作年限分									
5年以下	24.7	11.8	11.3	30.2	18.1	23.1	43.2	23.6	15.1
5～9年	21.3	16.4	16.1	25.9	18.2	19.4	21.6	20.1	14.2
10～19年	21.4	25.8	24.9	19.8	20.5	21.4	15.4	21.3	19.6
20～29年	19.2	25.4	25.4	15.8	23.1	20.5	11.7	21.0	27.1
30年及以上	13.5	20.6	22.4	8.2	20.1	15.5	8.1	14.0	24.1
按学历分									
研究生	5.0	11.2	13.0	0.1	2.9	3.0	6.2	3.4	3.9
大学本科	27.2	40.0	45.3	16.2	24.2	28.3	29.4	27.6	33.7
大专	39.3	30.0	26.8	48.7	35.5	41.9	34.7	37.4	38.7
中专	26.5	17.1	13.3	34.0	30.7	24.4	26.1	22.2	15.4
高中及以下	2.0	1.8	1.5	0.9	6.8	2.5	3.6	9.4	8.3
按专业技术资格分									
正高	1.8	4.6	5.4	0.2	0.7	0.9	0.4	0.4	2.0
副高	5.9	12.8	15.0	2.2	3.3	4.8	1.1	2.5	6.4
中级	20.0	29.6	34.2	16.8	19.7	21.4	5.0	12.8	15.4
师级/助理	29.7	38.4	37.9	24.6	35.6	31.4	20.5	21.0	14.4
士级	30.7	8.1	1.6	46.5	30.8	29.8	39.1	33.5	13.5
不详	12.0	6.4	5.9	9.7	9.9	11.7	33.9	29.9	48.3
按聘任技术职务分									
正高	1.7	4.4	5.2	0.2	0.7	0.8	0.4	0.5	3.5
副高	5.9	13.0	15.2	2.1	3.3	4.8	1.2	2.5	10.0
中级	20.6	30.9	35.7	16.8	20.3	22.2	5.8	13.5	25.7
师级/助理	31.3	41.5	39.6	26.0	36.2	32.3	19.4	24.5	26.0
士级	30.1	7.7	2.0	46.9	31.5	30.1	34.2	32.2	20.8
待聘	10.4	2.5	2.3	8.1	8.0	9.8	38.9	26.8	14.0

注：本表不包括村卫生室数字。

2-1-5　2017年卫生人员性别、年龄、学历、职称构成(%)

分类	卫生技术人员							其他技术人员	管理人员
	合计	执业(助理)医师	执业医师	注册护士	药师(士)	技师(士)	其他		
总　计	100.0	100.0	100.0	100.0	100.0	100.0	100.0	100.0	100.0
按性别分									
男	29.0	54.3	54.9	2.2	34.0	41.1	42.4	39.0	47.0
女	71.0	45.7	45.2	97.8	66.0	58.9	57.6	61.0	53.1
按年龄分									
25岁以下	7.9	0.2	0.1	13.5	3.7	6.3	12.3	5.0	2.1
25～34岁	38.1	22.1	21.0	48.0	34.3	38.4	49.5	36.6	25.1
35～44岁	26.1	34.4	33.2	21.3	26.5	26.7	20.1	28.8	27.9
45～54岁	18.6	26.1	26.6	13.8	24.0	19.3	12.5	22.3	31.8
55～59岁	3.8	5.5	5.9	2.2	6.6	4.8	2.7	4.5	8.2
60岁及以上	5.4	11.8	13.2	1.3	5.0	4.4	2.9	2.8	5.0
按工作年限分									
5年以下	22.7	11.7	11.2	27.1	16.3	21.9	40.0	21.5	13.7
5～9年	23.0	16.8	16.5	28.7	20.1	21.1	23.0	21.9	15.8
10～19年	21.3	25.1	24.5	20.2	20.0	20.9	15.8	21.1	18.8
20～29年	19.2	25.7	25.4	15.5	23.3	20.4	12.5	20.9	26.7
30年及以上	13.7	20.7	22.3	8.6	20.2	15.6	8.6	14.6	25.0
按学历分									
研究生	5.3	12.0	13.9	0.2	3.1	3.2	6.1	3.7	4.3
大学本科	28.8	41.0	46.2	18.4	26.7	30.4	30.5	29.1	35.2
大专	39.1	29.1	25.8	48.5	35.2	41.5	35.3	37.0	38.0
中专	25.1	16.3	12.6	32.1	29.0	22.8	24.8	21.3	14.7
高中及以下	1.8	1.6	1.4	0.8	6.1	2.1	3.3	8.9	7.9
按专业技术资格分									
正高	1.8	4.7	5.5	0.2	0.7	1.0	0.4	0.4	2.0
副高	6.0	12.9	15.0	2.4	3.6	5.0	1.2	2.5	6.3
中级	19.6	28.9	33.3	16.5	19.8	20.9	5.2	12.5	14.9
师级/助理	29.3	37.7	37.2	24.5	35.1	30.7	20.4	20.5	13.9
士级	30.5	7.8	1.6	46.3	30.2	29.9	38.8	32.7	13.0
不详	12.7	8.0	7.5	10.1	10.6	12.5	34.1	31.4	50.0
按聘任技术职务分									
正高	1.8	4.6	5.3	0.2	0.7	0.9	0.4	0.5	3.5
副高	6.0	13.1	15.3	2.3	3.5	5.0	1.3	2.6	10.1
中级	20.5	30.8	35.4	16.5	20.5	21.8	6.2	13.6	25.7
师级/助理	31.2	41.3	39.4	26.0	36.1	31.8	19.9	24.5	25.8
士级	30.2	7.5	2.1	46.9	31.0	30.3	34.3	31.4	20.6
待聘	10.3	2.8	2.5	8.1	8.2	10.3	38.0	27.4	14.3

注：本表不包括村卫生室数字。

2-1-6 各地区卫生人员数

地区	合计	卫生技术人员							乡村医生和卫生员	其他技术人员	管理人员	工勤技能人员
		小计	执业(助理)医师	执业医师	注册护士	药师(士)	技师(士)	其他				
2016	11172945	8454403	3191005	2651398	3507166	439246	453185	863801	1000324	426171	483198	808849
2017	11748972	8988230	3390034	2828999	3804021	452968	481077	860130	968611	451480	509093	831558
东　部	5052211	3945466	1534231	1313232	1666956	210827	202736	330716	313487	211030	210201	372027
中　部	3443254	2576192	998488	807058	1095126	124762	143623	214193	353457	134029	149106	230470
西　部	3243507	2456572	857315	708709	1041939	117379	134718	305221	301667	106421	149786	229061
北　京	315238	245984	94417	88934	103459	14082	12736	21290	3247	17438	20179	28390
天　津	129554	100966	41127	38645	38205	6000	5424	10210	4973	5143	10046	8426
河　北	590569	425229	191941	149885	158383	17542	21669	35694	79741	27302	21023	37274
山　西	318990	233287	94281	81477	96849	10445	11849	19863	37935	12207	14041	21520
内蒙古	233062	180386	70301	60459	71866	10827	9561	17831	18128	9935	11071	13542
辽　宁	380915	291191	115715	104323	127445	13806	15987	18238	23995	15356	20001	30372
吉　林	224342	168031	70552	61810	67149	7899	8855	13576	16097	9069	14034	17111
黑龙江	300301	229403	88477	75558	90446	11431	12838	26211	21688	9993	17296	21921
上　海	227750	186917	67907	64196	83939	10014	11262	13795	829	11458	13005	15541
江　苏	692473	547676	217146	181276	236906	28839	27724	37061	30934	29496	29125	55242
浙　江	555716	459661	178704	155076	187717	27885	23275	42080	7792	22208	19826	46229
安　徽	407457	313478	120839	97680	138139	14460	18277	21763	40869	15095	15057	22958
福　建	300571	231388	83966	73323	101209	14578	12306	19329	25256	11483	9030	23414
江　西	317798	235741	83648	70083	104109	14549	15954	17481	43421	9181	9446	20009
山　东	917894	688565	264570	227649	293647	34810	35479	60059	109657	41406	31978	46288
河　南	827645	581004	220314	165802	241571	26792	34338	57989	109457	37508	36100	63576
湖　北	510044	399685	147340	122070	184283	18663	20187	29212	39530	21339	20642	28848
湖　南	536677	415563	173037	132578	172580	20523	21325	28098	44460	19637	22490	34527
广　东	864114	707491	257974	212657	307664	40298	33580	67975	24051	26899	32155	73518
广　西	404763	305279	101141	82249	131693	17405	16607	38433	34147	12818	16668	35851
海　南	77417	60398	20764	17268	28382	2973	3294	4985	3012	2841	3833	7333
重　庆	255854	191572	68549	55216	84853	8800	9362	20008	20076	9120	13303	21783
四　川	709899	530306	194909	162709	228548	24945	26986	54918	64771	20123	32617	62082
贵　州	301876	225914	75533	60382	97970	8762	13007	30642	35105	11465	15011	14381
云　南	369151	283894	93925	77892	128513	10932	14930	35594	37308	14399	10818	22732
西　藏	33413	16526	7603	5720	4460	783	892	2788	12685	1149	1197	1856
陕　西	393846	310228	93209	78249	126983	15359	20236	54441	31853	3629	25218	22918
甘　肃	199155	146880	56147	45395	58444	6485	7836	17968	21358	7983	11131	11803
青　海	56098	41729	15508	13193	16475	2077	2424	5245	7121	2617	1634	2997
宁　夏	62022	49715	18187	16208	21568	2976	2763	4221	3244	2167	2886	4010
新　疆	224368	174143	62303	51037	70566	8028	10114	23132	15871	11016	8232	15106

2-1-7 2017年各地区卫生人员数(城市)

地区	合计	卫生技术人员							其他技术人员	管理人员	工勤技能人员
		小计	执业(助理)医师	执业医师	注册护士	药师(士)	技师(士)	其他			
总计	**5892116**	**4871918**	**1778114**	**1658920**	**2244366**	**238210**	**258520**	**352708**	**251234**	**311991**	**456973**
东部	3032611	2503604	936924	875381	1121431	130842	131104	183303	137157	150479	241371
中部	1465759	1219185	438720	408898	586358	53730	65419	74958	64025	81076	101473
西部	1393746	1149129	402470	374641	536577	53638	61997	94447	50052	80436	114129
北京	311651	245644	94131	88779	103405	14082	12736	21290	17438	20179	28390
天津	118649	95769	38270	36589	37082	5686	5185	9546	4933	9798	8149
河北	235619	195626	79641	72886	86229	7741	10214	11801	13028	10396	16569
山西	156002	129478	48744	45673	60817	5530	6546	7841	6653	8594	11277
内蒙古	110318	91790	33548	31535	41170	5260	4937	6875	4976	6579	6973
辽宁	252618	208689	80216	76475	96956	9617	11572	10328	10546	13312	20071
吉林	103063	83626	34869	32717	36084	3575	4752	4346	4519	6710	8208
黑龙江	164775	134544	49483	46394	60581	5976	7259	11245	6354	10730	13147
上海	220976	181781	65325	62816	82252	9748	11012	13444	11293	12735	15167
江苏	373334	306540	112683	106757	142974	15664	15997	19222	17214	19048	30532
浙江	300342	247355	92708	86343	106730	14294	13403	20220	13041	12748	27198
安徽	183649	155509	54746	50802	76878	6651	8721	8513	8002	9277	10861
福建	147819	123398	45422	42772	56549	7233	6536	7658	6544	5689	12188
江西	120175	101685	34173	32287	50030	5486	6426	5570	4517	5647	8326
山东	416399	351685	133502	123765	161394	16754	17422	22613	21992	18664	24058
河南	303231	250796	87412	80418	121267	10767	13027	18323	14603	16634	21198
湖北	236380	197241	68527	64547	98928	8731	10282	10773	11417	11999	15723
湖南	198484	166306	60766	56060	81773	7014	8406	8347	7960	11485	12733
广东	614283	514021	183794	167829	231418	28465	25135	45209	19307	25702	55253
广西	178634	147815	50422	47535	69509	7875	7734	12275	5993	8582	16244
海南	40921	33096	11232	10370	16442	1558	1892	1972	1821	2208	3796
重庆	153707	123687	42834	38126	58836	5735	6247	10035	6054	9324	14642
四川	314813	256036	91307	86175	121866	11468	13214	18181	10196	17510	31071
贵州	94515	79156	28205	26421	37769	3050	4255	5877	4252	5741	5366
云南	115280	97498	34267	31802	47023	4071	5253	6884	5518	4783	7481
西藏	11647	8860	4079	3431	2983	385	613	800	632	855	1300
陕西	200728	167657	53471	48890	76553	7451	10141	20041	2093	15926	15052
甘肃	87790	72637	26726	24958	33524	3096	4274	5017	4381	4975	5797
青海	25865	21654	7368	6991	10239	1109	1138	1800	1521	932	1758
宁夏	39498	33111	12020	11303	15411	1828	1791	2061	1407	2227	2753
新疆	60951	49228	18223	17474	21694	2310	2400	4601	3029	3002	5692

注：城市包括直辖市区和地级市辖区。

2-1-8　2017年各地区卫生人员数(农村)

地区	合计	卫生技术人员							乡村医生和卫生员	其他技术人员	管理人员	工勤技能人员
		小计	执业(助理)医师	执业医师	注册护士	药师(士)	技师(士)	其他				
总　计	**5846856**	**4106312**	**1611920**	**1170079**	**1559655**	**214758**	**222557**	**497422**	**968611**	**200246**	**197102**	**374585**
东　部	2019600	1441862	597307	437851	545525	79985	71632	147413	313487	73873	59722	130656
中　部	1977495	1357007	559768	398160	508768	71032	78204	139235	353457	70004	68030	128997
西　部	1849761	1307443	454845	334068	505362	63741	72721	210774	301667	56369	69350	114932
北　京	3587	340	286	155	54				3247			
天　津	10905	5197	2857	2056	1123	314	239	664	4973	210	248	277
河　北	354950	229603	112300	76999	72154	9801	11455	23893	79741	14274	10627	20705
山　西	162988	103809	45537	35804	36032	4915	5303	12022	37935	5554	5447	10243
内蒙古	122744	88596	36753	28924	30696	5567	4624	10956	18128	4959	4492	6569
辽　宁	128297	82502	35499	27848	30489	4189	4415	7910	23995	4810	6689	10301
吉　林	121279	84405	35683	29093	31065	4324	4103	9230	16097	4550	7324	8903
黑龙江	135526	94859	38994	29164	29865	5455	5579	14966	21688	3639	6566	8774
上　海	6774	5136	2582	1380	1687	266	250	351	829	165	270	374
江　苏	319139	241136	104463	74519	93932	13175	11727	17839	30934	12282	10077	24710
浙　江	255374	212306	85996	68733	80987	13591	9872	21860	7792	9167	7078	19031
安　徽	223808	157969	66093	46878	61261	7809	9556	13250	40869	7093	5780	12097
福　建	152752	107990	38544	30551	44660	7345	5770	11671	25256	4939	3341	11226
江　西	197623	134056	49475	37796	54079	9063	9528	11911	43421	4664	3799	11683
山　东	501495	336880	131068	103884	132253	18056	18057	37446	109657	19414	13314	22230
河　南	524414	330208	132902	85384	120304	16025	21311	39666	109457	22905	19466	42378
湖　北	273664	202444	78813	57523	85355	9932	9905	18439	39530	9922	8643	13125
湖　南	338193	249257	112271	76518	90807	13509	12919	19751	44460	11677	11005	21794
广　东	249831	193470	74180	44828	76246	11833	8445	22766	24051	7592	6453	18265
广　西	226129	157464	50719	34714	62184	9530	8873	26158	34147	6825	8086	19607
海　南	36496	27302	9532	6898	11940	1415	1402	3013	3012	1020	1625	3537
重　庆	102147	67885	25715	17090	26017	3065	3115	9973	20076	3066	3979	7141
四　川	395086	274270	103602	76534	106682	13477	13772	36737	64771	9927	15107	31011
贵　州	207361	146758	47328	33961	60201	5712	8752	24765	35105	7213	9270	9015
云　南	253871	186396	59658	46090	81490	6861	9677	28710	37308	8881	6035	15251
西　藏	21766	7666	3524	2289	1477	398	279	1988	12685	517	342	556
陕　西	193118	142571	39738	29359	50430	7908	10095	34400	31853	1536	9292	7866
甘　肃	111365	74243	29421	20437	24920	3389	3562	12951	21358	3602	6156	6006
青　海	30233	20075	8140	6202	6236	968	1286	3445	7121	1096	702	1239
宁　夏	22524	16604	6167	4905	6157	1148	972	2160	3244	760	659	1257
新　疆	163417	124915	44080	33563	48872	5718	7714	18531	15871	7987	5230	9414

2-2-1 每千人口卫生技术人员数

年份	卫生技术人员			执业（助理）医师			其中：执业医师	注册护士		
	合计	城市	农村	合计	城市	农村		合计	城市	农村
1949	0.93	1.87	0.73	0.67	0.70	0.66	0.58	0.06	0.25	0.02
1955	1.42	3.49	1.01	0.81	1.24	0.74	0.70	0.14	0.64	0.04
1960	2.37	5.67	1.85	1.04	1.97	0.90	0.79	0.23	1.04	0.07
1965	2.11	5.37	1.46	1.05	2.22	0.82	0.70	0.32	1.45	0.10
1970	1.76	4.88	1.22	0.85	1.97	0.66	0.43	0.29	1.10	0.14
1975	2.24	6.92	1.41	0.95	2.66	0.65	0.57	0.41	1.74	0.18
1980	2.85	8.03	1.81	1.17	3.22	0.76	0.72	0.47	1.83	0.20
1985	3.28	7.92	2.09	1.36	3.35	0.85	0.70	0.61	1.85	0.30
1990	3.45	6.59	2.15	1.56	2.95	0.98	1.15	0.86	1.91	0.43
1995	3.59	5.36	2.32	1.62	2.39	1.07	1.23	0.95	1.59	0.49
1998	3.64	5.30	2.35	1.65	2.34	1.11	1.25	1.00	1.64	0.51
1999	3.64	5.24	2.38	1.67	2.33	1.14	1.27	1.02	1.64	0.52
2000	3.63	5.17	2.41	1.68	2.31	1.17	1.30	1.02	1.64	0.54
2001	3.62	5.15	2.38	1.69	2.32	1.17	1.32	1.03	1.65	0.54
2002	3.41	…	…	1.47	…	…	1.17	1.00	…	…
2003	3.48	4.88	2.26	1.54	2.13	1.04	1.22	1.00	1.59	0.50
2004	3.53	4.99	2.24	1.57	2.18	1.04	1.25	1.03	1.63	0.50
2005	3.50	5.82	2.69	1.56	2.46	1.26	1.24	1.03	2.10	0.65
2006	3.60	6.09	2.70	1.60	2.56	1.26	1.28	1.09	2.22	0.66
2007	3.72	6.44	2.69	1.61	2.61	1.23	1.30	1.18	2.42	0.70
2008	3.90	6.68	2.80	1.66	2.68	1.26	1.35	1.27	2.54	0.76
2009	4.15	7.15	2.94	1.75	2.83	1.31	1.43	1.39	2.82	0.81
2010	4.39	7.62	3.04	1.80	2.97	1.32	1.47	1.53	3.09	0.89
2011	4.58	7.90	3.19	1.82	3.00	1.33	1.49	1.66	3.29	0.98
2012	4.94	8.54	3.41	1.94	3.19	1.40	1.58	1.85	3.65	1.09
2013	5.27	9.18	3.64	2.04	3.39	1.48	1.67	2.04	4.00	1.22
2014	5.56	9.70	3.77	2.12	3.54	1.51	1.74	2.20	4.30	1.31
2015	5.84	10.21	3.90	2.22	3.72	1.55	1.84	2.37	4.58	1.39
2016	6.12	10.42	4.08	2.31	3.79	1.61	1.92	2.54	4.75	1.50
2017	6.47	10.87	4.28	2.44	3.97	1.68	2.04	2.74	5.01	1.62

注：①2002年以前，执业(助理)医师数系医生，执业医师数系医师，注册护士数系护师(士)；②城市包括直辖市区和地级市辖区，农村包括县及县级市；③合计项分母系常住人口数，分城乡项分母系推算户籍人口数。下表同。

2-2-2　2017年各地区每千人口卫生技术人员数

地区	卫生技术人员			执业(助理)医师			其中：执业医师			注册护士		
	合计	城市	农村	合计	城市	农村	合计	城市	农村	合计	城市	农村
总　计	**6.5**	**10.9**	**4.3**	**2.4**	**4.0**	**1.7**	**2.0**	**3.7**	**1.2**	**2.7**	**5.0**	**1.6**
东　部	6.8	11.5	4.6	2.7	4.3	1.9	2.3	4.0	1.4	2.9	5.2	1.7
中　部	5.9	10.3	3.9	2.3	3.7	1.6	1.9	3.4	1.1	2.5	4.9	1.4
西　部	6.5	10.3	4.4	2.3	3.6	1.5	1.9	3.3	1.1	2.8	4.8	1.7
北　京	11.3	17.6		4.3	6.8		4.1	6.4		4.8	7.4	
天　津	6.5	9.5	7.7	2.6	3.8	4.2	2.5	3.6	3.1	2.5	3.7	1.7
河　北	5.7	9.5	4.0	2.6	3.9	1.9	2.0	3.5	1.3	2.1	4.2	1.3
山　西	6.3	13.0	4.1	2.5	4.9	1.8	2.2	4.6	1.4	2.6	6.1	1.4
内蒙古	7.1	13.0	5.1	2.8	4.7	2.1	2.4	4.5	1.7	2.8	5.8	1.8
辽　宁	6.7	11.5	3.4	2.6	4.4	1.5	2.4	4.2	1.2	2.9	5.4	1.3
吉　林	6.2	8.3	5.0	2.6	3.5	2.1	2.3	3.3	1.7	2.5	3.6	1.9
黑龙江	6.1	10.2	4.2	2.3	3.8	1.7	2.0	3.5	1.3	2.4	4.6	1.3
上　海	7.7	13.1	7.7	2.8	4.7	3.9	2.7	4.5	2.1	3.5	5.9	2.5
江　苏	6.8	10.1	5.0	2.7	3.7	2.2	2.3	3.5	1.5	3.0	4.7	1.9
浙　江	8.1	13.0	6.9	3.2	4.9	2.8	2.7	4.5	2.2	3.3	5.6	2.6
安　徽	5.0	7.3	3.2	1.9	2.6	1.3	1.6	2.4	0.9	2.2	3.6	1.2
福　建	5.9	10.1	4.1	2.1	3.7	1.5	1.9	3.5	1.2	2.6	4.6	1.7
江　西	5.1	10.7	3.3	1.8	3.6	1.2	1.5	3.4	0.9	2.3	5.3	1.3
山　东	6.9	11.1	4.8	2.6	4.2	1.9	2.3	3.9	1.5	2.9	5.1	1.9
河　南	6.1	11.8	3.5	2.3	4.1	1.4	1.7	3.8	0.9	2.5	5.7	1.3
湖　北	6.8	10.1	4.8	2.5	3.5	1.9	2.1	3.3	1.4	3.1	5.1	2.0
湖　南	6.1	12.1	4.1	2.5	4.4	1.9	1.9	4.1	1.3	2.5	5.9	1.5
广　东	6.3	11.4	3.9	2.3	4.1	1.5	1.9	3.7	0.9	2.8	5.1	1.5
广　西	6.2	9.1	3.9	2.1	3.1	1.3	1.7	2.9	0.9	2.7	4.3	1.5
海　南	6.5	13.6	4.1	2.2	4.6	1.4	1.9	4.3	1.0	3.1	6.8	1.8
重　庆	6.2	7.9	3.7	2.2	2.7	1.4	1.8	2.4	0.9	2.8	3.7	1.4
四　川	6.4	8.5	4.5	2.3	3.0	1.7	2.0	2.9	1.2	2.8	4.1	1.7
贵　州	6.3	15.6	3.6	2.1	5.6	1.2	1.7	5.2	0.8	2.7	7.4	1.5
云　南	5.9	14.6	4.6	2.0	5.1	1.5	1.6	4.8	1.1	2.7	7.0	2.0
西　藏	4.9	10.0	3.0	2.3	4.6	1.4	1.7	3.9	0.9	1.3	3.4	0.6
陕　西	8.1	11.6	5.6	2.4	3.7	1.6	2.0	3.4	1.2	3.3	5.3	2.0
甘　肃	5.6	8.7	3.8	2.1	3.2	1.5	1.7	3.0	1.0	2.2	4.0	1.3
青　海	7.0	22.0	4.1	2.6	7.5	1.7	2.2	7.1	1.3	2.8	10.4	1.3
宁　夏	7.3	10.6	4.6	2.7	3.8	1.7	2.4	3.6	1.3	3.2	4.9	1.7
新　疆	7.1	14.7	6.4	2.5	5.4	2.3	2.1	5.2	1.7	2.9	6.5	2.5

2-3-1　2017年执业(助理)医师性别、年龄、学历及职称构成(%)

分类	执业(助理)医师					其中：执业医师				
	合计	临床	中医	口腔	公共卫生	合计	临床	中医	口腔	公共卫生
总　计	100.0	100.0	100.0	100.0	100.0	100.0	100.0	100.0	100.0	100.0
按性别分										
男	54.3	53.2	62.4	51.1	53.0	54.9	53.8	62.2	51.4	52.9
女	45.7	46.8	37.6	48.9	47.0	45.2	46.2	37.8	48.6	47.1
按年龄分										
25岁以下	0.2	0.1	0.1	0.5	0.2	0.1	0.0	0.0	0.1	0.1
25～34岁	22.1	21.0	23.6	32.0	17.7	21.0	20.3	21.9	27.6	18.7
35～44岁	34.4	35.9	28.5	33.2	28.5	33.2	34.6	28.0	34.0	26.3
45～54岁	26.1	26.6	23.5	20.7	35.6	26.6	27.1	23.9	22.8	35.9
55～59岁	5.5	5.2	6.5	4.6	9.8	5.9	5.6	6.9	5.1	10.1
60岁及以上	11.8	11.1	17.8	9.0	8.2	13.2	12.5	19.3	10.4	9.0
按工作年限分										
5年以下	11.7	10.9	14.0	16.7	7.6	11.2	10.5	13.2	14.6	8.0
5～9年	16.8	16.4	18.7	20.5	12.2	16.5	16.2	18.0	18.9	12.9
10～19年	25.1	25.9	22.0	27.3	17.9	24.5	25.3	21.5	27.3	16.8
20～29年	25.7	26.9	20.1	19.8	32.7	25.4	26.5	20.3	21.6	31.8
30年及以上	20.7	19.8	25.3	15.7	29.6	22.3	21.5	26.9	17.7	30.5
按学历分										
研究生	12.0	12.2	12.8	9.6	6.3	13.9	14.2	14.5	11.8	7.8
大学本科	41.0	43.1	35.6	30.9	34.4	46.2	48.4	39.5	36.6	40.9
大专	29.1	28.1	30.3	38.7	30.3	25.8	24.8	27.9	34.1	28.5
中专	16.3	15.5	17.2	19.1	24.9	12.6	11.8	14.2	16.1	20.1
高中及以下	1.6	1.0	4.1	1.8	4.1	1.4	0.8	3.8	1.4	2.7
按专业技术资格分										
正高	4.7	5.0	4.4	2.1	2.8	5.5	5.8	5.0	2.6	3.5
副高	12.9	13.9	11.2	6.6	9.7	15.0	16.1	12.8	8.1	12.1
中级	28.9	29.7	26.4	22.5	32.5	33.3	34.1	29.8	27.7	39.8
师级/助理	37.7	36.3	41.5	46.6	37.3	37.2	35.5	42.0	48.1	36.6
士级	7.8	7.7	7.2	9.9	10.8	1.6	1.5	1.6	2.1	1.5
不详	8.0	7.4	9.3	12.4	7.0	7.5	6.9	8.8	11.5	6.5
按聘任技术职务分										
正高	4.6	4.9	4.2	2.1	2.5	5.3	5.7	4.8	2.6	3.2
副高	13.1	14.1	11.8	6.9	9.5	15.3	16.3	13.4	8.6	12.0
中级	30.8	31.4	28.5	25.5	34.7	35.4	36.1	32.2	31.2	42.5
师级/助理	41.3	39.6	45.4	52.3	40.8	39.4	37.5	44.7	51.3	38.7
士级	7.5	7.4	7.0	9.3	10.5	2.1	2.0	2.1	3.0	1.9
待聘	2.8	2.6	3.2	3.9	1.9	2.5	2.4	2.9	3.4	1.8

2-3-2　2016年执业(助理)医师性别、年龄、学历及职称构成(%)

分类	执业(助理)医师					其中：执业医师				
	合计	临床	中医	口腔	公共卫生	合计	临床	中医	口腔	公共卫生
总　　计	100.0	100.0	100.0	100.0	100.0	100.0	100.0	100.0	100.0	100.0
按性别分										
男	54.7	53.4	63.0	51.8	53.6	55.2	54.1	62.8	52.2	53.6
女	45.3	46.6	37.0	48.2	46.4	44.8	45.9	37.2	47.8	46.4
按年龄分										
25岁以下	0.2	0.2	0.2	0.4	0.2	0.1	0.0	0.1	0.1	0.1
25～34岁	23.7	23.0	25.1	33.4	18.3	22.6	22.1	23.5	29.0	18.9
35～44岁	34.6	36.2	28.1	32.5	30.1	33.2	34.6	27.4	33.2	27.7
45～54岁	25.5	25.7	23.6	20.8	35.2	26.3	26.5	24.2	22.9	36.0
55～59岁	5.0	4.6	6.6	4.5	9.0	5.4	5.0	6.9	4.9	9.3
60岁及以上	11.0	10.4	16.5	8.4	7.2	12.4	11.8	17.9	9.8	7.9
按工作年限分										
5年以下	11.8	11.2	14.3	15.9	7.8	11.3	10.8	13.5	13.9	8.0
5～9年	16.4	16.1	18.1	20.0	11.4	16.1	15.9	17.5	18.5	11.9
10～19年	25.8	26.8	21.8	27.5	19.1	24.9	25.8	21.2	27.2	17.6
20～29年	25.4	26.4	20.2	20.4	32.9	25.4	26.2	20.5	22.2	32.3
30年及以上	20.6	19.5	25.6	16.1	28.9	22.4	21.4	27.3	18.2	30.2
按学历分										
研究生	11.2	11.4	12.2	9.2	5.7	13.0	13.3	13.9	11.3	7.1
大学本科	40.0	42.0	34.9	30.0	31.7	45.3	47.5	38.8	35.7	38.1
大专	30.0	29.1	30.8	38.7	31.1	26.8	25.9	28.6	34.5	29.7
中专	17.1	16.3	17.8	20.2	26.8	13.3	12.5	14.7	16.9	21.9
高中及以下	1.8	1.1	4.3	2.0	4.7	1.5	0.9	4.0	1.6	3.2
按专业技术资格分										
正高	4.6	5.0	4.3	2.2	2.7	5.4	5.8	4.9	2.7	3.4
副高	12.8	13.7	11.6	6.8	9.0	15.0	15.9	13.3	8.4	11.4
中级	29.6	30.4	26.7	23.5	32.6	34.2	35.0	30.2	28.8	40.5
师级/助理	38.4	37.1	42.3	47.1	38.7	37.9	36.3	42.8	48.6	38.2
士级	8.1	8.0	7.4	10.2	11.5	1.6	1.6	1.6	2.1	1.6
不详	6.4	5.9	7.7	10.2	5.6	5.9	5.4	7.2	9.3	5.0
按聘任技术职务分										
正高	4.4	4.8	4.2	2.1	2.4	5.2	5.6	4.7	2.6	3.1
副高	13.0	13.8	11.9	7.0	8.8	15.2	16.1	13.6	8.7	11.2
中级	30.9	31.6	28.3	25.8	34.2	35.7	36.4	32.0	31.6	42.4
师级/助理	41.5	40.0	45.6	51.9	41.6	39.6	37.8	44.9	50.9	39.7
士级	7.7	7.5	7.0	9.5	11.1	2.0	2.0	2.1	2.9	2.0
待聘	2.5	2.4	3.1	3.7	1.8	2.3	2.1	2.7	3.3	1.6

2-3-3 各类别执业（助理）医师数

	合计		执业医师		执业助理医师	
	2016	2017	2016	2017	2016	2017
人数(万人)	**319.1**	**339.0**	**265.1**	**282.9**	**54.0**	**56.1**
临床类别	243.0	256.1	201.8	213.7	41.3	42.4
中医类别	48.2	52.7	40.9	44.9	7.2	7.8
口腔类别	16.7	18.8	13.6	15.2	3.1	3.7
公共卫生类别	11.2	11.4	8.9	9.1	2.3	2.2
构成(%)	**100.0**	**100.0**	**100.0**	**100.0**	**100.0**	**100.0**
临床类别	76.2	75.6	76.1	75.6	76.5	75.5
中医类别	15.1	15.5	15.4	15.9	13.4	14.0
口腔类别	5.2	5.6	5.1	5.4	5.8	6.5
公共卫生类别	3.5	3.3	3.4	3.2	4.2	3.9

2-3-4 全科医生数

	合计			注册为全科医学专业的人数			取得全科医生培训合格证的人数		
	2015	2016	2017	2015	2016	2017	2015	2016	2017
总　　计	**188649**	**209083**	**252717**	**68364**	**77631**	**96235**	**120285**	**131452**	**156482**
其中：医院	31382	34654	49400	8936	9517	11223	22446	25137	38177
社区卫生服务中心(站)	73288	78337	83933	33169	36513	41327	40119	41824	42606
乡镇卫生院	80975	92791	110900	25434	30718	41181	55541	62073	69719

注：全科医生数指注册为全科医学专业或取得全科医生培训合格证的执业（助理）医师数之和。

2-3-5 2017年各地区分类别执业(助理)医师和全科医生数

地区	执业(助理)医师数					全科医生数			每万人口全科医生数
	合计	临床	中医	口腔	公共卫生	合计	注册为全科医学专业的人数	取得全科医生培训合格证书的人数	
总 计	**3390034**	**2561177**	**527037**	**188289**	**113531**	**252717**	**96235**	**156482**	**1.82**
东 部	1534231	1151490	226760	101833	54148	139473	58224	81249	2.42
中 部	998488	781715	140828	45431	30514	63269	22608	40661	1.46
西 部	857315	627972	159449	41025	28869	49975	15403	34572	1.33
北 京	94417	63736	18289	8787	3605	8591	4665	3926	3.96
天 津	41127	28720	8394	2819	1194	3749	1740	2009	2.41
河 北	191941	148893	29926	9627	3495	10017	2652	7365	1.33
山 西	94281	69483	15639	6122	3037	6372	1736	4636	1.72
内蒙古	70301	48265	14593	4219	3224	3986	1358	2628	1.58
辽 宁	115715	88468	14669	8502	4076	6273	2898	3375	1.44
吉 林	70552	52026	10320	5573	2633	5130	1616	3514	1.89
黑龙江	88477	68060	11311	6554	2552	4493	1415	3078	1.19
上 海	67907	51096	8038	5190	3583	8491	5759	2732	3.51
江 苏	217146	170399	26099	11431	9217	27578	12915	14663	3.43
浙 江	178704	132383	27189	13630	5502	30467	7310	23157	5.39
安 徽	120839	98789	13743	4291	4016	10430	4637	5793	1.67
福 建	83966	59998	14739	5976	3253	6897	2443	4454	1.76
江 西	83648	65876	12201	2648	2923	5268	1263	4005	1.14
山 东	264570	201226	37701	16844	8799	13565	4991	8574	1.36
河 南	220314	170564	35220	8670	5860	15567	6135	9432	1.63
湖 北	147340	118349	17848	6571	4572	8969	2926	6043	1.52
湖 南	173037	138568	24546	5002	4921	7040	2880	4160	1.03
广 东	257974	190086	39557	17811	10520	22712	12337	10375	2.03
广 西	101141	76562	15528	5429	3622	6275	1943	4332	1.28
海 南	20764	16485	2159	1216	904	1133	514	619	1.22
重 庆	68549	49190	14672	3092	1595	3866	1314	2552	1.26
四 川	194909	133343	49277	8171	4118	11343	2604	8739	1.37
贵 州	75533	59060	10777	2817	2879	5014	2104	2910	1.40
云 南	93925	72970	12325	4498	4132	5253	1432	3821	1.09
西 藏	7603	5104	1580	184	735	247	155	92	0.73
陕 西	93209	71827	14016	4984	2382	3578	843	2735	0.93
甘 肃	56147	38994	13149	2259	1745	3824	1140	2684	1.46
青 海	15508	11734	2754	524	496	1230	562	668	2.06
宁 夏	18187	13419	2496	1459	813	926	387	539	1.36
新 疆	62303	47504	8282	3389	3128	4433	1561	2872	1.81

2-3-6　分科执业(助理)医师构成(%)

分科	2016			2017		
	合计	执业医师	执业助理医师	合计	执业医师	执业助理医师
总　计	100.0	100.0	100.0	100.0	100.0	100.0
预防保健科	2.7	2.0	6.5	2.6	2.0	6.5
全科医疗科	4.9	4.1	9.3	4.8	4.0	9.5
内科	22.7	22.2	25.0	23.1	22.7	25.6
外科	12.5	13.3	8.2	12.4	13.1	8.0
儿科	4.0	4.3	2.1	4.0	4.3	2.2
妇产科	9.3	9.1	10.5	9.2	9.0	10.1
眼科	1.3	1.4	0.5	1.3	1.4	0.5
耳鼻咽喉科	1.4	1.5	0.7	1.3	1.4	0.7
口腔科	5.3	5.0	7.2	5.6	5.2	7.6
皮肤科	0.8	0.9	0.4	0.8	0.9	0.4
医疗美容科	0.2	0.2	0.1	0.2	0.2	0.1
精神科	1.0	1.0	0.7	1.0	1.0	0.8
传染科	0.6	0.7	0.1	0.6	0.7	0.1
结核病科	0.2	0.2	0.1	0.2	0.2	0.1
地方病科	0.0	0.0	0.0	0.0	0.0	0.0
肿瘤科	0.9	1.1	0.1	1.0	1.1	0.1
急诊医学科	1.9	2.1	0.7	1.9	2.1	0.7
康复医学科	0.9	0.9	0.9	0.9	1.0	0.9
运动医学科	0.0	0.0	0.0	0.0	0.0	0.0
职业病科	0.1	0.1	0.0	0.1	0.1	0.0
麻醉科	2.4	2.6	1.2	2.5	2.7	1.2
医学检验科	0.3	0.3	0.8	0.3	0.3	0.8
病理科	0.5	0.5	0.2	0.5	0.5	0.2
医学影像科	6.8	6.8	7.0	6.8	6.8	6.8
中医科	11.8	12.4	8.3	11.6	12.1	8.3
民族医学科	0.2	0.2	0.2	0.1	0.1	0.2
中西医结合科	1.0	0.9	1.6	1.0	0.9	1.6
其他	6.3	6.1	7.3	6.2	6.1	7.3

注：本表不包括村卫生室数字。

2-4-1 医院人员数

	合计	卫生技术人员							其他技术人员	管理人员	工勤技能人员
		小计	执业(助理)医师	执业医师	注册护士	药师(士)	技师(士)	其他			
2016	6542137	5415066	1803462	1680062	2613367	278730	291553	427954	267460	320158	539453
2017	6976524	5784712	1932530	1800378	2822446	287837	310191	431708	283864	345536	562412
按城乡分											
城市	4435375	3658444	1232216	1180060	1815675	177086	189447	244020	185278	239564	352089
农村	2541149	2126268	700314	620318	1006771	110751	120744	187688	98586	105972	210323
按登记注册类型分											
公立医院	5548735	4684677	1564304	1489910	2306804	233667	245657	334245	218638	238771	406649
民营医院	1427789	1100035	368226	310468	515642	54170	64534	97463	65226	106765	155763
按主办单位分											
政府办	5168909	4370696	1454728	1389060	2161992	216759	227753	309464	206185	214278	377750
社会办	902903	716065	240565	216813	339759	35723	39856	60162	35749	62785	88304
个人办	904712	697951	237237	194505	320695	35355	42582	62082	41930	68473	96358
按管理类别分											
非营利性	6170412	5181263	1732215	1629713	2538254	258488	274448	377858	244205	279463	465481
营利性	806112	603449	200315	170665	284192	29349	35743	53850	39659	66073	96931
按医院等级分											
其中：三级医院	3096274	2618004	869262	857716	1339414	117627	126970	164731	124642	139850	213778
二级医院	2706695	2259474	742416	679719	1084090	119331	126854	186783	104195	118767	224259
一级医院	529541	418789	155527	124976	176016	25641	27562	34043	24220	37462	49070

2-4-2　各地区医院人员数

地区	合计	卫生技术人员							其他技术人员	管理人员	工勤技能人员
		小计	执业(助理)医师	执业医师	注册护士	药师(士)	技师(士)	其他			
2016	6542137	5415066	1803462	1680062	2613367	278730	291553	427954	267460	320158	539453
2017	6976524	5784712	1932530	1800378	2822446	287837	310191	431708	283864	345536	562412
东　部	3097992	2566583	883083	833756	1237292	132558	131880	181770	134461	145103	251845
中　部	1989120	1657976	563459	518058	820865	80697	91908	101047	82517	100670	147957
西　部	1889412	1560153	485988	448564	764289	74582	86403	148891	66886	99763	162610
北　京	223136	176475	62589	60818	82091	9237	8704	13854	11662	14598	20401
天　津	89449	73472	27504	26733	31226	4146	3650	6946	2748	7315	5914
河　北	340625	280627	108323	97414	126872	12202	15713	17517	18140	15540	26318
山　西	189761	156441	54957	51560	75482	7502	8638	9862	8346	9805	15169
内蒙古	140615	115866	39076	36441	54750	6332	6505	9203	6567	8165	10017
辽　宁	256036	208626	74730	71086	102188	10323	11579	9806	11114	13751	22545
吉　林	135268	108609	41153	38426	50784	5198	6068	5406	5780	8942	11937
黑龙江	194027	158788	56237	52061	72229	8069	8736	13517	6617	12420	16202
上　海	153392	128345	41441	41038	63797	6622	7675	8810	7436	8923	8688
江　苏	417387	346812	118482	113267	174191	17492	16825	19822	17562	18844	34169
浙　江	352055	290797	96744	92655	139104	16536	14860	23553	13884	14108	33266
安　徽	247931	210055	69936	65075	107816	9677	11512	11114	10691	10829	16356
福　建	170860	142553	45908	43800	72270	7822	7262	9291	7185	6163	14959
江　西	170261	145558	46097	43407	74324	8488	8852	7797	5845	6552	12306
山　东	525122	444461	154571	144158	215621	21772	22472	30025	26936	21798	31927
河　南	455866	378903	126361	112440	184617	17868	22361	27696	20743	21576	34644
湖　北	290761	243807	79219	74711	127164	11681	12422	13321	12612	14563	19779
湖　南	305245	255815	89499	80378	128449	12214	13319	12334	11883	15983	21564
广　东	524319	437542	140970	132079	211110	24530	21037	39895	16339	21561	48877
广　西	205213	168377	50511	48299	85396	8732	8862	14876	5936	9036	21864
海　南	45611	36873	11821	10708	18822	1876	2103	2251	1455	2502	4781
重　庆	155694	124456	38073	34916	63754	5720	6265	10644	5386	9815	16037
四　川	412759	333787	106355	100210	167929	15676	17277	26550	12634	22482	43856
贵　州	175403	147039	44793	41094	73015	5876	8044	15311	7597	9532	11235
云　南	219546	185678	54589	49984	94668	8478	9765	18178	9013	8211	16644
西　藏	13275	10134	4278	3333	3342	580	722	1212	767	944	1430
陕　西	245046	208107	57481	52631	98355	9683	13315	29273	2260	17664	17015
甘　肃	101326	84837	30706	28089	39226	4042	5220	5643	4920	4262	7307
青　海	34442	28886	9664	8661	13294	1496	1670	2762	2013	1167	2376
宁　夏	42146	34957	11574	10842	17190	2016	1989	2188	1642	2386	3161
新　疆	143947	118029	38888	34064	53370	5951	6769	13051	8151	6099	11668

2-4-3 2017年医院人员性别、年龄、学历及职称构成(%)

分类	卫生技术人员							其他技术人员	管理人员
	合计	执业(助理)医师	执业医师	注册护士	药师(士)	技师(士)	其他		
总　计	100.0	100.0	100.0	100.0	100.0	100.0	100.0	100.0	100.0
按性别分									
男	26.4	55.2	55.6	2.5	33.1	42.4	40.1	39.5	43.4
女	73.6	44.8	44.4	97.5	66.9	57.6	59.9	60.5	56.6
按年龄分									
25岁以下	8.9	0.1	0.1	14.0	3.6	6.2	15.1	5.2	2.5
25～34岁	42.8	26.4	25.6	50.4	36.4	40.3	60.9	39.4	27.4
35～44岁	24.1	34.6	34.3	19.4	25.0	25.1	14.0	26.5	25.2
45～54岁	17.0	24.8	25.4	13.4	24.3	18.8	6.8	21.9	31.2
55～59岁	3.4	5.2	5.4	2.1	6.4	4.9	1.6	4.6	8.4
60岁及以上	3.8	8.8	9.3	0.9	4.3	4.8	1.6	2.5	5.2
按工作年限分									
5年以下	25.3	13.6	13.1	28.1	17.1	22.9	51.9	23.1	16.2
5～9年	25.1	19.2	19.0	29.5	21.0	22.0	25.2	23.0	16.8
10～19年	20.6	25.9	25.6	19.5	18.7	20.3	11.6	19.7	17.2
20～29年	17.1	23.6	23.9	14.5	23.1	19.0	6.2	19.2	24.0
30年及以上	11.9	17.7	18.4	8.3	20.2	15.7	5.1	15.0	25.8
按学历分									
研究生	7.4	18.7	20.0	0.2	4.6	3.7	10.2	4.7	5.8
大学本科	33.6	51.2	53.7	20.8	32.2	34.3	41.4	33.7	38.3
大专	38.3	21.6	19.1	50.5	34.8	40.8	32.0	37.1	35.6
中专	19.7	8.0	6.7	27.9	23.8	19.4	14.8	16.6	12.8
高中及以下	1.0	0.6	0.5	0.7	4.7	1.8	1.6	7.9	7.6
按专业技术资格分									
正高	2.4	6.8	7.3	0.2	1.1	1.1	0.4	0.4	2.6
副高	7.2	16.9	18.1	2.7	4.8	5.5	1.2	3.0	7.9
中级	20.5	30.9	32.8	16.9	23.2	22.1	4.8	14.2	17.4
师级/助理	28.7	34.5	33.8	24.7	36.1	32.1	24.6	22.5	14.8
士级	29.5	3.9	1.3	45.7	25.2	27.3	34.0	30.1	12.7
不详	11.7	7.1	6.8	9.8	9.7	11.9	35.0	29.8	44.6
按聘任技术职务分									
正高	2.3	6.7	7.2	0.2	1.0	1.0	0.5	0.6	4.3
副高	7.2	17.2	18.4	2.6	4.8	5.5	1.3	3.0	11.5
中级	21.1	32.3	34.3	16.8	23.8	22.9	5.6	14.9	26.6
师级/助理	29.9	37.1	35.7	26.1	36.8	32.7	21.9	26.7	25.2
士级	29.0	3.9	1.8	45.8	25.4	27.3	27.5	28.3	18.0
待聘	10.5	2.7	2.6	8.5	8.2	10.6	43.3	26.5	14.4

2-4-4 2016年医院人员性别、年龄、学历及职称构成(%)

分类	卫生技术人员							其他技术人员	管理人员
	合计	执业(助理)医师	执业医师	注册护士	药师(士)	技师(士)	其他		
总　计	100.0	100.0	100.0	100.0	100.0	100.0	100.0	100.0	100.0
按性别分									
男	26.7	55.5	55.9	2.4	33.5	42.8	40.3	39.7	43.5
女	73.3	44.5	44.1	97.6	66.5	57.2	59.7	60.3	56.5
按年龄分									
25岁以下	9.8	0.2	0.1	15.6	4.3	6.6	16.3	6.0	3.0
25～34岁	43.2	28.4	27.4	49.7	36.2	40.5	61.3	39.6	27.7
35～44岁	23.5	34.0	33.7	18.9	25.4	24.8	12.6	26.1	25.3
45～54岁	17.1	24.7	25.4	13.6	24.8	19.3	6.8	22.1	32.1
55～59岁	2.8	4.6	4.7	1.5	5.7	4.5	1.5	4.1	7.4
60岁及以上	3.5	8.2	8.7	0.7	3.7	4.3	1.5	2.2	4.6
按工作年限分									
5年以下	27.8	14.0	13.5	31.7	19.2	24.3	55.4	25.4	17.5
5～9年	23.0	18.6	18.4	26.7	18.8	20.2	23.0	20.9	15.0
10～19年	20.1	26.1	25.7	18.6	18.8	20.4	10.4	19.3	17.1
20～29年	17.4	23.7	24.1	15.1	23.3	19.5	6.2	19.7	24.9
30年及以上	11.6	17.5	18.2	8.0	19.8	15.6	5.0	14.7	25.5
按学历分									
研究生	7.0	17.6	18.8	0.2	4.3	3.5	10.3	4.4	5.3
大学本科	32.2	50.8	53.5	18.5	29.8	32.3	40.9	32.2	37.0
大专	38.7	22.5	20.1	50.9	35.5	41.4	31.5	37.6	36.3
中专	20.9	8.4	7.1	29.7	25.2	20.7	15.6	17.4	13.5
高中及以下	1.1	0.7	0.6	0.8	5.2	2.1	1.7	8.4	7.9
按专业技术资格分									
正高	2.4	6.8	7.3	0.2	1.0	1.0	0.4	0.5	2.7
副高	7.1	17.1	18.3	2.5	4.6	5.5	1.2	3.0	8.2
中级	21.0	31.6	33.6	17.3	23.2	22.7	4.9	14.8	18.2
师级/助理	28.9	35.1	34.4	24.7	36.5	32.6	25.0	23.4	15.6
士级	29.5	4.0	1.3	45.8	25.7	27.1	33.4	30.7	13.2
不详	11.1	5.4	5.1	9.5	8.9	11.2	35.1	27.6	42.1
按聘任技术职务分									
正高	2.3	6.6	7.1	0.2	1.0	0.9	0.5	0.6	4.3
副高	7.1	17.2	18.4	2.5	4.6	5.4	1.3	3.0	11.5
中级	21.3	32.6	34.6	17.2	23.7	23.4	5.6	15.0	27.0
师级/助理	29.9	37.2	35.8	26.0	36.9	33.2	21.9	26.8	25.5
士级	28.8	3.9	1.7	45.8	25.7	27.1	27.1	29.0	18.2
待聘	10.5	2.4	2.3	8.5	8.1	10.1	43.6	25.6	13.5

2-5-1 基层医疗卫生机构人员数

机构分类	合计	卫生技术人员							乡村医生和卫生员	其他技术人员	管理人员	工勤技能人员
		小计	执业(助理)医师	执业医师	注册护士	药师(士)	技师(士)	其他				
2016	3682561	2354430	1145408	764867	695781	138060	92884	282297	1000324	86635	73476	167696
2017	3826234	2505174	1213607	817657	769206	142482	99307	280572	968611	97089	83004	172356
按城乡分												
城市	967303	853057	421899	363626	309632	49994	27172	44360		26005	32661	55580
农村	2858931	1652117	791708	454031	459574	92488	72135	236212	968611	71084	50343	116776
按登记注册类型分												
公立	2724886	1765329	790097	481407	528358	112447	87662	246765	674314	85268	62679	137296
非公立	1101348	739845	423510	336250	240848	30035	11645	33807	294297	11821	20325	35060
按主办单位分												
政府办	1856771	1479363	602948	379741	455052	103507	81791	236065	110932	80871	57200	128405
社会办	1096480	382278	241456	140499	105470	12973	8740	13639	678576	7260	10309	18057
个人办	872983	643533	369203	297417	208684	26002	8776	30868	179103	8958	15495	25894
按管理类别分												
非营利性	3108369	1913370	876104	535860	575149	118331	90996	252790	893395	89180	68777	143647
营利性	717865	591804	337503	281797	194057	24151	8311	27782	75216	7909	14227	28709

2-5-2 各地区基层医疗卫生机构人员数

地区	合计	卫生技术人员							乡村医生和卫生员	其他技术人员	管理人员	工勤技能人员
		小计	执业(助理)医师	执业医师	注册护士	药师(士)	技师(士)	其他				
2016	3682561	2354430	1145408	764867	695781	138060	92884	282297	1000324	86635	73476	167696
2017	3826234	2505174	1213607	817657	769206	142482	99307	280572	968611	97089	83004	172356
东　部	1582060	1105828	552275	391454	345641	68782	41555	97575	313487	44207	36704	81834
中　部	1157358	702065	358143	224644	206823	37043	30185	69871	353457	29528	23103	49205
西　部	1086816	697281	303189	201559	216742	36657	27567	113126	301667	23354	23197	41317
北　京	70799	54934	26984	23469	17788	4480	2279	3403	3247	3134	3766	5718
天　津	31484	22104	11591	10033	6013	1707	1045	1748	4973	854	1628	1925
河　北	209422	115591	72470	43458	23936	4557	3251	11377	79741	5235	2645	6210
山　西	105947	59690	33331	24731	17248	2533	1528	5050	37935	2348	2085	3889
内蒙古	72145	48516	24735	18333	13489	4031	1493	4768	18128	1969	1378	2154
辽　宁	100471	65386	33732	26954	21692	3051	2289	4622	23995	2386	3093	5611
吉　林	70980	46757	23972	18593	13527	2332	1462	5464	16097	1965	2466	3695
黑龙江	81675	52182	25803	18052	13631	2826	2110	7812	21688	1809	2643	3353
上　海	58336	48048	22514	19335	17703	3216	2083	2532	829	2349	2712	4398
江　苏	232691	172205	87383	57612	55201	10544	7326	11751	30934	7495	6041	16016
浙　江	166517	140303	71591	52655	39953	10340	4992	13427	7792	4862	3855	9705
安　徽	135134	84726	43771	26439	25704	4256	4259	6736	40869	2574	2495	4470
福　建	107651	71425	31565	23657	23464	6070	3015	7311	25256	2925	1758	6287
江　西	115823	64711	29008	19046	20093	4903	4304	6403	43421	2020	1114	4557
山　东	325310	193510	92292	67644	60917	11210	8253	20838	109657	8166	4887	9090
河　南	287373	149624	76953	40236	40477	7198	7363	17633	109457	8319	5388	14585
湖　北	177319	121909	56637	37435	44117	5878	4590	10687	39530	5613	3786	6481
湖　南	183107	122466	68668	40112	32026	7117	4569	10086	44460	4880	3126	8175
广　东	255458	204731	95217	61840	71700	12747	6450	18617	24051	5955	5534	15187
广　西	148178	101343	39484	24094	32461	7191	4192	18015	34147	3631	1594	7463
海　南	23921	17591	6936	4797	7274	860	572	1949	3012	846	785	1687
重　庆	85055	56267	27051	17192	17262	2761	1881	7312	20076	2219	2231	4262
四　川	250803	160805	76955	52077	48819	8231	5441	21359	64771	4832	6993	13402
贵　州	106310	62194	24422	13937	19937	2469	3276	12090	35105	3057	3878	2076
云　南	120070	74426	30183	20174	26788	1942	2782	12731	37308	3589	1314	3433
西　藏	18231	4843	2426	1715	906	172	47	1292	12685	311	131	261
陕　西	115564	76776	29224	20279	21521	4698	4508	16825	31853	402	3558	2975
甘　肃	72823	47732	20287	13021	15203	2050	1485	8707	21358	922	738	2073
青　海	18010	10000	4745	3591	2598	501	357	1799	7121	320	221	348
宁　夏	14564	10473	4979	3850	3149	814	306	1225	3244	240	152	455
新　疆	65063	43906	18698	13296	14609	1797	1799	7003	15871	1862	1009	2415

2-6-1 各地区社区卫生服务中心(站)人员数

地区	合计	卫生技术人员							其他技术人员	管理人员	工勤技能人员
		小计	执业(助理)医师	执业医师	注册护士	药师(士)	技师(士)	其他			
2016	521974	446176	187699	151673	162132	34638	21074	40633	21569	21350	32879
2017	554694	474010	198203	160634	175984	35787	22346	41690	23752	22749	34183
东　部	315044	268893	115925	94452	93254	23246	12443	24025	14021	11515	20615
中　部	130906	111716	46635	37605	45057	6465	5407	8152	5711	6084	7395
西　部	108744	93401	35643	28577	37673	6076	4496	9513	4020	5150	6173
北　京	35174	29145	12792	10799	8890	3380	1410	2673	1939	1506	2584
天　津	9282	7759	3477	3146	2394	708	406	774	422	621	480
河　北	17487	14929	7358	5954	5472	750	652	697	834	849	875
山　西	12929	11134	4888	4166	4736	493	369	648	488	615	692
内蒙古	13430	11630	4898	4005	4548	826	457	901	686	526	588
辽　宁	18634	15508	6528	5745	6588	976	740	676	811	1165	1150
吉　林	9122	7335	3005	2520	2917	474	343	596	616	569	602
黑龙江	15240	12644	4719	3842	5040	828	714	1343	680	955	961
上　海	35577	29546	12310	10836	10970	2601	1490	2175	1812	1396	2823
江　苏	49270	41726	17822	14627	14266	3591	2113	3934	2337	1637	3570
浙　江	41419	36097	16044	12072	10294	3476	1737	4546	1899	1015	2408
安　徽	19610	17427	7563	5950	7066	870	820	1108	645	788	750
福　建	13649	11732	4839	4014	4180	1098	562	1053	635	405	877
江　西	8275	7279	2661	2308	3129	565	505	419	247	328	421
山　东	37406	32498	13325	10535	11488	2415	1492	3778	1926	1325	1657
河　南	23901	19979	8800	7095	7690	976	1070	1443	1147	1236	1539
湖　北	24445	20844	8323	6829	8919	1203	936	1463	1257	975	1369
湖　南	17384	15074	6676	4895	5560	1056	650	1132	631	618	1061
广　东	53696	46958	20386	15903	17276	4076	1743	3477	1311	1427	4000
广　西	8064	7122	2838	2387	2830	597	332	525	259	231	452
海　南	3450	2995	1044	821	1436	175	98	242	95	169	191
重　庆	11140	9311	3487	2457	3492	634	483	1215	375	604	850
四　川	22263	18692	7122	5815	7755	1400	896	1519	630	1160	1781
贵　州	10295	8705	3109	2286	3691	360	402	1143	526	660	404
云　南	8674	7522	2797	2196	3251	279	317	878	530	291	331
西　藏	294	222	131	80	51	11	22	7	15	1	56
陕　西	11650	10004	3442	2741	3692	695	678	1497	66	876	704
甘　肃	8238	7414	2927	2426	3270	371	266	580	250	255	319
青　海	2705	2372	893	749	905	216	107	251	135	80	118
宁　夏	2022	1857	610	489	822	162	56	207	51	38	76
新　疆	9969	8550	3389	2946	3366	525	480	790	497	428	494

2-6-2 2016年社区卫生服务中心人员性别、年龄、学历及职称构成(%)

分类	卫生技术人员							其他技术人员	管理人员
	合计	执业(助理)医师	执业医师	注册护士	药师(士)	技师(士)	其他		
总　计	100.0	100.0	100.0	100.0	100.0	100.0	100.0	100.0	100.0
按性别分									
男	25.8	44.2	44.4	0.6	27.9	33.5	36.7	28.9	40.9
女	74.2	55.8	55.6	99.4	72.1	66.5	63.3	71.1	59.1
按年龄分									
25岁以下	6.1	0.4	0.0	9.7	4.5	5.6	14.9	5.9	2.2
25～34岁	32.9	22.0	20.2	38.0	39.5	36.0	46.0	37.3	23.8
35～44岁	31.6	37.8	36.9	30.1	27.2	30.5	20.2	30.9	32.5
45～54岁	20.8	25.4	26.5	19.6	19.8	18.3	11.5	20.4	31.8
55～59岁	3.9	5.5	5.9	1.9	5.8	4.7	2.8	3.5	6.4
60岁及以上	4.8	8.9	10.3	0.8	3.2	4.9	4.5	2.0	3.3
按工作年限分									
5年以下	18.0	9.7	8.5	20.1	15.2	18.5	39.3	23.5	12.2
5～9年	19.8	16.1	15.5	22.0	22.5	19.2	23.7	21.5	14.1
10～19年	24.8	26.1	25.2	25.7	25.6	25.1	17.3	24.2	22.7
20～29年	23.0	28.6	29.3	22.3	19.4	21.3	11.2	19.4	29.5
30年及以上	14.4	19.6	21.5	10.0	17.2	15.8	8.6	11.4	21.6
按学历分									
研究生	1.2	2.5	3.1	0.0	0.6	0.3	1.1	0.4	1.6
大学本科	26.7	39.2	46.1	15.2	24.7	24.0	23.6	25.9	34.1
大专	41.9	37.6	34.5	46.7	39.8	45.5	41.3	42.1	41.4
中专	27.2	18.1	14.3	36.7	28.1	26.8	27.8	22.2	16.1
高中及以下	3.0	2.6	2.0	1.3	6.8	3.4	6.2	9.4	6.8
按专业技术资格分									
正高	0.6	1.3	1.6	0.1	0.1	0.2	0.1	0.0	1.0
副高	3.9	7.9	9.9	1.7	1.4	2.0	0.5	0.7	5.5
中级	23.7	33.4	41.7	22.5	16.6	20.3	3.2	9.0	17.6
师级/助理	32.2	38.2	39.1	30.1	36.8	34.4	15.1	19.9	15.7
士级	27.4	12.2	1.4	36.9	33.8	30.7	41.5	37.0	15.7
不详	12.3	7.0	6.3	8.7	11.3	12.5	39.6	33.4	44.6
按聘任技术职务分									
正高	0.5	1.1	1.4	0.1	0.1	0.1	0.1	0.1	1.6
副高	4.0	8.1	10.2	1.7	1.4	2.1	0.5	0.6	8.3
中级	24.3	34.6	43.1	22.4	17.1	21.5	4.0	9.2	28.5
师级/助理	35.4	43.1	42.2	33.0	39.1	36.5	15.6	24.0	27.5
士级	27.5	11.5	2.0	38.8	35.8	32.3	36.5	35.9	23.4
待聘	8.3	1.6	1.1	4.1	6.5	7.4	43.4	30.3	10.7

2-6-3 2017年社区卫生服务中心人员性别、年龄、学历及职称构成(%)

分类	卫生技术人员							其他技术人员	管理人员
	合计	执业(助理)医师	执业医师	注册护士	药师(士)	技师(士)	其他		
总　计	100.0	100.0	100.0	100.0	100.0	100.0	100.0	100.0	100.0
按性别分									
男	25.1	43.6	43.7	0.6	26.9	32.7	36.5	28.3	40.9
女	74.9	56.4	56.3	99.4	73.1	67.3	63.5	71.7	59.1
按年龄分									
25岁以下	5.7	0.3	0.0	9.0	4.1	5.6	14.3	5.8	2.2
25～34岁	32.0	20.6	19.0	37.4	38.8	35.6	45.8	35.8	22.8
35～44岁	31.6	37.1	36.4	30.3	28.3	30.5	21.1	31.3	31.4
45～54岁	21.6	27.3	28.1	19.9	19.4	18.1	11.7	20.6	32.7
55～59岁	4.1	5.5	5.8	2.6	5.9	5.1	2.7	3.9	7.0
60岁及以上	4.9	9.3	10.6	0.9	3.5	5.2	4.4	2.6	3.9
按工作年限分									
5年以下	16.8	9.4	8.3	18.3	13.8	17.9	37.9	21.4	11.8
5～9年	20.5	16.3	15.6	23.2	22.4	20.1	24.5	22.4	14.8
10～19年	24.4	24.9	24.4	25.6	26.6	24.6	17.7	24.1	21.6
20～29年	24.0	30.2	30.8	22.5	20.6	21.8	11.9	20.0	29.6
30年及以上	14.3	19.3	20.9	10.4	16.7	15.5	8.0	12.1	22.2
按学历分									
研究生	1.3	2.8	3.5	0.0	0.7	0.3	1.2	0.4	1.7
大学本科	29.5	42.0	49.1	18.5	28.5	27.6	24.8	27.9	35.6
大专	41.4	36.1	32.6	46.8	39.3	44.7	42.2	41.4	41.3
中专	25.3	16.9	13.2	33.7	25.6	24.6	26.6	21.4	15.3
高中及以下	2.5	2.2	1.6	1.0	5.9	2.9	5.2	8.9	6.0
按专业技术资格分									
正高	0.6	1.3	1.7	0.1	0.2	0.2	0.1	0.0	0.9
副高	4.3	8.4	10.5	2.0	1.6	2.3	0.4	0.7	5.5
中级	24.0	33.2	41.2	23.0	17.3	20.6	3.3	9.2	16.5
师级/助理	31.5	37.1	37.7	29.7	36.2	33.1	15.1	19.8	14.7
士级	26.6	11.6	1.3	35.8	32.2	30.4	40.6	35.1	14.8
不详	13.1	8.3	7.7	9.3	12.6	13.4	40.6	35.1	47.6
按聘任技术职务分									
正高	0.5	1.2	1.5	0.1	0.1	0.2	0.1	0.1	1.6
副高	4.3	8.6	10.7	1.9	1.6	2.2	0.4	0.7	8.8
中级	24.8	34.9	43.2	22.9	18.0	21.9	4.2	9.9	28.0
师级/助理	35.2	42.4	41.3	32.8	38.9	35.5	15.7	24.1	27.3
士级	27.0	11.1	2.0	38.1	34.3	32.1	36.2	34.6	23.1
待聘	8.3	1.8	1.4	4.3	7.0	8.2	43.4	30.7	11.3

2-7-1 各地区乡镇卫生院人员数

地区	合计	卫生技术人员							其他技术人员	管理人员	工勤技能人员	每千农村人口乡镇卫生院人员数
		小计	执业(助理)医师	执业医师	注册护士	药剂人员	技师(士)	其他				
2016	1320841	1115921	454995	262902	318609	76220	61407	204690	60371	42553	101996	1.36
2017	1360272	1151278	466049	271598	340952	76712	64999	202566	63191	43368	102435	1.42
东　部	474458	401513	173542	107175	119020	29618	21262	58071	23392	12799	36754	1.51
中　部	444411	371397	163837	93514	106581	25774	22772	52433	21897	14811	36306	1.27
西　部	441403	378368	128670	70909	115351	21320	20965	92062	17902	15758	29375	1.50
北　京												
天　津	5377	4642	2332	1867	1093	314	239	664	210	248	277	7.99
河　北	57151	47073	26568	14424	7989	2469	2202	7845	4032	1519	4527	0.99
山　西	25243	20358	9735	6030	5043	1269	883	3428	1473	1109	2303	1.00
内蒙古	21648	18610	9075	5621	4319	1234	873	3109	1129	700	1209	1.25
辽　宁	24696	18484	8774	5720	5196	1276	1124	2114	1334	1562	3316	1.02
吉　林	24639	19215	8542	5865	5266	1204	922	3281	1207	1670	2547	1.47
黑龙江	23747	19884	8257	5045	3903	1292	1035	5397	899	1277	1687	1.05
上　海												
江　苏	88759	74370	33076	22916	25032	5420	4135	6707	4076	2443	7870	1.84
浙　江	54714	48009	21134	13783	12944	4380	2231	7320	2089	1218	3398	1.77
安　徽	52251	45817	21545	13178	13215	3081	3189	4787	1750	1469	3215	1.05
福　建	37138	31039	10207	7427	10783	2952	1822	5275	1914	728	3457	1.40
江　西	47477	41373	14394	9784	13904	4033	3685	5357	1639	653	3812	1.16
山　东	104455	91350	37542	25245	26274	6674	5716	15144	5365	2533	5207	1.50
河　南	105910	82936	36218	18275	20850	5523	6000	14345	6952	3866	12156	1.13
湖　北	79661	68946	28702	16855	25103	3896	3263	7982	3972	2430	4313	1.90
湖　南	85483	72868	36444	18482	19297	5476	3795	7856	4005	2337	6273	1.42
广　东	90942	77694	30992	14112	26347	5568	3397	11390	3741	2076	7431	1.84
广　西	73383	62357	17758	9107	20646	4582	3607	15764	3263	1144	6619	1.81
海　南	11226	8852	2917	1681	3362	565	396	1612	631	472	1271	1.69
重　庆	33097	27386	10533	5928	8476	1482	1241	5654	1623	1321	2767	1.80
四　川	108961	89539	32858	19514	28869	5139	4272	18401	4074	5471	9877	1.77
贵　州	44940	38503	12937	5789	11102	1671	2640	10153	2303	2902	1232	1.11
云　南	47198	41235	12877	6673	13803	1182	2264	11109	2784	754	2425	1.15
西　藏	3842	3318	1372	831	555	143	12	1236	287	97	140	1.52
陕　西	45530	41071	10534	6210	10421	2895	3456	13765	292	2308	1859	1.80
甘　肃	27849	25430	9688	5198	8487	1422	1057	4776	591	417	1411	1.42
青　海	5290	4899	1946	1289	1161	214	211	1367	157	91	143	1.09
宁　夏	5101	4611	2014	1409	1081	425	211	880	168	98	224	1.40
新　疆	24564	21409	7078	3340	6431	931	1121	5848	1231	455	1469	1.26

2-7-2　2016年乡镇卫生院人员性别、年龄、学历及职称构成(%)

分类	卫生技术人员							其他技术人员	管理人员
	合计	执业(助理)医师	执业医师	注册护士	药师(士)	技师(士)	其他		
总　计	**100.0**	**100.0**	**100.0**	**100.0**	**100.0**	**100.0**	**100.0**	**100.0**	**100.0**
按性别分									
男	38.7	61.2	64.6	1.5	42.5	44.7	46.6	41.9	61.1
女	61.3	38.8	35.4	98.5	57.5	55.3	53.4	58.1	38.9
按年龄分									
25岁以下	8.0	0.4	0.0	14.3	4.9	10.6	12.3	7.3	2.2
25～34岁	32.1	18.7	13.2	40.6	29.1	37.1	41.6	36.4	22.1
35～44岁	33.9	43.1	41.6	30.0	30.7	31.0	26.5	31.2	36.3
45～54岁	19.7	27.5	30.9	13.8	24.7	16.6	14.2	19.2	30.4
55～59岁	3.2	4.7	6.2	0.9	6.9	3.1	2.5	3.3	5.6
60岁及以上	3.1	5.6	8.1	0.3	3.8	1.7	2.9	2.6	3.3
按工作年限分									
5年以下	22.2	8.9	5.7	29.3	17.7	27.4	33.9	27.1	12.0
5～9年	18.8	14.1	11.7	22.9	15.7	17.7	22.3	20.8	13.7
10～19年	23.7	27.2	25.2	22.7	22.2	23.2	20.1	22.0	23.5
20～29年	23.8	32.6	34.9	19.8	23.9	21.0	15.8	20.3	32.1
30年及以上	11.5	17.2	22.4	5.3	20.5	10.7	8.0	9.8	18.7
按学历分									
研究生	0.1	0.1	0.2	0.0	0.1	0.0	0.0	0.0	0.1
大学本科	10.0	14.5	21.1	6.0	9.7	7.8	8.6	9.2	14.2
大专	41.1	43.7	44.2	39.9	33.0	44.7	40.3	35.0	42.9
中专	44.5	38.0	30.8	52.4	45.3	43.0	45.1	41.4	31.3
高中及以下	4.3	3.7	3.7	1.7	12.0	4.4	6.0	14.4	11.5
按专业技术资格分									
正高	0.1	0.2	0.4	0.0	0.0	0.0	0.0	0.0	0.2
副高	1.4	3.2	5.6	0.7	0.5	0.4	0.1	0.2	1.9
中级	13.3	21.3	35.7	14.0	11.9	10.1	1.7	4.0	11.0
师级/助理	29.9	45.6	51.0	25.3	32.0	25.6	12.3	13.5	19.7
士级	42.4	24.3	3.5	50.8	45.8	50.2	57.0	50.6	27.9
不详	12.8	5.3	3.8	9.3	9.7	13.6	28.8	31.7	39.4
按聘任技术职务分									
正高	0.1	0.1	0.2	0.0	0.0	0.0	0.0	0.0	0.2
副高	1.4	3.1	5.4	0.7	0.5	0.4	0.1	0.2	2.7
中级	13.6	22.0	36.8	13.7	12.3	10.6	2.2	4.6	17.2
师级/助理	32.3	50.4	52.5	26.7	32.7	26.6	13.2	15.2	30.2
士级	40.4	22.2	4.0	50.7	46.1	50.4	51.7	48.5	38.9
待聘	12.2	2.2	1.2	8.3	8.4	12.0	32.8	31.4	10.8

2-7-3 2017年乡镇卫生院人员性别、年龄、学历及职称构成(%)

分类	卫生技术人员							其他技术人员	管理人员
	合计	执业(助理)医师	执业医师	注册护士	药师(士)	技师(士)	其他		
总　计	100.0	100.0	100.0	100.0	100.0	100.0	100.0	100.0	100.0
按性别分									
男	37.7	60.4	63.5	1.4	41.3	43.5	46.1	40.9	60.6
女	62.3	39.6	36.5	98.6	58.7	56.5	54.0	59.1	39.4
按年龄分									
25岁以下	7.6	0.4	0.0	13.4	4.6	10.3	11.7	6.6	1.8
25～34岁	32.0	17.4	12.5	41.4	30.1	38.2	41.4	35.5	21.8
35～44岁	32.6	40.9	39.5	28.9	29.6	29.5	26.2	31.0	34.5
45～54岁	21.0	30.1	32.9	14.7	24.3	16.9	15.0	20.3	31.8
55～59岁	3.5	5.0	6.3	1.4	7.2	3.3	2.6	3.6	6.5
60岁及以上	3.4	6.2	8.7	0.3	4.3	1.9	3.0	3.1	3.6
按工作年限分									
5年以下	20.7	8.5	5.5	26.3	16.6	26.7	32.4	24.3	10.4
5～9年	20.5	14.5	12.2	26.1	18.0	20.3	23.7	22.8	15.3
10～19年	21.7	24.5	22.8	21.1	19.6	20.3	19.3	21.1	21.4
20～29年	25.3	35.0	37.3	20.9	25.6	22.1	16.7	21.3	33.6
30年及以上	11.7	17.6	22.3	5.7	20.3	10.6	8.0	10.4	19.3
按学历分									
研究生	0.1	0.2	0.3	0.0	0.1	0.0	0.1	0.0	0.2
大学本科	12.3	17.3	25.0	8.4	12.5	10.6	9.9	10.8	15.8
大专	41.5	43.0	42.8	40.9	33.8	45.9	41.0	35.4	43.2
中专	42.3	36.1	28.6	49.2	42.9	39.8	43.6	40.2	30.0
高中及以下	3.8	3.3	3.3	1.5	10.7	3.7	5.4	13.6	10.9
按专业技术资格分									
正高	0.1	0.3	0.5	0.0	0.0	0.0	0.0	0.0	0.2
副高	1.8	4.0	6.8	1.0	0.8	0.7	0.1	0.2	2.0
中级	13.4	21.0	35.0	14.3	12.4	10.2	1.7	4.1	10.6
师级/助理	29.3	44.5	49.3	25.0	31.3	24.5	12.1	13.4	18.7
士级	41.8	23.6	3.5	49.8	44.8	49.9	56.8	49.1	26.4
不详	13.5	6.6	4.8	9.8	10.8	14.7	29.2	33.1	42.2
按聘任技术职务分									
正高	0.1	0.2	0.3	0.0	0.0	0.0	0.0	0.0	0.2
副高	1.7	3.8	6.5	0.9	0.7	0.6	0.1	0.2	2.9
中级	13.9	22.1	36.8	14.1	12.9	10.7	2.1	5.0	17.4
师级/助理	32.0	49.7	51.2	26.6	32.2	25.7	12.9	15.2	30.0
士级	39.9	21.8	3.9	50.0	45.4	50.0	51.0	47.2	38.1
待聘	12.4	2.4	1.3	8.4	8.8	12.9	33.8	32.3	11.3

2-8-1　乡村医生和卫生员数

年份	乡村医生和卫生员			平均每村乡村医生和卫生员	每千农村人口乡村医生和卫生员
	合计	乡村医生	卫生员		
1980	1463406	607879	2357370	2.10	1.79
1985	1293094	643022	650072	1.80	1.55
1990	1231510	776859	454651	1.64	1.38
1992	1269061	816557	452504	1.73	1.41
1993	1325106	910664	414442	1.81	1.47
1994	1323701	933386	390351	1.81	1.47
1995	1331017	955933	375084	1.81	1.48
1996	1316095	954630	361465	1.79	1.46
1997	1317786	972288	345498	1.80	1.45
1998	1327633	990217	337416	1.81	1.46
1999	1324937	1009665	315272	1.82	1.45
2000	1319357	1019845	299512	1.81	1.44
2001	1290595	1021542	269053	1.82	1.41
2003	867778	791956	75822	1.31	0.98
2004	883075	825672	57403	1.37	1.00
2005	916532	864168	52364	1.46	1.05
2006	957459	906320	51139	1.53	1.10
2007	931761	882218	49543	1.52	1.06
2008	938313	893535	44778	1.55	1.06
2009	1050991	995449	55542	1.75	1.19
2010	1091863	1031828	60035	1.68	1.14
2011	1126443	1060548	65895	1.91	1.20
2012	1094419	1022869	71550	1.86	1.14
2013	1081063	1004502	76561	1.83	1.12
2014	1058182	985692	72490	1.64	1.09
2015	1031525	962514	69011	1.78	1.07
2016	1000324	932936	67388	1.79	1.04
2017	968611	900995	67616	1.75	1.01

注：①1985年以前的乡村医生系赤脚医生；②2010年前系每千农业人口乡村医生和卫生员。

2-8-2　村卫生室人员数

按主办单位分	人员总数	执业(助理)医师	注册护士	乡村医生	卫生员
2010	1292410	173275	27272	1031828	60035
2011	1350222	193277	30502	1060548	65895
2012	1371592	232826	44347	1022869	71550
2013	1457276	291291	84922	1004502	76561
2014	1460389	304343	97864	985692	72490
2015	1447712	309923	106264	962514	69011
2016	1435766	319797	115645	932936	67388
2017	1454890	351723	134556	900995	67616
村办	669725	100087	14916	518003	36719
乡卫生院设点	418878	196648	111298	102472	8460
联合办	69469	10949	1731	52735	4054
私人办	216035	32211	4721	166802	12301
其他	80783	11828	1890	60983	6082

注：本表包括卫生院在村卫生室工作的执业(助理)医师和注册护士。

2-8-3　各地区村卫生室人员数

地区	人员总数	执业(助理)医师	注册护士	乡村医生和卫生员			平均每村卫生室人员	每千农村人口村卫生室人员数
				合计	乡村医生	卫生员		
2016	1435766	319797	115645	1000324	932936	67388	2.25	1.49
2017	1454890	351723	134556	968611	900995	67616	2.30	1.52
东　部	508915	143389	52039	313487	299415	14072	2.38	1.62
中　部	547558	139504	54597	353457	328713	24744	2.51	1.56
西　部	398417	68830	27920	301667	272867	28800	1.99	1.35
北　京	4746	1044	455	3247	3200	47	1.76	
天　津	7237	1685	579	4973	4774	199	2.85	10.75
河　北	122246	35788	6717	79741	75318	4423	2.03	2.12
山　西	52858	11003	3920	37935	35103	2832	1.83	2.09
内蒙古	29457	7867	3462	18128	16761	1367	2.16	1.70
辽　宁	34469	6916	3558	23995	23426	569	1.77	1.43
吉　林	23126	5148	1881	16097	15446	651	2.29	1.38
黑龙江	32552	8498	2366	21688	20704	984	3.00	1.44
上　海	5050	3596	625	829	594	235	4.25	7.55
江　苏	71370	30200	10236	30934	29431	1503	4.66	1.48
浙　江	27811	14381	5638	7792	7403	389	2.41	0.90
安　徽	68025	20015	7141	40869	38000	2869	4.44	1.37
福　建	36286	7793	3237	25256	24521	735	1.95	1.37
江　西	62749	13084	6244	43421	41781	1640	2.11	1.53
山　东	148527	25642	13228	109657	105022	4635	2.80	2.13
河　南	166249	40814	15978	109457	99315	10142	2.94	1.78
湖　北	66026	16954	9542	39530	37527	2003	2.68	1.57
湖　南	75973	23988	7525	44460	40837	3623	1.80	1.26
广　东	44417	14461	5905	24051	23417	634	1.68	0.90
广　西	40756	5526	1083	34147	31202	2945	1.96	1.01
海　南	6756	1883	1861	3012	2309	703	2.56	1.02
重　庆	29497	7061	2360	20076	19132	944	2.68	1.60
四　川	88227	19737	3719	64771	63161	1610	1.57	1.44
贵　州	37950	2185	660	35105	26731	8374	1.85	0.94
云　南	44290	4287	2695	37308	34778	2530	3.29	1.08
西　藏	13334	446	203	12685	9534	3151	2.50	5.28
陕　西	38994	5267	1874	31853	30221	1632	1.56	1.54
甘　肃	34505	7718	5429	21358	18028	3330	2.03	1.76
青　海	10152	2188	843	7121	6182	939	2.25	2.09
宁　夏	5386	1332	810	3244	2949	295	2.34	1.48
新　疆	25869	5216	4782	15871	14188	1683	2.50	1.33

注：本表包括乡镇卫生院在村卫生室工作的执业(助理)医师和注册护士。

2-8-4 2016年村卫生室人员性别、年龄、学历及职称构成(%)

	合计	执业(助理)医师	注册护士	乡村医生	卫生员
总计	100.0	100.0	100.0	100.0	100.0
按性别分					
男	69.5	69.5	25.1	71.2	58.9
女	30.5	30.5	74.9	28.8	41.1
按年龄分					
25岁以下	0.9	0.1	9.0	0.5	6.1
25～34岁	9.7	11.7	35.3	8.1	23.9
35～44岁	34.5	52.5	32.7	32.6	29.9
45～54岁	25.8	27.1	14.2	26.2	20.9
55～59岁	7.2	2.9	3.0	8.0	5.2
60岁及以上	21.8	5.8	5.8	24.7	14.2
按工作年限分					
5年以下	7.3	12.5	32.8	5.1	31.0
5～9年	10.1	43.6	22.5	8.9	17.9
10～19年	33.6	23.8	28.4	32.9	24.2
20～29年	22.5	12.2	9.8	23.2	13.4
30年及以上	26.5	0.2	6.4	30.0	13.6
按学历分					
大学本科及以上	0.4	2.0	1.3	0.1	0.4
大专	6.9	20.3	17.3	5.3	6.2
中专	52.2	52.0	61.0	53.6	39.2
中专水平	26.1	20.4	14.8	26.2	21.5
高中及以下	14.4	5.3	5.6	14.8	32.8
按专业技术资格分					
副高及以上	0.0	0.2	0.0		
中级	0.6	2.2	1.5		
师级/助理	11.0	47.5	8.9		
士级	26.2	48.4	42.9		
不详	62.1	1.7	46.7		
按聘任技术职务分					
高级	0.1	0.1	0.1		
中级	1.8	2.8	3.0		
师级/助理	26.5	51.0	16.3		
士级	54.9	35.3	70.1		
待聘	16.7	10.7	10.5		

2-8-5 2017年村卫生室人员性别、年龄、学历及职称构成(%)

	合计	执业(助理)医师	注册护士	乡村医生	卫生员
总　计	100.0	100.0	100.0	100.0	100.0
按性别分					
男	69.0	69.1	74.5	67.3	68.9
女	31.1	30.9	25.6	32.7	31.1
按年龄分					
25岁以下	0.9	0.1	0.6	1.5	1.0
25～34岁	7.9	7.6	8.4	7.5	7.9
35～44岁	33.6	48.2	36.9	27.9	31.8
45～54岁	27.7	30.8	30.1	27.9	27.0
55～59岁	6.9	3.7	6.7	8.3	7.3
60岁及以上	23.0	9.5	17.4	27.0	25.0
按工作年限分					
5年以下	8.0	8.7	9.1	7.0	8.0
5～9年	10.0	12.3	14.0	7.6	9.7
10～19年	33.3	42.9	38.0	28.6	32.1
20～29年	22.8	24.1	21.0	24.6	22.3
30年及以上	26.0	12.0	18.0	32.2	27.9
按学历分					
大学本科及以上	0.5	2.3	0.5	0.3	0.2
大专	7.8	20.8	8.8	5.7	5.8
中专	53.1	51.6	42.6	54.1	53.9
中专水平	24.7	20.2	38.9	30.0	23.6
高中及以下	13.9	5.1	9.3	10.0	16.5
按专业技术资格分					
副高及以上	0.0	0.2	0.0		
中级	0.7	2.3	0.5		
师级/助理	11.3	47.2	8.6		
士级	28.1	48.4	37.3		
不详	59.9	1.9	53.6		
按聘任技术职务分					
高级	0.1	0.2	0.1		
中级	2.0	3.0	1.4		
师级/助理	25.9	50.6	15.2		
士级	57.2	35.6	70.1		
待聘	14.8	10.6	13.3		

2-9-1 专业公共卫生机构人员数

机构分类	合计	卫生技术人员							其他技术人员	管理人员	工勤技能人员
		小计	执业(助理)医师	执业医师	注册护士	药师(士)	技师(士)	其他			
2016	870652	646425	229484	195871	189435	20849	63428	143229	57315	77235	89677
2017	872208	661616	232113	200826	204048	21221	65342	138892	56201	69106	85285
按城乡分											
城市	435843	335414	116698	108551	113785	10381	36640	57910	28199	31521	40709
农村	426365	316202	115415	92275	90263	10840	28702	70982	28002	37585	44576
按登记注册类型分											
公立	854802	646092	230674	199638	201092	21086	64817	128423	55700	68417	84593
非公立	7406	5524	1439	1188	2956	135	525	469	501	689	692
按主办单位分											
政府办	834020	635069	226003	195755	198113	20764	63675	126514	53102	64632	81217
社会办	25970	14762	5568	4633	4908	397	1571	2318	2995	4312	3901
个人办	2218	1785	542	438	1027	60	96	60	104	162	167

注：①人员总计中包括公务员中卫生监督员10000名；②2017年每万人口公共卫生人员为6.28人。

2-9-2 各地区专业公共卫生机构人员数

地区	合计	卫生技术人员							其他技术人员	管理人员	工勤技能人员
		小计	执业(助理)医师	执业医师	注册护士	药师(士)	技师(士)	其他			
2016	870652	646425	229484	195871	189435	20849	63428	143229	57315	77235	89677
2017	872208	661616	232113	200826	204048	21221	65342	138892	56201	69106	85285
东　部	330356	252763	92529	82374	79368	8836	25148	46882	23241	22505	31847
中　部	278122	206173	73334	61511	65084	6520	20232	41003	19359	22564	30026
西　部	253730	192680	66250	56941	59596	5865	19962	41007	13601	24037	23412
北　京	15369	12002	4251	4070	3437	336	1250	2728	841	856	1670
天　津	5829	4417	1733	1594	877	118	580	1109	460	585	367
河　北	39237	28552	10964	8855	7527	774	2586	6701	3708	2556	4421
山　西	21253	15988	5498	4732	3765	392	1491	4842	1336	1839	2090
内蒙古	19311	15459	6235	5454	3474	440	1530	3780	1243	1365	1244
辽　宁	21607	15542	6582	5734	3000	368	1987	3605	1526	2751	1788
吉　林	16107	11579	4985	4412	2546	327	1219	2502	1118	2157	1253
黑龙江	23594	17876	6291	5330	4452	510	1934	4689	1393	2069	2256
上　海	12754	9002	3572	3448	2176	147	1034	2073	933	842	1977
江　苏	35843	25297	10123	9452	6869	716	2705	4884	3266	3419	3861
浙　江	31545	25894	9641	9113	8127	895	2714	4517	1974	1144	2533
安　徽	21427	17202	6703	5810	4416	451	2156	3476	1215	1317	1693
福　建	20755	16773	6292	5692	5218	645	1922	2696	1097	926	1959
江　西	29819	24201	8161	7306	9265	1098	2588	3089	1206	1607	2805
山　东	60893	47029	16594	14844	15976	1708	4161	8590	4985	4587	4292
河　南	77975	49298	15810	12257	15771	1502	4317	11898	7643	8211	12823
湖　北	40274	33144	11178	9667	12852	1065	3145	4904	2682	2060	2388
湖　南	47673	36885	14708	11997	12017	1175	3382	5603	2766	3304	4718
广　东	79298	62786	20896	17926	24101	2917	5635	9237	3948	4351	8213
广　西	50131	34832	10917	9653	13569	1441	3496	5409	3072	5898	6329
海　南	7226	5469	1881	1646	2060	212	574	742	503	488	766
重　庆	13451	10405	3280	2982	3694	295	1197	1939	811	935	1300
四　川	43973	34630	11420	10265	11682	1016	4042	6470	2039	2758	4546
贵　州	19683	16454	6229	5279	4973	402	1661	3189	762	1443	1024
云　南	27489	22563	8806	7419	6907	474	2163	4213	1452	1109	2365
西　藏	1860	1531	895	668	204	31	123	278	62	110	157
陕　西	30726	23810	6082	4996	6826	912	2254	7736	816	3453	2647
甘　肃	23298	13926	5033	4179	3947	358	1112	3476	1830	5325	2217
青　海	3638	2836	1092	934	583	80	397	684	284	245	273
宁　夏	5057	4137	1582	1468	1175	142	457	781	254	317	349
新　疆	15113	12097	4679	3644	2562	274	1530	3052	976	1079	961

2-10-1 各地区妇幼保健院(所、站)人员数

地区	合计	卫生技术人员							其他技术人员	管理人员	工勤技能人员
		小计	执业(助理)医师	执业医师	注册护士	药师(士)	技师(士)	其他			
2016	388238	320748	116524	103360	138266	13468	23154	29336	18139	18290	31061
2017	426881	353168	127399	113259	155190	14508	25755	30316	20416	19657	33640
东　部	168854	139873	51150	46506	60700	6066	9878	12079	9366	6833	12782
中　部	131697	108625	40741	35417	48354	4197	8083	7250	6166	6701	10205
西　部	126330	104670	35508	31336	46136	4245	7794	10987	4884	6123	10653
北　京	6747	5610	2251	2208	2385	268	388	318	226	335	576
天　津	1464	1131	579	508	274	43	102	133	86	180	67
河　北	21758	17307	7716	6332	6304	656	1290	1341	1960	782	1709
山　西	9609	7362	3173	2753	2771	284	489	645	600	707	940
内蒙古	8432	6986	3106	2764	2651	307	513	409	404	503	539
辽　宁	4985	3843	2003	1816	1075	129	364	272	256	555	331
吉　林	6127	4648	2305	2071	1514	164	334	331	446	650	383
黑龙江	8366	6685	2817	2441	2441	267	530	630	300	716	665
上　海	3195	2707	1014	1003	1286	92	197	118	164	128	196
江　苏	14333	11571	4771	4518	4774	470	841	715	965	663	1134
浙　江	19546	16667	6218	5926	7165	770	1095	1419	968	464	1447
安　徽	9278	7753	3281	3000	3040	299	679	454	392	506	627
福　建	11290	9498	3478	3154	4115	450	860	595	496	380	916
江　西	16817	14390	4734	4367	6919	717	1257	763	591	514	1322
山　东	34762	29004	10022	9181	13176	1152	2002	2652	2300	1435	2023
河　南	32162	25728	8623	7046	12112	965	1863	2165	1561	1537	3336
湖　北	22864	19850	6734	5919	9907	683	1328	1198	1194	794	1026
湖　南	26474	22209	9074	7820	9650	818	1603	1064	1082	1277	1906
广　东	47418	39846	12287	11088	18833	1921	2570	4235	1677	1763	4132
广　西	27954	23082	6856	6296	11067	1071	1810	2278	1124	760	2988
海　南	3356	2689	811	772	1313	115	169	281	268	148	251
重　庆	8333	6586	2052	1896	3231	252	487	564	399	482	866
四　川	24678	20179	6586	6045	9453	832	1513	1795	913	1222	2364
贵　州	10917	9373	3517	3012	3943	308	673	932	424	644	476
云　南	14397	12066	4309	3635	5425	347	799	1186	757	460	1114
西　藏	514	445	188	122	131	20	36	70	6	25	38
陕　西	14905	12552	3467	2910	5044	599	998	2444	163	1142	1048
甘　肃	6871	5687	2325	2036	2414	168	304	476	171	358	655
青　海	1378	1100	474	405	339	49	92	146	112	80	86
宁　夏	3071	2511	975	892	989	125	194	228	156	198	206
新　疆	4880	4103	1653	1323	1449	167	375	459	255	249	273

2-10-2 2016年妇幼保健院(所、站)人员性别、年龄、学历及职称构成(%)

分类	卫生技术人员							其他技术人员	管理人员
	合计	执业(助理)医师	执业医师	注册护士	药师(士)	技师(士)	其他		
总　计	100.0	100.0	100.0	100.0	100.0	100.0	100.0	100.0	100.0
按性别分									
男	15.3	25.9	26.3	0.7	25.9	31.3	23.0	30.9	40.5
女	84.7	74.1	73.7	99.3	74.1	68.7	77.0	69.1	59.5
按年龄分									
25岁以下	8.6	0.1	0.0	13.8	3.5	5.9	16.8	5.0	1.9
25～34岁	38.6	21.9	21.1	46.5	37.1	43.0	54.2	39.5	22.9
35～44岁	29.1	38.9	37.4	24.2	31.0	29.5	18.8	30.4	30.4
45～54岁	19.8	31.2	32.8	14.0	23.3	17.7	8.3	20.8	35.6
55～59岁	2.3	4.0	4.4	1.0	3.7	2.6	1.1	3.3	6.7
60岁及以上	1.7	3.9	4.3	0.3	1.4	1.3	0.8	1.1	2.6
按工作年限分									
5年以下	22.4	7.8	7.5	27.1	15.8	23.1	47.2	21.5	10.7
5～9年	20.4	14.3	14.1	24.7	19.8	21.7	21.5	21.4	12.4
10～19年	23.7	26.6	25.4	23.8	24.0	23.0	16.2	23.1	19.7
20～29年	21.9	32.3	32.3	16.9	24.7	21.2	10.2	21.2	31.1
30年及以上	11.6	19.1	20.6	7.4	15.7	11.0	4.9	12.8	26.1
按学历分									
研究生	2.5	5.0	5.7	0.1	2.1	3.1	4.0	1.3	2.7
大学本科	29.4	44.9	48.9	15.1	27.5	31.4	35.3	29.9	35.5
大专	43.2	35.2	32.5	51.2	39.5	44.2	38.1	42.4	41.6
中专	24.1	14.3	12.5	33.1	27.0	19.7	21.2	18.7	13.6
高中及以下	0.9	0.5	0.4	0.6	3.9	1.6	1.4	7.6	6.6
按专业技术资格分									
正高	1.2	3.1	3.5	0.2	0.4	0.4	0.2	0.1	2.2
副高	6.3	14.1	15.9	2.4	3.3	4.3	0.9	2.0	8.0
中级	23.1	36.8	41.0	18.0	21.2	20.8	5.2	13.3	17.1
师级/助理	29.8	36.1	34.7	26.4	36.4	33.5	19.9	23.2	15.1
士级	29.8	6.0	1.5	45.5	30.1	30.2	40.1	33.2	13.8
不详	9.9	3.9	3.5	7.5	8.6	10.8	33.7	28.2	43.7
按聘任技术职务分									
正高	1.1	2.9	3.2	0.1	0.3	0.4	0.1	0.2	3.3
副高	6.1	13.8	15.5	2.3	3.1	4.0	0.9	1.8	11.7
中级	23.0	37.1	41.3	17.6	21.3	21.2	5.5	13.3	27.4
师级/助理	31.1	39.0	36.7	27.3	37.2	34.4	19.0	27.4	25.8
士级	28.5	5.7	1.7	45.1	30.2	29.7	32.4	31.3	20.2
待聘	10.1	1.6	1.5	7.6	7.8	10.2	42.1	26.0	11.6

2-10-3 2017年妇幼保健院(所、站)人员性别、年龄、学历及职称构成(%)

分类	卫生技术人员							其他技术人员	管理人员
	合计	执业(助理)医师	执业医师	注册护士	药师(士)	技师(士)	其他		
总　计	100.0	100.0	100.0	100.0	100.0	100.0	100.0	100.0	100.0
按性别分									
男	15.1	25.9	26.3	0.8	25.6	31.0	23.0	30.9	40.4
女	84.9	74.1	73.7	99.2	74.4	69.0	77.0	69.1	59.6
按年龄分									
25岁以下	7.9	0.1	0.0	12.5	3.4	5.7	15.8	4.8	1.6
25～34岁	37.9	20.2	19.5	46.9	36.8	41.9	52.9	37.8	22.4
35～44岁	29.2	38.4	37.1	24.4	30.6	29.6	20.1	31.0	29.6
45～54岁	20.1	31.9	33.1	14.1	23.1	18.2	9.0	21.4	35.2
55～59岁	3.1	5.3	5.7	1.7	4.5	3.3	1.3	3.7	8.0
60岁及以上	1.8	4.1	4.6	0.4	1.7	1.3	0.9	1.3	3.1
按工作年限分									
5年以下	20.4	7.4	7.1	24.2	15.0	20.7	44.5	20.0	9.5
5～9年	21.8	14.3	14.1	27.3	20.6	23.5	22.6	22.5	13.6
10～19年	23.3	25.6	24.7	23.7	23.4	22.7	16.3	22.4	18.6
20～29年	22.3	32.9	32.7	16.9	25.0	21.7	11.3	22.1	31.4
30年及以上	12.2	19.9	21.4	7.9	16.0	11.4	5.2	13.0	27.0
按学历分									
研究生	2.7	5.6	6.3	0.1	2.6	3.2	4.1	1.6	2.9
大学本科	30.9	46.5	50.5	17.2	30.0	33.6	35.9	31.4	37.0
大专	43.0	34.2	31.3	51.3	38.7	43.5	38.9	42.2	41.2
中专	22.6	13.3	11.6	31.0	25.4	18.5	19.8	17.6	12.7
高中及以下	0.8	0.5	0.4	0.5	3.3	1.4	1.3	7.2	6.1
按专业技术资格分									
正高	1.3	3.3	3.7	0.2	0.5	0.5	0.2	0.1	2.1
副高	6.5	14.5	16.3	2.6	3.5	4.6	0.9	2.0	7.9
中级	22.8	36.2	40.3	17.9	21.1	20.7	5.2	13.5	16.0
师级/助理	29.3	35.4	34.0	26.1	36.2	32.4	19.4	21.7	14.2
士级	29.7	6.0	1.4	45.1	29.5	30.1	39.7	31.5	12.7
不详	10.5	4.6	4.2	8.1	9.3	11.7	34.6	31.2	47.2
按聘任技术职务分									
正高	1.2	3.1	3.5	0.2	0.4	0.4	0.1	0.2	3.4
副高	6.4	14.1	15.9	2.5	3.3	4.4	1.0	2.0	12.2
中级	22.9	36.9	41.1	17.5	21.4	21.2	5.5	14.0	27.1
师级/助理	30.7	38.5	36.2	27.0	37.0	33.8	18.9	26.1	25.6
士级	28.8	5.7	1.7	45.1	29.8	30.1	33.1	30.9	19.5
待聘	10.1	1.7	1.6	7.8	8.1	10.2	41.4	26.8	12.1

2-11-1 各地区疾病预防控制中心人员数

地区	合计	卫生技术人员							其他技术人员	管理人员	工勤技能人员
		小计	执业(助理)医师	执业医师	注册护士	药师(士)	技师(士)	其他			
2016	191627	142492	70734	60322	14488	2790	27346	27134	14741	13978	20416
2017	190730	142114	70839	60700	14898	2734	27841	25802	14711	13938	19967
东　部	66180	50089	26230	23431	3847	742	10443	8827	5802	4335	5954
中　部	60931	42750	20392	16736	5373	1039	8106	7840	5229	4863	8089
西　部	63619	49275	24217	20533	5678	953	9292	9135	3680	4740	5924
北　京	3717	3073	1333	1299	136	10	713	881	257	237	150
天　津	1819	1366	746	711	86	14	321	199	205	139	109
河　北	8291	5675	2521	1991	405	70	961	1718	873	538	1205
山　西	5002	3472	1798	1496	338	79	731	526	387	541	602
内蒙古	5613	4405	2397	2071	383	61	702	862	425	371	412
辽　宁	7344	5427	2845	2449	438	83	1175	886	440	873	604
吉　林	4753	3592	1814	1587	343	71	593	771	304	493	364
黑龙江	5902	4349	1887	1539	317	78	896	1171	578	515	460
上　海	3078	2316	1376	1320	45	3	630	262	406	151	205
江　苏	8160	6278	3862	3692	418	110	1260	628	806	441	635
浙　江	5653	4436	2530	2418	189	54	1201	462	535	284	398
安　徽	4851	3850	2007	1710	274	65	944	560	327	270	404
福　建	4535	3670	2068	1931	259	47	807	489	291	173	401
江　西	5159	4044	1868	1605	764	105	840	467	262	291	562
山　东	10827	8345	4028	3575	638	138	1345	2196	998	740	744
河　南	17007	9910	4460	3333	1322	243	1497	2388	1782	1609	3706
湖　北	8693	6786	3076	2626	1222	193	1300	995	812	459	636
湖　南	9564	6747	3482	2840	793	205	1305	962	777	685	1355
广　东	11165	8318	4333	3583	1035	194	1786	970	889	671	1287
广　西	7759	6003	2865	2508	907	196	1223	812	560	375	821
海　南	1591	1185	588	462	198	19	244	136	102	88	216
重　庆	2928	2048	1009	898	134	22	546	337	307	287	286
四　川	12697	9316	4173	3656	969	123	2111	1940	878	1045	1458
贵　州	5324	4368	2389	1980	421	81	777	700	191	493	272
云　南	8473	6964	3827	3230	753	84	1072	1228	478	326	705
西　藏	1257	1018	701	543	61	11	72	173	54	70	115
陕　西	6453	4937	1708	1363	681	167	821	1560	198	701	617
甘　肃	4619	3366	1661	1400	544	101	622	438	104	553	596
青　海	1522	1209	579	499	194	26	248	162	112	68	133
宁　夏	1102	911	524	502	75	13	218	81	62	48	81
新　疆	5872	4730	2384	1883	556	68	880	842	311	403	428

2-11-2 2016年疾病预防控制中心人员性别、年龄、学历及职称构成(%)

分类	卫生技术人员						其他技术人员	管理人员
	小计	执业(助理)医师	执业医师	药师(士)	技师(士)	其他		
总　计	100.0	100.0	100.0	100.0	100.0	100.0	100.0	100.0
按性别分								
男	44.3	54.5	55.4	35.3	41.9	45.6	41.3	54.8
女	55.7	45.5	44.6	64.7	58.1	54.4	58.7	45.2
按年龄分								
25岁以下	1.6	0.1	0.1	0.7	2.3	3.3	2.0	0.8
25～34岁	22.8	15.5	15.6	18.4	25.6	32.8	28.6	18.3
35～44岁	31.8	30.9	28.4	39.0	31.4	30.2	32.4	28.3
45～54岁	33.8	39.5	40.8	33.4	32.9	25.7	29.1	39.2
55～59岁	6.9	9.1	9.8	6.4	5.9	5.8	5.8	9.7
60岁及以上	3.1	4.8	5.4	2.0	1.9	2.2	2.1	3.6
按工作年限分								
5年以下	10.0	5.4	5.5	3.9	11.2	18.4	11.5	5.5
5～9年	11.7	9.5	9.9	10.0	13.5	14.4	14.4	9.7
10～19年	21.8	19.5	18.3	28.1	22.8	21.8	24.7	19.6
20～29年	31.6	34.9	33.9	32.4	29.7	25.8	28.2	32.3
30年及以上	24.9	30.7	32.4	25.5	22.8	19.6	21.3	32.9
按学历分								
研究生	5.7	6.4	7.4	1.1	7.0	5.9	4.8	3.2
大学本科	33.1	36.8	40.5	20.3	35.8	32.6	31.4	36.4
大专	36.3	34.1	31.9	42.3	36.8	34.3	39.4	40.9
中专	22.1	20.4	18.5	30.3	18.4	22.4	16.5	13.3
高中及以下	2.9	2.3	1.7	5.9	2.0	4.7	7.9	6.2
按专业技术资格分								
正高	2.5	3.7	4.4	0.6	2.7	1.2	0.7	2.3
副高	8.6	12.0	14.1	3.2	10.0	4.0	4.5	7.1
中级	31.1	38.1	43.7	23.3	34.7	16.8	20.4	17.8
师级/助理	31.6	34.1	31.8	37.0	30.0	28.2	26.3	14.3
士级	15.3	6.8	1.3	27.3	13.8	26.3	24.8	10.5
不详	10.9	5.2	4.8	8.6	8.8	23.4	23.3	48.0
按聘任技术职务分								
正高	2.3	3.4	4.0	0.4	2.4	1.1	0.7	3.6
副高	8.5	12.0	14.0	3.1	9.9	4.1	4.4	11.5
中级	32.5	39.7	45.4	24.7	35.7	18.4	21.8	30.6
师级/助理	33.9	36.6	33.5	39.1	32.0	30.1	31.1	26.0
士级	15.5	6.7	1.5	29.2	14.0	26.7	25.2	16.9
待聘	7.3	1.7	1.6	3.4	6.0	19.6	16.8	11.5

2-11-3 2017年疾病预防控制中心人员性别、年龄、学历及职称构成(%)

分类	卫生技术人员						其他技术人员	管理人员
	小计	执业(助理)医师	执业医师	药师(士)	技师(士)	其他		
总　　计	100.0	100.0	100.0	100.0	100.0	100.0	100.0	100.0
按性别分								
男	43.7	53.8	54.6	35.6	41.4	45.2	41.0	54.5
女	56.3	46.2	45.4	64.4	58.6	54.8	59.0	45.5
按年龄分								
25岁以下	1.3	0.1	0.1	0.6	1.8	2.8	1.7	0.6
25～34岁	21.8	14.8	15.0	16.0	24.9	32.0	26.3	17.0
35～44岁	31.2	29.8	27.6	39.2	31.2	30.3	32.8	27.9
45～54岁	33.8	39.4	40.1	33.5	32.5	25.7	29.8	38.6
55～59岁	8.2	10.4	11.1	7.8	7.4	6.5	6.7	11.3
60岁及以上	3.7	5.6	6.2	2.9	2.3	2.8	2.7	4.5
按工作年限分								
5年以下	9.4	5.1	5.2	3.6	10.5	17.7	10.4	4.9
5～9年	12.3	10.1	10.6	9.2	14.1	14.8	14.6	9.7
10～19年	21.0	18.8	18.0	26.5	22.1	21.0	24.3	18.7
20～29年	31.6	34.5	33.2	33.9	29.3	26.0	28.8	32.0
30年及以上	25.8	31.4	33.0	26.9	24.0	20.5	22.1	34.6
按学历分								
研究生	6.2	7.1	8.2	1.1	7.8	6.1	4.9	3.5
大学本科	34.8	38.9	42.7	21.6	37.8	33.9	33.4	37.6
大专	35.6	33.0	30.6	42.6	35.6	34.2	38.7	40.4
中专	20.9	19.1	17.0	29.0	17.2	21.6	15.6	12.5
高中及以下	2.5	2.0	1.4	5.7	1.6	4.3	7.4	6.0
按专业技术资格分								
正高	2.6	3.9	4.6	0.5	3.0	1.3	0.7	2.3
副高	9.0	12.6	14.7	3.4	10.7	4.1	4.7	7.2
中级	30.5	37.3	42.4	23.2	33.9	16.1	20.3	16.6
师级/助理	30.9	33.3	30.9	36.5	29.3	27.4	25.7	14.1
士级	15.1	6.5	1.2	27.7	13.7	26.6	24.1	10.2
不详	11.8	6.4	6.2	8.7	9.5	24.6	24.6	49.7
按聘任技术职务分								
正高	2.4	3.6	4.2	0.4	2.6	1.2	0.7	3.8
副高	9.0	12.5	14.6	3.4	10.6	4.2	4.7	12.1
中级	32.3	39.4	44.8	24.7	35.3	17.9	22.4	29.7
师级/助理	33.5	36.2	33.2	38.7	31.4	29.5	31.2	26.1
士级	15.4	6.4	1.4	29.3	13.9	27.3	24.6	16.8
待聘	7.4	1.9	1.8	3.5	6.1	19.9	16.4	11.5

2-12-1 各地区卫生监督所(中心)人员数

地区	合计	卫生技术人员			其他技术人员	管理人员	工勤技能人员
		小计	卫生监督员	其他			
2016	81522	68165	65025	3140	2056	6242	5059
2017	83002	68236	64992	3244	2200	7230	5336
东　部	25439	20468	19118	1350	877	2388	1706
中　部	27141	20915	19536	1379	1003	3008	2215
西　部	20422	16853	16338	515	320	1834	1415
北　京	1274	1195	1129	66	25	14	40
天　津	758	666	658	8	2	65	25
河　北	4464	3190	2724	466	247	468	559
山　西	4297	3479	3300	179	118	416	284
内蒙古	2678	2268	2147	121	65	273	72
辽　宁	2583	2107	1979	128	51	295	130
吉　林	1535	1188	1102	86	32	231	84
黑龙江	2740	2262	2144	118	91	294	93
上　海	1228	977	949	28	34	191	26
江　苏	3393	2979	2802	177	90	196	128
浙　江	2840	2484	2447	37	81	159	116
安　徽	2430	2043	1897	146	51	198	138
福　建	1726	1345	1201	144	62	172	147
江　西	2069	1544	1441	103	33	279	213
山　东	3265	2599	2429	170	116	358	192
河　南	7565	5075	4625	450	498	983	1009
湖　北	3025	2347	2147	200	112	350	216
湖　南	3480	2977	2880	97	68	257	178
广　东	3537	2662	2553	109	135	427	313
广　西	2203	1794	1699	95	117	169	123
海　南	371	264	247	17	34	43	30
重　庆	1075	1004	985	19	2	49	20
四　川	3015	2574	2496	78	40	162	239
贵　州	1794	1488	1462	26	6	159	141
云　南	1944	1555	1548	7	17	191	181
西　藏	28	21	21	0	1	4	2
陕　西	3064	2299	2234	65	32	415	318
甘　肃	1884	1556	1512	44	12	146	170
青　海	451	341	332	9	11	76	23
宁　夏	511	452	428	24	8	25	26
新　疆	1775	1501	1474	27	9	165	100

注：本表人员总计中包括10000名公务员中取得卫生监督员证书的人员。

2-12-2 卫生监督所(中心)人员性别、年龄、学历及职称构成(%)

分类	2016			2017		
	卫生技术人员	其他技术人员	管理人员	卫生技术人员	其他技术人员	管理人员
总　计	100.0	100.0	100.0	100.0	100.0	100.0
按性别分						
男	59.1	49.0	66.8	58.9	48.6	66.4
女	40.9	51.0	33.2	41.2	51.4	33.6
按年龄分						
25岁以下	0.6	2.4	0.6	0.4	1.4	0.3
25～34岁	19.0	35.3	16.6	17.9	32.6	15.7
35～44岁	31.0	29.9	29.3	29.9	30.9	27.8
45～54岁	35.8	24.5	41.4	34.6	25.3	39.5
55～59岁	8.7	5.4	9.1	11.1	6.7	12.8
60岁及以上	4.9	2.4	3.1	6.1	3.1	4.0
按工作年限分						
5年以下	5.2	14.3	6.0	4.4	10.2	5.0
5～9年	10.9	18.4	8.9	10.5	18.6	8.7
10～19年	20.6	22.7	18.0	20.0	23.1	17.1
20～29年	33.5	24.4	36.4	33.4	26.7	35.7
30年及以上	29.8	20.2	30.7	31.7	21.5	33.6
按学历分						
研究生	3.0	1.7	5.0	3.0	2.3	4.9
大学本科	43.5	40.7	55.4	43.9	41.2	55.5
大专	36.6	38.7	33.0	36.4	38.0	32.8
中专	12.9	11.2	5.1	12.6	10.9	5.3
高中及以下	4.0	7.6	1.6	4.1	7.7	1.5

2-13-1 医学专业招生及在校学生数

年份	普通高等学校				中等职业学校			
	招生总数（人）	医学专业	在校生总数（人）	医学专业	招生总数（人）	医学专业	在校生总数（人）	医学专业
1955	98000	9927	288000	36472	190000	22647	537000	57284
1965	164000	20044	674000	82861	208000	36604	547000	88972
1970	42000	8620	48000	13235	54000	8092	64000	10688
1975	191000	33785	501000	86336	344000	66890	707000	139113
1980	281000	31277	1144000	139569	468000	65719	1243000	244695
1985	619000	42919	1703000	157388	668000	87925	1571000	221441
1986	572000	40647	1880000	170317	677000	88259	1757000	250679
1987	617000	43699	1959000	182154	715000	96818	1874000	274575
1988	670000	48135	2066000	191527	776000	109504	2052000	300061
1989	597000	46245	2082000	199305	735000	93142	2177000	306506
1990	608850	46772	2062695	201789	730000	93261	2244000	308394
1991	619874	48943	2043662	202344	780000	95700	2277000	298540
1992	754192	58915	2184376	214285	879000	106215	2408000	311040
1993	923952	66877	2535517	231375	1149000	138168	2820000	355410
1994	899846	66105	2798639	247485	1225000	127874	3198000	364700
1995	925940	65695	2906429	256003	1381000	133357	3722000	402319
1996	965812	68576	3021079	262665	1523000	141868	4228000	432216
1997	1000393	70425	3174362	271137	1621000	152717	4654000	462396
1998	1083627	75188	3408764	283320	1668000	168744	4981000	499117
1999	1548554	108384	4085874	329200	1634000	175854	5155000	534161
2000	2206072	149928	5560900	422869	1325870	179210	4895000	567599
2001	2847987	190956	7190658	529410	1276754	197565	4580000	647800
2002	3407587	227724	9033631	656560	1553062	252455	4563511	678833
2003	4090626	284182	11085642	814741	4241166	359361	10635841	1081853
2004	4799708	332326	13334969	976261	4565045	388142	11747467	1108831
2005	5409412	386905	15617767	1132165	5372922	468960	13247421	1226777
2006	5858455	422283	18493094	1384488	6130607	491784	14890719	1328663
2007	6077806	410229	20044001	1514760	6514754	477527	16198590	1371676
2008	6656404	449365	21867111	1673448	6502739	538974	16882421	1442658
2009	7021870	499582	23245843	1788175	7117770	628765	17798473	1597102
2010	7280599	533618	24276639	1864655	7113957	582799	18164447	1683865
2011	7509238	593030	25192616	2001756	6499626	530467	17749068	1650724
2012	7618638	591683	26122830	2120880	5970785	513420	16898820	1539531
2013	7777287	630203	27033409	2256404	5412624	519612	15363842	1470917
2014	7992684	680128	27920774	2419365	4953553	488066	14163127	1465838
2015	8111373	708858	28630905	2554393	4798174	468240	13352414	1401127
2016	8250646	777207	29421646	2756139	4198668	450903	12758604	1340680
2017	8389517	808558	30075350	2891864	4515235	421440	12542893	1285590

注：①普通高等学校招生和在校生数包括博士和硕士研究生、本科生及大专生，含研究机构研究生和在职研究生，不含成人本专科生；2003年起中等职业学校包括调整后中职学生、普通中专学生、成人中专学生、职业高中学生，下表同；②2017年医学专业成人本专科招生439622人。

2-13-2 医学专业毕业人数

年份	普通高等学校		中等职业学校	
	毕业人数	医学专业	毕业人数	医学专业
1950～1952	69000	6393	200000	31263
1953～1957	269000	25918	842000	96042
1958～1962	606000	60135	1393000	169545
1963～1965	589000	72882	452000	69513
1966～1970	669000	78246	617000	100956
1971～1975	215000	44167	720000	126437
1976～1980	740000	116612	1502000	256473
1981～1985	1535000	152054	2231000	329218
1986～1990	2668000	179431	2922000	392637
1986	393000	27907	496000	61952
1987	532000	32124	578000	70362
1988	553000	38153	596000	83365
1989	576000	38366	591000	82783
1990	614000	42881	661000	94175
1991～1995	3230715	243052	3787000	464913
1991	614000	46028	740000	103515
1992	604000	45664	743000	93883
1993	570715	48559	736000	93813
1994	637000	47090	729000	81718
1995	805000	55711	839000	92369
1996～2000	4295217	305437	6378000	625354
1996	839000	61417	1019000	112608
1997	829000	61239	1157000	121885
1998	829833	61379	1293000	127608
1999	847617	61545	1402000	137255
2000	949767	59857	1507000	129893
2001～2005	10310478	673667	8591583	1277051
2001	1104132	69630	1502867	141989
2002	1418150	88177	1441539	161151
2003	1988583	123563	1884786	302174
2004	2541929	170315	1801330	340554
2005	3257684	221982	1961061	331183
2006～2010	26105920	1933525	23482806	1977097
2006	4030610	279667	3926271	350700
2007	4789746	332842	4312433	360584
2008	5464323	408983	4710924	409167
2009	5683396	428422	5096654	420776
2010	6137845	483611	5436524	435870
2011～2015	34597530	2786145	26424852	2451740
2011	6511559	498184	5411252	504644
2012	6733793	513376	5543840	534092
2013	6900836	559000	5575587	500063
2014	7129534	588724	5161519	452132
2015	7321808	626861	4732654	460809
2016	7569429	674263	4405572	443900
2017	7905343	745914	4063981	421861

补充资料：①2017年医学专业成人本专科毕业494894人；2003年起中等职业学校包括调整后中职学生、普通中专学生、成人中专学生、职业高中学生；②1928～1947年高校医药专业毕业生9499人，解放前中等医药学校毕业生41437人。

2-13-3 医学专业研究生数

年份	研究生总数(人)			其中：医学专业		
	招生数	在校生数	毕业生数	招生数	在校生数	毕业生数
1978	10708	10934	9	1417	1474	
1979	8110	18830	140	1462	3113	57
1980	3616	21604	476	640	3651	32
1981	9363	18848	11669	591	2442	1512
1982	11080	25847	4058	610	2558	558
1983	15642	37166	4497	1869	3781	966
1984	23181	57566	2756	2243	5608	424
1985	46871	87331	17004	4373	9196	777
1986	41310	110371	16950			
1987	39017	120191	27603	4583	13331	2359
1988	35645	112776	40838			
1989	28569	101339	37232			
1990	29649	93018	35440			
1991	29679	88128	23537			
1992	33439	94164	25692			
1993	42145	106771	28214			
1994	50864	127935	28047			
1995	51053	145443	31877			
1996	59398	163322	39652			
1997	63749	176353	46539	6452	17652	4886
1998	72508	198885	47077	7280	19375	4681
1999	92225	233513	54670	9056	22706	5370
2000	128484	301239	58767	12832	30070	6166
2001	165197	393256	67809	16274	37571	6722
2002	203000	501000	81000	16800	38837	6992
2003	268925	651260	111091	26501	63939	12207
2004	326286	819896	150777	33012	81859	16128
2005	364831	978610	189728	31602	80107	21923
2006	397925	1104653	255902	42200	115901	26415
2007	418612	1195047	311839	44161	128471	32453
2008	446422	1283046	344825	47412	140030	37402
2009	510953	1404942	371273	44713	128205	34629
2010	538177	1538416	383600	40067	128916	35582
2011	560168	1645845	429994	60831	181129	49039
2012	589673	1719818	486455	64868	188666	56001
2013	611381	1793953	513626	66525	196621	58550
2014	621323	1847689	535863	70466	204148	61192
2015	645055	1911406	551522	75325	215232	62602
2016	667064	1981051	563938	79341	227162	65798
2017	806103	2639561	578045	86539	253719	66869

注：研究生包括博士和硕士研究生，2017年含在职研究生。

三、卫生设施

简要说明

一、本章主要介绍全国及31个省、自治区、直辖市医疗卫生机构床位、医用设备和房屋面积情况。主要包括各级各类医疗卫生机构床位数，医院、社区卫生服务中心、乡镇卫生院主要医用设备台数、各类医疗卫生机构房屋建筑面积等。

二、本章数据来源于卫生资源统计年报。

三、分科床位数中所列科室主要依据医疗机构《诊疗科目》。中医医院和专科医院床位的科室归类原则如下：中医医院全部计入中医科，中西医结合医院全部计入中西医结合科，民族医院全部计入民族医学科，妇幼保健院分别计入妇产科、儿科，儿童医院全部计入儿科，传染病院、麻风病院全部计入传染科，疗养院、康复医院全部计入康复医学科，肿瘤医院全部计入肿瘤科，其他专科医院计入相关科室。

四、房屋面积统计口径和指标解释与《综合医院建设标准》《妇幼保健院建设标准》《乡镇卫生院建设标准》《防疫站建设标准》一致。

主要指标解释

床位数 指年底固定实有床位（非编制床位），包括正规床、简易床、监护床、正在消毒和修理床位、因扩建或大修而停用的床位，不包括产科新生儿床、接产室待产床、库存床、观察床、临时加床和病人家属陪侍床。

每千人口医疗卫生机构床位数 即医疗卫生机构床位数/人口数×1000。人口数系国家统计局常住人口。

设备台数 指实有设备数，即单位实际拥有、可供调配的设备，包括安装的和未安装的设备，不包括已经批准报废的设备和已订购尚未运抵单位的设备。

房屋建筑面积 指单位购建且有产权证的房屋建筑面积，不包括租房面积。

租房面积 医疗卫生机构使用的无产权证的房屋建筑面积，无论其是否缴纳租金均计入租房面积。

业务用房面积 医院包括门急诊、住院、医技科室、保障系统、行政管理和院内生活用房面积；社区卫生服务中心和卫生院包括医疗、预防保健、行政后勤保障用房面积；妇幼保健院（所、站）包括医疗保健、医技、行政后勤保障等用房面积；专科疾病防治院（所、站）包括医疗、医技、疾控、行政后勤保障等用房面积；疾病预防控制中心（防疫站）包括检验、疾病控制、行政后勤保障等用房面积。

每床占用业务用房面积 即业务用房面积/床位数。床位数系实有床位（非编制床位）数。

3-1-1 医疗卫生机构床位数(万张)

年份	合计	医院	综合医院	中医医院	专科医院	基层医疗卫生机构	社区卫生服务中心(站)	乡镇卫生院	专业公共卫生机构	妇幼保健院(所、站)	专科疾病防治院(所、站)	其他医疗卫生机构
1950	11.91	9.71	8.46	0.01	0.74					0.27		
1955	36.28	21.53	17.08	0.14	2.80					0.57		
1960	97.68	59.14	44.74	1.42	7.95			4.63		0.88	1.74	
1965	103.33	61.20	48.04	1.04	7.49			13.25		0.92		
1970	126.15	70.50	57.21	1.01	7.79			36.80		0.70		
1975	176.43	94.02	76.33	1.37	11.11			62.03		0.97	2.88	
1980	218.44	119.58	94.11	5.00	12.87			77.54		1.64	2.73	
1985	248.71	150.86	112.77	11.23	16.56			72.06		3.46	2.95	
1986	256.25	155.98	117.52	12.52	17.71			71.12		3.67	3.06	
1987	268.50	165.34	123.71	14.21	19.03			72.30		4.00	3.07	
1988	279.49	174.70	129.06	15.55	20.23			72.61		4.35	3.00	
1989	286.70	181.46	133.60	16.60	20.93			72.30		4.50	3.10	
1990	292.54	186.89	136.90	17.57	21.95			72.29		4.66	3.10	
1991	299.19	192.61	140.55	18.82	22.26			72.92		4.80	3.17	
1992	304.94	197.66	144.10	20.04	22.71			73.28		5.00	3.22	
1993	309.90	203.64	156.63	21.35	24.37			73.08		4.50	3.03	
1994	313.40	207.04	158.70	22.18	24.85			73.24		4.80	2.98	
1995	314.06	206.33	158.72	22.72	24.51			73.31		5.13	3.07	
1996	309.96	209.65	159.73	23.75	24.86			73.47		5.60	2.83	
1997	313.45	211.92	161.21	24.46	24.97			74.24		6.02	3.06	
1998	314.30	213.41	162.00	24.95	25.01			73.77		6.30	2.90	
1999	315.90	215.07	163.25	25.33	25.03			73.40		6.63	2.93	
2000	317.70	216.67	164.09	25.93	25.08	76.65		73.48	11.86	7.12	2.84	12.52
2001	320.12	215.56	150.50	24.60	25.65	77.14		74.00	12.02	7.40	2.70	15.40
2002	313.61	222.18	168.38	24.67	26.21	71.05	1.20	67.13	12.37	7.98	3.18	8.01
2003	316.40	226.95	171.34	26.02	26.72	71.05	1.21	67.27	12.61	8.09	3.38	5.79
2004	326.84	236.35	177.68	27.55	28.26	71.44	1.81	66.89	12.73	8.70	3.12	6.32
2005	336.75	244.50	183.47	28.77	29.21	72.58	2.50	67.82	13.58	9.41	3.34	6.09
2006	351.18	256.04	190.29	30.32	32.05	76.19	4.12	69.62	13.5	9.93	2.80	5.45
2007	370.11	267.51	197.16	32.16	34.37	85.03	7.66	74.72	13.29	10.62	2.59	4.28
2008	403.87	288.29	211.28	35.03	37.77	97.10	9.80	84.69	14.66	11.73	2.64	3.82
2009	441.66	312.08	227.11	38.56	41.67	109.98	13.13	93.34	15.3964	12.61	2.71	4.21
2010	478.68	338.74	244.95	42.42	45.95	119.22	16.88	99.43	16.45	13.44	2.93	4.26
2011	515.99	370.51	267.07	47.71	49.65	123.37	18.71	102.63	17.8132	14.59	3.14	4.29
2012	572.48	416.15	297.99	54.80	55.74	132.43	20.32	109.93	19.8198	16.16	3.57	4.08
2013	618.19	457.86	325.52	60.88	62.11	134.99	19.42	113.65	21.49	17.55	3.85	3.85
2014	660.12	496.12	349.99	66.50	68.58	138.12	19.59	116.72	22.30	18.48	3.76	3.58
2015	701.52	533.06	372.10	71.54	76.25	141.38	20.10	119.61	23.63	19.54	4.03	3.45
2016	741.05	568.89	392.79	76.18	84.46	144.19	20.27	122.39	24.72	20.65	4.00	3.24
2017	794.03	612.05	417.24	81.82	94.56	152.85	21.84	129.21	26.26	22.11	4.08	2.87

3-1-2　2017年各类医疗卫生机构床位数

机构分类	合计	按城乡分		按登记注册		
		城市	农村	公立		
					国有	集体
总　计	**7940252**	**3944252**	**3996000**	**6405304**	**5967971**	**437333**
医院	6120484	3629564	2490920	4631146	4550426	80720
综合医院	4172353	2397735	1774618	3241783	3193153	48630
中医医院	818216	389333	428883	725568	713085	12483
中西医结合医院	99680	78368	21312	65009	63139	1870
民族医院	33460	9533	23927	30049	29905	144
专科医院	945576	712746	232830	562374	545774	16600
护理院	51199	41849	9350	6363	5370	993
基层医疗卫生机构	1528528	164893	1363635	1487774	1134476	353298
社区卫生服务中心(站)	218358	157571	60787	189374	130582	58792
社区卫生服务中心	198586	142760	55826	179639	125436	54203
社区卫生服务站	19772	14811	4961	9735	5146	4589
卫生院	1303695	3878	1299817	1296030	1002299	293731
街道卫生院	11619	3878	7741	11181	7034	4147
乡镇卫生院	1292076		1292076	1284849	995265	289584
门诊部	6308	3330	2978	2262	1489	773
护理站	167	114	53	108	106	2
专业公共卫生机构	262570	129724	132846	259174	256752	2422
专科疾病防治院(所、站)	40833	23647	17186	39413	37557	1856
专科疾病防治院	20790	15495	5295	20109	19228	881
专科疾病防治所(中心)	20043	8152	11891	19304	18329	975
妇幼保健院(所、站)	221136	105692	115444	219162	218598	564
其中：妇幼保健院	208598	103482	105116	206651	206155	496
妇幼保健所(站)	12296	2068	10228	12289	12241	48
急救中心(站)	601	385	216	599	597	2
其他医疗卫生机构	28670	20071	8599	27210	26317	893
疗养院	28670	20071	8599	27210	26317	893

注：①城市包括直辖市区和地级市辖区，农村包括县和县级市；②社会办包括企业、事业单位、社会团体和其他社会组织办的医疗卫生机构。

3-1-2 续表

类型分			按主办单位分				按管理类别分	
非公立	联营	私营	政府办	卫生健康部门	社会办	个人办	非营利	营利
1534948	**16189**	**998114**	**6002020**	**5809124**	**904874**	**1033358**	**7140391**	**799861**
1489338	15704	967410	4284633	4112530	835984	999867	5329381	791103
930570	10288	596064	2942469	2846230	614484	615400	3694710	477643
92648	345	58310	719957	714618	33115	65144	771025	47191
34671	203	23915	61520	61354	9982	28178	81029	18651
3411	20	2810	28289	28269	2614	2557	31007	2453
383202	4678	258106	529331	459889	155689	260556	713600	231976
44836	170	28205	3067	2170	20100	28032	38010	13189
40754	485	28869	1445721	1433781	51401	31406	1521785	6743
28984	225	18647	156855	152083	40738	20765	215281	3077
18947	200	10223	152677	148524	34225	11684	196862	1724
10037	25	8424	4178	3559	6513	9081	18419	1353
7665	220	6640	1288567	1281698	8341	6787	1303509	186
438	220	128	10902	10782	544	173	11589	30
7227		6512	1277665	1270916	7797	6614	1291920	156
4046	40	3523	299		2214	3795	2837	3471
59		59			108	59	158	9
3396		1545	253788	251224	7267	1515	261437	1133
1420		875	34825	33275	5833	175	40138	695
681		236	16982	16432	3692	116	20639	151
739		639	17843	16843	2141	59	19499	544
1974		670	218446	217440	1350	1340	220698	438
1947		650	206055	205221	1223	1320	208228	370
7			12199	12144	97		12248	48
2			517	509	84		601	
1460		290	17878	11589	10222	570	27788	882
1460		290	17878	11589	10222	570	27788	882

3-1-3 2017年各地区医疗卫生机构床位数

地区	合计	医院						
		小计	综合医院	中医医院	中西医结合医院	民族医院	专科医院	护理院
总 计	**7940252**	**6120484**	**4172353**	**818216**	**99680**	**33460**	**945576**	**51199**
东 部	3101213	2495447	1656065	309797	50509	634	431813	46629
中 部	2520225	1879075	1304761	273273	20989	1473	275697	2882
西 部	2318814	1745962	1211527	235146	28182	31353	238066	1688
北 京	120645	113664	62884	14514	10052	180	25794	240
天 津	68409	60158	35292	8026	1270		15570	
河 北	395036	299523	220204	38809	7764		32694	52
山 西	197525	154184	104115	17329	2552		29998	190
内蒙古	150325	118697	76243	12776	1354	11883	16178	263
辽 宁	298609	252969	167606	27044	2395	300	54676	948
吉 林	153657	126595	86439	15035	2453	137	22271	260
黑龙江	241732	200838	141923	24881	1074	351	32440	169
上 海	134607	115916	65071	6007	4088		29005	11745
江 苏	469182	369784	227736	45572	6894		65351	24231
浙 江	313520	277076	172291	37186	7262		55130	5207
安 徽	305746	233219	164608	32263	2687		32323	1338
福 建	182375	139362	94521	18586	2796	60	23319	80
江 西	234047	160095	109527	28044	1404		21040	80
山 东	584812	441032	309632	60883	3826	94	64207	2390
河 南	558998	413827	298610	63144	2871		48896	306
湖 北	376185	270862	191559	39192	5449	859	33542	261
湖 南	452335	319455	207980	53385	2499	126	55187	278
广 东	492064	393449	276334	49349	3660		62370	1736
广 西	241140	161506	108376	24776	5260	540	22151	403
海 南	41954	32514	24494	3821	502		3697	
重 庆	206376	150545	98487	23162	3978		24519	399
四 川	563475	411911	272076	56721	8035	1372	73597	110
贵 州	232990	178296	128173	20988	2721	622	25562	230
云 南	274809	210840	154078	27792	1884	386	26700	
西 藏	16103	11749	9118		50	1866	715	
陕 西	241265	193150	141638	28974	1841		20508	189
甘 肃	146613	111206	77517	22700	1893	1090	8006	
青 海	38321	32028	22269	2445	184	3508	3528	94
宁 夏	39820	34822	27077	4759	220	40	2726	
新 疆	167577	131212	96475	10053	762	10046	13876	

3-1-3 续表

基层医疗卫生机构							专业公共卫生机构				其他医疗卫生机构
小计	社区卫生服务中心	社区卫生服务站	街道卫生院	乡镇卫生院	门诊部	护理站	小计	专科疾病防治院（所、站）	妇幼保健院（所、站）	急救中心（站）	
1528528	**198586**	**19772**	**11619**	**1292076**	**6308**	**167**	**262570**	**40833**	**221136**	**601**	**28670**
488697	93531	8021	3246	381408	2333	158	100309	17791	82161	357	16760
540565	62463	5992	5431	464660	2011	8	93488	19079	74334	75	7097
499266	42592	5759	2942	446008	1964	1	68773	3963	64641	169	4813
4410	4383				27		2571	554	2017		
7313	2945	216	110	4017	25		708	645	63		230
81551	6346	3578	138	70892	597		12947	290	12587	70	1015
38538	3079	1041	3172	31014	226	6	3833	160	3663	10	970
26763	4615	106		21807	235		4313	373	3940		552
37918	7044		261	30515	98		3572	2074	1378	120	4150
21725	3001	524	50	17945	205		3065	1037	2028		2272
32216	6882	855	101	23947	429	2	7728	3571	4151	6	950
16350	16350						1478	151	1327		863
89444	21107	229	35	67806	161	106	7357	1665	5687	5	2597
25775	7428	44	196	17917	190		9000	448	8485	67	1669
65020	7994		50	56758	218		6837	2781	4026	30	670
33457	3434	10		29940	73		7795	1749	6015	31	1761
59242	3275	1157	138	54432	240		12800	3115	9685		1910
116629	14798	3779	1755	95369	876	52	24091	3935	20092	64	3060
121016	11495	716	283	108084	438		23990	1572	22393	25	165
88850	14542	637	1487	72127	57		16473	2333	14136	4	
113958	12195	1062	150	100353	198		18762	4510	14252		160
68548	8727	1	751	58822	247		29281	6155	23126		786
65031	1911	18		63035	67		13816	477	13338	1	787
7302	969	164		6130	39		1509	125	1384		629
51039	8507	40	1146	41127	219		4087	467	3620		705
139395	10135	1447	357	127062	394		12169	319	11794	56	
46200	3469		977	41754			8300	665	7635		194
55566	4547	612	162	50003	242		7515	571	6894	50	888
3659	81	9		3569			655		655		40
38821	3100	214	265	35140	102		8526	916	7610		768
30213	2483	1768	35	25758	169		4626	50	4564	12	568
5789	584	619		4506	80		504	40	464		
3686	145	181		3354	6		1212		1212		100
33104	3015	745		28893	450	1	3050	85	2915	50	211

3-1-4 每千人口医疗卫生机构床位数

年份 地区	医疗卫生机构床位数（张）			每千人口医疗卫生机构床位数（张）			每千农村人口乡镇卫生院床位数(张)
	合计	城市	农村	合计	城市	农村	
2010	4786831	2302297	2484534	3.58	5.94	2.60	1.04
2012	5724775	2733403	2991372	4.24	6.88	3.11	1.14
2013	6181891	2948465	3233426	4.55	7.36	3.35	1.18
2014	6601214	3169880	3431334	4.85	7.84	3.54	1.20
2015	7015214	3418194	3597020	5.11	8.27	3.71	1.24
2016	7410453	3654956	3755497	5.37	8.41	3.91	1.27
2017	7940252	3922024	4018228	5.72	8.75	4.19	1.35
东　部	3101213	1832776	1268437	5.37	8.43	4.03	1.21
中　部	2520225	1123189	1397036	5.81	9.46	3.98	1.32
西　部	2318814	966059	1352755	6.15	8.63	4.60	1.52
北　京	120645	120645		5.56	8.66		
天　津	68409	64392	4017	4.39	6.39	5.97	5.97
河　北	395036	161031	234005	5.25	7.80	4.06	1.23
山　西	197525	95832	101693	5.34	9.64	4.02	1.23
内蒙古	150325	74434	75891	5.94	10.51	4.39	1.26
辽　宁	298609	201416	97193	6.83	11.12	4.02	1.26
吉　林	153657	80739	72918	5.66	8.03	4.36	1.07
黑龙江	241732	153179	88553	6.38	11.67	3.92	1.06
上　海	134607	131441	3166	5.57	9.46	4.74	
江　苏	469182	260684	208498	5.84	8.63	4.31	1.40
浙　江	313520	176299	137221	5.54	9.29	4.44	0.58
安　徽	305746	141520	164226	4.89	6.61	3.31	1.15
福　建	182375	85276	97099	4.66	6.98	3.67	1.13
江　西	234047	90446	143601	5.06	9.52	3.49	1.32
山　东	584812	271691	313121	5.84	8.57	4.50	1.37
河　南	558998	221395	337603	5.85	10.37	3.61	1.15
湖　北	376185	176818	199367	6.37	9.05	4.75	1.72
湖　南	452335	163260	289075	6.59	11.88	4.81	1.67
广　东	492064	338351	153713	4.41	7.48	3.10	1.19
广　西	241140	103218	137922	4.94	6.35	3.41	1.56
海　南	41954	21550	20404	4.53	8.89	3.07	0.92
重　庆	206376	120757	85619	6.71	7.69	4.65	2.24
四　川	563475	238257	325218	6.79	7.95	5.30	2.07
贵　州	232990	73177	159813	6.51	14.41	3.96	1.03
云　南	274809	76247	198562	5.72	11.42	4.85	1.22
西　藏	16103	7914	8189	4.78	8.91	3.24	1.41
陕　西	241265	126252	115013	6.29	8.71	4.55	1.39
甘　肃	146613	65046	81567	5.58	7.82	4.17	1.32
青　海	38321	17220	21101	6.41	17.53	4.35	0.93
宁　夏	39820	25397	14423	5.84	8.10	3.96	0.92
新　疆	167577	38140	129437	6.85	11.40	6.66	1.49

注：千人口床位数的合计项分母系常住人口数，分城乡分母系户籍人口数推算。

3-1-5　2017年医疗卫生机构分科床位数及构成

分科	医疗卫生机构		其中：医院	
	床位数（张）	构成（%）	床位数（张）	构成（%）
总计	**7940252**	**100.00**	**6120484**	**100.00**
预防保健科	17640	0.22	5023	0.08
全科医疗科	428973	5.40	77123	1.26
内科	2099041	26.44	1542867	25.21
外科	1408768	17.74	1191197	19.46
儿科	516924	6.51	329891	5.39
妇产科	729901	9.19	465004	7.60
眼科	120613	1.52	112609	1.84
耳鼻咽喉科	85624	1.08	81279	1.33
口腔科	36441	0.46	32277	0.53
皮肤科	30024	0.38	23902	0.39
医疗美容科	11470	0.14	11166	0.18
精神科	444851	5.60	431063	7.04
传染科	140528	1.77	129053	2.11
结核病科	29278	0.37	21697	0.35
肿瘤科	216210	2.72	216099	3.53
急诊医学科	49726	0.63	42367	0.69
康复医学科	214980	2.71	175747	2.87
职业病科	16479	0.21	8873	0.14
中医科	971339	12.23	899886	14.70
民族医学科	29308	0.37	29295	0.48
中西医结合科	122027	1.54	121715	1.99
重症医学科	48001	0.60	47993	0.78
其他	172106	2.17	124358	2.03

注：儿科包括小儿外科和儿童保健科，妇产科包括妇女保健科。下表同。

3-1-6 2017年各地区医院分科床位数

地区	总计	预防保健科	全科医疗科	内科	外科	儿科	妇产科	眼科	耳鼻咽喉科	口腔科	皮肤科
总 计	**6120484**	**5023**	**77123**	**1542867**	**1191197**	**329891**	**465004**	**112609**	**81279**	**32277**	**23902**
北 京	113664		536	26709	21210	3837	6606	1892	1269	672	746
天 津	60158	28	918	16427	11392	2390	3892	827	782	321	255
河 北	299523	266	3259	87800	60889	20523	26078	5539	2789	1445	895
山 西	154184	132	1872	44069	33447	7680	11966	2841	1881	1151	840
内蒙古	118697	279	967	30724	21400	5138	8950	2269	1093	813	500
辽 宁	252969	51	1607	74556	49481	9336	15522	4627	2772	1292	1192
吉 林	126595	13	1538	37545	25488	4897	8896	2549	1357	618	401
黑龙江	200838	139	1388	67221	37393	8888	10383	3572	2431	1233	799
上 海	115916	59	2546	35378	20148	3953	6476	1398	1221	398	359
江 苏	369784	135	2957	97520	68557	18685	26320	6477	4393	1995	780
浙 江	277076	168	4716	66843	55610	10726	19063	4503	2783	2112	750
安 徽	233219	90	2161	52480	45735	12341	20258	4851	3569	1501	678
福 建	139362	17	853	27992	27287	10352	14663	3133	1776	577	179
江 西	160095	88	2664	36555	31079	9608	10245	2552	2294	432	486
山 东	441032	1353	5356	112432	86354	25971	33999	10253	5462	3540	2148
河 南	413827	249	3735	110941	82478	26618	28633	8297	6185	2798	1069
湖 北	270862	51	3126	60597	53600	13259	19079	6496	5196	1454	1929
湖 南	319455	207	4846	74299	60453	18061	22651	4935	4608	1554	917
广 东	393449	208	5582	82893	84540	23401	36567	6954	5389	1745	1554
广 西	161506	31	1902	33568	28023	10997	12695	3316	2683	645	561
海 南	32514	8	1604	7391	5477	1564	2846	620	424	141	40
重 庆	150545	23	1210	36860	27112	6587	9720	2182	2472	519	529
四 川	411911	587	3732	106512	76719	16242	25651	6691	6343	1401	2052
贵 州	178296	308	4989	36018	36071	11022	18652	2247	2531	860	995
云 南	210840	92	2844	51511	43198	13272	20443	4107	2865	797	891
西 藏	11749	133	942	2440	2125	700	1890	83	72	37	3
陕 西	193150	45	2162	52596	38239	14448	15401	4580	2573	826	532
甘 肃	111206	69	737	24334	21293	7109	9222	1595	1331	472	374
青 海	32028	11	799	7015	6282	2021	3518	553	390	236	306
宁 夏	34822	5	477	9581	6656	2164	2831	736	513	211	213
新 疆	131212	178	5098	32060	23461	8101	11888	1934	1832	481	929

3-1-6 续表

医疗美容科	精神科	传染科	结核病科	肿瘤科	急诊医学科	康复医学科	中医科	民族医学科	中西医结合科	其他
11166	431063	129053	21697	216099	42367	175747	899886	29295	121715	181224
567	7786	1788	362	4947	178	3879	15640	102	10178	4760
180	4951	751	166	3191	51	745	8867		1501	2523
422	10434	5638	868	8775	2922	4330	41190	47	8815	6599
185	6690	3026	1102	5495	540	3656	19973	6	3243	4389
175	4609	3271		3705	1215	2769	13995	10417	1897	4511
421	22216	7081	2692	11576	544	8177	29657	185	3103	6881
260	7259	3518	1071	6190	508	2387	16138	123	2591	3248
319	12827	5113	616	8292	1356	4776	26786	374	2147	4785
327	13570	1928	1200	4212	943	4132	7482		4527	5659
912	22523	10714	898	18212	2270	17971	48117		7556	12792
718	21731	5640	368	9766	2177	13781	38555	84	8182	8800
527	13021	6925	1398	10247	3048	6517	34678	1	3726	9467
288	12238	2632	762	4436	1183	3783	20425	60	3244	3482
187	12756	4103	951	6348	1734	2637	29500	90	1601	4185
1093	24334	7152	1974	18890	3856	11735	66874	122	4684	13450
476	15471	8552	637	17796	4270	11684	67720		4428	11790
575	17904	4670	1212	10770	561	8279	43583	859	6460	11202
519	29862	5338	1074	9880	1342	10352	56776	222	3960	7599
925	37693	6710	1001	14282	1350	13127	53684	76	5178	10590
73	15801	4365	1005	5358	325	2838	27704	871	5580	3165
84	3699	608	2	1265	423	431	4546		579	762
288	16574	2084	4	3707	680	6041	26384		4489	3080
533	48058	5900	169	10728	1319	13376	63799	1278	10801	10020
171	16098	4073	225	2777	2162	3749	25205	600	3651	5892
229	13775	5864	85	3461	2062	3915	32896	339	2511	5683
16	53	592	5	50	188	75	45	1556	93	651
288	8008	3246	1101	4155	1290	5336	31639	8	2310	4367
122	3251	2384	27	2968	1353	1792	26139	913	2925	2796
57	243	903		633	969	328	2960	2001	236	2567
23	996	873		747	363	1462	5704	132	505	630
206	6632	3611	722	3240	1185	1687	13225	8829	1014	4899

3-2 医院床位数

医院分类	2010	2013	2014	2015	2016	2017
总　　计	**3387437**	**4578601**	**4961161**	**5330580**	**5688875**	**6120484**
按登记注册类型分						
公立医院	3013768	3865385	4125715	4296401	4455238	4631146
民营医院	373669	713216	835446	1034179	1233637	1489338
按主办单位分						
政府办	2635912	3485614	3737556	3910400	4080615	4284633
社会办	501049	595657	636468	704108	763186	835984
个人办	250476	497330	587137	716072	845074	999867
按管理类别分						
非营利性	3163796	4186367	4505275	4785769	5041777	5329381
营利性	223641	392234	455886	544811	647098	791103
按医院等级分						
其中：三级医院	1065047	1670000	1878267	2047819	2213718	2359911
二级医院	1601407	1952214	2053896	2196748	2302887	2450707
一级医院	256573	350272	387207	481876	517837	584911
按机构类别分						
综合医院	2449509	3255153	3499924	3721036	3927857	4172353
中医医院	424244	608843	665005	715393	761755	818216
中西医结合医院	35234	58774	67277	78611	89074	99680
民族医院	11811	19176	22768	25408	26484	33460
专科医院	459461	621143	685839	762519	844580	945576
护理院	7178	15512	20348	27613	39125	51199

3-3 基层医疗卫生机构床位数

机构分类	2010	2013	2014	2015	2016	2017
总　　计	**1192242**	**1349908**	**1381197**	**1413842**	**1441940**	**1528528**
按登记注册类型分						
公立	1154463	1310866	1342843	1375150	1403522	1487774
非公立	37779	39042	38354	38692	38418	40754
按主办单位分						
政府办	1125197	1271732	1302817	1335057	1364587	1445721
社会办	37741	46345	47284	48383	47694	51401
个人办	29304	31831	31096	30402	29659	31406
按管理类别分						
非营利性	1183831	1341182	1372550	1406143	1435220	1521785
营利性	8411	8726	8647	7699	6720	6743
按机构类别分						
社区卫生服务中心(站)	168814	194241	195913	200979	202689	218358
社区卫生服务中心	137628	167998	171754	178410	182191	198586
社区卫生服务站	31186	26243	24159	22569	20498	19772
卫生院	1014075	1146079	1176641	1204989	1232623	1303695
街道卫生院	19746	9587	9396	8867	8732	11619
乡镇卫生院	994329	1136492	1167245	1196122	1223891	1292076
门诊部	9233	9245	8306	7716	6474	6308
护理站	120	343	337	158	154	167

3-4 2017年医疗卫生机构万元以上设备台数

机构分类	万元以上设备总价值（万元）	万元以上设备台数			
		合计	50万元以下	50万～99万元	100万元及以上
总　计	**113216735**	**6578025**	**6215772**	**193133**	**169120**
一、医院	93905274	5105212	4800513	155210	149489
综合医院	70230200	3738552	3510565	114424	113563
中医医院	10230202	623670	589591	17601	16478
中西医结合医院	1581354	86728	81045	2888	2795
民族医院	617650	18560	17347	664	549
专科医院	11199523	633037	597449	19536	16052
口腔医院	630270	66634	64891	1114	629
眼科医院	861344	43950	40701	2127	1122
耳鼻喉科医院	93104	5606	5314	170	122
肿瘤医院	2193544	80813	74607	2807	3399
心血管病医院	545246	27484	25972	737	775
胸科医院	250442	13651	12692	472	487
血液病医院	32260	2289	2179	51	59
妇产(科)医院	943401	74514	70836	2039	1639
儿童医院	1016455	62174	58954	1601	1619
精神病医院	1259523	58444	55154	2087	1203
传染病医院	878015	46778	43580	1575	1623
皮肤病医院	86832	6545	6163	224	158
结核病医院	155645	7472	6791	378	303
麻风病医院	3995	349	333	13	3
职业病医院	42031	3241	3033	129	79
骨科医院	444651	21527	19921	886	720
康复医院	468174	40241	38959	725	557
整形外科医院	21563	1214	1100	89	25
美容医院	166183	8178	7493	579	106
其他专科医院	1106845	61933	58776	1733	1424
护理院	46345	4665	4516	97	52
二、基层医疗卫生机构	9342583	719543	698181	15778	5584
社区卫生服务中心(站)	3048186	236558	229915	4838	1805
社区卫生服务中心	2471880	216718	210334	4644	1740
社区卫生服务站	576306	19840	19581	194	65
卫生院	6294324	482948	468229	10940	3779
街道卫生院	124445	4569	4440	91	38
乡镇卫生院	6169879	478379	463789	10849	3741
中心卫生院	2500537	217327	209278	5762	2287
乡卫生院	3669342	261052	254511	5087	1454
护理站	73	37	37		
三、专业公共卫生机构	8937226	686572	654008	20155	12409
疾病预防控制中心	2258482	177611	168774	6749	2088
省属	380765	27759	26170	1046	543
地级市(地区)属	912657	63199	58905	3275	1019
县级市(区)属	475397	41449	39725	1461	263
县属	344288	31815	31102	622	91
其他	145375	13389	12872	345	172

注：本表不包括门诊部、诊所、卫生所、医务室和村卫生室数字。

3-4 续表

机构分类	万元以上设备总价值（万元）	万元以上设备台数			
		合计	50万元以下	50万～99万元	100万元及以上
专科疾病防治院（所、站）	361648	25304	23998	806	500
专科疾病防治院	180323	11649	10899	418	332
传染病防治院	15595	962	911	25	26
结核病防治院	28961	1474	1352	59	63
职业病防治院	67473	4503	4213	176	114
其他	68294	4710	4423	158	129
专科疾病防治所（站、中心）	181325	13655	13099	388	168
口腔病防治所（站、中心）	15537	2817	2774	30	13
精神病防治所（站、中心）	5077	328	307	17	4
皮肤病与性病防治所（中心）	53557	2402	2281	81	40
结核病防治所（站、中心）	51148	3811	3624	133	54
职业病防治所（站、中心）	23575	1651	1561	70	20
地方病防治所（站、中心）	1553	144	139	1	4
血吸虫病防治所（站、中心）	12289	1056	1033	13	10
药物戒毒所（中心）	470	34	31	2	1
其他	18119	1412	1349	41	22
健康教育所（站、中心）	7583	1213	1206	5	2
妇幼保健院（所、站）	4684916	339156	322672	8593	7891
省属	392198	25271	23834	686	751
地级市（地区）属	1613986	109122	103542	2721	2859
县级市（区）属	1460399	111671	106715	2653	2303
县属	1148843	87635	83448	2331	1856
其他	69490	5457	5133	202	122
妇幼保健院	4157498	298948	283840	7719	7389
妇幼保健所	258596	27550	26686	567	297
妇幼保健站	264373	12177	11680	295	202
生殖保健中心	4449	481	466	12	3
急救中心（站）	287315	24834	23784	907	143
采供血机构	996015	65979	61499	2830	1650
卫生监督所（中心）	130611	34033	34033		
省属	16921	3386	3386		
地级市（地区）属	42430	10137	10137		
县级市（区）属	34477	9614	9614		
县属	35364	10500	10500		
其他	1419	396	396		
计划生育技术服务机构	210656	18442	18042	265	135
四、其他机构	1031652	66698	63070	1990	1638
疗养院	127622	7158	6556	334	268
卫生监督检验（监测）机构	948	104	102	1	1
医学科学研究机构	374386	24811	23386	796	629
医学在职培训机构	44850	6392	6283	69	40
临床检验中心（所、站）	177352	12241	11518	343	380
卫生统计信息中心	101517	3658	3513	112	33
其他	204977	12334	11712	335	287

3-5-1　2017年医疗卫生机构房屋建筑面积(平方米)

机构分类	合计	房屋建筑面积	业务用房面积	危房面积	危房%	租房面积
总　计	790943725	728554254	524607277	6620662	1.26	62389471
一、医院	507958346	457303003	376848383	3132660	0.83	50655343
综合医院	360109962	333159345	274658816	2215422	0.81	26950617
中医医院	59862446	55210708	46488063	504562	1.09	4651738
中西医结合医院	8043613	6709087	5637472	43307	0.77	1334526
民族医院	2705759	2601397	2257562	58737	2.60	104362
专科医院	74117002	57668562	46244228	310632	0.67	16448440
口腔医院	3227901	2332558	1980062	944	0.05	895343
眼科医院	4657352	2510570	2068012	9758	0.47	2146782
耳鼻喉科医院	598687	303375	250053			295312
肿瘤医院	6294810	5886090	5005504	13551	0.27	408720
心血管病医院	1939176	1777125	1484849	8882	0.60	162051
胸科医院	761445	707965	586461	11920	2.03	53480
血液病医院	142797	131237	125171	3000	2.40	11560
妇产(科)医院	8571741	5176780	4350954	1280	0.03	3394961
儿童医院	4081791	3799171	3084390	9902	0.32	282620
精神病医院	16009526	14540429	11004340	113989	1.04	1469097
传染病医院	4618280	4575868	3505370	47067	1.34	42412
皮肤病医院	982598	676370	502150	1569	0.31	306228
结核病医院	797867	789796	637278	40484	6.35	8071
麻风病医院	88513	82513	66104	5059	7.65	6000
职业病医院	249439	245044	153351			4395
骨科医院	4311784	3160962	2679074	14118	0.53	1150822
康复医院	6500800	4771343	3829088	2584	0.07	1729457
整形外科医院	303154	179935	121343	403	0.33	123219
美容医院	1475605	607951	507108	300	0.06	867654
其他专科医院	8503736	5413480	4303566	25822	0.60	3090256
护理院	3119564	1953904	1562242			1165660
二、基层医疗卫生机构	221530813	213039003	102036753	2773426	2.72	8491810
社区卫生服务中心(站)	31939067	24904818	21315339	225700	1.06	7034249
社区卫生服务中心	25643981	21112817	18061486	208753	1.16	4531164
社区卫生服务站	6295086	3792001	3253853	16947	0.52	2503085
卫生院	109085593	107638467	80702424	2547491	3.16	1447126
街道卫生院	866463	808662	672837	34718	5.16	57801
乡镇卫生院	108219130	106829805	80029587	2512773	3.14	1389325
中心卫生院	48173221	47691973	35009674	1132142	3.23	481248
乡卫生院	60045909	59137832	45019913	1380631	3.07	908077
村卫生室	52018001	52018001				
门诊部	9031662	9031662				
综合门诊部	4839335	4839335				
中医门诊部	932378	932378				
中西医结合门诊部	164186	164186				
民族医门诊部	7087	7087				
专科门诊部	3088676	3088676				
诊所、卫生所、医务室、护理站	19456490	19446055	18990	235	1.24	10435
诊所	15342950	15342950				
卫生所、医务室	4063087	4063087				
护理站	50453	40018	18990	235	1.24	10435

3-5-1 续表

机构分类	合计	房屋建筑面积	业务用房面积	危房面积	危房%	租房面积
三、专业公共卫生机构	51962454	49644986	39924381	630293	1.58	2317468
疾病预防控制中心	14056661	13775536	10596408	182881	1.73	281125
省属	950964	943400	564104	17546	3.11	7564
地级市(地区)属	3826083	3735291	2773732	34020	1.23	90792
县级市(区)属	4066711	3943726	3125209	44182	1.41	122985
县属	4615070	4568427	3684257	84365	2.29	46643
其他	597833	584692	449106	2768	0.62	13141
专科疾病防治院(所、站)	3329846	3153189	2484787	69615	2.80	176657
专科疾病防治院	1377072	1328307	1086101	18912	1.74	48765
传染病防治院	97257	96862	74270	600	0.81	395
结核病防治院	165266	161641	120499	13783	11.44	3625
职业病防治院	530647	529407	443548			1240
其他	583902	540397	447784	4529	1.01	43505
专科疾病防治所(站、中心)	1952774	1824882	1398686	50703	3.63	127892
口腔病防治所(站、中心)	75715	48227	42162	363	0.86	27488
精神病防治所(站、中心)	97052	96152	83119	410	0.49	900
皮肤病与性病防治所(中心)	472764	442967	335712	15106	4.50	29797
结核病防治所(站、中心)	448345	416610	347255	7008	2.02	31735
职业病防治所(站、中心)	132615	122214	89422	1700	1.90	10401
地方病防治所(站、中心)	46459	44329	36173	460	1.27	2130
血吸虫病防治所(站、中心)	452361	443914	310859	21970	7.07	8447
药物戒毒所(中心)	71565	70065	46594			1500
其他	155898	140404	107390	3686	3.43	15494
健康教育所(站、中心)	119803	108574	85516	186	0.22	11229
妇幼保健院(所、站)	22930219	21888899	18160499	287835	1.58	1041320
省属	1253210	1237930	1146027	28		15280
地级市(地区)属	6925121	6571140	5124279	49760	0.97	353981
县级市(区)属	7072540	6585576	5623220	87143	1.55	486964
县属	7180064	7013962	5892214	148254	2.52	166102
其他	499284	480291	374759	2650	0.71	18993
妇幼保健院	20247171	19327636	16142682	244700	1.52	919535
妇幼保健所	1416997	1356691	1182716	17724	1.50	60306
妇幼保健站	1222613	1167094	801861	25411	3.17	55519
生殖保健中心	43438	37478	33240			5960
急救中心(站)	969465	905180	824410	4230	0.51	64285
采供血机构	2472801	2406734	1819491	17554	0.96	66067
卫生监督所(中心)	3487560	2953591	2467752	18989	0.77	533969
省属	149424	121393	88654	2983	3.36	28031
地级市(地区)属	767699	565500	472674	3401	0.72	202199
县级市(区)属	1189763	1006393	842954	4183	0.50	183370
县属	1363780	1250852	1055258	8422	0.80	112928
其他	16894	9453	8212			7441
计划生育技术服务机构	4596099	4453283	3485518	49003	1.41	142816
四、其他医疗卫生机构	9492112	8567262	5797760	84283	1.45	924850
疗养院	2888298	2796512	1738662	7991	0.46	91786
卫生监督检验(监测)机构	19369	10229	8833			9140
医学科学研究机构	1138682	1061190	865526	45288	5.23	77492
医学在职培训机构	2356430	2279682	1674478	10222	0.61	76748
临床检验中心(所、站)	783393	371809	230610	1593	0.69	411584
卫生统计信息中心	43542	27297	24510			16245
其他	2262398	2020543	1255141	19189	1.53	241855

3-5-2　2017年政府办医疗卫生机构房屋建筑面积(平方米)

机构分类	合计	房屋建筑面积	业务用房	危房%	租房面积	每床占用业务用房面积
总　计	537597047	522338582	416879202	1.49	15258465	66.10
医院	345169808	336969506	278527702	1.01	8200302	66.30
综合医院	252537721	246939105	203591372	0.97	5598616	70.50
中医医院	50253951	48961110	41452322	1.19	1292841	58.90
中西医结合医院	4661010	4468977	3864522	1.09	192033	62.80
民族医院	2357605	2315239	2012187	2.24	42366	72.30
专科医院	35207517	34135319	27470650	0.96	1072198	53.30
护理院	152004	149756	136649		2248	44.60
基层医疗卫生机构	135479059	130970614	95345836	2.86	4508445	63.70
其中：社区卫生服务中心(站)	21166793	18071843	15426078	1.25	3094950	79.90
社区卫生服务中心	19775560	17072657	14601708	1.27	2702903	81.00
社区卫生服务站	1391233	999186	824370	0.99	392047	41.10
卫生院	108053707	106640212	79919758	3.17	1413495	61.80
街道卫生院	816119	763718	632772	5.23	52401	58.00
乡镇卫生院	107237588	105876494	79286986	3.15	1361094	61.80
门诊部	184781	184781				
专业公共卫生机构	49968589	47752279	38460418	1.61	2216310	75.80
其中：专科疾病防治院(所、站)	2964168	2817646	2208190	3.14	146522	50.40
专科疾病防治院	1168116	1123196	902321	2.10	44920	50.60
专科疾病防治所(中心)	1796052	1694450	1305869	3.87	101602	50.20
妇幼保健院(所、站)	22577204	21554876	17917671	1.59	1022328	79.90
内：妇幼保健院	19937622	19034503	15934525	1.53	903119	79.40
妇幼保健所(站)	2606509	2491500	1958511	2.15	115009	87.20
急救中心(站)	928248	873923	796358	0.53	54325	91.20
其他医疗卫生机构	6979591	6646183	4545246	1.24	333408	53.80
其中：疗养院	1696048	1655839	1008451	0.79	40209	53.80
临床检验中心(所、站)	26516	26316	19584		200	

四、卫生经费

简要说明

一、本章主要介绍全国及31个省、自治区、直辖市卫生经费情况，包括卫生总费用、医疗卫生机构资产与负债、年收入与支出、门诊和住院病人人均医药费用等。

二、卫生总费用系核算数。其他卫生经费数据主要来源于卫生资源统计年报，城乡居民医疗保障支出摘自《中国统计年鉴》。

三、非营利性医院各项指标的统计口径和解释与2010年印发的《医院会计制度》一致；营利性医院与《企业会计制度》一致；基层医疗卫生机构与2010年印发的《基层医疗卫生机构会计制度》一致；其他医疗卫生机构与《事业单位会计制度》一致。

四、统计口径调整

1. 2007年起，卫生总费用按新的统计口径核算。

2. 本章涉及医疗卫生机构的口径变动和指标解释与“医疗卫生机构”章一致。

主要指标解释

卫生总费用 指一个国家或地区在一定时期内，为开展卫生服务活动从全社会筹集的卫生资源的货币总额，按来源法核算。它反映一定经济条件下，政府、社会和居民个人对卫生保健的重视程度和费用负担水平，以及卫生筹资模式的主要特征和卫生筹资的公平性合理性。

政府卫生支出 指各级政府用于医疗卫生服务、医疗保障补助、卫生和医疗保障行政管理、人口与计划生育事务性支出等各项事业的经费。

社会卫生支出 指政府支出外的社会各界对卫生事业的资金投入。包括社会医疗保障支出、商业健康保险费、社会办医支出、社会捐赠援助、行政事业性收费收入等。

个人现金卫生支出 指城乡居民在接受各类医疗卫生服务时的现金支付，包括享受各种医疗保险制度的居民就医时自付的费用。可分为城镇居民、农村居民个人现金卫生支出，反映城乡居民医疗卫生费用的负担程度。

当年价格 即报告期当年的实际价格，是指用“当年价格”计算的一些以货币表现的物量指标，如国内生产总值、卫生总费用等。在计算增长速度时，一般都使用“可比价格”来消除价格变动的因素，真实地反映经济发展动态。“不变价格”（也叫固定价格）是用某一时期同类产品的平均价格作为固定价格来计算各个时期的产品价值，目的是为了消除各时期价格变动的影响，保证前后时期之间指标的可比性。

人均卫生费用 即某年卫生总费用与同期平均人口数之比。

卫生总费用占GDP% 指某年卫生总费用与同期国内生产总值（GDP）之比，是用来反映一定时期国家对卫生事业的资金投入力度，以及政府和全社会对卫生对居民健康的重视程度。

总资产 包括流动资产、非流动资产。

负债 包括流动负债、非流动负债。

平均每床固定资产 即固定资产/床位数。

总收入 指单位为开展业务及其他活动依法取得的非偿还性资金。总收入包括医疗收入、财政补助收入、科教项目收入/上级补助收入、其他收入。

财政补助收入 指单位从主管部门或主办单位取得的财政性事业经费（包括定额和定项补助）。

业务收入 包括医疗收入和其他收入。

医疗收入 指医疗卫生机构在开展医疗服务活动中取得的收入。包括挂号收入、床位收入、诊察收入、检查收入、化验收入、治疗收入、手术收入、卫生材料收入、药品收入、药事服务费收入、护理收入和其他收入。

总费用/支出 指单位在开展业务及其他活动中发生的资金耗费和损失。包括医疗业务成本/医疗卫生支出、财政项目补助支出/财政基建设备补助支出、科教项目支出、管理费用和其他支出。

业务支出 医院"业务支出"包括医疗业务成本、管理费用和其他支出。基层医疗卫生机构"业务支出"包括医疗卫生支出和其他支出。

医疗业务成本/医疗卫生支出 指医疗卫生机构开展医疗服务及其辅助活动发生的各项费用，包括人员经费、耗用的药品及卫生材料费、固定资产折旧费、无形资产摊销费、提取医疗风险基金和其他费用。

人员经费支出 包括人员的基本工资、绩效工资、津贴、社会保险缴费等，但不包括对个人家庭的补助支出。基本工资指事业单位工作人员的岗位工资和薪级工资。

门诊病人次均医药费用 又称每诊疗人次医药费用、次均门诊费用。即医疗门诊收入/总诊疗人次数。

住院病人人均医药费用 又称出院者人均医药费用、人均住院费用。即医疗住院收入/出院人数。

住院病人日均医药费 即医疗住院收入/出院者占用总床日数。

每一职工年业务收入 即年业务收入/年平均职工数。

每一医师年业务收入 即年业务收入/年平均医师数。

4-1-1 卫生总费用

年份	卫生总费用(亿元)				卫生总费用构成(%)			城乡卫生费用(亿元)		人均卫生费用(元)			卫生总费用占GDP%
	合计	政府卫生支出	社会卫生支出	个人卫生支出	政府卫生支出	社会卫生支出	个人卫生支出	城市	农村	合计	城市	农村	
1980	143.23	51.91	60.97	30.35	36.24	42.57	21.19			14.5			3.15
1985	279.00	107.65	91.96	79.39	38.58	32.96	28.46			26.4			3.09
1986	315.90	122.23	110.35	83.32	38.69	34.93	26.38			29.4			3.06
1987	379.58	127.28	137.25	115.05	33.53	36.16	30.31			34.7			3.14
1988	488.04	145.39	189.99	152.66	29.79	38.93	31.28			44.0			3.23
1989	615.50	167.83	237.84	209.83	27.27	38.64	34.09			54.6			3.60
1990	747.39	187.28	293.10	267.01	25.06	39.22	35.73	396.00	351.39	65.4	158.8	38.8	3.96
1991	893.49	204.05	354.41	335.03	22.84	39.67	37.50	482.60	410.89	77.1	187.6	45.1	4.06
1992	1096.86	228.61	431.55	436.70	20.84	39.34	39.81	597.30	499.56	93.6	222.0	54.7	4.03
1993	1377.78	272.06	524.75	580.97	19.75	38.09	42.17	760.30	617.48	116.3	268.6	67.6	3.86
1994	1761.24	342.28	644.91	774.05	19.43	36.62	43.95	991.50	769.74	146.9	332.6	86.3	3.62
1995	2155.13	387.34	767.81	999.98	17.97	35.63	46.40	1239.50	915.63	177.9	401.3	112.9	3.51
1996	2709.42	461.61	875.66	1372.15	17.04	32.32	50.64	1494.90	1214.52	221.4	467.4	150.7	3.77
1997	3196.71	523.56	984.06	1689.09	16.38	30.78	52.84	1771.40	1425.31	258.6	537.8	177.9	4.01
1998	3678.72	590.06	1071.03	2017.63	16.04	29.11	54.85	1906.92	1771.8	294.9	625.9	194.6	4.32
1999	4047.50	640.96	1145.99	2260.55	15.84	28.31	55.85	2193.12	1854.38	321.8	702.0	203.2	4.47
2000	4586.63	709.52	1171.94	2705.17	15.47	25.55	58.98	2624.24	1962.39	361.9	813.7	214.7	4.57
2001	5025.93	800.61	1211.43	3013.89	15.93	24.10	59.97	2792.95	2232.98	393.8	841.2	244.8	4.53
2002	5790.03	908.51	1539.38	3342.14	15.69	26.59	57.72	3448.24	2341.79	450.7	987.1	259.3	4.76
2003	6584.10	1116.94	1788.50	3678.66	16.96	27.16	55.87	4150.32	2433.78	509.5	1108.9	274.7	4.79
2004	7590.29	1293.58	2225.35	4071.35	17.04	29.32	53.64	4939.21	2651.08	583.9	1261.9	301.6	4.69
2005	8659.91	1552.53	2586.41	4520.98	17.93	29.87	52.21	6305.57	2354.34	662.3	1126.4	315.8	4.62
2006	9843.34	1778.86	3210.92	4853.56	18.07	32.62	49.31	7174.73	2668.61	748.8	1248.3	361.9	4.49
2007	11573.97	2581.58	3893.72	5098.66	22.31	33.64	44.05	8968.70	2605.27	876.0	1516.3	358.1	4.28
2008	14535.40	3593.94	5065.60	5875.86	24.73	34.85	40.42	11251.90	3283.50	1094.5	1861.8	455.2	4.55
2009	17541.92	4816.26	6154.49	6571.16	27.46	35.08	37.46	13535.61	4006.31	1314.3	2176.6	562.0	5.03
2010	19980.39	5732.49	7196.61	7051.29	28.69	36.02	35.29	15508.62	4471.77	1490.1	2315.5	666.3	4.84
2011	24345.91	7464.18	8416.45	8465.28	30.66	34.57	34.80	18571.87	5774.04	1807.0	2697.5	879.4	4.98
2012	28119.00	8431.98	10030.70	9656.32	29.99	35.67	34.34	21280.46	6838.54	2076.7	2999.3	1064.8	5.20
2013	31668.95	9545.81	11393.79	10729.34	30.10	36.00	33.90	23644.95	8024	2327.4	3234.1	1274.4	5.32
2014	35312.40	10579.23	13437.75	11295.41	29.96	38.05	31.99	26575.60	8736.80	2581.7	2581.7	3558.3	5.48
2015	40974.64	12475.28	16506.71	11992.65	30.45	40.29	29.27			2980.8			5.95
2016	46344.88	13910.31	19096.68	13337.90	30.01	41.21	28.78			3351.7			6.23
2017	52598.28	15205.87	22258.81	15133.60	28.91	42.32	28.77			3783.8			6.36

注：①本表系核算数，2017年为初步核算数；②按当年价格计算；③2001年起卫生总费用不含高等医学教育经费，2006年起包括城乡医疗救助经费。

4-1-2　2016年各地区卫生总费用

地区	卫生总费用(亿元)				卫生总费用构成(%)			卫生总费用占GDP%	人均卫生总费用(元)
	合计	政府卫生支出	社会卫生支出	个人卫生支出	政府卫生支出	社会卫生支出	个人卫生支出		
全　国	46344.88	13910.31	19096.68	13337.90	30.01	41.21	28.78	6.23	3351.74
北　京	2048.99	467.99	1247.23	333.76	22.84	60.87	16.29	7.98	9429.73
天　津	827.02	211.76	361.64	253.62	25.60	43.73	30.67	4.62	5294.21
河　北	2024.82	567.79	720.65	736.38	28.04	35.59	36.37	6.31	2710.58
山　西	975.76	309.73	363.03	303.00	31.74	37.20	31.05	7.48	2650.33
内　蒙	907.16	303.94	299.70	303.52	33.50	33.04	33.46	5.00	3599.67
辽　宁	1484.46	316.59	626.64	541.24	21.33	42.21	36.46	6.67	3390.89
吉　林	956.89	280.02	352.48	324.39	29.26	36.84	33.90	6.47	3501.19
黑龙江	1190.45	287.45	486.94	416.06	24.15	40.90	34.95	7.74	3133.43
上　海	1838.00	430.73	1061.73	345.53	23.43	57.77	18.80	6.52	7595.98
江　苏	3359.58	753.25	1754.96	851.37	22.42	52.24	25.34	4.34	4200.21
浙　江	2573.55	557.81	1295.37	720.36	21.67	50.33	27.99	5.45	4603.84
安　徽	1643.29	550.55	597.92	494.82	33.50	36.39	30.11	6.73	2652.17
福　建	1250.07	388.46	547.97	313.64	31.08	43.84	25.09	4.34	3226.83
江　西	1090.56	468.18	325.37	297.02	42.93	29.84	27.24	5.90	2374.79
山　东	3354.70	813.19	1536.92	1004.59	24.24	45.81	29.95	4.93	3372.70
河　南	2472.63	794.42	859.06	819.15	32.13	34.74	33.13	6.11	2594.03
湖　北	1924.72	611.23	669.42	644.07	31.76	34.78	33.46	5.89	3270.56
湖　南	1924.47	560.26	743.41	620.80	29.11	38.63	32.26	6.10	2820.97
广　东	4193.33	1158.66	2009.16	1025.50	27.63	47.91	24.46	5.19	3812.46
广　西	1237.09	475.69	437.50	323.90	38.45	35.37	26.18	6.75	2557.03
海　南	303.28	116.54	118.75	67.99	38.43	39.16	22.42	7.48	3306.78
重　庆	1064.57	339.75	411.82	312.99	31.91	38.68	29.40	6.00	3492.19
四　川	2675.77	784.42	1111.62	779.72	29.32	41.54	29.14	8.12	3238.64
贵　州	878.93	403.29	270.34	205.30	45.88	30.76	23.36	7.46	2472.37
云　南	1313.85	473.34	463.17	377.35	36.03	35.25	28.72	8.88	2754.12
西　藏	124.98	85.54	32.60	6.83	68.45	26.09	5.46	10.85	3780.94
陕　西	1348.15	391.70	527.58	428.87	29.05	39.13	31.81	6.95	3535.66
甘　肃	754.06	283.95	250.60	219.51	37.66	33.23	29.11	10.47	2889.18
青　海	239.75	111.83	61.95	65.98	46.64	25.84	27.52	9.32	4043.05
宁　夏	251.77	85.59	93.10	73.09	33.99	36.98	29.03	7.95	3730.50
新　疆	962.32	299.05	415.58	247.70	31.08	43.18	25.74	9.97	4012.89

4-1-3　政府卫生支出

年份	政府卫生支出(亿元)				
	合计	医疗卫生服务支出	医疗保障支　出	行政管理事务支出	人口与计划生育事务支出
1990	187.28	122.86	44.34	4.55	15.53
1991	204.05	132.38	50.41	5.15	16.11
1992	228.61	144.77	58.10	6.37	19.37
1993	272.06	164.81	76.33	8.04	22.89
1994	342.28	212.85	92.02	10.94	26.47
1995	387.34	230.05	112.29	13.09	31.91
1996	461.61	272.18	135.99	15.61	37.83
1997	523.56	302.51	159.77	17.06	44.23
1998	590.06	343.03	176.75	19.90	50.38
1999	640.96	368.44	191.27	22.89	58.36
2000	709.52	407.21	211.00	26.81	64.50
2001	800.61	450.11	235.75	32.96	81.79
2002	908.51	497.41	251.66	44.69	114.75
2003	1116.94	603.02	320.54	51.57	141.82
2004	1293.58	679.72	371.60	60.90	181.36
2005	1552.53	805.52	453.31	72.53	221.18
2006	1778.86	834.82	602.53	84.59	256.92
2007	2581.58	1153.30	957.02	123.95	347.32
2008	3593.94	1397.23	1577.10	194.32	425.29
2009	4816.26	2081.09	2001.51	217.88	515.78
2010	5732.49	2565.60	2331.12	247.83	587.94
2011	7464.18	3125.16	3360.78	283.86	694.38
2012	8431.98	3506.70	3789.14	323.29	812.85
2013	9545.81	3838.93	4428.82	373.15	904.92
2014	10579.23	4288.70	4958.53	436.95	895.05
2015	12475.28	5191.25	5822.99	625.94	835.10
2016	13910.31	5867.38	6497.20	804.31	741.42
2017	15205.87	6550.45	7007.51	933.82	714.10

注：①本表按当年价格计算；②2017年为初步核算数；③政府卫生支出是指各级政府用于医疗卫生服务、医疗保障补助、卫生和医疗保险行政管理事务、人口与计划生育事务支出等各项事业的经费。

4-1-4　政府卫生支出所占比重

年份	政府卫生支出（亿元）	占财政支出比重（%）	占卫生总费用比重（%）	占国内生产总值比重（%）
1990	187.28	6.07	25.06	1.00
1991	204.05	6.03	22.84	0.93
1992	228.61	6.11	20.84	0.84
1993	272.06	5.86	19.75	0.76
1994	342.28	5.91	19.43	0.70
1995	387.34	5.68	17.97	0.63
1996	461.61	5.82	17.04	0.64
1997	523.56	5.67	16.38	0.66
1998	590.06	5.46	16.04	0.69
1999	640.96	4.86	15.84	0.71
2000	709.52	4.47	15.47	0.71
2001	800.61	4.24	15.93	0.72
2002	908.51	4.12	15.69	0.75
2003	1116.94	4.53	16.96	0.81
2004	1293.58	4.54	17.04	0.80
2005	1552.53	4.58	17.93	0.83
2006	1778.86	4.40	18.07	0.81
2007	2581.58	5.19	22.31	0.96
2008	3593.94	5.74	24.73	1.12
2009	4816.26	6.31	27.46	1.38
2010	5732.49	6.38	28.69	1.39
2011	7464.18	6.83	30.66	1.53
2012	8431.98	6.69	29.99	1.56
2013	9545.81	6.83	30.14	1.60
2014	10579.23	6.97	29.96	1.64
2015	12475.28	7.09	30.45	1.81
2016	13910.31	7.41	30.01	1.87
2017	15205.87	7.48	28.91	1.84

注：①本表按当年价格计算；②2017年为初步测算数。

4-1-5 城乡居民医疗保健支出

年份 地区	城镇居民			农村居民		
	人均年消费支出(元)	人均医疗保健支出(元)	医疗保健支出占消费性支出%	人均年消费支出(元)	人均医疗保健支出(元)	医疗保健支出占消费性支出%
2000	4998.0	318.1	6.4	1670.1	87.6	5.2
2005	7942.9	600.9	7.6	2555.4	168.1	6.6
2010	13471.5	871.8	6.5	4381.8	326.0	7.4
2011	15160.9	969.0	6.4	5221.1	436.8	8.4
2012	16674.3	1063.7	6.4	5908.0	513.8	8.7
2013	18487.5	1136.1	6.1	7485.1	668.2	8.9
2014	19968.1	1305.6	6.5	8382.6	753.9	9.0
2015	21392.4	1443.4	6.7	9222.6	846.0	9.2
2016	23078.9	1630.8	7.1	10129.8	929.2	9.2
2017	24445.0	1777.4	7.3	10954.5	1058.7	9.7
北 京	38255.5	2629.8	6.9	17329.0	1347.0	7.8
天 津	28344.6	2172.2	7.7	15912.1	1334.5	8.4
河 北	19105.9	1549.9	8.1	9798.3	928.2	9.5
山 西	16992.8	1651.6	9.7	8028.8	769.6	9.6
内蒙古	22744.5	1840.2	8.1	11462.6	1187.7	10.4
辽 宁	24995.9	2313.6	9.3	9953.1	1139.2	11.4
吉 林	19166.4	2059.2	10.7	9521.4	1230.5	12.9
黑龙江	18145.2	2007.5	11.1	9423.8	1269.9	13.5
上 海	39856.8	2839.9	7.1	17070.8	1707.1	10.0
江 苏	26432.9	1624.5	6.1	14428.2	1148.0	8.0
浙 江	30067.7	1691.9	5.6	17358.9	1173.2	6.8
安 徽	19606.2	1269.3	6.5	10287.3	931.9	9.1
福 建	25005.5	1178.5	4.7	12910.8	866.9	6.7
江 西	17695.6	887.4	5.0	9128.3	650.0	7.1
山 东	21495.3	1610.0	7.5	9518.9	1027.3	10.8
河 南	18087.8	1524.5	8.4	8586.6	797.8	9.3
湖 北	20040.0	1792.0	8.9	10938.3	1213.5	11.1
湖 南	21420.0	1362.6	6.4	10629.9	986.5	9.3
广 东	28613.3	1304.5	4.6	12414.8	803.9	6.5
广 西	17268.5	1065.9	6.2	8351.2	781.8	9.4
海 南	19015.5	1399.8	7.4	8921.2	593.0	6.6
重 庆	21030.9	1700.0	8.1	9954.4	852.3	8.6
四 川	20659.8	1423.4	6.9	10191.6	972.5	9.5
贵 州	19201.7	1050.1	5.5	7533.3	527.8	7.0
云 南	18622.4	1526.7	8.2	7330.5	620.1	8.5
西 藏	19440.5	585.3	3.0	6070.3	152.6	2.5
陕 西	19368.9	2016.7	10.4	8567.7	1044.1	12.2
甘 肃	19539.2	1583.4	8.1	7487.0	821.3	11.0
青 海	20853.2	1750.4	8.4	9222.2	1278.8	13.9
宁 夏	20364.2	1874.0	9.2	9138.4	1040.6	11.4
新 疆	21228.5	1934.8	9.1	8277.0	846.8	10.2

注：①本表按当年价格计算；②分地区系2016年数字。

4-2-1　2017年各类医疗卫生机构资产与负债

机构分类	总资产(万元)			负债(万元)	净资产(万元)
	合计	流动资产	非流动资产		
总　计	433606141	185429826	238071237	188658330	234843702
一、医院	344156333	154249608	189906725	168036118	176120215
综合医院	250815964	110961824	139854140	125290773	125525191
中医医院	40397502	18386853	22010648	21131925	19265577
中西医结合医院	5675360	2685520	2989840	2962596	2712765
民族医院	1483174	513092	970082	484509	998666
专科医院	45359377	21513559	23845818	17894402	27464975
口腔医院	2595996	1439481	1156515	730636	1865360
眼科医院	2769704	1429339	1340365	1093473	1676231
耳鼻喉科医院	354401	154173	200229	151740	202661
肿瘤医院	8038731	4306870	3731861	3264023	4774709
心血管病医院	1899207	897503	1001705	1058977	840230
胸科医院	710130	341275	368855	345422	364708
血液病医院	150069	99359	50711	70130	79939
妇产(科)医院	4505839	2089226	2416613	1902902	2602937
儿童医院	4025408	1810250	2215158	1431716	2593692
精神病医院	7724612	3366099	4358514	1833630	5890982
传染病医院	2816618	1117532	1699085	1237458	1579159
皮肤病医院	509974	286181	223793	194341	315634
结核病医院	583591	287647	295943	168005	415586
麻风病医院	28363	9290	19073	6687	21676
职业病医院	167197	91115	76082	59901	107296
骨科医院	1601766	701115	900652	889877	711889
康复医院	1756936	690087	1066849	859431	897506
整形外科医院	166980	83812	83168	62151	104830
美容医院	855154	420790	434364	575818	279337
其他专科医院	4098700	1892417	2206283	1958085	2140615
护理院	424956	188758	236198	271914	153043
二、基层医疗卫生机构	52593802	17235227	25254529	11558731	30931025
社区卫生服务中心(站)	12197242	5849756	6347486	3723475	8473767
社区卫生服务中心	10510881	5146180	5364701	3223159	7287722
社区卫生服务站	1686361	703576	982785	500316	1186045
卫生院	30225601	11324656	18900945	7765065	22460536
街道卫生院	271929	126844	145085	82117	189812
乡镇卫生院	29953672	11197812	18755860	7682948	22270724
中心卫生院	13653178	4977015	8676163	3523221	10129957
乡卫生院	16300494	6220798	10079696	4159727	12140767
护理站	66913	60815	6099	70192	-3278
三、专业公共卫生机构	31317230	11496179	19820020	7091698	24225469
疾病预防控制中心	7675399	2620247	5055152	1350955	6324444
省属	1233120	506297	726822	156337	1076783
地级市(地区)属	2369303	619205	1750099	305915	2063388
县级市(区)属	1978856	731751	1247105	486280	1492575
县属	1666060	624350	1041710	358315	1307745
其他	428060	138644	289417	44108	383952

注：①本表不含门诊部、诊所(医务室)和村卫生室数字；②统计范围：医疗卫生机构15.2万个。

4-2-1 续表

机构分类	总资产(万元)			负债(万元)	净资产(万元)
	合计	流动资产	非流动资产		
专科疾病防治院(所、站)	1518263	616587	900644	432800	1085400
专科疾病防治院	704412	293159	411253	239762	464650
传染病防治院	32390	14092	18298	24312	8078
结核病防治院	93757	33275	60482	30587	63170
职业病防治院	282350	116543	165807	114999	167351
其他	295915	129249	166666	69863	226052
专科疾病防治所(站、中心)	813851	323428	489391	193038	620750
口腔病防治所(站、中心)	159501	56398	103103	13905	145597
精神病防治所(站、中心)	77450	19668	57783	46700	30751
皮肤病与性病防治所(中心)	179827	85485	94342	42336	137491
结核病防治所(站、中心)	158280	64549	92700	42927	115291
职业病防治所(站、中心)	52261	21314	30947	5841	46420
地方病防治所(站、中心)	9077	4043	5034	1634	7443
血吸虫病防治所(站、中心)	85094	35641	49453	19313	65781
药物戒毒所(中心)	14883	1129	13754	596	14288
其他	77477	35201	42275	19788	57689
健康教育所(站、中心)	41505	16002	25503	6602	34904
妇幼保健院(所、站)	16776818	6855495	9921323	4644072	12132746
省属	2039515	1085518	953996	425706	1613808
地级市(地区)属	5560452	2244654	3315798	1659505	3900947
县级市(区)属	4567541	1843458	2724083	1279576	3287966
县属	4304942	1537573	2767369	1133733	3171209
其他	304369	144292	160077	145552	158817
妇幼保健院	15309346	6382808	8926538	4369699	10939647
妇幼保健所	715093	237532	477561	96455	618638
妇幼保健站	741258	230496	510762	176168	565090
生殖保健中心	11122	4659	6463	1750	9371
急救中心(站)	633369	103891	529478	78725	554644
采供血机构	2746226	843027	1903199	366601	2379626
卫生监督所(中心)	936327	191675	744651	94016	842311
省属	91108	23945	67163	5029	86079
地级市(地区)属	234624	47443	187181	18135	216488
县级市(区)属	288062	68120	219942	36623	251440
县属	317304	50756	266549	33769	283535
其他	5229	1412	3817	460	4769
计划生育技术服务机构	989323	249254	740070	117928	871396
四、其他医疗卫生机构	5538775	2448813	3089963	1971783	3566993
疗养院	877106	300421	576685	198203	678903
卫生监督检验(监测)机构	18175	7468	10707	5369	12806
医学科学研究机构	1377129	643624	733505	393697	983431
医学在职培训机构	506362	143371	362991	72612	433750
临床检验中心(所、站)	1673569	907596	765973	1037327	636242
卫生统计信息中心	175972	86245	89727	51381	124591
其他	910463	360089	550374	213194	697268

4-2-2 2017年医疗卫生机构资产与负债(按登记注册类型/主办单位/地区分)

	总资产(万元)			负债 (万元)	净资产 (万元)
	合计	流动资产	非流动资产		
总　　计	**433606141**	**185429826**	**238071237**	**188658330**	**234843702**
按登记注册类型分					
公立	371046952	162891151	207385158	156235737	214041541
其中：国有	356047210	156668864	198960066	151823343	203806556
非公立	62559189	22538675	30686079	32422593	20802161
其中：私营	36083976	11265446	17116947	16260560	12121833
按主办单位分					
政府办	353499352	155406829	198020650	148003373	205425075
其中：卫生健康部门	344105908	151897781	192202004	145266604	198834150
社会办	42222125	17787050	22621977	23737722	16671305
个人办	37884663	12235947	17428609	16917235	12747322
按地区分					
东　部	206675591	89783883	110695686	86835144	113644425
中　部	118176580	50373974	65556635	57038406	58893173
西　部	108753970	45271969	61818915	44784780	62306104
北　京	19437191	9841715	8883591	7673118	11052189
天　津	6962317	3663050	3244450	2857295	4050205
河　北	20101637	7709596	10868059	8880971	9696683
山　西	9287675	3201921	6053046	3628182	5626784
内蒙古	8234659	3168499	4927814	3930046	4166267
辽　宁	12580187	5766924	6728453	6884608	5610769
吉　林	8108854	3525720	4524790	3688261	4362249
黑龙江	10737020	3966495	6238774	5310427	4895811
上　海	14010367	6196445	7813921	4049251	9961116
江　苏	30383633	12965112	17186262	14064718	16086656
浙　江	24795078	10559172	13765638	10091687	14233123
安　徽	15803623	7076552	8428480	7246462	8258571
福　建	11382283	4720287	6092674	3581865	7231096
江　西	10710211	4921140	5735985	4567260	6089865
山　东	31038734	13116020	16628722	14571826	15172916
河　南	25197904	11567262	13446936	14012232	11001966
湖　北	20095778	8639427	10616580	8789999	10466009
湖　南	18235515	7475457	10512045	9795582	8191920
广　东	32134368	14141416	17583724	12634514	19090626
广　西	11526875	4536423	6950754	4872877	6614300
海　南	3849798	1104146	1900191	1545290	1459047
重　庆	9968770	4023789	5852230	4214159	5661859
四　川	24589898	11786100	12090609	9138377	14738332
贵　州	9824209	4288191	5514586	4953910	4848867
云　南	12540997	5146405	7325507	5150185	7321726
西　藏	966184	293070	598285	162935	728421
陕　西	11190733	4512698	6574735	4803992	6283440
甘　肃	7100027	2642723	4316591	2574563	4384751
青　海	2320529	805826	1419889	728080	1497636
宁　夏	2188672	770153	1388802	1103107	1055848
新　疆	8302417	3298092	4859115	3152549	5004658

注：本表不含门诊部、诊所（医务室）和村卫生室数字。

4-2-3　2017年政府办医疗卫生机构资产与负债

机构分类	总资产(万元)			负债(万元)	净资产(万元)	平均每床固定资产(万元)
	合计	流动资产	非流动资产			
总　计	**353499352**	**155406829**	**198021682**	**148003373**	**205425075**	**21.9**
医院	280751291	127291923	153459368	130205923	150545368	24.5
综合医院	207493781	93190218	114303563	99187698	108306083	26.8
中医医院	37042640	16838112	20204527	19230593	17812047	18.0
中西医结合医院	4134493	2007242	2127251	1794448	2340045	21.8
民族医院	1324740	444482	880258	404626	920115	20.8
专科医院	30701739	14793300	15908440	9576713	21125027	21.5
护理院	53897	18568	35329	11845	42053	7.6
基层医疗卫生机构	39229546	15680960	23477745	10350901	28807804	13.2
其中：社区卫生服务中心(站)	9250296	4466121	4784175	2671879	6578416	20.3
社区卫生服务中心	9077285	4387973	4689312	2629622	6447662	20.5
社区卫生服务站	173011	78148	94863	42257	130754	10.9
卫生院	29908409	11214839	18693570	7679022	22229387	12.4
街道卫生院	260299	121383	138916	80310	179990	9.8
乡镇卫生院	29648110	11093456	18554654	7598712	22049398	12.4
专业公共卫生机构	30431515	11213367	19218148	6807725	23623728	26.2
其中：疾病预防控制中心	7540531	2573908	4966622	1334366	6206164	
专科疾病防治院(所、站)	1264761	559504	705257	346202	918497	11.5
专科疾病防治院	606625	261488	345137	202426	404199	12.9
专科疾病防治所(中心)	658136	298017	360120	143775	514298	10.3
妇幼保健院(所、站)	16562581	6756921	9805660	4522848	12039733	28.3
内：妇幼保健院	15112780	6289376	8823405	4250758	10862023	27.9
妇幼保健所(站)	1440730	463278	977451	270662	1170067	37.1
急救中心(站)	613910	100500	513409	76496	537414	101.9
其他医疗卫生机构	3087000	1220580	1866420	638825	2448175	12.9
其中：疗养院	577907	214221	363686	100504	477402	12.9
临床检验中心(所、站)	53344	25907	27437	11671	41674	

注：本表不含门诊部、诊所（医务室）和村卫生室数字。

4-3-1 2017年各类医疗卫生机构收入与支出

机构分类	总收入(万元)	财政补助收入	医疗收入/事业收入	总费用/总支出(万元)	医疗业务成本/医疗卫生支出/事业支出	财政项目补助支出	总支出中：人员经费(万元)
总　计	**369753203**	**54322510**	**301531640**	**357890056**	**283227319**	**20480990**	**123846075**
一、医院	286598900	23695348	255700357	279013067	230138499	10416046	91462651
综合医院	210136314	15908195	189056576	205067750	171823809	6794593	66186667
中医医院	34260198	3518504	29917500	33729322	27564854	1642042	11271505
中西医结合医院	5050719	498742	4455562	4997539	4043085	250390	1633628
民族医院	886192	271557	593204	857145	623425	84400	334139
专科医院	35927034	3482469	31375803	34041450	25884537	1638838	11925375
口腔医院	1954926	134133	1760246	1739164	1240410	65081	875735
眼科医院	2104827	36082	1991793	1868589	1328438	27723	522276
耳鼻喉科医院	322732	18718	290980	314049	236878	10240	113916
肿瘤医院	6564555	347547	6032741	6190917	5344310	200133	1711776
心血管病医院	1349845	79381	1206491	1351979	1078271	41343	355985
胸科医院	835964	110998	709378	835495	691595	44906	254067
血液病医院	171382	10934	144047	169906	128899	4032	48327
妇产(科)医院	3216460	171608	2965838	3013609	2232099	61352	1198740
儿童医院	3692470	337022	3231520	3631745	3054195	172650	1412626
精神病医院	5012463	1125887	3731206	4645745	3200179	462921	2093627
传染病医院	2621973	562036	1991738	2688733	2046735	282365	927778
皮肤病医院	335484	35131	287900	313680	214365	14408	106074
结核病医院	604754	91350	500245	583684	454994	45860	197364
麻风病医院	22467	9552	11796	21910	11602	3722	9339
职业病医院	118294	23215	87278	118826	73364	14817	48714
骨科医院	1437107	41967	1371748	1382098	1091155	20468	398417
康复医院	1086766	145250	869449	1028396	665153	67491	373431
整形外科医院	197375	22543	169418	170212	88234	8146	68161
美容医院	894558	17	888593	766313	365804	43	191338
其他专科医院	3382630	179100	3133400	3206401	2337854	91138	1017685
护理院	338443	15882	301714	319862	198789	5783	111336
二、基层医疗卫生机构	54839695	17844180	32833233	52183686	40577736	907914	21627790
社区卫生服务中心(站)	15307198	5418278	9322200	14949567	14421881	262967	5533911
社区卫生服务中心	13809750	5164271	8149143	13409269	12929480	256114	5036186
社区卫生服务站	1497448	254007	1173057	1540298	1492401	6853	497725
卫生院	27834424	12425763	14453808	27192012	26155067	644901	11632461
街道卫生院	293396	133368	149015	287161	278586	4116	127586
乡镇卫生院	27541028	12292395	14304793	26904851	25876481	640785	11504876
中心卫生院	12533793	5164911	6961416	12221926	11780475	273638	5237503
乡卫生院	15007235	7127484	7343377	14682925	14096006	367147	6267372
村卫生室	4704858		3062904	4147784			1733500
门诊部	3517464		3096731	3001017			1233766
综合门诊部	1513824		1275844	1344733			554901
中医门诊部	650672		621303	569937			170761
中西医结合门诊部	46141		38937	43558			15954
民族医门诊部	1201		1109	976			489
专科门诊部	1305627		1159538	1041814			491660
诊所、卫生所、医务室、护理站	3475751	139	2897590	2893306	787	46	1494152
诊所	3024580		2574240	2440102			1274710
卫生所、医务室	441134		318046	444702			216291
护理站	10037	139	5305	8502	787	46	3152

统计范围：医疗卫生机构96.5万个，其中：社区卫生服务站2.5万个，诊所(医务室)21.1万个，村卫生室63.1万个。

4-3-1 续表

机构分类	总收入(万元)	财政补助收入	医疗收入/事业收入	总费用/总支出(万元)	医疗业务成本/医疗卫生支出/事业支出	财政项目补助支出	总支出中：人员经费(万元)
三、专业公共卫生机构	25042395	11431915	12252160	23792496	11574338	8110604	9846901
疾病预防控制中心	6205463	4610915	1155000	6042913	1375006	3994574	2248535
省属	957136	751377	132335	888004	214687	651605	179592
地级市(地区)属	1578582	1310032	193095	1588404	255350	1227257	641048
县级市(区)属	1858231	1407117	365925	1848595	407556	1212981	724810
县属	1543877	1011578	409321	1467008	425101	794416	604542
其他	267638	130811	54323	250902	72312	108316	98544
专科疾病防治院(所、站)	1399936	573589	756735	1304080	701347	214070	557431
专科疾病防治院	638682	205270	388592	628184	355270	101489	256045
传染病防治院	50697	6837	43716	50831	41981	820	17328
结核病防治院	85381	23421	60417	82270	51065	14718	28313
职业病防治院	227333	67793	128024	235983	110163	29629	102930
其他	275272	107218	156434	259101	152061	56322	107474
专科疾病防治所(站、中心)	761254	368319	368143	675896	346077	112581	301387
口腔病防治所(站、中心)	86856	11911	72825	74675	58566	3456	44404
精神病防治所(站、中心)	27160	8767	17864	22072	16799	2659	11082
皮肤病与性病防治所(中心)	226667	106552	115359	179104	106602	22813	70761
结核病防治所(站、中心)	177773	100779	73534	174833	79655	32100	75641
职业病防治所(站、中心)	31966	13537	11315	27028	10252	3973	13716
地方病防治所(站、中心)	14439	11619	2532	13161	1252	2391	6492
血吸虫病防治所(站、中心)	108843	77990	28342	100352	30189	29534	45683
药物戒毒所(中心)	3732	3459	267	3156	436	1989	1683
其他	83818	33705	46105	81514	42325	13667	31926
健康教育所(站、中心)	57815	50783	3943	56898	8926	42764	27911
妇幼保健院(所、站)	13317843	3333193	9667436	12458447	8555570	1722672	5185374
省属	1392147	159558	1189933	1188182	939141	109719	494315
地级市(地区)属	4735255	799533	3819640	4442776	3281245	405545	1835875
县级市(区)属	3920101	1146479	2689585	3723675	2465581	552039	1614335
县属	3022790	1158633	1795653	2876211	1729360	601207	1156265
其他	247551	68990	172625	227604	140243	54162	84583
妇幼保健院	12346131	2690937	9372428	11550070	8236737	1405558	4798324
妇幼保健所	582589	390664	170987	549312	191997	182552	251815
妇幼保健站	375960	240866	121977	347636	124994	127559	130598
生殖保健中心	13163	10726	2045	11428	1841	7003	4636
急救中心(站)	400123	317855	66414	402116	94325	270571	195979
采供血机构	1593407	815586	511065	1475329	534584	696789	447541
卫生监督所(中心)	1200420	1087255	19647	1222900	123825	803496	746751
省属	75259	73364	194	76386	4900	57597	38112
地级市(地区)属	361168	346936	744	366177	31405	279673	225396
县级市(区)属	436700	391169	7398	444748	49537	281194	276493
县属	320607	269511	11284	329165	37490	180190	203080
其他	6685	6276	28	6423	493	4842	3670
计划生育技术服务机构	867388	642739	71921	829813	180754	365668	437380
四、其他医疗卫生机构	3272213	1351066	745890	2900806	936746	1046426	908732
疗养院	393202	125721	205587	372020	150533	44500	162913
卫生监督检验(监测)机构	9774	2322	9	9416	25	1869	2037
医学科学研究机构	740005	373645	140868	556974	135633	311092	180297
医学在职培训机构	229240	162166	57498	228149	71323	128712	119327
临床检验中心(所、站)	972562	5405	213423	844082	412033	3874	169203
卫生统计信息中心	85811	76857	6486	89807	22502	58075	17521
其他	841620	604950	122021	800358	144699	498305	257434

4-3-2 2017年医疗卫生机构收入与支出(按登记注册类型/主办单位/地区分)

	总收入(万元)	财政补助收入	医疗收入/事业收入	总费用/总支出(万元)	医疗业务成本/医疗卫生支出/事业支出	财政项目补助支出	总支出中：人员经费(万元)
总　计	369753203	54322510	301531640	357890056	283227319	20480990	123846075
按登记注册类型分							
公立	327735392	53960691	262633206	319077150	259701770	20404154	111785817
其中：国有	310270131	49023092	251758117	302311403	246934191	20026011	105080757
非公立	42017811	361818	38898434	38812906	23525549	76836	12060258
其中：私营	22992843	211942	21050857	20907749	11431636	37659	6867269
按主办单位分							
政府办	309528500	52385428	247911199	301290001	248138743	19827983	105969446
内：卫生健康部门	302427783	50662255	242922194	294450946	243316453	19106746	103521494
社会办	36563499	1707851	31717580	35082794	22989316	612736	10822422
个人办	23661204	229231	21902861	21517260	12099259	40270	7054207
按地区分							
东　部	194338612	26398312	160549771	189468252	151330790	10739519	65076075
中　部	89673859	12409481	74160380	86352096	68621562	4073999	29016599
西　部	85740731	15514717	66821489	82069708	63274967	5667472	29753401
北　京	21241414	3346354	16915997	21008857	16765094	1256888	6734409
天　津	6587506	939362	5418415	6332384	5038915	432814	2075362
河　北	14511650	1566053	12557095	13899704	11135123	555532	4161694
山　西	6758175	1356324	5144951	6554165	4928835	468917	2104600
内蒙古	5731759	1451586	4127391	5672248	4275257	498153	2051776
辽　宁	10629488	963307	9389389	10415398	8498149	438836	3343498
吉　林	6518772	1360988	4998908	6256597	4803724	370121	2033657
黑龙江	8229819	1379132	6620641	8125333	6255784	456330	2539379
上　海	17977021	2495524	14573558	17601952	14341826	1034863	5755461
江　苏	27069111	3260072	22653088	26802523	21695093	1311676	9006298
浙　江	24529854	3208372	20289306	24069127	19398307	1233519	8830266
安　徽	11553974	1647528	9170289	10742425	8616650	515100	3786056
福　建	9214305	1656902	7299400	8718697	6880220	763028	3224675
江　西	8396300	1317934	6849042	8026138	6368686	394642	2787662
山　东	24972355	2784340	21407287	24143290	19387912	996123	8411112
河　南	18533241	1756984	16216398	17808109	14599496	681260	5477136
湖　北	14962630	1849919	12675123	14568110	11642472	613848	5183878
湖　南	14720948	1740671	12485027	14271219	11405917	573780	5104230
广　东	35345896	5648392	28371384	34260546	26504511	2484895	12781256
广　西	10113021	1556934	8215953	9716500	7626896	756172	3617605
海　南	2260012	529634	1674853	2215776	1685640	231347	752044
重　庆	8410212	1275288	6798379	8024156	6169829	554221	2763386
四　川	20069844	2768385	16649265	19284403	15339690	1058963	6996636
贵　州	7115377	1307094	5475289	6847523	5225622	399797	2616180
云　南	10146149	1974810	7598363	9554459	7311983	724738	3498845
西　藏	655428	242748	345751	508142	301543	79727	213658
陕　西	8724824	1382579	7071301	8421131	6534992	401932	2874648
甘　肃	4785646	1192563	3349443	4535787	3285451	398158	1572762
青　海	1569226	448250	1019585	1480370	1090169	116612	587288
宁　夏	1850867	436921	1349490	1744251	1332743	186049	562998
新　疆	6568380	1477560	4821280	6280739	4780792	492949	2397620

4-4-1 公立医院收入与支出

指标名称	2010	2013	2014	2015	2016	2017
机构数(个)	13510	12971	12897	12633	12302	11872
平均每所医院总收入(万元)	7179.3	12666.8	14610.2	16498.5	18915.7	21452.8
其中：医疗收入	6440.1	11361.5	13149.0	14612.4	16721.5	18909.0
门诊收入	2318.7	3934.1	4548.3	5048.3	5703.5	6390.3
内：药品收入	1212.1	1975.7	2242.3	2441.1	2664.1	2810.7
住院收入	4121.4	7427.4	8600.7	9564.1	11017.9	12518.8
内：药品收入	1788.6	2945.2	3306.4	3529.3	3814.7	3869.0
财政补助收入	586.9	1006.3	1125.9	1480.1	1727.0	1982.2
平均每所医院总费用(万元)	6872.0	12085.4	13939.8	15996.5	18386.1	20968.1
其中：医疗业务成本	6536.5	9931.3	11596.6	13263.2	15333.8	17556.2
内：药品费	2488.1	4241.5	4861.0	5322.1	5916.2	6360.1
平均每所医院人员经费(万元)	1650.0	3376.1	3094.5	4900.6	5829.8	6984.2
职工人均年业务收入(万元)	23.5	32.7	35.5	37.0	39.5	41.5
医师人均年业务收入(万元)	78.3	115.9	127.5	132.7	141.1	147.1
门诊病人次均医药费(元)	167.3	207.9	221.6	235.2	246.5	257.1
其中：药费	87.4	104.4	109.3	113.7	115.1	113.1
检查费	30.8	38.7	41.8	44.3	46.9	49.6
住院病人人均医药费(元)	6415.9	7858.9	8290.5	8833.0	9229.7	9563.2
其中：药费	2784.3	3116.3	3187.1	3259.6	3195.6	2955.6
检查费	460.8	629.8	685.2	753.4	805.2	864.3
住院病人日均医药费(元)	600.6	782.7	843.8	903.1	965.3	1017.4

注：①本表按当年价格计算；②2010年医疗业务成本为医疗支出和药品支出之和。

4-4-2　2017年三级公立医院收入与支出

指标名称	公立医院	三级医院	二级医院	一级医院	公立医院中：政府办医院
机构数(个)	11872	2086	5949	2543	9327
平均每所医院总收入(万元)	21452.8	83333.0	12548.8	1341.5	26042.4
医疗收入	18909.0	75023.3	10644.1	1051.7	22916.3
门诊收入	6390.3	24515.5	3785.3	533.8	7703.4
内：挂号收入	45.7	184.6	23.4	3.1	54.8
检查收入	1232.5	4562.3	809.5	70.8	1501.6
治疗收入	695.3	2594.3	421.9	74.4	829.5
手术收入	141.9	582.3	71.0	10.6	170.4
卫生材料收入	227.0	910.5	123.7	11.7	275.5
药品收入	2810.7	10867.7	1619.5	271.0	3376.5
西药收入	1977.9	7679.7	1124.1	189.9	2374.3
中药收入	832.8	3188.0	495.4	81.1	1002.2
住院收入	12518.8	50507.8	6858.8	517.9	15212.9
内：床位收入	483.0	1748.5	323.7	32.9	585.0
检查收入	1131.4	4559.5	624.7	43.7	1373.9
治疗收入	1725.6	6500.2	1085.4	96.9	2084.0
手术收入	837.7	3468.4	432.4	31.0	1027.9
护理收入	370.8	1268.5	275.0	25.1	453.1
卫生材料收入	2260.8	10496.5	800.5	26.9	2779.1
药品收入	3869.0	15531.3	2143.5	173.6	4679.1
西药收入	3505.2	14219.4	1895.3	147.4	4241.0
中药收入	363.8	1311.9	248.3	26.1	438.0
财政补助收入	1982.2	5983.7	1636.6	239.3	2460.0
科教项目收入	100.1	542.7	8.6	0.7	125.7
其他收入	461.4	1783.4	259.5	49.8	540.4
平均每所医院总费用(万元)	20968.1	81256.9	12330.3	1317.8	25427.1
医疗业务成本	17556.2	69289.4	10010.3	967.6	21335.3
内：药品费	6360.1	25134.4	3603.9	387.6	7699.9
财政项目补助支出	872.1	3002.6	597.4	83.4	1084.5
科教项目支出	77.1	405.9	10.5	1.4	96.1
管理费用	2194.3	7798.5	1522.2	150.1	2658.5
其他支出	268.4	760.5	189.8	115.3	252.8
平均每所医院人员经费(万元)	6984.2	26194.7	4362.1	506.7	8514.2
离退休费	243.4	907.3	153.6	16.8	296.1
职工人均年业务收入(元)	414797.7	542109.7	279886.7	166679.8	423568.4
医师人均年业务收入(元)	1471440.8	1919343.0	1005383.2	524433.0	1505129.2
门诊病人次均医药费(元)	257.1	306.1	197.1	150.1	257.2
内：挂号费	1.8	2.3	1.2	0.9	1.8
检查费	49.6	57.0	42.1	19.9	50.1
治疗费	28.0	32.4	22.0	20.9	27.7
药费	113.1	135.7	84.3	76.2	112.7
住院病人人均医药费(元)	9563.2	13086.7	5799.1	4602.8	9589.7
内：床位费	369.0	453.0	273.7	292.5	368.8
检查费	864.3	1181.4	528.2	388.3	866.0
治疗费	1318.2	1684.2	917.7	861.3	1313.7
手术费	639.9	898.7	365.6	275.7	648.0
护理费	283.3	328.7	232.5	223.2	285.6
卫生材料费	1727.1	2719.7	676.9	238.9	1751.8
药费	2955.6	4024.2	1812.3	1542.6	2949.5
住院病人日均医药费(元)	1017.4	1334.3	665.9	406.7	1030.2

4-4-3　综合医院收入与支出

指标名称	2010	2013	2014	2015	2016	2017
机构数(个)	4748	4681	4676	4519	4510	4521
平均每所医院总收入(万元)	13906.1	23765.1	27341.1	31210.1	35007.1	38857.3
其中：医疗收入	12693.0	21586.4	24860.6	27962.6	31305.6	34677.0
门诊收入	4309.7	7040.8	8123.9	9132.1	10098.4	11061.8
内：药品收入	2183.6	3372.7	3816.9	4200.3	4475.8	4585.7
住院收入	8383.3	14545.6	16736.7	18830.4	21207.1	23615.2
内:药品收入	3641.3	5704.0	6371.0	6870.2	7256.6	7243.4
财政补助收入	997.8	1691.4	1911.0	2555.3	2911.1	3227.7
平均每所医院总费用(万元)	13317.3	22652.5	26065.6	30317.5	34035.7	37961.5
其中：医疗业务成本	12831.9	18943.9	22034.3	25542.2	28823.2	32288.7
内：药品费	4878.5	7926.4	9052.2	10038.2	10871.5	11428.4
平均每所医院人员经费(万元)	3082.4	6240.7	7351.5	9170.8	10640.2	12427.6
职工人均年业务收入(万元)	26.2	35.4	38.3	40.0	42.5	44.7
医师人均年业务收入(万元)	88.1	127.6	139.6	145.0	153.7	159.9
门诊病人次均医药费(元)	173.8	211.5	224.9	237.5	247.8	257.4
其中：药费	88.1	101.3	105.6	109.3	109.8	106.7
检查费	35.9	44.3	47.6	50.1	52.7	55.6
住院病人人均医药费(元)	6525.6	7968.3	8397.3	8953.3	9339.1	9735.4
其中：药费	2834.4	3124.7	3196.5	3266.6	3195.6	2986.1
检查费	473.1	647.8	704.8	775.6	826.4	894.9
住院病人日均医药费(元)	674.8	870.2	937.3	1009.7	1079.1	1142.3

注：①本表系卫生计生部门综合医院数字；②本表按当年价格计算；③2010年医疗业务成本为医疗支出和药品支出之和。

4-4-4　2017年各级综合医院收入与支出

指标名称	合计	委属	省属	地级市属	县级市属	县属
机构数(个)	4521	25	245	960	1478	1813
平均每所医院总收入(万元)	38857.3	472719.4	173321.9	62885.9	22143.6	15605.8
医疗收入	34677.0	426533.9	157602.6	56622.9	19314.4	13565.4
门诊收入	11061.8	147117.3	47256.7	17659.4	6890.2	4201.8
内：挂号费	62.1	707.6	367.2	76.0	31.8	29.2
检查收入	2390.5	24971.9	9022.0	3829.0	1556.0	1101.6
治疗收入	1107.6	13112.4	4609.4	1760.8	712.8	444.7
手术收入	248.2	3754.3	1306.6	381.4	135.9	77.8
卫生材料收入	409.4	5388.7	1799.8	657.8	249.5	151.8
药品收入	4585.7	68211.4	20510.9	7383.4	2732.1	1586.0
西药收入	3609.1	56269.8	16441.5	5671.2	2164.5	1234.6
中药收入	976.6	11941.7	4069.4	1712.2	567.6	351.4
住院收入	23615.2	279416.6	110346.0	38963.5	12424.3	9363.5
内：床位收入	844.7	7658.4	3102.1	1354.1	545.5	420.0
检查收入	2170.8	20705.9	9262.6	3849.9	1173.7	880.6
治疗收入	2922.1	25851.5	11209.0	5013.4	1698.3	1376.4
手术收入	1659.1	23632.8	8008.8	2591.5	893.4	628.6
护理收入	672.1	4492.8	2174.7	1065.3	437.4	399.6
卫生材料收入	4658.9	82701.7	28739.1	7486.1	1835.5	1133.5
药品收入	7243.4	83143.9	34543.8	11918.4	3781.4	2854.4
西药收入	6762.1	79156.9	32749.6	11032.5	3500.2	2650.0
中药收入	481.3	3987.0	1794.2	885.9	281.1	204.4
财政补助收入	3227.7	20160.7	10656.5	5031.0	2348.0	1752.6
科教项目收入	173.3	10701.3	1442.3	137.3	15.0	4.7
其他收入	779.4	15323.5	3620.4	1094.7	466.2	283.3
平均每所医院总费用(万元)	37961.5	454444.1	168649.2	61690.3	21890.5	15094.8
医疗业务成本	32288.7	396880.5	147569.8	52325.6	18258.6	12510.6
内：药品费(万元)	11428.4	145120.5	52510.1	18652.4	6357.6	4341.9
财政项目补助支出	1383.6	8382.1	5473.3	2477.0	894.1	554.5
科教项目支出	120.3	7363.5	892.8	112.1	14.5	6.6
管理费用	3844.9	38194.5	13438.0	6309.1	2508.4	1859.5
其他支出	324.0	3623.4	1275.4	466.5	214.8	163.5
平均每所医院人员支出(万元)	12427.6	137326.4	51448.6	20161.6	7720.2	5174.5
离退休费	426.0	8791.2	1587.1	663.5	254.8	167.6
职工人均年业务收入(元)	446891.9	990551.8	708775.9	466361.2	342357.2	286589.4
医师人均年业务收入(元)	1599287.8	3732408.2	2526280.3	1644341.8	1197605.9	1067162.3
门诊病人次均医药费(元)	257.4	476.1	362.3	267.3	205.2	183.2
内：挂号费	1.4	2.3	2.8	1.1	0.9	1.3
检查费	55.6	80.8	69.2	58.0	46.3	48.0
治疗费	25.8	42.4	35.3	26.7	21.2	19.4
药费	106.7	220.7	157.2	111.8	81.4	69.2
住院病人人均医药费(元)	9735.4	22977.3	17587.9	11594.9	7115.0	5115.4
内：床位费	348.2	629.8	494.4	403.0	312.4	229.4
检查费	894.9	1702.7	1476.4	1145.7	672.1	481.1
治疗费	1204.6	2125.8	1786.6	1491.9	972.6	751.9
手术费	684.0	1943.4	1276.5	771.2	511.6	343.4
护理费	277.1	369.5	346.6	317.0	250.5	218.3
卫生材料费	1920.7	6800.8	4580.7	2227.7	1051.1	619.2
药费	2986.1	6837.2	5505.9	3546.7	2165.5	1559.4
住院病人日均医药费(元)	1142.3	2718.8	1890.4	1221.4	866.7	685.1

注：①本表系卫生健康部门综合医院数字；②地级市属含地区和省辖市区属，县级市属包括地级市辖区属。

4-5-1 医院门诊病人次均医药费用

	门诊病人次均医药费（元）			占门诊医药费%	
		药费	检查费	药费	检查费
医院合计					
2010	166.8	85.6	30.0	51.3	18.0
2013	206.4	101.7	37.4	49.3	18.1
2014	220.0	106.3	40.3	48.3	18.3
2015	233.9	110.5	42.7	47.3	18.3
2016	245.5	111.7	45.2	45.5	18.4
2017	257.0	109.7	47.6	42.7	18.5
其中：公立医院					
2010	167.3	87.4	30.8	52.3	18.4
2013	207.9	104.4	38.7	50.2	18.6
2014	221.6	109.3	41.8	49.3	18.9
2015	235.2	113.7	44.3	48.4	18.8
2016	246.5	115.1	46.9	46.7	19.0
2017	257.1	113.1	49.6	44.0	19.3
内：三级医院					
2010	220.2	117.6	37.9	53.4	17.2
2013	256.7	132.1	45.2	51.5	17.6
2014	269.8	136.0	48.4	50.4	17.9
2015	283.7	139.8	51.1	49.3	18.0
2016	294.9	139.8	53.9	47.4	18.3
2017	306.1	135.7	57.0	44.3	18.6
二级医院					
2010	139.3	70.5	28.9	50.6	20.8
2013	166.2	79.6	35.2	47.9	21.2
2014	176.0	82.8	37.7	47.1	21.4
2015	184.1	85.0	39.2	46.2	21.3
2016	190.6	85.5	40.6	44.9	21.3
2017	197.1	84.3	42.1	42.8	21.4
一级医院					
2010	93.1	51.6	11.5	55.4	12.4
2013	119.8	64.2	15.6	53.6	13.1
2014	125.3	66.4	17.1	53.0	13.7
2015	132.9	70.6	17.6	53.1	13.3
2016	144.5	73.8	19.4	51.0	13.4
2017	150.1	76.2	19.9	50.8	13.3

注：本表按当年价格计算。

4-5-2 医院住院病人人均医药费用

	住院病人人均医药费(元)			占住院医药费%	
		药费	检查费	药费	检查费
医院合计					
2010	6193.9	2670.2	441.6	43.1	7.1
2013	7442.3	2939.1	590.2	39.5	7.9
2014	7832.3	2998.5	640.6	38.3	8.2
2015	8268.1	3042.0	697.2	36.8	8.4
2016	8604.7	2977.5	740.7	34.6	8.6
2017	8890.7	2764.9	791.3	31.1	8.9
其中：公立医院					
2010	6415.9	2784.3	460.8	43.4	7.2
2013	7858.9	3116.3	629.8	39.7	8.0
2014	8290.5	3187.1	685.2	38.4	8.3
2015	8833.0	3259.6	753.4	36.9	8.5
2016	9229.7	3195.6	805.2	34.6	8.7
2017	9563.2	2955.6	864.3	30.9	9.0
内：三级医院					
2010	10442.4	4440.9	765.5	42.5	7.3
2013	11722.4	4578.3	952.1	39.1	8.1
2014	12100.2	4610.1	1007.0	38.1	8.3
2015	12599.3	4641.6	1078.1	36.8	8.6
2016	12847.8	4459.0	1121.8	34.7	8.7
2017	13086.7	4024.2	1181.4	30.8	9.0
二级医院					
2010	4338.6	1944.8	303.4	44.8	7.0
2013	4968.3	2028.4	389.0	40.8	7.8
2014	5114.6	2003.9	417.4	39.2	8.2
2015	5358.2	1981.2	456.2	37.0	8.5
2016	5569.9	1913.6	487.4	34.4	8.8
2017	5799.1	1812.3	528.2	31.3	9.1
一级医院					
2010	2844.3	1243.7	185.9	43.7	6.5
2013	3561.9	1471.2	277.7	41.3	7.8
2014	3737.1	1519.8	311.5	40.7	8.3
2015	3844.5	1525.3	304.4	39.7	7.9
2016	4312.2	1604.3	358.2	37.2	8.3
2017	4602.8	1542.6	388.3	33.5	8.4

注：本表按当年价格计算。

4-5-3 综合医院门诊病人次均医药费用

级别 年份		门诊病人 次均医药费(元)			占门诊医药费%	
			药费	检查费	药费	检查费
医院合计	2010	173.8	88.1	35.9	50.7	20.7
	2013	211.5	101.3	44.3	47.9	20.9
	2014	224.9	105.6	47.6	47.0	21.2
	2015	237.5	109.3	50.1	46.0	21.1
	2016	247.8	109.8	52.7	44.3	21.2
	2017	257.4	106.7	55.6	41.5	21.6
委属	2010	324.1	181.9	49.5	56.1	15.3
	2013	384.1	204.5	61.0	53.2	15.9
	2014	413.4	219.6	67.3	53.1	16.3
	2015	441.1	234.6	69.9	53.2	15.8
	2016	451.7	231.6	73.6	51.3	16.3
	2017	476.1	220.8	80.8	46.4	17.0
省属	2010	254.4	135.6	45.3	53.3	17.8
	2013	302.2	152.8	54.5	50.6	18.0
	2014	316.6	156.8	57.5	49.5	18.2
	2015	332.6	161.2	59.6	48.5	17.9
	2016	347.8	162.5	64.1	46.7	18.4
	2017	362.3	157.2	69.2	43.4	19.1
地级市属	2010	179.7	93.1	36.0	51.8	20.0
	2013	221.1	109.0	45.4	49.3	20.5
	2014	233.9	113.1	48.8	48.4	20.9
	2015	246.7	116.3	51.8	47.1	21.0
	2016	258.5	116.9	54.6	45.2	21.1
	2017	267.3	111.8	58.0	41.8	21.7
县级市属	2010	139.8	67.4	30.7	48.2	22.0
	2013	170.7	77.1	37.4	45.2	21.9
	2014	183.3	80.9	40.6	44.2	22.1
	2015	191.0	82.3	42.2	43.1	22.1
	2016	197.9	82.2	44.2	41.5	22.3
	2017	205.2	81.4	46.3	39.7	22.6
县属	2010	121.4	54.5	32.9	44.9	27.1
	2013	151.6	64.2	40.5	42.4	26.7
	2014	162.1	67.3	43.6	41.5	26.9
	2015	170.5	68.7	46.0	40.3	27.0
	2016	176.0	68.7	47.0	39.0	26.7
	2017	183.2	69.2	48.0	37.8	26.2

注：①本表系卫生健康部门办综合医院数字；②按当年价格计算。

4-5-4 综合医院住院病人人均医药费用

		住院病人人均医药费(元)	药费	检查费	占住院医药费%药费	占住院医药费%检查费
医院合计	2010	6525.6	2834.4	473.1	43.4	7.2
	2013	7968.3	3124.7	647.8	39.2	8.1
	2014	8397.3	3196.5	704.8	38.1	8.4
	2015	8953.3	3266.6	775.6	36.5	8.7
	2016	9339.1	3195.6	826.4	34.2	8.8
	2017	9735.4	2986.1	894.9	30.7	9.2
委属	2010	16383.6	6620.1	1032.0	40.4	6.3
	2013	19539.3	7236.9	1302.7	37.0	6.7
	2014	20762.9	7696.2	1409.8	37.1	6.8
	2015	21544.8	7705.0	1518.8	35.8	7.0
	2016	22327.3	7644.0	1594.3	34.2	7.1
	2017	22977.3	6837.2	1702.7	29.8	7.4
省属	2010	12938.7	5549.5	940.1	42.9	7.3
	2013	15246.3	5878.2	1197.1	38.6	7.9
	2014	15925.6	5983.0	1269.9	37.6	8.0
	2015	16709.4	6055.7	1350.8	36.2	8.1
	2016	17183.7	5927.4	1404.5	34.5	8.2
	2017	17587.9	5505.9	1476.4	31.3	8.4
地级市属	2010	8100.0	3433.0	646.1	42.4	8.0
	2013	9924.8	3895.6	869.3	39.3	8.8
	2014	10409.5	3989.5	939.9	38.3	9.0
	2015	10972.9	4085.7	1018.4	37.2	9.3
	2016	11324.4	3946.1	1067.7	34.8	9.4
	2017	11594.9	3546.7	1145.7	30.6	9.9
县级市属	2010	4891.5	2190.7	346.5	44.8	7.1
	2013	6054.9	2397.9	491.8	39.6	8.1
	2014	6359.9	2426.7	540.1	38.2	8.5
	2015	6641.1	2401.2	587.5	36.2	8.8
	2016	6856.0	2313.0	624.3	33.7	9.1
	2017	7115.0	2165.5	672.1	30.4	9.4
县属	2010	3261.8	1506.0	216.4	46.2	6.6
	2013	4191.8	1693.0	326.6	40.4	7.8
	2014	4401.3	1694.7	360.6	38.5	8.2
	2015	4656.3	1670.3	401.2	35.9	8.6
	2016	4850.4	1596.3	436.4	32.9	9.0
	2017	5115.5	1559.4	481.1	30.5	9.4

注：①本表系卫生健康部门综合医院数字；②按当年价格计算。

4-5-5 2017年各地区医院门诊和住院病人人均医药费用

地区	门诊病人次均医药费(元)	药费	检查费	住院病人人均医药费(元)	药费	检查费	手术费
总计	257.0	109.7	47.6	8890.7	2764.9	791.3	636.5
北京	516.8	264.4	52.2	21737.2	5711.2	1325.0	1098.4
天津	316.8	165.7	25.5	16526.7	4242.9	907.9	1191.8
河北	222.8	91.1	51.7	8417.8	3132.5	810.0	408.7
山西	240.8	97.7	53.5	8437.7	2654.1	826.9	490.2
内蒙古	231.6	85.5	55.5	8324.4	2760.9	847.3	549.0
辽宁	281.7	116.0	62.9	8958.1	2999.3	896.0	615.1
吉林	267.1	99.8	58.6	9270.3	3367.9	776.1	542.2
黑龙江	257.0	88.4	69.3	8689.3	3554.5	686.2	330.5
上海	361.0	168.2	45.3	18185.2	5119.6	1189.3	1714.8
江苏	260.8	113.1	43.0	10597.9	3692.6	804.9	685.8
浙江	245.0	110.9	31.4	11310.4	3528.7	688.7	978.7
安徽	226.3	94.3	50.1	6993.3	2042.4	634.5	501.3
福建	233.1	90.5	48.9	8544.6	2090.1	922.3	852.2
江西	238.7	108.5	49.3	7537.6	2566.7	592.8	550.2
山东	244.2	101.6	54.8	9057.1	2703.7	778.9	779.3
河南	183.2	76.7	44.7	7739.9	2722.9	743.1	519.3
湖北	229.1	102.1	44.2	8512.7	2602.5	788.1	680.4
湖南	279.4	110.0	61.2	7748.3	2328.6	655.5	547.6
广东	253.0	103.4	46.9	10922.4	2940.5	1055.3	971.4
广西	191.2	75.1	41.1	8028.1	2275.7	820.5	465.0
海南	246.9	106.1	49.0	9701.4	3133.9	737.2	598.6
重庆	296.7	126.0	48.9	7885.1	2551.2	782.9	476.6
四川	238.0	89.9	52.2	7592.5	2095.6	793.7	514.4
贵州	232.3	76.7	53.5	5727.9	1650.3	611.4	429.7
云南	199.3	78.2	41.1	6235.0	1951.0	670.3	389.3
西藏	168.5	67.6	27.8	7206.0	2231.2	646.3	494.5
陕西	225.2	88.3	50.5	7003.1	2331.8	705.6	554.9
甘肃	190.9	83.1	45.2	5769.8	1884.1	610.0	406.7
青海	199.1	71.3	40.8	8185.5	2597.0	854.2	437.3
宁夏	225.5	105.7	42.4	7410.1	2350.6	625.0	522.2
新疆	221.9	102.0	49.6	7046.8	2070.4	860.6	460.5

4-5-6 2017年各地区公立医院门诊和住院病人人均医药费用

地区	门诊病人次均医药费(元)	药费	检查费	住院病人人均医药费(元)	药费	检查费	手术费
总 计	257.1	113.1	49.6	9563.2	2955.6	864.3	639.9
北 京	505.0	262.4	52.3	21867.8	5752.8	1362.6	848.6
天 津	315.5	155.5	27.9	16901.5	4373.8	914.4	1106.2
河 北	230.6	95.5	55.5	9052.0	3312.8	891.9	435.5
山 西	244.4	102.6	57.6	9289.4	2875.4	923.3	482.6
内蒙古	234.5	85.7	58.2	8801.7	2901.6	906.2	567.9
辽 宁	280.4	120.2	64.3	9779.2	3276.6	986.3	642.5
吉 林	269.6	105.0	59.6	10197.3	3712.1	846.8	559.9
黑龙江	258.8	90.6	72.1	9301.9	3833.4	727.8	325.0
上 海	348.5	167.9	45.3	17797.2	5113.4	1182.1	1579.2
江 苏	272.1	122.4	46.1	11936.5	4084.4	920.2	718.0
浙 江	241.8	114.2	32.0	11280.7	3452.6	711.7	943.6
安 徽	233.0	101.0	54.0	7564.3	2209.1	668.3	497.5
福 建	227.0	92.5	48.2	9009.2	2268.9	1004.7	806.9
江 西	243.7	113.1	50.8	8066.4	2747.7	633.4	544.6
山 东	249.4	105.8	58.2	9628.1	2841.7	837.1	777.4
河 南	186.8	81.1	46.7	8394.7	2937.4	820.9	536.4
湖 北	226.6	103.9	44.8	9004.7	2789.2	843.9	680.5
湖 南	277.0	113.8	65.1	8502.9	2522.6	739.3	566.9
广 东	245.7	105.7	47.3	11328.5	3084.8	1103.0	954.2
广 西	193.1	76.5	42.2	8277.1	2348.1	851.8	461.2
海 南	244.8	109.6	49.3	9968.7	3242.3	766.9	567.0
重 庆	292.0	130.0	51.6	8927.3	2805.0	908.5	442.8
四 川	237.0	94.1	55.7	8523.0	2265.3	911.1	529.6
贵 州	250.6	83.8	62.4	6700.5	1863.0	743.2	464.8
云 南	199.7	80.1	44.1	6911.0	2161.0	773.8	375.9
西 藏	153.1	68.4	29.2	7612.5	2367.9	713.8	373.7
陕 西	223.7	91.7	51.4	7539.9	2500.7	768.4	579.2
甘 肃	187.7	84.9	46.2	6007.3	1972.4	639.2	408.3
青 海	201.7	72.9	42.1	8958.2	2806.3	949.5	422.8
宁 夏	233.1	112.2	44.0	8254.4	2590.1	724.9	532.6
新 疆	224.4	105.1	51.6	7539.6	2211.0	929.9	477.4

4-6-1 2017年30种疾病平均住院医药费用

疾病名称 (ICD-10)	出院人数(人)	平均住院日	人均医药费(元)	药费	检查费	治疗费	手术费	卫生材料费
病毒性肝炎	226881	12.5	7963.7	3793.8	640.5	476.8	300.7	337.9
浸润性肺结核	306367	13.0	8702.3	3283.7	1000.3	900.5	637.5	690.3
急性心肌梗塞	391399	8.6	27552.5	4854.5	1769.0	2467.6	3507.8	12369.7
充血性心力衰竭	35036	9.7	8014.1	2963.5	929.0	1145.5	605.5	590.2
细菌性肺炎	539372	8.7	7314.0	2811.6	813.4	872.6	266.5	386.7
慢性肺源性心脏病	106198	10.1	7699.5	3034.1	889.9	1188.3	224.7	364.0
急性上消化道出血	145407	7.7	8650.9	3493.2	880.5	904.1	415.4	575.0
原发性肾病综合征	144599	9.9	7834.2	3115.3	782.3	508.4	206.4	401.2
甲状腺功能亢进	108643	7.7	5691.9	1618.1	935.6	508.9	2218.2	361.1
脑出血	523488	14.5	18524.6	6859.9	2094.9	3291.0	1943.3	2017.1
脑梗塞	3122289	10.7	9607.0	4226.9	1531.0	1175.1	523.2	499.7
再生障碍性贫血	101555	7.2	8928.1	3334.3	609.2	586.5	182.3	335.1
急性白血病	76495	12.8	18760.5	8322.6	954.7	1273.0	178.2	895.7
结节性甲状腺肿	187538	7.6	12699.4	2426.6	907.3	770.7	3690.1	2489.9
急性阑尾炎	749407	6.6	8403.4	2446.4	536.0	634.8	2162.9	1458.4
急性胆囊炎	111344	7.7	8153.7	3127.4	950.4	615.8	2183.4	935.5
腹股沟疝	566247	6.4	8226.3	1280.9	472.0	490.9	2039.8	2682.1
胃恶性肿瘤	264058	12.8	22052.0	7315.0	1809.7	1686.1	3821.3	5875.9
肺恶性肿瘤	236819	12.6	21263.7	6091.9	2224.8	1849.1	3085.9	5743.7
食管恶性肿瘤	150692	14.3	19189.0	6200.5	1998.2	3176.1	3115.2	3835.7
心肌梗塞冠状动脉搭桥	4192	15.9	61051.0	10905.7	3535.2	4197.3	9942.7	24624.1
膀胱恶性肿瘤	71844	12.2	18610.8	6019.7	1629.4	1299.4	3497.2	3178.0
前列腺增生	293058	10.8	11952.8	3323.4	1131.9	920.4	3031.3	1805.7
颅内损伤	700595	12.0	12361.6	4795.0	1679.9	1500.9	1538.2	1471.6
腰椎间盘突出症	512590	10.2	9412.5	1808.0	997.1	1595.7	3056.6	2835.3
儿童支气管肺炎	1967392	6.6	3195.7	1133.3	170.0	458.9	98.3	231.2
儿童感染性腹泻	4856	5.3	2618.7	898.5	391.1	252.8	187.1	125.6
子宫平滑肌瘤	350626	8.8	13279.8	2557.8	804.0	971.1	3745.4	2429.1
剖宫产	2316322	6.1	7794.7	1480.0	394.7	774.1	1923.2	1241.1
老年性白内障	670326	3.9	6952.2	369.4	469.5	286.2	2207.3	2780.8

注：本表系卫生健康部门综合医院数字。

4-6-2 2017年各级医院30种疾病平均住院医药费用

疾病名称（ICD-10）	住院病人人均医药费(元)					平均住院日(日)				
	委属	省属	地级市属	县级市属	县属	委属	省属	地级市属	县级市属	县属
病毒性肝炎	12753.0	9918.1	9552.6	7033.6	5736.7	9.0	11.0	17.0	12.8	12.6
浸润性肺结核	17232.7	14825.3	11192.7	7602.6	5670.7	10.1	17.0	17.8	14.1	11.5
急性心肌梗塞	39317.5	36240.6	30270.9	20835.3	12833.7	7.4	8.5	9.3	8.4	7.7
充血性心力衰竭	19123.8	11072.6	9833.0	6463.3	5382.4	11.8	10.3	10.1	9.3	9.1
细菌性肺炎	15663.9	11465.5	8312.3	5536.4	4118.4	10.2	9.4	9.1	8.1	7.6
慢性肺源性心脏病	18906.6	13318.1	11458.3	6578.2	5128.1	10.3	11.3	11.6	9.8	9.4
急性上消化道出血	17893.6	14362.5	11323.4	7373.1	6166.0	8.6	8.8	8.7	7.5	7.2
原发性肾病综合征	10912.1	9215.8	7593.8	5768.1	4596.0	9.7	9.5	10.8	9.4	9.0
甲状腺功能亢进	7645.3	6744.5	5704.0	5164.1	4237.2	6.4	7.9	7.9	7.9	7.6
脑出血	27459.2	25454.7	21949.0	16612.4	13764.0	12.1	14.8	15.7	14.4	13.9
脑梗塞	19066.8	14938.7	12008.5	7814.5	6053.2	11.5	11.6	12.0	10.3	9.8
再生障碍性贫血	14415.7	12465.4	9066.4	6744.7	4724.2	5.2	8.0	7.6	6.8	5.3
急性白血病	30473.4	18438.4	18534.6	13864.2	8079.4	14.0	11.5	13.5	12.0	9.5
结节性甲状腺肿	17854.4	15224.3	12801.1	10826.3	8499.0	6.5	7.6	7.8	7.9	8.0
急性阑尾炎	15823.3	13127.4	10435.2	7600.8	6047.3	5.7	6.9	6.7	6.4	6.7
急性胆囊炎	20322.6	15080.0	10655.4	6267.8	4574.6	9.0	9.0	8.5	7.2	7.1
腹股沟疝	11851.7	10426.9	9112.6	7449.8	5753.3	4.4	5.1	5.9	6.5	6.7
胃恶性肿瘤	34720.8	32533.2	23975.7	15935.5	9887.1	10.8	13.5	13.7	12.5	11.6
肺恶性肿瘤	36844.0	29133.8	20412.8	13176.3	7715.7	10.9	11.2	13.4	12.3	11.7
食管恶性肿瘤	28573.1	28524.0	23014.9	15415.1	10224.6	10.6	16.3	16.3	14.3	13.0
心肌梗塞冠状动脉搭桥	72544.7	67603.1	59981.5	46968.3	41935.7	13.1	15.6	16.8	13.5	11.2
膀胱恶性肿瘤	21355.8	23285.8	19053.1	14331.5	9734.2	8.8	12.0	13.7	12.8	11.1
前列腺增生	18073.9	16283.0	13392.0	9902.2	7886.5	9.7	10.8	11.7	10.6	10.0
颅内损伤	26900.8	20288.2	15842.2	10937.5	8718.6	10.9	12.4	13.3	11.7	11.0
腰椎间盘突出症	26480.3	18968.4	11327.6	6111.6	4300.8	9.1	10.7	11.3	10.2	9.4
儿童支气管肺炎	7572.1	5811.8	4177.3	2898.5	2413.0	7.1	7.1	6.9	6.5	6.4
儿童感染性腹泻	4818.6	5000.6	3319.7	2407.9	2101.1	6.0	5.8	5.5	6.0	4.6
子宫平滑肌瘤	17752.5	16883.5	13694.3	11111.9	8656.6	6.5	8.4	8.8	8.9	9.1
剖宫产	13403.2	11303.4	9012.0	6971.0	5792.9	6.1	6.1	6.2	6.0	6.0
老年性白内障	8829.2	8972.0	7586.8	6252.1	4923.1	2.4	3.0	4.0	3.8	4.3

注：本表系卫生健康部门综合医院数字。

五、医疗服务

简要说明

一、本章主要介绍全国及31个省、自治区、直辖市医疗卫生机构门诊、住院和床位利用情况，包括诊疗人次、住院人数、病床使用率、平均住院日、医师担负工作量、住院病人疾病构成、居民两周就诊率、居民住院率等。

二、诊疗人次、住院人数、病床使用率、平均住院日、医生人均工作量、住院病人疾病转归情况数据来源于医疗服务统计年报。居民就诊率、住院率、经常就诊单位和医疗保障方式等数据来源于2003、2008、2013年国家卫生服务调查。

三、本章涉及的口径变动和指标解释与“医疗卫生机构”章一致。

四、统计口径调整：村卫生室诊疗人次计入总诊疗人次数中，按此口径调整了各年数据。

五、住院病人疾病转归情况系各级卫生健康部门所属医院汇总数，采用ICD-10国际疾病分类标准。

六、2003、2008、2013年国家卫生服务调查采取多阶段分层整群随机抽样法。2003年抽取了95个样本县/市（28个城市、67个县）的5.7万户共21万人；2008年抽取了94个样本县/市（28个城市、66个县）的5.6万户共18万人；2013年抽取了156个样本县/市（78个城市、78个县）约9.36万户共27.37万人。

主要指标解释

总诊疗人次数 指所有诊疗工作的总人次数，统计界定原则为：①按挂号数统计，包括门诊、急诊、出诊、预约诊疗、单项健康检查、健康咨询指导（不含健康讲座）人次。患者一次就诊多次挂号，按实际诊疗次数统计，不包括根据医嘱进行的各项检查、治疗、处置工作量以及免疫接种、健康管理服务人次数。②未挂号就诊、本单位职工就诊及外出诊（不含外出会诊）不收取挂号费的，按实际诊疗人次统计。

急诊病死率 即急诊室死亡人数/急诊人次数×100%。

观察室病死率 即观察室死亡人数/观察室留观人次数×100%。

出院人数 指报告期内所有住院后出院的人数。包括医嘱离院、医嘱转其他医疗机构、非医嘱离院、死亡及其他人数，不含家庭病床撤床人数。统计界定原则为：①“死亡”：包括已办住院手续后死亡、未办理住院手续而实际上已收容入院的死亡者。②“其他”：指正常分娩和未产出院、未治和住院经检查无病出院、无并发症的人工流产或绝育手术出院者。

每百门急诊入院人数 即入院人数/门急诊人次×100%。

住院病死率 即出院人数中的死亡人数/出院人数×100%。其死亡人数包括：①已办住院手续后死亡人数；②虽未办理住院手续但实际已收容入院后的死亡者，不包括门、急诊室及观察室内的死亡人数。

住院病人手术人次数 指有正规手术单和麻醉单施行手术的住院病人总数（包括产科手术病人数）。同一病人本次在院就诊期间患有同一疾病或不同疾病施行多次手术者，按实际施行的手术次数统计。

实际开放总床日数 指年内医院各科每日夜晚12点开放病床数总和，不论该床是否被病人占用，都应计算在内。包括消毒和小修理等暂停使用的病床，超过半年的加床。不包括因病房扩建或大修而停用的病床及临时增设病床。

实际占用总床日数 指医院各科每日夜晚12点实际占用病床数（即每日夜晚12点住院人

数）总和。包括实际占用的临时加床在内。病人入院后于当晚 12 点前死亡或因故出院的病人，作为实际占用床位 1 天进行统计，同时亦应统计“出院者占用总床日数”1 天，入院及出院人数各 1 人。

出院者占用总床日数 指所有出院人数的住院床日之总和。包括正常分娩、未产出院、住院经检查无病出院、未治出院及健康人进行人工流产或绝育手术后正常出院者的住院床日数。

平均开放病床数 即实际开放总床日数/本年日历日数（365）。

出院者占用总床日数 指出院者（包括正常分娩、未产出院、住院经检查无病出院、未治出院及健康人进行人工流产或绝育手术后正常出院者）住院日数的总和。

平均就诊次数 即总诊疗人次数/人口数。人口数系国家统计局常住人口。

年住院率 即入院人数/人口数。人口数系国家统计局常住人口。

病床使用率 即实际占用总床日数/实际开放总床日数×100%。

病床周转次数 即出院人数/平均开放床位数。

病床工作日 即实际占用总床日数/平均开放病床数。

出院者平均住院日 即出院者占用总床日数/出院人数。

医生人均每日担负诊疗人次 即诊疗人次数/平均医师人数/251。

医生人均每日担负住院床日 即实际占用总床日数/平均医师人数/365。

居民两周就诊率 是指调查前两周内居民因病或身体不适到医疗机构就诊的人次数与调查人口数之比。

居民两周未就诊率 是指调查前两周内居民患病而未就诊的人次数与两周患病人次数之比。

居民住院率 是指调查前一年内居民因病住院人次数与调查人口数之比。

医疗保险 指为公民提供因疾病所需医疗服务费用补偿的一种保险制度。包括社会医疗保险（为主）和商业医疗保险。社会医疗保险可分为基本医疗保险和补充医疗保险。基本医疗是指基本用药、基本医疗技术、基本医疗服务，即医疗保险允许报销的范围。基本医疗保险由政府承办，带有强制性。补充医疗保险自愿参保，其基金主要用于支付由参保人个人自理的医疗费用。商业医疗保险一般由商业保险公司承办，自愿参加，以营利为目的。

5-1-1　医疗卫生机构诊疗人次数

机构分类	2010	2013	2014	2015	2016	2017
总诊疗人次数(万人次)	**583761.6**	**731401.0**	**760186.6**	**769342.5**	**793170.0**	**818311.0**
医院	203963.3	274177.7	297207.0	308364.1	326955.9	343892.1
综合医院	151058.2	201576.5	218193.0	225675.2	238512.9	250228.7
中医医院	32770.2	43726.3	47164.2	48502.6	50774.5	52849.2
中西医结合医院	2702.6	4466.1	5101.3	5401.4	5927.3	6363.0
民族医院	553.8	760.1	792.6	966.8	968.7	1167.5
专科医院	16821.5	23575.5	25867.4	27702.5	30627.1	33114.0
护理院	57.1	73.3	88.6	115.4	145.5	169.7
基层医疗卫生机构	361155.6	432431.0	436394.9	434192.7	436663.3	442891.6
社区卫生服务中心(站)	48451.6	65709.8	68530.8	70645.0	71888.9	76725.6
内：社区卫生服务中心	34740.4	50788.6	53618.8	55902.6	56327.0	60743.2
卫生院	90118.7	101712.5	103758.6	106256.4	109114.5	112298.3
街道卫生院	2698.7	999.7	892.7	792.1	881.4	1222.8
乡镇卫生院	87420.1	100712.7	102865.9	105464.3	108233.0	111075.6
村卫生室	165702.3	201218.4	198628.7	189406.9	185263.6	178932.5
门诊部	6561.3	8378.6	8786.1	9394.2	10288.7	12044.7
诊所(医务室)	50321.7	55411.8	56690.8	58490.1	60107.6	62890.5
专业公共卫生机构	18244.7	24206.5	26046.1	26391.6	29300.1	31239.6
专科疾病防治院(所、站)	1896.6	2187.2	2225.3	2256.8	2246.6	2189.0
内：专科疾病防治院	649.6	767.1	778.1	805.7	791.7	785.1
妇幼保健院(所、站)	15967.3	21508.1	23229.2	23529.1	26400.6	28370.3
内：妇幼保健院	14224.8	19432.0	21105.5	21472.4	24280.4	26341.1
急救中心(站)	380.9	511.2	591.7	605.6	652.9	680.3
其他医疗卫生机构	397.9	585.7	538.6	394.2	250.7	287.7
疗养院	234.8	223.5	235.8	224.5	250.7	250.9
临床检验中心	163.1	362.3	302.8	169.7		
居民平均就诊次数(次)	4.4	5.4	5.6	5.6	5.7	5.9

5-1-2 2017年各类医疗卫生机构门诊服务情况

机构分类	诊疗人次数	门急诊	观察室留观病例数	健康检查人数	急诊病死率(%)	观察室病死率(%)	医师日均担负诊疗人次
总计	**8183109952**	**7847825352**	**49446944**	**406105553**	**0.07**	**0.09**	**8.2**
一、医院	3438920699	3363024294	28588424	179845246	0.08	0.14	7.1
综合医院	2502286843	2449494651	22361746	140760459	0.09	0.15	7.3
中医医院	528492241	515569627	3467966	22244285	0.06	0.12	7.5
中西医结合医院	63629909	61877841	446163	3404957	0.07	0.07	7.1
民族医院	11675428	11084012	15569	612195	0.12	0.18	4.5
专科医院	331139633	323367496	2294334	12770312	0.03	0.04	6.1
口腔医院	35875646	35659132	26440	1316574	0.02		7.0
眼科医院	26352964	25796175	15863	850299			8.9
耳鼻喉科医院	3780748	3735615	16553	23595			7.3
肿瘤医院	18430494	18002672	38490	1110295	0.13	0.19	3.4
心血管病医院	6099454	5804907	54504	472914	0.10	0.09	4.2
胸科医院	2766724	2725851	56535	115649	0.25	0.42	3.8
血液病医院	281993	277958	2	10062	0.04		2.7
妇产(科)医院	44256816	43240560	194485	1225085			7.0
儿童医院	59708225	59493908	1425693	949561	0.01	0.01	14.0
精神病医院	38532324	37506000	79824	1161714	0.02	0.14	4.7
传染病医院	18471014	17533431	41231	1407956	0.05	0.02	5.2
皮肤病医院	8207510	8145516	14888	58577			12.6
结核病医院	2577345	2563601	834	152992	0.30	4.80	4.0
麻风病医院	631009	630336	20	1598			13.9
职业病医院	963429	634308	5713	588229	0.09		3.8
骨科医院	14389293	13711848	12378	504501	0.04	0.09	4.2
康复医院	9371921	8818898	83389	1212621	0.05		3.5
整形外科医院	717898	700110	3990	66334			2.9
美容医院	4626288	4426480	26965	210174			3.9
其他专科医院	35098538	33960190	196537	1331582	0.05	0.12	5.2
护理院	1696645	1630667	2646	53038	0.19		2.1
二、基层医疗卫生机构	4428915804	4179727244	19112216	192505745	0.02	0.04	10.0
社区卫生服务中心(站)	767255934	731928940	8839104	55759173	0.01		15.7
社区卫生服务中心	607432288	577670397	5824947	43759874	0.01	0.01	16.2
社区卫生服务站	159823646	154258543	3014157	11999299	0.03		14.1
卫生院	1122983195	1086181172	10273112	122732645	0.02	0.06	9.6
街道卫生院	12227668	11894611	153276	1018696	0.01	0.01	9.6
乡镇卫生院	1110755527	1074286561	10119836	121713949	0.02	0.06	9.6
中心卫生院	471145621	455306632	4073706	45654190	0.02	0.01	9.4
乡卫生院	639609906	618979929	6046130	76059759	0.01	0.10	9.6
村卫生室	1789325206	1638430939					
门诊部	120446719	108770858		13999541			5.3
诊所、医务室、护理站	628904750	614415335		14386	0.82		
三、专业公共卫生机构	312396189	302503460	1740914	32956869			8.6
专科疾病防治院(所、站)	21889773	20762300	13391	2610698	0.02	0.04	5.6
妇幼保健院(所、站)	283703134	274937878	1727523	30346171			8.9
内：妇幼保健院	263410926	255910566	1694239	24472150			9.5
急救中心	6803282	6803282					
四、其他医疗卫生机构	2877260	2570354	5390	797693	0.09		3.5
疗养院	2509228	2202323	5390	797693	0.09		3.4
临床检验中心	368032	368031					4.6

5-1-3 2017年各地区医疗卫生机构门诊服务情况

地区	诊疗人次数	门急诊	观察室留观病例数	健康检查人数	急诊病死率(%)	观察室病死率(%)	居民平均就诊次数
总计	8183109952	7847825352	49446944	418557802	0.07	0.09	5.90
东部	4180504471	4036157921	21369321	194569969	0.06	0.11	7.24
中部	2069170410	1952061951	13047564	112468638	0.09	0.06	4.77
西部	1933435071	1859605480	15030059	111519195	0.07	0.10	5.13
北京	224686566	222314213	2294349	8325740	0.09	0.14	10.35
天津	121446639	116471752	1291866	5495529	0.08	0.06	7.80
河北	432137899	398431308	1932510	15025775	0.15	0.11	5.75
山西	134853251	123779151	502099	8632339	0.14	0.13	3.64
内蒙古	104420544	97715743	456882	5174674	0.13	0.10	4.13
辽宁	200422682	186359879	2429312	9557901	0.13	0.09	4.59
吉林	108432944	96247427	520545	4568885	0.10	0.09	3.99
黑龙江	117906619	109712176	383611	6177885	0.40	0.36	3.11
上海	265794415	261528412	178351	9595973	0.11	2.52	10.99
江苏	584337028	567930380	1706770	30598116	0.04	0.04	7.28
浙江	595141249	582826297	1270262	27695986	0.03	0.16	10.52
安徽	280122280	266785981	1403872	15048604	0.07	0.01	4.48
福建	226356151	220034235	714004	10169337	0.03	0.03	5.79
江西	216051523	206410955	1418014	15009877	0.04	0.02	4.67
山东	644363178	614289085	4098479	31527706	0.16	0.10	6.44
河南	585201385	554803034	1599927	29901264	0.09	0.11	6.12
湖北	356018351	343189456	3349263	16853102	0.06	0.04	6.03
湖南	270584057	251133771	3870233	16276682	0.03	0.04	3.94
广东	836202228	816958304	5268727	44295993	0.03	0.05	7.49
广西	261030575	254254401	1517948	14049517	0.03	0.04	5.34
海南	49616436	49014056	184691	2281913	0.03	0.03	5.36
重庆	155527341	149868924	2256184	7900629	0.08	0.01	5.06
四川	485308922	465764780	2837994	30553445	0.07	0.04	5.85
贵州	152417881	146244558	1498695	8456120	0.05	0.22	4.26
云南	254639950	249178391	3490511	10052730	0.04	0.06	5.30
西藏	15995616	15001161	98207	1776055	0.05	0.05	4.75
陕西	191553873	186992245	232448	9963865	0.08	0.15	4.99
甘肃	134580051	125897675	1132569	7933051	0.11	0.53	5.12
青海	25454783	23385174	371039	1840368	0.18	0.01	4.26
宁夏	40085810	38677963	501631	1977217	0.13	0.02	5.88
新疆	112419725	106624465	635951	11841524	0.14	0.24	4.60

5-1-4 2017年医疗卫生机构分科门急诊人次及构成

科室分类	门急诊人次数（人次）		构成（%）	
		医院		医院
总 计	5486922975	3363024294	100.00	100.00
预防保健科	85375653	17142464	1.56	0.51
全科医疗科	707653466	48973724	12.90	1.46
内科	1241240662	705899429	22.62	20.99
外科	438435929	318918174	7.99	9.48
儿科	541671380	314352969	9.87	9.35
妇产科	546258036	315884224	9.96	9.39
眼科	112404441	103602454	2.05	3.08
耳鼻咽喉科	101447719	93015384	1.85	2.77
口腔科	143623414	104667390	2.62	3.11
皮肤科	108431770	99190970	1.98	2.95
医疗美容科	9118614	7654837	0.17	0.23
精神科	49146871	47727740	0.90	1.42
传染科	46176388	44250977	0.84	1.32
结核病科	8365232	5133659	0.15	0.15
肿瘤科	35096416	35061070	0.64	1.04
急诊医学科	182537567	166489807	3.33	4.95
康复医学科	45471598	30103831	0.83	0.90
职业病科	3283398	1543616	0.06	0.05
中医科	763955747	609332674	13.92	18.12
民族医学科	10271139	10215161	0.19	0.30
中西医结合科	74737931	72348687	1.36	2.15
其他	232219604	211515053	4.23	6.29

注：本表不包括门诊部、诊所(医务室)、村卫生室数字。

5-2-1 医院诊疗人次数

年份	诊疗人次(亿次)	卫生健康部门			诊疗人次中：门急诊(亿次)	卫生健康部门		
			综合医院	中医医院			综合医院	中医医院
1985	12.55	7.21	5.08	0.87	11.37	7.00	4.93	0.83
1986	13.02	7.76	5.36	1.04	12.18	7.54	5.22	0.99
1987	14.80	8.50	5.61	1.38	14.00	8.30	5.49	1.33
1988	14.63	8.38	5.48	1.44	13.76	8.18	5.36	1.41
1989	14.43	8.16	5.25	1.46	13.52	7.96	5.13	1.43
1990	14.94	8.58	5.47	1.60	14.05	8.32	5.30	1.55
1991	15.33	8.88	5.54	1.78	14.40	8.64	5.42	1.70
1992	15.35	8.84	5.50	1.78	14.31	8.60	5.35	1.74
1993	13.07	7.98	4.95	1.61	12.19	7.70	4.77	1.55
1994	12.69	7.75	4.81	1.58	11.86	7.47	4.62	1.53
1995	12.52	7.76	4.78	1.58	11.65	7.49	4.59	1.53
1996	12.81	8.08	4.78	1.70	11.61	7.55	4.54	1.58
1997	12.27	7.95	4.76	1.65	11.38	7.61	4.57	1.56
1998	12.39	8.17	4.88	1.62	11.51	7.84	4.69	1.57
1999	12.31	8.19	4.93	1.56	11.51	7.90	4.73	1.51
2000	12.86	8.76	5.27	1.64	11.83	8.32	5.00	1.54
2001	12.50	8.74	5.18	1.64	11.74	8.39	4.96	1.57
2002	12.43	9.27	6.69	1.79	11.58	8.78	6.35	1.70
2003	12.13	9.05	6.69	1.85	11.50	8.72	6.44	1.78
2004	13.05	9.73	7.44	1.97	12.45	9.44	7.18	1.90
2005	13.87	10.34	8.12	2.06	13.36	10.13	7.86	1.99
2006	14.71	10.97	8.60	2.19	14.24	10.80	8.35	2.14
2007	16.38	13.00	9.55	2.29	15.82	12.63	9.30	2.21
2008	17.82	14.45	10.54	2.64	17.37	14.12	10.30	2.57
2009	19.22	15.53	11.27	2.87	18.75	15.19	11.02	2.81
2010	20.40	16.60	11.98	3.12	19.92	16.23	11.73	3.03
2011	22.59	18.34	13.28	3.43	22.11	17.99	13.03	3.36
2012	25.42	20.49	14.74	3.85	24.83	20.07	14.45	3.76
2013	27.42	22.12	15.87	4.15	26.79	21.66	15.56	4.04
2014	29.72	23.80	17.17	4.31	29.03	23.32	16.83	4.21
2015	30.84	24.52	17.64	4.42	30.17	24.04	17.30	4.31
2016	32.70	25.88	18.62	4.60	31.97	25.36	18.27	4.49
2017	34.39	27.35	19.74	4.79	33.63	26.83	19.39	4.67

注：①1993年以前诊疗人次系推算数字；②2002年前医院数字包括妇幼保健院、专科疾病防治院数字；③2002年以前综合医院不含高等院校附属医院。

5-2-2　各类医院诊疗人次数(按登记注册类型/主办单位/管理类别/等级/机构类别分)

单位：万人次

医院分类	2010	2013	2014	2015	2016	2017
总　　计	**203963.3**	**274177.7**	**297207.0**	**308364.1**	**326955.9**	**343892.1**
按登记注册类型分						
公立医院	187381.1	245510.6	264741.6	271243.6	284771.6	295201.5
民营医院	16582.2	28667.1	32465.4	37120.5	42184.3	48690.5
按主办单位分						
政府办	170421.9	227709.9	246725.5	253498.0	267516.9	279419.9
社会办	23613.1	28811.2	30462.3	32173.2	34027.1	35191.2
个人办	9928.3	17656.6	20019.1	22692.8	25411.9	29281.0
按管理类别分						
非营利性	194544.1	259373.4	280616.3	290055.6	305891.9	319046.8
营利性	9419.2	14804.3	16590.7	18308.5	21064.0	24845.3
按医院等级分						
三级医院	76046.3	123821.9	139804.4	149764.6	162784.8	172642.5
二级医院	93120.4	109169.1	114708.6	117233.1	121666.5	126785.1
一级医院	14573.6	17617.9	18478.1	20567.9	21790.9	22217.3
未定级医院	20223.0	23568.8	24215.8	20798.5	20713.7	22247.1
按机构类别分						
综合医院	151058.2	201576.5	218193.0	225675.2	238512.9	250228.7
中医医院	32770.2	43726.3	47164.2	48502.6	50774.5	52849.2
中西医结合医院	2702.6	4466.1	5101.3	5401.4	5927.3	6363.0
民族医院	553.8	760.1	792.6	966.8	968.7	1167.5
专科医院	16821.5	23575.5	25867.4	27702.5	30627.1	33114.0
护理院	57.1	73.3	88.6	115.4	145.5	169.7

5-2-3　2017年各地区医院门诊服务情况

地区	诊疗人次数			健康检查人数		
	合计	公立	民营	合计	公立	民营
总　计	**3438920699**	**2952015252**	**486905447**	**179845246**	**150190888**	**29654358**
东　部	1859669733	1601466142	258203591	92294579	75625361	16669218
中　部	781469923	666354425	115115498	40693662	34100385	6593277
西　部	797781043	684194685	113586358	46857005	40465142	6391863
北　京	146027148	126669524	19357624	3505329	3005052	500277
天　津	71237012	56357545	14879467	2348990	2029355	319635
河　北	141426200	118621437	22804763	6274877	5148139	1126738
山　西	58280367	49864428	8415939	3856106	3346501	509605
内蒙古	49946625	44684428	5262197	2251018	1912522	338496
辽　宁	99782559	86766854	13015705	4765506	3950925	814581
吉　林	51750278	45643284	6106994	2447222	2047510	399712
黑龙江	65799755	56986286	8813469	3460578	3038428	422150
上　海	153462774	141981621	11481153	5600662	4746828	853834
江　苏	257169400	198230159	58939241	13895064	9203158	4691906
浙　江	276330531	238245088	38085443	11660896	9568143	2092753
安　徽	108493292	86751227	21742065	5585267	4438176	1147091
福　建	98892919	89451185	9441734	4891838	4320489	571349
江　西	67864048	60578535	7285513	2986682	2574120	412562
山　东	225115428	190690894	34424534	12869370	10640881	2228489
河　南	191347664	155993575	35354089	9361771	7184936	2176835
湖　北	135382043	122327189	13054854	7476745	6799399	677346
湖　南	102552476	88209901	14342575	5519291	4671315	847976
广　东	371464361	337253546	34210815	25614732	22226492	3388240
广　西	98442326	92913183	5529143	5187757	4942773	244984
海　南	18761401	17198289	1563112	867315	785899	81416
重　庆	68117856	57578495	10539361	4031234	3502142	529092
四　川	186284558	153241950	33042608	10586740	8787071	1799669
贵　州	63673018	48331766	15341252	4297120	3654512	642608
云　南	103523811	85713930	17809881	4592303	3994518	597785
西　藏	6261344	5024194	1237150	1006677	882332	124345
陕　西	85686565	73302996	12383569	5256638	4039502	1217136
甘　肃	47172117	43383509	3788608	2551913	2292130	259783
青　海	12784785	11192597	1592188	789444	648090	141354
宁　夏	19802011	17008674	2793337	1128936	901744	227192
新　疆	56086027	51818963	4267064	5177225	4907806	269419

5-2-4　2017年各地区医院分科门急诊人次数(万人次)

地区	合计	预防保健科	全科医疗科	内科	外科	儿科	妇产科	眼科	耳鼻咽喉科	口腔科	皮肤科
总　计	**336302.4**	**1714.3**	**4897.4**	**70589.9**	**31891.8**	**31435.3**	**31588.4**	**10360.3**	**9301.5**	**10466.7**	**9919.1**
东　部	183417.5	1002.9	2469.0	39440.3	17318.4	17025.8	16987.6	5630.6	5044.6	6017.9	5703.0
中　部	75549.3	386.0	1014.8	15922.5	7674.2	7041.8	6787.8	2529.0	2189.7	2078.8	2230.3
西　部	77335.6	325.3	1413.6	15227.2	6899.2	7367.7	7813.0	2200.6	2067.2	2370.0	1985.8
北　京	14588.8	8.1	160.2	3227.2	1386.8	1178.5	926.5	419.4	307.8	597.7	387.7
天　津	7096.4	23.2	119.5	2251.4	572.1	418.6	411.1	268.0	112.3	224.5	120.8
河　北	13743.1	65.5	156.8	3080.8	1460.2	1338.8	1488.0	571.0	364.4	365.9	375.2
山　西	5432.2	17.9	102.3	1248.8	599.2	423.2	520.9	215.8	144.2	152.3	162.0
内蒙古	4854.9	15.0	79.7	895.0	421.1	346.5	415.2	170.3	116.6	137.7	126.6
辽　宁	9837.5	9.5	43.8	2249.4	1096.8	830.3	966.4	437.5	279.1	355.4	385.9
吉　林	5046.1	1.5	77.6	1269.2	548.0	399.1	403.1	167.9	126.1	127.7	141.2
黑龙江	6464.6	10.0	52.5	1599.3	727.0	464.7	478.7	237.3	198.1	190.4	181.7
上　海	15283.4	30.7	97.5	4377.3	1705.9	1320.1	1057.4	404.2	532.7	513.8	653.5
江　苏	25258.6	72.6	124.8	5263.0	2500.3	2545.1	2192.7	672.6	622.2	797.7	800.1
浙　江	27429.1	104.6	734.0	5575.9	2843.9	2298.0	2221.5	845.6	859.2	1021.3	937.1
安　徽	10497.5	60.7	126.0	2192.2	1153.5	940.0	1070.3	348.8	308.7	317.0	348.5
福　建	9806.4	40.9	61.5	2127.9	776.2	1036.3	1012.5	282.2	290.2	240.3	234.3
江　西	6594.6	34.5	74.8	1485.3	594.1	598.6	541.0	197.9	191.2	131.9	169.8
山　东	21824.3	157.0	420.4	4280.5	2122.6	2255.0	2301.8	720.9	527.3	710.2	600.5
河　南	18390.1	100.1	214.5	4096.6	1820.4	1910.3	1644.7	644.7	515.2	462.8	578.1
湖　北	13236.5	106.0	223.0	2225.5	1184.2	1249.6	1114.7	430.4	414.2	444.3	391.5
湖　南	9887.9	55.3	144.1	1805.5	1047.9	1056.4	1014.5	286.1	292.0	252.4	257.6
广　东	36692.5	485.5	486.3	6606.3	2688.0	3633.6	4164.2	951.6	1091.3	1135.7	1169.0
广　西	9572.7	83.0	105.0	1791.7	689.4	860.9	1056.9	261.0	290.3	242.1	215.6
海　南	1857.6	5.5	64.4	400.5	165.7	171.5	245.4	57.6	58.3	55.5	38.9
重　庆	6633.6	15.8	46.3	1443.1	585.7	684.1	550.0	157.1	172.5	259.3	147.7
四　川	18033.6	18.3	165.7	3679.4	1538.3	1621.5	1610.8	491.3	557.4	605.4	558.1
贵　州	6131.1	17.0	211.7	1214.1	661.0	544.7	727.2	132.2	163.7	168.3	147.2
云　南	10109.9	28.1	283.0	1944.3	895.4	1040.8	1103.7	294.7	225.3	284.1	226.7
西　藏	602.2	5.2	62.7	105.3	64.2	45.2	64.5	9.0	9.6	8.0	5.7
陕　西	8433.3	22.5	120.2	1467.8	810.3	1094.7	1036.5	313.1	212.4	274.5	265.4
甘　肃	4456.2	13.9	66.5	808.0	435.2	420.8	453.0	134.8	102.9	104.9	88.2
青　海	1174.3	1.9	29.6	180.8	93.5	98.4	113.5	36.7	15.8	50.2	21.2
宁　夏	1896.8	4.3	24.0	428.6	167.9	150.2	189.4	68.9	46.7	79.0	52.5
新　疆	5437.0	100.5	219.4	1269.1	537.3	459.9	492.4	131.6	154.1	156.5	130.8

5-2-4 续表

医疗美容科	精神科	传染科	结核病科	肿瘤科	急诊医学科	康复医学科	职业病科	中医科	民族医学科	中西医结合科	其他
765.5	**4772.8**	**4425.1**	**513.4**	**3506.1**	**16649.0**	**3010.4**	**154.4**	**60933.3**	**1021.5**	**7234.9**	**21151.5**
443.3	2676.1	2451.7	331.3	2056.2	8360.3	1585.6	54.1	33552.7	100.5	4648.4	10517.2
157.6	1007.5	967.4	107.8	831.2	3411.1	732.8	46.8	13621.3	38.2	1102.8	5670.1
164.7	1089.2	1006.1	74.2	618.7	4877.6	692.0	53.4	13759.3	882.8	1483.7	4964.2
37.7	167.4	216.8	20.3	186.1	203.8	83.5	6.6	3599.9	8.4	892.8	565.6
17.5	111.5	66.1	8.5	138.1	126.8	35.0	0.0	1599.5	15.6	120.3	336.4
15.5	143.2	132.7	10.5	111.4	552.9	119.4	2.6	2200.7	1.2	354.8	831.6
7.6	66.4	50.8	10.3	53.5	207.7	49.6	12.9	830.7	0.0	66.7	489.6
3.2	68.6	60.9	1.0	54.9	270.5	52.3	2.2	618.7	415.6	37.0	546.6
16.5	151.7	114.8	15.6	141.9	527.5	115.2	4.7	1214.1	12.0	70.6	798.9
7.7	90.9	53.3	5.0	76.7	257.1	29.2	0.3	842.7	6.1	124.3	291.6
19.7	94.1	70.0	5.6	103.5	358.3	38.6	13.2	1131.2	4.3	57.6	428.8
23.1	208.8	181.4	114.0	211.5	209.4	86.4	5.1	2267.2	0.0	810.6	473.1
75.0	419.4	423.8	26.9	392.1	1037.4	257.7	5.9	4851.2	0.0	607.0	1571.2
78.7	542.3	492.1	33.5	286.7	895.4	194.2	2.9	5567.4	19.2	769.9	1105.7
16.1	136.8	210.1	18.8	125.9	426.5	124.1	4.8	1733.5	5.9	99.2	730.2
21.9	168.0	126.9	36.0	73.8	505.7	103.7	4.0	1894.2	6.3	240.1	523.7
12.0	72.9	108.7	18.1	64.7	305.4	55.5	0.4	1437.7	0.1	92.3	407.9
43.5	287.5	195.1	26.7	208.5	997.0	161.1	14.0	3428.9	10.4	210.8	2144.5
29.0	225.1	196.2	6.7	196.5	731.4	173.0	11.3	3717.5	0.2	164.1	951.8
28.5	169.1	158.1	24.3	116.2	565.5	172.9	2.4	2137.6	15.6	410.6	1652.3
36.9	152.3	120.2	19.0	94.3	559.3	89.9	1.6	1790.5	6.0	88.1	718.1
111.6	459.0	487.8	38.5	296.7	3166.0	416.3	8.3	6657.3	27.5	539.8	2072.5
8.0	133.4	157.9	20.1	74.3	880.3	54.6	2.0	1829.2	47.1	249.9	519.9
2.3	17.4	14.1	1.0	9.4	138.5	13.3	0.0	272.6	0.0	31.8	94.2
23.2	149.3	85.4	1.4	66.1	293.4	91.4	5.3	1387.6	0.0	134.1	334.8
73.9	358.8	207.8	11.4	132.4	926.9	198.1	25.3	3584.0	50.5	569.8	1048.8
11.0	41.9	93.1	11.5	26.3	505.0	32.8	0.9	873.8	19.5	126.5	401.6
15.0	121.9	107.7	2.3	66.7	772.3	59.4	5.3	1833.2	18.2	87.4	694.8
0.5	0.6	8.2	0.2	0.7	27.2	4.0	0.0	4.8	100.0	3.1	73.6
20.9	92.4	83.4	11.5	48.8	442.1	84.1	2.2	1450.6	0.3	91.7	487.9
3.7	41.8	47.8	0.6	51.8	230.0	47.4	3.8	1038.3	29.3	112.8	220.9
1.1	6.5	33.2	0.5	9.2	68.6	10.8	0.5	145.5	38.0	14.1	204.9
0.4	9.2	28.0	0.0	22.0	121.7	16.1	4.0	355.5	11.3	10.2	107.0
3.6	64.8	92.8	13.8	65.6	339.7	41.1	2.0	638.3	153.1	47.2	323.5

5-2-5 综合医院分科门诊人次及构成

年份	合计	内科	外科	妇产科	儿科	中医科
门诊人次(万人次)						
2000	79544.5	24546.5	9764.3	6649.4	5475.8	6603.2
2001	77487.7	24059.2	9538.5	6589.2	5561.4	6323.6
2002	82588.0	26396.3	10860.4	7553.9	6239.9	6065.3
2003	80794.9	25866.6	10665.3	7529.2	6012.5	5635.9
2004	87032.2	26738.9	11675.6	8861.3	6556.8	5764.3
2005	93248.9	28608.4	12582.6	9655.5	7553.0	5850.7
2006	98373.8	30041.4	13612.4	10627.4	8191.1	5921.3
2007	119227.3	33531.2	14661.3	12294.2	9797.7	4886.0
2008	130677.3	36075.8	15356.1	13484.5	11589.5	5247.1
2009	140012.5	38910.3	15977.7	14320.3	13009.5	5769.5
2010	147730.4	40660.9	16754.0	15456.2	13811.9	6185.4
2011	163983.3	44772.6	18394.3	17422.2	15235.0	6822.1
2012	183339.6	51344.9	22691.4	20196.9	17607.4	8031.6
2013	197235.6	55338.5	24576.2	21514.0	19234.3	8577.6
2014	213359.2	60136.7	26618.6	23960.6	20709.9	9152.9
2015	220867.6	62965.9	27847.3	23870.9	20969.2	9109.8
2016	233455.5	65887.6	29052.2	27347.6	22134.3	9210.3
2017	244949.5	69026.8	30518.3	27335.3	24220.1	9211.1
构成(%)						
2000	100.00	31.05	12.31	8.50	7.18	8.16
2001	100.00	31.96	13.15	9.15	7.56	7.34
2002	100.00	31.96	13.15	9.15	7.56	7.34
2003	100.00	32.02	13.20	9.32	7.44	6.98
2004	100.00	30.72	13.42	10.18	7.53	6.62
2005	100.00	30.68	13.49	10.35	8.10	6.27
2006	100.00	30.54	13.84	10.80	8.33	6.02
2007	100.00	28.12	12.30	10.31	8.22	4.10
2008	100.00	27.61	11.75	10.32	8.87	4.02
2009	100.00	27.79	11.41	10.23	9.29	4.12
2010	100.00	27.52	11.34	10.46	9.35	4.19
2011	100.00	27.30	11.22	10.62	9.29	4.16
2012	100.00	28.01	12.38	11.02	9.60	4.38
	100.00	28.06	12.46	10.91	9.75	4.35
2014	100.00	28.19	12.48	11.23	9.71	4.29
2015	100.00	28.51	12.61	10.81	9.49	4.12
2016	100.00	28.22	12.44	11.71	9.48	3.95
2017	100.00	28.18	12.46	11.16	9.89	3.76

注：本表2007年起系分科门急诊人次及构成。

5-3-1 医疗卫生机构入院人数

机构分类	2010	2013	2014	2015	2016	2017
入院人数(万人)	**14174**	**19215**	**20441**	**21053**	**22728**	**24436**
医院	9524	14007	15375	16087	17528	18915
综合医院	7505	10848	11844	12335	13402	14360
中医医院	1168	1827	2011	2102	2279	2493
中西医结合医院	91	156	178	203	229	261
民族医院	24	41	49	56	60	75
专科医院	733	1132	1287	1380	1546	1706
护理院	2	4	6	10	13	21
基层医疗卫生机构	3950	4300	4094	4036	4165	4450
社区卫生服务中心(站)	262	322	321	322	329	365
内：社区卫生服务中心	218	292	298	306	314	344
卫生院	3677	3958	3752	3694	3819	4073
街道卫生院	47	21	20	18	19	26
乡镇卫生院	3630	3937	3733	3676	3800	4047
门诊部	11	20	21	20	17	11
专业公共卫生机构	655	860	929	887	991	1030
妇幼保健院(所、站)	622	806	873	836	936	982
内：妇幼保健院	585	767	832	802	905	955
专科疾病防治院(所、站)	33	54	55	51	54	48
内：专科疾病防治院	16	25	26	27	28	24
其他医疗卫生机构	45	47	43	43	45	41
疗养院	45	47	43	43	45	41
居民年住院率(%)	10.59	14.12	14.97	15.32	16.46	17.60

注：①诊所、卫生所、医务室和村卫生室无住院数字；②2007年以前社区卫生服务站无住院数字。

5-3-2 2017年医疗卫生机构住院服务情况

机构分类	入院人数	出院人数	住院病人手术人次	病死率(%)	每床出院人数	每百门急诊入院人数	医师日均担负住院床日
总　计	**244358844**	**243157099**	**55957052**	**0.4**	**30.7**	**4.5**	**1.9**
一、医院	189154280	188226712	52933496	0.5	30.8	5.6	2.6
综合医院	143600643	142965235	40920079	0.5	34.3	5.9	2.5
中医医院	24929384	24818618	5072153	0.4	30.3	4.8	2.4
中西医结合医院	2613308	2599168	741951	0.7	26.1	4.2	2.1
民族医院	748213	742760	82597	0.3	22.2	6.8	2.1
专科医院	17057541	16900845	6115590	0.3	17.9	5.3	3.3
口腔医院	152201	151733	78277	0.3	10.8	0.4	0.2
眼科医院	1754645	1747344	1532334		43.7	6.8	1.7
耳鼻喉科医院	190809	189755	134479	0.1	29.5	5.1	1.5
肿瘤医院	2700811	2694981	658488	0.5	34.2	15.0	3.7
心血管病医院	457761	455840	413497	0.4	27.0	7.9	2.1
胸科医院	254557	255989	56972	0.8	26.6	9.3	3.0
血液病医院	38431	37670	31772	0.3	22.7	13.8	3.2
妇产(科)医院	1923058	1914704	914776	0.0	31.8	4.5	1.2
儿童医院	1935109	1929102	605848	0.1	48.1	3.3	2.2
精神病医院	2023553	1986301	98315	0.3	5.5	5.4	9.8
传染病医院	1049461	1043753	144788	0.9	19.1	6.0	3.2
皮肤病医院	98791	98550	5724	0.0	11.9	1.2	1.2
结核病医院	301903	301623	55292	0.5	24.2	11.8	4.5
麻风病医院	967	910		0.6	0.8	0.2	1.5
职业病医院	40274	40457	5565	1.8	12.0	6.4	2.4
骨科医院	1264479	1219099	552450	0.1	21.8	9.2	2.6
康复医院	751030	736076	88686	0.3	10.9	8.5	3.7
整形外科医院	43004	40457	34470		18.4	6.1	0.6
美容医院	128013	124549	83825		17.5	2.9	0.2
其他专科医院	1948684	1931952	620032	0.3	19.3	5.7	2.0
护理院	205191	200086	1126	3.2	4.0	12.6	10.1
二、基层医疗卫生机构	44500498	44296855		0.1	29.0	2.4	0.8
社区卫生服务中心(站)	3654007	3632163		0.3	16.7	0.5	0.5
社区卫生服务中心	3442497	3413424		0.3	17.3	0.6	0.7
社区卫生服务站	211510	218739		0.0	11.2	0.1	0.1
卫生院	40732222	40550487		0.0	31.1	3.8	1.6
街道卫生院	260521	259015		0.1	22.6	2.2	1.1
乡镇卫生院	40471701	40291472		0.0	31.2	3.8	1.6
中心卫生院	19059738	18989444		0.1	33.3	4.2	1.8
乡卫生院	21411963	21302028		0.0	29.5	3.5	1.5
门诊部	114098	114098			18.2		
护理站	171	107			0.6	0.0	1.9
三、专业公共卫生机构	10296861	10233794	3020462	0.0	39.1	3.5	1.2
专科疾病防治院(所、站)	474575	469446	30814	0.3	11.5	2.3	1.6
妇幼保健院(所、站)	9822286	9764348	2989648	0.0	44.2	3.6	1.2
内：妇幼保健院	9547529	9491393	2933105	0.0	45.5	3.7	1.3
四、其他医疗卫生机构	407205	399738	3094	0.1	14.3	15.8	4.2
疗养院	407205	399738	3094	0.1	14.3	18.5	4.7
临床检验中心							

5-3-3　2017年各地区医疗卫生机构住院服务情况

地区	入院人数	出院人数	住院病人手术人次	病死率(%)	每床出院人数	每百门急诊入院人数	居民年住院率(%)
总　计	**244358844**	**243157099**	**55957052**	**0.4**	**30.7**	**4.5**	**17.6**
东　部	92831500	92483690	26476984	0.4	29.9	3.1	16.1
中　部	77661104	77221203	15012024	0.3	30.7	6.2	17.9
西　部	73866240	73452206	14468044	0.3	31.7	5.8	19.6
北　京	3286465	3284204	1345762	1.0	27.3	1.6	15.1
天　津	1581108	1580238	661599	0.7	23.1	1.6	10.2
河　北	11751913	11617777	2041741	0.3	29.4	5.7	15.6
山　西	4554699	4530018	1067280	0.2	23.0	5.5	12.3
内蒙古	3636085	3610137	706714	0.6	24.1	5.1	14.4
辽　宁	7351235	7297810	1484295	0.9	24.5	5.4	16.8
吉　林	3833420	3822805	756561	1.0	24.9	5.6	14.1
黑龙江	6047316	5990396	1185728	0.9	24.8	7.1	16.0
上　海	3912251	3909466	2113144	1.3	29.0	1.6	16.2
江　苏	14180402	14161725	3525281	0.2	30.3	3.2	17.7
浙　江	9492582	9463499	3326655	0.3	30.2	2.0	16.8
安　徽	9960909	9908800	1947780	0.3	32.4	5.5	15.9
福　建	5511106	5494190	1378188	0.1	30.1	3.5	14.1
江　西	8277642	8206115	1422285	0.2	35.1	7.5	17.9
山　东	18253466	18189206	4050952	0.4	31.1	5.2	18.2
河　南	17453061	17345749	3330212	0.2	31.0	5.3	18.3
湖　北	12798610	12768765	2943550	0.4	34.0	5.7	21.7
湖　南	14735447	14648555	2358628	0.1	32.4	9.0	21.5
广　东	16346246	16324104	6314144	0.5	33.2	2.7	14.6
广　西	9010272	8976010	1579281	0.4	37.2	5.2	18.4
海　南	1164726	1161471	235223	0.3	27.7	3.2	12.6
重　庆	6870595	6827346	1275340	0.4	33.1	6.8	22.3
四　川	18247387	18180300	3563619	0.4	32.3	5.8	22.0
贵　州	7327784	7272130	1428364	0.2	31.2	7.2	20.5
云　南	8922516	8861269	2116885	0.3	32.3	5.2	18.6
西　藏	332046	327368	56812	0.2	20.3	3.2	9.9
陕　西	7513709	7454384	1638808	0.3	30.9	6.2	19.6
甘　肃	4374563	4327332	654963	0.2	29.5	5.8	16.7
青　海	973430	975272	171412	0.3	25.5	5.6	16.3
宁　夏	1176304	1157289	248093	0.2	29.1	3.9	17.2
新　疆	5481549	5483369	1027753	0.3	32.8	6.3	22.4

5-3-4 2017年医疗卫生机构分科出院人数及构成

科室分类	出院人数（人）	医院	构成（%）	医院
总 计	**243157099**	**188226712**	**100.00**	**100.00**
预防保健科	298639	104605	0.12	0.06
全科医疗科	11031489	1597845	4.54	0.85
内科	71997575	52116649	29.61	27.69
外科	40693127	35269171	16.74	18.74
儿科	23605764	16671580	9.71	8.86
妇产科	28735161	19947237	11.82	10.60
眼科	5279426	5061079	2.17	2.69
耳鼻咽喉科	3238259	3139587	1.33	1.67
口腔科	692124	629762	0.28	0.33
皮肤科	626950	557896	0.26	0.30
医疗美容科	206399	204807	0.08	0.11
精神科	2562706	2522887	1.05	1.34
传染科	3273712	3132775	1.35	1.66
结核病科	576247	473570	0.24	0.25
肿瘤科	7832835	7832301	3.22	4.16
急诊医学科	1673824	1564508	0.69	0.83
康复医学科	3464126	2654513	1.42	1.41
职业病科	190739	108750	0.08	0.06
中医科	28794202	26856144	11.84	14.27
民族医学科	671168	671168	0.28	0.36
中西医结合科	3187161	3185652	1.31	1.69
其他	4525466	3924226	1.86	2.09

5-4-1 医院入院人数

年份	入院人数(万人)	卫生健康部门			每百门急诊入院人数(人)
			综合医院	中医医院	
1980	2247	1667	1383	41	2.4
1985	2560	1862	1485	79	2.3
1986	2685	1960	1547	96	2.2
1987	2926	2155	1670	133	2.1
1988	3128	2292	1752	157	2.3
1989	3157	2304	1750	174	2.3
1990	3182	2341	1769	195	2.3
1991	3276	2433	1825	223	2.3
1992	3262	2428	1799	232	2.3
1993	3066	2325	1723	231	2.5
1994	3079	2344	1728	241	2.6
1995	3073	2358	1710	251	2.6
1996	3100	2379	1704	267	2.7
1997	3121	2425	1725	274	2.7
1998	3238	2538	1794	287	2.8
1999	3379	2676	1884	298	2.9
2000	3584	2862	1996	321	3.0
2001	3759	3030	2100	349	3.2
2002	3997	3209	2577	394	3.5
2003	4159	3339	2727	438	3.6
2004	4673	3752	3108	498	3.8
2005	5108	4101	3394	544	3.8
2006	5562	4465	3656	610	3.9
2007	6487	5336	4257	693	4.1
2008	7392	6193	4874	847	4.3
2009	8488	7048	5525	986	4.5
2010	9524	7890	6172	1113	4.8
2011	10755	8849	6896	1285	4.9
2012	12727	10324	7978	1564	5.1
2013	14007	11251	8639	1736	5.2
2014	15375	12275	9398	1889	5.2
2015	16087	12583	9595	1946	5.2
2016	17528	13591	10351	2101	5.4
2017	18915	14588	11072	2282	5.5

注：①1993年以前入院人数系推算数；②2002年之前医院数字包括妇幼保健院、专科疾病防治院；③2002年以前综合医院不含高校附属医院。

5-4-2 各类医院入院人数(按登记注册类型/主办单位/管理类别/等级/机构类别分)

医院分类	2010	2013	2014	2015	2016	2017
总入院人数(万人)	**9523.8**	**14007.4**	**15375.1**	**16086.8**	**17527.7**	**18915.4**
按登记注册类型分						
公立医院	8724.2	12315.2	13414.8	13721.4	14750.5	15594.7
民营医院	799.5	1692.3	1960.3	2365.4	2777.2	3320.7
按主办单位分						
政府办	8065.1	11534.9	12586.5	12905.2	13937.8	14845.7
社会办	939.8	1309.8	1450.2	1595.5	1765.2	1913.5
个人办	518.9	1162.8	1338.4	1586.1	1824.7	2156.3
按管理类别分						
非营利性	9082.4	13095.6	14332.5	14894.9	16144.7	17237.1
营利性	441.4	911.8	1042.7	1192.0	1383.0	1678.3
按医院等级分						
三级医院	3096.8	5450.1	6291.0	6828.9	7686.2	8396.3
二级医院	5115.7	6620.9	7005.7	7121.2	7570.3	8005.8
一级医院	463.7	729.2	798.0	965.2	1039.3	1168.9
未评级医院	847.5	1207.2	1280.3	1171.7	1231.9	1344.5
按机构类别分						
综合医院	7505.5	10848.0	11844.1	12335.4	13402.3	14360.1
中医医院	1167.7	1826.7	2010.6	2101.8	2278.6	2492.9
中西医结合医院	91.3	155.6	177.9	203.3	229.0	261.3
民族医院	24.3	40.7	49.3	56.2	59.6	74.8
专科医院	732.8	1132.4	1286.8	1380.5	1545.6	1705.8
护理院	2.1	4.1	6.5	9.6	12.6	20.5

5-4-3 2017年各地区医院住院服务情况

地区	入院人数			出院人数			住院病人手术人次数		
	合计	公立	民营	合计	公立	民营	合计	公立	民营
总　计	**189154280**	**155946794**	**33207486**	**188226712**	**155423557**	**32803155**	**52933496**	**44797491**	**8136005**
东　部	76792898	64813410	11979488	76502261	64645454	11856807	24954789	21492053	3462736
中　部	57494799	46964123	10530676	57176183	46774441	10401742	14166438	11814437	2352001
西　部	54866583	44169261	10697322	54548268	44003662	10544606	13812269	11491001	2321268
北　京	3144005	2740985	403020	3141585	2740528	401057	1289131	1129530	159601
天　津	1484689	1400724	83965	1484180	1399222	84958	658955	639333	19622
河　北	9491234	7896369	1594865	9376952	7807705	1569247	1928092	1680155	247937
山　西	3862071	3158343	703728	3839666	3146739	692927	1041546	887182	154364
内蒙古	3056461	2741833	314628	3032828	2722384	310444	682795	591932	90863
辽　宁	6573238	5467071	1106167	6528002	5443212	1084790	1466104	1280345	185759
吉　林	3471895	2856336	615559	3458027	2839209	618818	744459	600648	143811
黑龙江	5113060	4272731	840329	5053273	4253677	799596	1151022	1028551	122471
上　海	3682170	3478492	203678	3678807	3479437	199370	2037358	1948386	88972
江　苏	11317340	8385049	2932291	11302704	8382112	2920592	3415579	2636481	779098
浙　江	8548351	7429880	1118471	8526650	7422600	1104050	3184843	2592251	592592
安　徽	7878827	6081637	1797190	7842577	6065033	1777544	1896957	1449137	447820
福　建	4463875	3829422	634453	4446509	3817043	629466	1290372	1089890	200482
江　西	5239362	4388900	850462	5213659	4366621	847038	1269694	1093338	176356
山　东	14116601	11878866	2237735	14079515	11868345	2211170	3805078	3182232	622846
河　南	13079201	10376664	2702537	12998513	10321181	2677332	3080635	2473585	607050
湖　北	8985641	7835347	1150294	8970797	7833125	1137672	2797832	2446826	351006
湖　南	9864742	7994165	1870577	9799671	7948856	1850815	2184293	1835170	349123
广　东	12997535	11416277	1581258	12966396	11396239	1570157	5656646	5121758	534888
广　西	5717059	5278775	438284	5695947	5266199	429748	1463126	1347057	116069
海　南	973860	890275	83585	970961	889011	81950	222631	191692	30939
重　庆	4638389	3303508	1334881	4612139	3293609	1318530	1205712	855062	350650
四　川	12474414	9329218	3145196	12434457	9313840	3120617	3373667	2742783	630884
贵　州	5721390	4106659	1614731	5676612	4079654	1596958	1350687	1076137	274550
云　南	7058745	5535791	1522954	7004662	5497572	1507090	2061243	1703707	357536
西　藏	280157	205305	74852	276583	202496	74087	55901	37939	17962
陕　西	6277776	5125755	1152021	6227190	5091179	1136011	1589684	1305648	284036
甘　肃	3388092	3052234	335858	3345442	3038764	306678	619205	553132	66073
青　海	827330	704410	122920	830268	711422	118846	169422	147218	22204
宁　夏	1061679	865564	196115	1044639	860963	183676	235406	204698	30708
新　疆	4365091	3920209	444882	4367501	3925580	441921	1005421	925688	79733

5-4-4 2017年各地区医院分科出院人数

地区	合计	预防保健科	全科医疗科	内科	外科	儿科	妇产科	眼科	耳鼻咽喉科	口腔科	皮肤科
总　计	188226712	104605	1597845	52116649	35269171	16671580	19947237	5061079	3139587	629762	557896
东　部	76502261	39895	508601	20680648	15131605	6547810	8910322	2286063	1193305	277945	172652
中　部	57176183	39577	425877	16572648	10337336	5177471	5156801	1441715	988112	216727	185904
西　部	54548268	25133	663367	14863353	9800230	4946299	5880114	1333301	958170	135090	199340
北　京	3141585		824	745873	638106	204062	383318	125370	50396	13834	10193
天　津	1484180	14	4065	394731	296350	94395	158974	54260	25207	5003	3085
河　北	9376952	5745	58978	3003764	1724725	940860	1049427	204307	103101	28304	12127
山　西	3839666	492	31116	1271165	714635	331228	429801	110576	50133	10758	15592
内蒙古	3032828	2973	7533	959827	507173	216110	261991	77518	36133	9912	7528
辽　宁	6528002	42	42554	2432282	1188506	366207	471899	179186	94683	22544	32899
吉　林	3458027		24819	1305383	652922	195015	264639	90901	45966	7309	7091
黑龙江	5053273	84	15906	2095389	819024	322629	262958	108721	69931	19305	15292
上　海	3678807	1516	25172	871602	863765	217136	402239	131224	85789	16453	11011
江　苏	11302704	3065	39068	3020285	2239235	884714	1099678	270642	176442	47834	16112
浙　江	8526650	3308	96738	2008117	1961307	591601	982913	256230	139198	26519	16632
安　徽	7842577	1304	39685	1937422	1459023	693765	798758	207168	134577	29081	15112
福　建	4446509	2	18315	926693	892611	516099	678934	174764	73100	10172	3710
江　西	5213659	6812	64415	1360650	953518	522305	482793	119315	92306	9324	15076
山　东	14079515	25771	72906	3889278	2566218	1358404	1625339	484031	205603	66384	36327
河　南	12998513	25106	65289	3662400	2311534	1376734	1296963	310501	222381	65281	29994
湖　北	8970797	2001	78834	2298113	1644824	797149	737497	275048	195109	33962	67773
湖　南	9799671	3778	105813	2642126	1781856	938646	883392	219485	177709	41707	19974
广　东	12966396	432	121271	3129182	2602547	1292014	1919790	373741	225214	38679	29854
广　西	5695947	30	33856	1339074	954681	650037	723443	159325	118686	13559	13407
海　南	970961		28710	258841	158235	82318	137811	32308	14572	2219	702
重　庆	4612139	550	37132	1288275	817799	355026	385026	125163	108617	11054	14872
四　川	12434457	6194	112251	3605990	2355591	937835	1024649	304628	252413	23898	54821
贵　州	5676612	1850	186428	1348073	1078608	549457	768737	100172	94987	16828	23425
云　南	7004662	1669	59916	1828410	1358131	692401	909357	203514	114022	16259	25126
西　藏	276583	2656	11629	72573	48626	16598	60224	2040	1928	794	50
陕　西	6227190	2388	42934	1920764	1050192	692241	646362	180046	92881	12900	14884
甘　肃	3345442	1120	17173	782626	557589	295730	368383	60982	42739	7870	6450
青　海	830268	321	22639	198701	143898	70132	115899	18184	10159	4484	7383
宁　夏	1044639		9411	313775	181890	94150	124715	27451	18180	3966	3382
新　疆	4367501	5382	122465	1205265	746052	376582	491328	74278	67425	13566	28012

5-4-4 续表

医疗美容科	精神科	传染科	结核病科	肿瘤科	急诊医学科	康复医学科	职业病科	中医科	民族医学科	中西医结合科	其他
204807	2522887	3132775	473570	7832301	1564508	2654513	108750	26856144	671168	3185652	3924226
107678	932616	1181275	241086	3928395	583789	988550	31720	9721659	13998	1485466	1537183
49236	817715	985080	167711	2491536	526240	857992	30155	8619869	32056	721258	1335167
47893	772556	966420	64773	1412370	454479	807971	46875	8514616	625114	978928	1051876
11615	26543	54579	5988	232864	3795	30684	5247	309238	1321	157926	129809
974	20081	20174	5097	120462	1902	10121		193730		35297	40258
5350	67761	102246	10874	283198	116442	50825	2756	1208320	464	271210	126168
1920	32461	50713	13692	166367	18372	46557	9484	403985	6	66501	64112
551	22404	50378		123622	34809	33547	2299	321697	239660	28802	88361
3303	113779	117920	34938	447548	17182	82571	8548	680627	6903	61016	122865
2727	61211	55071	11961	191366	18822	34325	18	362897	5477	58168	61939
2119	85034	79719	9695	268124	52505	51296	7935	629030	4488	46378	87711
4938	13716	47700	91060	227715	41200	40733	146	279814		163572	142306
24102	157490	221267	20399	726654	80782	231811	3802	1595290	313	224981	218738
16522	171390	162642	5663	414931	57551	122454	1970	1100250	1866	211089	177759
7162	108688	194365	31837	364891	135438	151930	5251	1194778		95568	236774
11968	49776	56058	18670	173079	41418	50278	125	571705	1935	95167	81930
1284	67862	96447	21281	216610	68356	49700	2641	932191	180	41897	88696
17476	156688	196320	31521	689114	163863	154839	8393	1976131	932	103629	250348
13037	129880	195325	8277	591817	154756	177650	1304	1920119	89	114042	326034
8549	157450	144246	33176	380417	18693	190856	714	1396005	16265	184034	310082
12438	175129	169194	37792	311944	59298	155678	2808	1780864	5551	114670	159819
10285	133464	184644	16876	574540	45599	202358	733	1680874	264	147553	236482
1685	92293	125436	22373	196740	8923	41059	5522	960345	24597	141285	69591
1145	21928	17725		38290	14055	11876		125680		14026	10520
11253	79914	64304	30	116110	26463	126344	11038	840236		135237	57696
8022	280737	153434	2636	348243	45021	266555	12514	2039304	27211	318453	254057
7024	55326	123058	5218	71492	80709	64231	634	861677	13567	102384	122727
8548	87091	151586	2016	159111	75113	96975	1210	1049512	8835	54218	101642
360	1027	7432	912	1334	2513	2747		1284	27198	2763	11895
5904	63927	81873	13282	134037	49645	85078	3221	966459		75417	92755
1234	33615	53573	752	84769	43271	31346	4803	760940	20631	80347	89499
	1705	20411	19	20005	29618	3226	1043	94874	23412	3725	40430
76	3983	18778		23921	11752	17165	1700	165480	21	10998	13845
3236	50534	116157	17535	132986	46642	39698	2891	452808	239982	25299	109378

5-5 2017年医疗卫生机构床位利用情况

机构分类	实际开放总床日数（日）	平均开放病床（张）	实际占用总床日数（日）	出院者占用总床日数（日）	病床周转次数	病床工作日（日）	病床使用率（%）	平均住院日
总　　计	**2744899692**	**7520273**	**2188151169**	**2100511531**	**32.3**	**291.0**	**79.7**	**8.6**
一、医院	2126064128	5824833	1806478998	1745577883	32.3	310.1	85.0	9.3
综合医院	1458630330	3996247	1254909260	1224942124	35.8	314.0	86.0	8.6
中医医院	286312239	784417	243397847	238241530	31.6	310.3	85.0	9.6
中西医结合医院	34039874	93260	27469987	26646455	27.9	294.6	80.7	10.3
民族医院	11304806	30972	7717344	7457438	24.0	249.2	68.3	10.0
专科医院	320234861	877356	261300820	239341353	19.3	297.8	81.6	14.2
口腔医院	3907428	10705	1291697	1203578	14.2	120.7	33.1	7.9
眼科医院	12937381	35445	7144905	6792652	49.3	201.6	55.2	3.9
耳鼻喉科医院	2183127	5981	1162248	1073957	31.7	194.3	53.2	5.7
肿瘤医院	27938317	76543	29195982	28563093	35.2	381.4	104.5	10.6
心血管病医院	5495007	15055	4351786	4255381	30.3	289.1	79.2	9.3
胸科医院	3439921	9424	3208764	3137602	27.2	340.5	93.3	12.3
血液病医院	554076	1518	484774	455892	24.8	319.4	87.5	12.1
妇产(科)医院	19741786	54087	11335287	10905429	35.4	209.6	57.4	5.7
儿童医院	14124841	38698	13538464	13409550	49.9	349.9	95.9	7.0
精神病医院	126061939	345375	118515000	102298434	5.8	343.2	94.0	51.5
传染病医院	19294845	52863	16771393	16511249	19.7	317.3	86.9	15.8
皮肤病医院	2593944	7107	1168361	1060250	13.9	164.4	45.0	10.8
结核病医院	4505499	12344	4235800	4165377	24.4	343.2	94.0	13.8
麻风病医院	522635	1432	100202	36397	0.6	70.0	19.2	40.0
职业病医院	1225268	3357	893633	881979	12.1	266.2	72.9	21.8
骨科医院	19132531	52418	13300462	12754612	23.3	253.7	69.5	10.5
康复医院	21677221	59390	14728516	12919203	12.4	248.0	67.9	17.6
整形外科医院	639872	1753	236510	222006	23.1	134.9	37.0	5.5
美容医院	1874227	5135	356292	337055	24.3	69.4	19.0	2.7
其他专科医院	32384996	88726	19280744	18357657	21.8	217.3	59.5	9.5
护理院	15542018	42581	11683740	8948983	4.7	274.4	75.2	44.7
二、基层医疗卫生机构	519033984	1422011	312921775	289298060	31.2	220.1	60.3	6.5
社区卫生服务中心(站)	69859797	191397	37971733	33395157	19.0	198.4	54.4	9.2
社区卫生服务中心	65276630	178840	35795184	32403920	19.1	200.2	54.8	9.5
社区卫生服务站	4583167	12557	2176549	991237	17.4	173.3	47.5	4.5
卫生院	449133600	1230503	274911339	255899834	33.0	223.4	61.2	6.3
街道卫生院	3995494	10947	2011342	1788015	23.7	183.7	50.3	6.9
乡镇卫生院	445138106	1219556	272899997	254111819	33.0	223.8	61.3	6.3
中心卫生院	197322608	540610	127503441	120204477	35.1	235.9	64.6	6.3
乡卫生院	247815498	678947	145396556	133907342	31.4	214.2	58.7	6.3
门诊部								
护理站	40587	111	38703	3069	1.0	348.1	95.4	28.7
三、专业公共卫生机构	90443702	247791	63740444	61709648	41.3	257.2	70.5	6.0
专科疾病防治院(所、站)	13638748	37366	9216720	8598638	12.6	246.7	67.6	18.3
妇幼保健院(所、站)	76804954	210425	54523724	53111010	46.4	259.1	71.0	5.4
内：妇幼保健院	72732306	199267	52974453	51696616	47.6	265.9	72.8	5.5
四、其他医疗卫生机构	9357878	25638	5009952	3925940	15.6	195.4	53.5	9.8
疗养院	9357878	25638	5009952	3925940	15.6	195.4	53.5	9.8
临床检验中心								

5-6-1 医院病床使用情况

年份	病床使用率(%)	卫生健康部门			平均住院日(日)	卫生健康部门		
			综合医院	中医医院			综合医院	中医医院
1980	82.5	85.7	84.2	86.9	14.0	13.7	11.7	23.7
1985	82.7	87.9	87.0	83.9	15.8	15.4	13.3	23.3
1986	82.7	87.8	87.3	82.3	15.9	15.6	13.4	23.3
1987	84.3	89.8	89.5	81.9	16.0	15.6	13.4	21.9
1988	84.4	89.9	89.7	79.6	15.8	15.6	13.5	20.2
1989	81.5	86.2	86.1	73.7	15.8	15.4	13.4	19.0
1990	80.7	85.6	85.7	73.6	15.9	15.5	13.5	18.0
1991	81.2	85.8	86.2	74.0	16.0	15.5	13.4	17.4
1992	78.4	83.1	83.7	69.2	16.2	15.8	13.7	17.5
1993	70.9	75.7	76.3	62.5	15.6	15.2	13.3	15.4
1994	68.8	72.1	72.6	58.9	15.0	14.5	12.9	14.4
1995	66.9	70.2	70.8	57.4	14.8	14.2	12.6	13.9
1996	64.4	67.9	69.1	54.5	14.3	13.7	12.3	13.4
1997	61.5	65.0	65.4	52.1	13.8	13.3	11.9	13.1
1998	60.0	63.1	63.3	49.8	13.1	12.6	11.3	12.4
1999	59.6	63.1	63.2	50.5	12.7	12.1	11.0	12.0
2000	60.6	64.5	65.0	50.7	12.2	11.6	10.5	11.4
2001	61.1	65.3	65.6	51.5	11.8	11.3	10.3	10.9
2002	64.6	68.6	70.5	57.7	10.9	10.6	9.6	10.8
2003	65.3	69.3	70.6	59.4	11.0	10.8	10.0	10.9
2004	68.4	73.2	74.4	63.0	10.8	10.5	9.8	10.4
2005	70.3	75.3	76.6	65.7	10.9	10.6	9.8	10.8
2006	72.4	77.9	79.2	67.7	10.9	10.5	9.8	10.4
2007	78.2	84.3	85.6	73.2	10.8	10.5	9.8	10.4
2008	81.5	88.1	89.6	78.6	10.7	10.6	9.9	10.5
2009	84.7	91.5	93.0	83.1	10.5	10.4	9.7	10.4
2010	86.7	93.4	94.9	85.7	10.5	10.4	9.7	10.7
2011	88.5	95.2	96.6	88.1	10.3	10.2	9.6	10.5
2012	90.1	96.9	98.2	90.4	10.0	10.0	9.3	10.1
2013	89.0	95.9	96.9	90.5	9.8	9.8	9.1	10.1
2014	88.0	94.9	95.8	89.1	9.6	9.6	8.9	9.9
2015	85.4	92.2	93.1	86.6	9.6	9.5	8.9	9.9
2016	85.3	92.8	93.7	87.1	9.4	9.3	8.6	9.8
2017	85.0	93.1	94.0	87.8	9.3	9.2	8.5	9.6

注：2002年以前医院数字包括妇幼保健院、专科疾病防治院数字，综合医院不含高校附属医院。

5-6-2　医院病床使用率(%)

医院分类	2010	2013	2014	2015	2016	2017
总　　计	**86.7**	**89.0**	**88.0**	**85.4**	**85.3**	**85.0**
按登记注册类型分						
公立医院	90.0	93.5	92.8	90.4	91.0	91.3
民营医院	59.0	63.4	63.1	62.8	62.8	63.4
按主办单位分						
政府办	92.8	95.4	94.5	91.9	92.4	92.7
社会办	69.1	73.4	73.6	72.6	72.1	71.4
个人办	55.2	60.5	60.1	59.9	60.0	60.5
按管理类别分						
其中：非营利性	88.9	91.7	90.9	88.3	88.6	88.5
营利性	52.9	58.3	57.3	56.9	57.2	58.6
按医院等级分						
其中：三级医院	102.9	102.9	101.8	98.8	98.8	98.6
二级医院	87.3	89.5	87.9	84.1	84.1	84.0
一级医院	56.6	60.9	60.1	58.8	58.0	57.5
按机构类别分						
综合医院	87.5	89.8	88.8	86.1	86.2	86.0
中医医院	84.1	88.6	87.3	84.7	84.9	85.0
中西医结合医院	82.8	85.7	84.2	81.5	80.5	80.7
民族医院	70.6	72.1	71.3	71.4	70.7	68.3
专科医院	85.7	86.4	86.2	83.2	82.6	81.6
护理院	85.3	78.1	78.5	76.5	76.3	75.2

5-6-3 医院平均住院日

医院分类	2010	2013	2014	2015	2016	2017
总　　计	**10.5**	**9.8**	**9.6**	**9.6**	**9.4**	**9.3**
按登记注册类型分						
公立医院	10.7	10.0	9.8	9.8	9.6	9.4
民营医院	8.4	8.4	8.4	8.5	8.6	8.7
按主办单位分						
政府办	10.5	9.9	9.7	9.6	9.4	9.3
社会办	11.7	10.8	10.6	10.5	10.1	10.0
个人办	8.0	8.0	8.2	8.3	8.4	8.4
按管理类别分						
其中：非营利性	10.6	10.0	9.8	9.7	9.5	9.4
营利性	8.0	7.7	7.7	7.9	8.1	8.3
按医院等级分						
其中：三级医院	12.5	11.0	10.7	10.4	10.1	9.8
二级医院	9.4	9.0	8.8	8.9	8.8	8.7
一级医院	9.1	9.0	9.1	9.0	9.0	8.6
按机构类别分						
综合医院	9.8	9.2	9.0	8.9	8.7	8.6
中医医院	10.6	10.1	10.0	9.9	9.8	9.6
中西医结合医院	10.8	10.9	10.6	10.4	10.5	10.3
民族医院	11.6	10.9	10.8	10.4	10.4	10.0
专科医院	17.3	14.9	14.4	14.5	14.2	14.2
护理院	59.6	76.6	77.8	56.8	51.3	44.7

5-6-4 2017年各地区医院床位利用情况

地区	病床工作日			病床使用率(%)			平均住院日		
	合计	公立	民营	合计	公立	民营	合计	公立	民营
总　计	**310.1**	**333.3**	**231.3**	**85.0**	**91.3**	**63.4**	**9.3**	**9.4**	**8.7**
东　部	310.3	333.6	228.5	85.0	91.4	62.6	9.2	9.3	9.2
中　部	311.6	331.5	238.4	85.4	90.8	65.3	9.4	9.7	8.2
西　部	308.4	334.9	228.4	84.5	91.8	62.6	9.2	9.3	8.5
北　京	300.9	327.4	202.8	82.4	89.7	55.6	10.1	10.0	10.9
天　津	285.1	312.5	149.9	78.1	85.6	41.1	10.1	9.9	13.0
河　北	305.6	326.9	224.4	83.7	89.6	61.5	8.8	9.0	7.8
山　西	283.2	306.0	201.1	77.6	83.9	55.1	10.4	10.8	8.8
内蒙古	272.7	295.9	156.2	74.7	81.1	42.8	9.8	9.8	9.8
辽　宁	299.2	326.8	201.0	82.0	89.5	55.1	10.5	10.7	9.1
吉　林	283.2	303.5	201.2	77.6	83.2	55.1	9.4	9.8	7.4
黑龙江	288.1	304.2	226.2	78.9	83.4	62.0	10.5	10.4	10.6
上　海	348.3	363.0	274.6	95.4	99.4	75.2	10.1	9.5	21.5
江　苏	319.2	346.3	262.7	87.5	94.9	72.0	9.5	9.6	9.3
浙　江	326.2	351.0	247.9	89.4	96.2	67.9	9.8	9.3	13.0
安　徽	314.6	339.8	244.4	86.2	93.1	67.0	8.7	9.0	7.6
福　建	303.3	320.9	218.7	83.1	87.9	59.9	8.6	8.9	6.9
江　西	313.1	323.8	267.8	85.8	88.7	73.4	8.9	9.1	7.9
山　东	304.4	328.2	215.4	83.4	89.9	59.0	8.6	8.8	7.9
河　南	322.6	338.9	267.0	88.4	92.8	73.2	9.6	9.9	8.6
湖　北	338.4	359.0	231.7	92.7	98.4	63.5	9.5	9.7	8.0
湖　南	311.1	336.7	224.6	85.2	92.3	61.5	9.1	9.4	7.6
广　东	306.7	330.1	207.8	84.0	90.4	56.9	8.7	8.7	8.5
广　西	320.0	332.5	229.7	87.7	91.1	62.9	8.6	8.6	9.4
海　南	296.0	308.3	204.7	81.1	84.5	56.1	8.9	9.1	6.7
重　庆	307.1	337.9	240.4	84.1	92.6	65.9	9.3	9.9	7.9
四　川	333.4	367.7	258.4	91.3	100.8	70.8	10.5	10.7	9.8
贵　州	291.8	334.6	217.7	79.9	91.7	59.6	8.2	8.5	7.4
云　南	303.6	340.2	213.4	83.2	93.2	58.5	8.5	8.7	7.9
西　藏	263.1	278.2	212.1	72.1	76.2	58.1	8.7	9.9	5.5
陕　西	305.4	330.8	223.9	83.7	90.6	61.3	9.1	9.2	8.6
甘　肃	297.6	306.7	225.3	81.6	84.0	61.7	8.8	8.9	7.8
青　海	257.8	276.7	163.2	70.6	75.8	44.7	9.0	9.3	7.4
宁　夏	295.0	318.5	202.5	80.8	87.3	55.5	8.9	9.3	7.0
新　疆	310.3	329.7	188.9	85.0	90.3	51.8	8.5	8.6	7.1

5-7-1　2017年各地区医院医师担负工作量

地区	医师日均担负诊疗人次			医师日均担负住院床日		
	合计	公立	民营	合计	公立	民营
总　计	**7.1**	**7.6**	**5.3**	**2.6**	**2.6**	**2.3**
东　部	8.4	8.9	6.3	2.3	2.3	2.0
中　部	5.6	5.9	4.2	2.7	2.8	2.3
西　部	6.6	7.0	4.8	2.9	3.0	2.8
北　京	9.3	10.3	5.7	1.4	1.6	1.0
天　津	10.4	10.5	9.9	1.6	1.8	0.6
河　北	5.2	5.5	4.3	2.2	2.3	1.7
山　西	4.2	4.4	3.5	2.1	2.1	1.8
内蒙古	5.1	5.2	4.5	2.2	2.2	1.7
辽　宁	5.3	5.7	3.9	2.7	2.8	2.2
吉　林	5.0	5.4	3.3	2.3	2.4	1.8
黑龙江	4.7	4.9	3.9	2.7	2.7	2.7
上　海	14.8	15.4	9.9	2.6	2.6	3.0
江　苏	8.7	9.1	7.6	2.6	2.6	2.7
浙　江	11.4	12.0	9.0	2.4	2.4	2.5
安　徽	6.2	6.6	5.0	2.7	2.9	2.2
福　建	8.6	9.3	5.1	2.4	2.5	1.8
江　西	5.9	6.3	4.0	2.9	2.8	2.9
山　东	5.9	6.1	4.7	2.2	2.4	1.8
河　南	6.1	6.3	5.3	2.8	2.9	2.5
湖　北	6.9	7.3	4.4	3.0	3.1	2.2
湖　南	4.6	5.1	2.9	2.9	3.1	2.2
广　东	10.6	11.0	7.3	2.3	2.3	2.2
广　西	7.8	8.1	4.8	2.7	2.7	2.6
海　南	6.4	6.4	5.5	2.1	2.1	1.8
重　庆	7.2	8.3	4.1	3.2	3.3	2.9
四　川	7.0	7.7	4.9	3.4	3.5	3.3
贵　州	5.7	6.0	4.9	3.0	3.0	3.0
云　南	7.6	8.2	5.5	3.1	3.2	2.7
西　藏	5.9	5.7	6.6	1.7	1.7	1.8
陕　西	6.0	6.4	4.2	2.8	2.9	2.3
甘　肃	6.2	6.3	4.7	2.7	2.8	2.2
青　海	5.3	5.4	4.9	2.2	2.3	1.7
宁　夏	6.8	7.1	5.6	2.3	2.4	1.9
新　疆	5.8	6.0	3.9	2.7	2.8	2.0

5-7-2　2017年各地区综合医院医师担负工作量

地区	医师日均担负诊疗人次						医师日均担负住院床日					
	合计	委属	省属	地级市属	县级市属	县属	合计	委属	省属	地级市属	县级市属	县属
总　计	7.8	10.4	8.2	7.5	8.1	7.1	2.6	2.4	2.5	2.5	2.4	3.0
东　部	9.0	11.0	9.5	8.8	9.4	7.5	2.3	1.8	2.3	2.3	2.2	2.5
中　部	6.2	10.5	6.6	5.9	5.8	5.9	2.8	3.2	2.9	2.7	2.7	2.9
西　部	7.3	8.4	7.2	6.9	7.0	8.0	2.9	2.2	2.5	2.7	2.8	3.4
北　京	10.4	10.9	9.6	10.8			1.4	1.5	1.4	1.3		
天　津	10.7		11.7	9.7			1.9		2.4	1.4		
河　北	5.6		4.9	5.6	5.6	5.9	2.4		2.7	2.4	2.0	2.5
山　西	4.5		5.6	4.6	4.0	4.2	2.1		2.0	2.1	2.0	2.1
内蒙古	5.5		7.7	5.2	4.8	5.9	2.2		2.5	2.3	1.9	2.3
辽　宁	5.7		7.5	5.4	5.5	4.8	2.6		2.7	2.7	2.4	2.4
吉　林	5.7	9.1	5.8	5.2	5.1	4.1	2.5	3.3	2.5	2.7	2.1	1.9
黑龙江	5.1		5.6	5.5	5.1	4.1	2.8		3.5	2.9	2.3	2.3
上　海	15.3	13.7	15.6	15.5		12.5	2.1	1.8	2.1	2.1		3.2
江　苏	9.0		10.2	9.1	9.0	7.4	2.6		2.7	2.5	2.5	2.9
浙　江	12.2		11.2	10.5	13.5	12.2	2.3		2.3	2.5	2.2	2.4
安　徽	6.8		7.6	6.4	5.8	7.0	2.7		2.5	2.6	2.7	3.0
福　建	9.4		7.9	9.1	9.8	10.7	2.4		2.2	2.4	2.2	2.7
江　西	6.5		7.1	5.2	6.4	7.4	2.8		3.0	2.4	2.8	3.0
山　东	6.4	6.0	7.5	6.5	6.3	5.9	2.3	2.3	2.3	2.2	2.3	2.6
河　南	6.4		6.0	6.2	6.4	6.8	3.0		3.3	2.7	2.8	3.2
湖　北	7.5	12.5	10.2	7.1	6.5	6.6	3.2	3.4	2.9	3.0	3.1	3.7
湖　南	5.5	9.7	6.3	5.3	5.4	4.7	2.9	2.9	3.0	2.9	2.9	2.9
广　东	10.8	12.9	9.0	10.1	11.8	9.0	2.2	2.1	2.6	2.3	2.0	2.3
广　西	8.8		8.4	8.2	8.5	9.8	2.7		2.4	2.6	2.7	3.1
海　南	7.0		8.2	5.4	6.2	8.0	2.0		2.2	1.7	2.1	2.1
重　庆	8.5		7.5	8.9		8.2	3.0		2.5	3.1		3.3
四　川	7.9	7.3	8.3	7.5	8.1	8.4	3.2	1.9	2.8	3.2	3.1	3.8
贵　州	6.4		6.5	4.9	5.8	7.6	3.0		2.7	2.6	2.6	3.7
云　南	8.3		8.9	6.9	7.7	9.7	3.2		2.5	2.8	3.1	3.9
西　藏	5.6		5.4	4.6	2.8	6.7	1.7		1.9	2.2	1.2	1.4
陕　西	6.5	10.2	6.1	5.9	6.1	6.7	3.0	2.7	2.8	2.7	2.8	3.4
甘　肃	6.6		5.5	6.2	6.5	7.7	2.8		2.1	2.6	2.7	3.4
青　海	5.2		5.1	4.0	4.5	6.8	2.2		2.3	1.9	1.3	2.5
宁　夏	6.8		6.0	7.1	7.3	8.5	2.4		2.1	2.2	2.7	3.3
新　疆	6.5		7.3	5.8	6.9	6.5	2.9		2.7	2.4	2.7	3.6

注：本表系卫生计生部门医院数字。

5-7-3　综合医院工作效率

医院级别	年份	医师日均担负		医师人均年业务收入(万元)	病床使用率(%)	平均住院日(日)
		诊疗人次	住院床日			
医院合计	2010	6.8	2.4	88.1	95.0	9.7
	2013	7.7	2.7	127.6	97.0	9.2
	2014	8.0	2.7	139.6	95.9	9.0
	2015	7.8	2.6	145.1	93.2	8.9
	2016	7.8	2.6	153.7	93.7	8.7
	2017	7.8	2.6	159.9	94.1	8.5
委属	2010	9.8	2.5	219.7	105.5	10.9
	2013	10.8	2.6	296.3	106.0	9.6
	2014	11.0	2.5	326.5	104.6	9.3
	2015	10.2	2.3	322.1	102.1	9.1
	2016	10.4	2.3	346.1	103.9	8.8
	2017	10.4	2.4	373.2	105.0	8.5
省属	2010	7.4	2.5	148.0	103.5	11.9
	2013	8.6	2.7	209.6	103.2	10.5
	2014	8.8	2.7	226.1	102.5	10.1
	2015	8.6	2.6	235.2	101.1	9.8
	2016	8.5	2.5	245.6	100.8	9.5
	2017	8.2	2.5	252.6	101.6	9.3
地级市(地区)属	2010	7.0	2.5	95.2	99.3	11.6
	2013	7.7	2.7	134.8	101.2	10.6
	2014	7.9	2.7	145.9	100.2	10.3
	2015	7.7	2.6	151.3	97.0	10.1
	2016	7.6	2.6	159.9	97.1	9.7
	2017	7.5	2.5	164.4	97.0	9.5
县级市(区)属	2010	6.9	2.1	66.7	89.9	8.9
	2013	7.9	2.5	97.6	92.6	8.7
	2014	8.2	2.5	107.1	91.9	8.6
	2015	8.1	2.4	109.5	89.0	8.5
	2016	8.2	2.4	115.4	89.4	8.3
	2017	8.1	2.4	119.8	90.0	8.2
县属	2010	5.6	2.4	54.3	89.4	7.6
	2013	6.7	3.0	84.7	92.8	7.7
	2014	7.1	3.1	93.5	91.0	7.6
	2015	6.9	3.0	96.4	88.2	7.6
	2016	7.0	3.0	101.7	89.4	7.5
	2017	7.1	3.0	106.7	89.7	7.5

注：本表系卫生健康部门医院数字。

5-8-1　2017年医院出院病人疾病转归情况

疾病名称 (ICD-10)	出院 人数 (人)	疾病 构成 (%)	病死率 (%)	平　均 住院日 (日)	人均 医药费用 (元)
总　　计	78657990	100.00	0.47	8.33	8711.20
1.传染病和寄生虫病小计	2369257	3.01	0.31	8.53	5823.69
其中：肠道传染病	262483	0.33	0.07	5.36	3190.60
内：霍乱					
伤寒和副伤寒	12672	0.02	0.11	8.42	6139.88
细菌性痢疾	9013	0.01	0.07	5.53	2693.02
结核病	430564	0.55	0.27	13.09	9302.51
内：肺结核	316512	0.40	0.30	12.96	8528.08
白喉					
百日咳	2548	0.00	0.00	8.58	4831.25
猩红热	10420	0.01	0.00	6.32	2418.13
性传播模式疾病	19618	0.02	0.06	8.10	5262.34
内：梅毒	8304	0.01	0.12	10.09	6561.62
淋球菌感染	1747	0.00	0.06	7.62	3072.97
乙型脑炎	349	0.00	0.86	13.23	19644.18
斑疹伤寒	21070	0.03	0.20	6.78	5233.26
病毒性肝炎	226881	0.29	0.16	12.52	7858.68
人类免疫缺陷病毒病（HIV）	39983	0.05	1.99	14.09	9091.58
血吸虫病	7486	0.01	0.05	11.61	4990.61
丝虫病	81	0.00	0.00	8.40	6235.68
钩虫病	941	0.00	0.00	8.11	7241.79
2.肿瘤小计	4858820	6.18	1.87	10.95	16564.31
恶性肿瘤计	3096475	3.94	2.85	12.60	19043.77
其中：鼻咽恶性肿瘤	38571	0.05	2.43	13.34	14750.45
食管恶性肿瘤	150692	0.19	2.77	14.31	18969.37
胃恶性肿瘤	264058	0.34	2.75	12.84	21792.48
小肠恶性肿瘤	11830	0.02	3.85	14.72	25129.65
结肠恶性肿瘤	154054	0.20	3.05	14.27	27328.68
直肠乙状结肠连接处、直肠、肛门和肛管恶性肿瘤	157650	0.20	2.01	14.30	25858.43
肝和肝内胆管恶性肿瘤	238257	0.30	5.00	11.61	17532.55
喉恶性肿瘤	21081	0.03	1.84	15.80	20858.80
气管、支气管、肺恶性肿瘤	561833	0.71	4.33	12.51	17745.75
骨、关节软骨恶性肿瘤	12407	0.02	2.66	13.31	18565.83
乳房恶性肿瘤	252117	0.32	1.05	11.80	15806.75
女性生殖器官恶性肿瘤	199163	0.25	1.54	13.54	19166.28
男性生殖器官恶性肿瘤	82336	0.10	1.55	11.48	15995.92
泌尿道恶性肿瘤	125775	0.16	1.58	13.01	22074.74
脑恶性肿瘤	26352	0.03	3.69	15.92	32049.53
白血病	124287	0.16	3.02	12.20	16618.63
原位癌计	87618	0.11	0.42	9.13	13718.92
其中：子宫颈原位癌	51689	0.07	0.02	7.62	10982.90
良性肿瘤计	1411990	1.80	0.02	7.67	11955.30
其中：皮肤良性肿瘤	51727	0.07	0.01	5.10	4800.53

注：本表系卫生健康部门综合医院数字。

5-8-1 续表1

疾病名称 (ICD-10)	出院 人数 (人)	疾病 构成 (%)	病死率 (%)	平　均 住院日 (日)	人均 医药费用 (元)
乳房良性肿瘤	250064	0.32	0.00	4.52	6710.45
子宫平滑肌瘤	350626	0.45	0.01	8.78	13120.67
卵巢良性肿瘤	87594	0.11	0.01	8.34	13940.22
前列腺良性肿瘤	294	0.00	0.00	10.28	11839.68
甲状腺良性肿瘤	53362	0.07	0.00	7.79	12098.70
交界恶性和动态未知的肿瘤	257435	0.33	0.88	9.80	13249.99
3.血液、造血器官及免疫疾病小计	655967	0.83	0.28	7.19	7000.13
其中：贫血	381614	0.49	0.29	6.50	6398.73
4.内分泌、营养和代谢疾病小计	2447965	3.11	0.20	9.30	8072.39
其中：甲状腺功能亢进	108643	0.14	0.10	7.71	5637.82
糖尿病	1768017	2.25	0.17	10.05	7921.10
5.精神和行为障碍小计	488771	0.62	0.13	16.60	7193.34
其中：依赖性物质引起的精神和行为障碍	47350	0.06	0.24	5.23	2911.08
酒精引起的精神和行为障碍	45084	0.06	0.23	4.83	2658.50
精神分裂症、分裂型和妄想性障碍	74293	0.09	0.03	47.18	10191.41
情感障碍	55693	0.07	0.02	19.11	8853.45
6.神经系统疾病小计	2451148	3.12	0.27	9.06	7699.06
其中：中枢神经系统炎性疾病	88184	0.11	0.70	10.32	11259.89
帕金森病	69047	0.09	0.15	10.75	9139.23
癫痫	199189	0.25	0.29	6.39	6323.95
7.眼和附器疾病小计	1777424	2.26	0.00	5.17	6291.43
其中：晶状体疾患	897823	1.14	0.00	4.03	6990.51
内：老年性白内障	670326	0.85	0.00	3.89	6884.03
视网膜脱离和断裂	56368	0.07	0.00	7.00	12624.61
青光眼	121414	0.15	0.01	7.47	5970.13
8.耳和乳突疾病小计	716909	0.91	0.01	7.63	5810.27
其中：中耳和乳突疾病	150848	0.19	0.00	7.65	7425.54
9.循环系统疾病小计	12142591	15.44	0.87	9.51	10669.58
其中：急性风湿热	8487	0.01	0.07	9.24	4986.23
慢性风湿性心脏病	106421	0.14	0.94	9.32	8784.55
高血压	1168749	1.49	0.12	8.57	6494.17
内：高血压性心脏、肾脏病	125124	0.16	0.64	9.76	8278.41
缺血性心脏病	3602614	4.58	0.88	8.43	12619.47
内：心绞痛	920121	1.17	0.12	7.95	14389.75
急性心肌梗死	392116	0.50	4.28	8.61	27077.53
肺栓塞	35396	0.04	5.16	11.82	16784.54
心律失常	471865	0.60	0.30	6.99	13376.08
心力衰竭	404953	0.51	1.88	9.39	8587.10
脑血管病	4865289	6.19	0.87	11.08	10350.92
内：颅内出血	669960	0.85	3.48	13.71	17820.97
脑梗死	3122289	3.97	0.51	10.73	9396.07
大脑动脉闭塞和狭窄	75133	0.10	0.77	10.27	9006.52

5-8-1 续表2

疾病名称 (ICD-10)	出院 人数 (人)	疾病 构成 (%)	病死率 (%)	平 均 住院日 (日)	人均 医药费用 (元)
静脉炎和血栓形成	93944	0.12	0.15	11.02	15277.21
下肢静脉曲张	167439	0.21	0.02	8.46	9497.09
10.呼吸系统疾病小计	11262683	14.32	0.50	7.71	5863.57
其中：急性上呼吸道感染	1722013	2.19	0.01	4.83	2201.95
流行性感冒	23567	0.03	0.24	4.67	3286.09
内：人禽流感	487	0.00	8.21	7.98	16480.09
肺炎	3592458	4.57	0.49	7.63	5026.76
慢性鼻窦炎	169606	0.22	0.00	7.70	8827.35
慢性扁桃体和腺样体疾病	190397	0.24	0.01	6.74	8162.63
慢性下呼吸道疾病	2482897	3.16	0.53	9.43	8142.86
内：哮喘	210851	0.27	0.15	7.83	6461.79
外部物质引起的肺病	69212	0.09	1.87	17.26	11111.46
11.消化系统疾病小计	8075920	10.27	0.27	7.62	8491.61
其中：口腔疾病	236583	0.30	0.02	6.79	6390.76
胃及十二指肠溃疡	439087	0.56	0.29	8.17	8412.30
阑尾疾病	803434	1.02	0.02	6.59	8233.50
疝	617045	0.78	0.04	6.65	8645.57
内：腹股沟疝	566247	0.72	0.03	6.40	8125.16
肠梗阻	397406	0.51	0.37	7.02	7819.04
酒精性肝病	47936	0.06	0.95	10.47	9473.62
肝硬化	351717	0.45	1.11	11.22	11272.83
胆石病和胆囊炎	1150780	1.46	0.08	8.45	12315.67
急性胰腺炎	314170	0.40	0.28	9.39	12528.69
12.皮肤和皮下组织疾病小计	663106	0.84	0.10	9.14	6054.99
其中：皮炎及湿疹	108998	0.14	0.02	8.26	4595.00
牛皮癣	28396	0.04	0.03	12.60	7772.77
荨麻疹	67267	0.09	0.00	5.67	2871.58
13.肌肉骨骼系统和结缔组织疾病小计	2876534	3.66	0.06	9.87	10914.21
其中：炎性多关节炎	349250	0.44	0.04	9.64	8471.00
内：类风湿性关节炎	159820	0.20	0.05	10.01	8276.82
痛风	115949	0.15	0.04	8.85	5939.18
其他关节病	206319	0.26	0.02	10.98	19516.92
系统性结缔组织病	227964	0.29	0.30	9.46	9091.07
内：系统性红斑狼疮	101990	0.13	0.34	9.02	8597.94
脊椎关节强硬	344892	0.44	0.01	9.77	8173.11
椎间盘疾病	727846	0.93	0.02	10.17	9206.39
骨密度和骨结构疾病	179369	0.23	0.14	9.75	12980.02
内：骨质疏松	145052	0.18	0.15	9.29	11903.85
骨髓炎	16842	0.02	0.10	17.94	14689.92
14.泌尿生殖系统疾病小计	4867798	6.19	0.17	8.41	8550.33
其中：肾小球疾病	281983	0.36	0.12	9.59	7588.00
肾盂肾炎	65565	0.08	0.07	9.31	6387.67
肾衰竭	742377	0.94	0.93	14.11	10898.55
尿石病	636547	0.81	0.01	6.70	8764.62
膀胱炎	43111	0.05	0.06	8.31	6980.95
尿道狭窄	18089	0.02	0.00	9.33	9296.59

5-8-1 续表3

疾病名称 (ICD-10)	出院人数 (人)	疾病构成 (%)	病死率 (%)	平均住院日 (日)	人均医药费用 (元)
男性生殖器官疾病	684597	0.87	0.02	7.78	7490.51
内：前列腺增生	293058	0.37	0.03	10.81	11805.68
乳房疾患	209234	0.27	0.03	5.90	6101.81
女性盆腔器官炎性疾病	290297	0.37	0.01	6.95	5795.56
子宫内膜异位	139063	0.18	0.01	8.28	13328.27
女性生殖器脱垂	58280	0.07	0.00	10.10	12350.86
15.妊娠、分娩和产褥期小计	7453393	9.48	0.01	4.67	4744.13
其中：异位妊娠	297977	0.38	0.02	6.67	8417.49
医疗性流产	441436	0.56	0.00	3.47	2107.50
妊娠高血压	132606	0.17	0.02	6.23	8139.27
前置胎盘、胎盘早剥和产前出血	99971	0.13	0.02	6.81	8621.76
梗阻性分娩	154722	0.20	0.01	5.90	6697.15
分娩时会阴、阴道裂伤	302860	0.39	0.00	3.32	3544.46
产后出血	89883	0.11	0.05	5.12	7033.15
顺产	1499049	1.91	0.01	3.40	2929.56
16.起源于围生期疾病小计	1385983	1.76	0.16	6.44	6747.29
其中：产伤	8218	0.01	0.11	6.57	5733.84
出生窒息	73328	0.09	0.55	7.42	8168.01
新生儿吸入综合征	77671	0.10	0.14	6.28	6805.34
围生期的感染	64779	0.08	0.28	7.16	7715.55
胎儿和新生儿的溶血性疾病	33095	0.04	0.02	5.77	6053.78
新生儿硬化病	583	0.00	0.00	5.42	4613.08
17.先天性畸形、变形和染色体异常小计	409235	0.52	0.21	8.13	13245.08
神经系统其他先天性畸形	14581	0.02	0.05	11.89	11550.40
循环系统先天性畸形	133319	0.17	0.51	8.35	18896.01
内：先天性心脏病	106706	0.14	0.54	8.45	18489.29
唇裂和腭裂	10902	0.01	0.06	7.48	7280.30
消化系统先天性畸形	28092	0.04	0.23	8.57	12841.93
生殖泌尿系统先天性畸形	82433	0.10	0.02	7.82	8999.34
肌肉骨骼系统先天性畸形	43383	0.06	0.09	7.74	14702.80
18.症状、体征和检验异常小计	1448394	1.84	1.28	6.44	6142.33
19.损伤、中毒小计	6055485	7.70	0.52	11.05	11656.47
其中：骨折	642616	0.82	0.65	12.58	13903.24
内：颅骨和面骨骨折	165503	0.21	0.12	9.77	9028.06
股骨骨折	358151	0.46	0.23	15.53	27131.97
多部位骨折	15369	0.02	1.18	17.81	23222.83
颅内损伤	700595	0.89	2.61	12.01	12166.07
烧伤和腐蚀伤	147411	0.19	0.28	11.29	8890.71
药物、药剂和生物制品中毒	68664	0.09	0.69	3.38	4472.23
非药用物质的毒性效应	232935	0.30	1.01	4.98	5509.28
医疗并发症计	138478	0.18	0.14	11.10	10218.11
内：手术和操作并发症	59931	0.08	0.13	13.56	9435.85
假体装置、植入物和移植物并发症	57802	0.07	0.09	9.49	11789.68
20.其他接受医疗服务小计	6250607	7.95	0.13	7.44	9281.89

5-8-2 2017年城市和县级医院出院病人疾病转归情况

疾病名称 (ICD-10)	城市医院			县级医院		
	出院人数（人）	疾病构成（%）	平均住院日（日）	出院人数（人）	疾病构成（%）	平均住院日（日）
总计	**38813894**	**100.00**	**8.9**	**39844096**	**100.00**	**7.8**
1.传染病和寄生虫病小计	1010168	2.60	9.8	1359089	3.41	7.6
其中：肠道传染病	89075	0.23	5.8	173408	0.44	5.1
内：霍乱						
伤寒和副伤寒	5037	0.01	8.3	7635	0.02	8.5
细菌性痢疾	2409	0.01	6.2	6604	0.02	5.3
结核病	213689	0.55	14.1	216875	0.54	12.1
内：肺结核	141910	0.37	14.1	174602	0.44	12.0
白喉						
百日咳	1308	0.00	8.6	1240	0.00	8.6
猩红热	3952	0.01	6.6	6468	0.02	6.2
性传播模式疾病	11606	0.03	8.3	8012	0.02	7.7
内：梅毒	6352	0.02	10.0	1952	0.00	10.4
淋球菌感染	530	0.00	7.5	1217	0.00	7.7
乙型脑炎	264	0.00	13.4	85	0.00	12.6
斑疹伤寒	5964	0.02	7.4	15106	0.04	6.5
病毒性肝炎	112805	0.29	12.4	114076	0.29	12.6
人类免疫缺陷病毒病（HIV）	15181	0.04	14.1	24802	0.06	14.1
血吸虫病	3470	0.01	11.7	4016	0.01	11.5
丝虫病	34	0.00	8.1	47	0.00	8.6
钩虫病	439	0.00	8.1	502	0.00	8.1
2.肿瘤小计	3275010	8.44	11.2	1583810	3.98	10.5
恶性肿瘤计	2085565	5.37	12.9	1010910	2.54	12.1
其中：鼻咽恶性肿瘤	25900	0.07	14.3	12671	0.03	11.4
食管恶性肿瘤	78140	0.20	15.3	72552	0.18	13.3
胃恶性肿瘤	153152	0.39	13.4	110906	0.28	12.1
小肠恶性肿瘤	8221	0.02	14.9	3609	0.01	14.3
结肠恶性肿瘤	103556	0.27	14.7	50498	0.13	13.3
直肠乙状结肠连接处、直肠、肛门和肛管恶性肿瘤	101007	0.26	14.9	56643	0.14	13.2
肝和肝内胆管恶性肿瘤	151954	0.39	11.6	86303	0.22	11.6
喉恶性肿瘤	16827	0.04	16.2	4254	0.01	14.2
气管、支气管、肺恶性肿瘤	353428	0.91	12.8	208405	0.52	12.1
骨、关节软骨恶性肿瘤	8848	0.02	13.6	3559	0.01	12.6
乳房恶性肿瘤	178473	0.46	12.3	73644	0.18	10.7
女性生殖器官恶性肿瘤	139298	0.36	14.2	59865	0.15	12.0
男性生殖器官恶性肿瘤	59185	0.15	11.5	23151	0.06	11.4
泌尿道恶性肿瘤	94090	0.24	13.1	31685	0.08	12.6
脑恶性肿瘤	19981	0.05	16.1	6371	0.02	15.3
白血病	92301	0.24	12.9	31986	0.08	10.2
原位癌计	63701	0.16	8.9	23917	0.06	9.7
其中：子宫颈原位癌	41054	0.11	7.4	10635	0.03	8.3
良性肿瘤计	969437	2.50	7.8	442553	1.11	7.4
其中：皮肤良性肿瘤	32705	0.08	5.1	19022	0.05	5.1

注：①本表系卫生健康部门综合医院数字；②县级医院包括县和县级市医院。

5-8-2 续表1

疾病名称(ICD-10)	城市医院			县级医院		
	出院人数(人)	疾病构成(%)	平均住院日(日)	出院人数(人)	疾病构成(%)	平均住院日(日)
乳房良性肿瘤	191213	0.49	4.5	58851	0.15	4.7
子宫平滑肌瘤	213776	0.55	8.7	136850	0.34	9.0
卵巢良性肿瘤	61018	0.16	8.4	26576	0.07	8.2
前列腺良性肿瘤	124	0.00	11.8	170	0.00	9.2
甲状腺良性肿瘤	32876	0.08	7.7	20486	0.05	7.9
交界恶性和动态未知的肿瘤	156287	0.40	10.3	101148	0.25	9.1
3.血液、造血器官及免疫疾病小计	380888	0.98	7.9	275079	0.69	6.3
其中：贫血	197030	0.51	7.3	184584	0.46	5.7
4.内分泌、营养和代谢疾病小计	1405408	3.62	9.7	1042557	2.62	8.7
其中：甲状腺功能亢进	73119	0.19	7.7	35524	0.09	7.8
糖尿病	980870	2.53	10.7	787147	1.98	9.3
5.精神和行为障碍小计	273862	0.71	18.1	214909	0.54	14.7
其中:依赖性物质引起的精神和行为障碍	11062	0.03	11.6	36288	0.09	3.3
酒精引起的精神和行为障碍	9998	0.03	11.2	35086	0.09	3.0
精神分裂症、分裂型和妄想性障碍	44696	0.12	43.5	29597	0.07	52.8
情感障碍	42047	0.11	18.7	13646	0.03	20.4
6.神经系统疾病小计	1280420	3.30	9.9	1170728	2.94	8.1
其中：中枢神经系统炎性疾病	52055	0.13	12.0	36129	0.09	7.9
帕金森病	44368	0.11	11.3	24679	0.06	9.9
癫痫	114635	0.30	6.6	84554	0.21	6.1
7.眼和附器疾病小计	1046526	2.70	5.2	730898	1.83	5.1
其中：晶状体疾患	497171	1.28	3.9	400652	1.01	4.2
内：老年性白内障	360281	0.93	3.7	310045	0.78	4.1
视网膜脱离和断裂	53109	0.14	7.0	3259	0.01	7.4
青光眼	81645	0.21	7.5	39769	0.10	7.5
8.耳和乳突疾病小计	357800	0.92	8.5	359109	0.90	6.8
其中：中耳和乳突疾病	86377	0.22	8.2	64471	0.16	6.9
9.循环系统疾病小计	5922975	15.26	10.0	6219616	15.61	9.1
其中：急性风湿热	2107	0.01	11.1	6380	0.02	8.6
慢性风湿性心脏病	47757	0.12	10.0	58664	0.15	8.7
高血压	571132	1.47	9.4	597617	1.50	7.8
内：高血压性心脏、肾脏病	63784	0.16	10.6	61340	0.15	8.8
缺血性心脏病	1943992	5.01	8.7	1658622	4.16	8.1
内：心绞痛	673918	1.74	8.1	246203	0.62	7.6
急性心肌梗死	263680	0.68	8.9	128436	0.32	8.0
肺栓塞	26067	0.07	12.1	9329	0.02	10.9
心律失常	288532	0.74	7.3	183333	0.46	6.6
心力衰竭	169426	0.44	10.1	235527	0.59	8.9
脑血管病	2110723	5.44	12.0	2754566	6.91	10.4
内：颅内出血	296115	0.76	14.2	373845	0.94	13.3
脑梗死	1337193	3.45	11.7	1785096	4.48	10.0
大脑动脉闭塞和狭窄	36856	0.09	10.8	38277	0.10	9.7

5-8-2　续表2

疾病名称 (ICD-10)	城市医院			县级医院		
	出院人数（人）	疾病构成（%）	平均住院日（日）	出院人数（人）	疾病构成（%）	平均住院日（日）
静脉炎和血栓形成	66331	0.17	11.2	27613	0.07	10.5
下肢静脉曲张	91392	0.24	8.2	76047	0.19	8.8
10.呼吸系统疾病小计	4229166	10.90	8.6	7033517	17.65	7.2
其中：急性上呼吸道感染	455408	1.17	5.2	1266605	3.18	4.7
流行性感冒	7762	0.02	5.5	15805	0.04	4.3
内：人禽流感	278	0.00	10.1	209	0.00	5.2
肺炎	1438929	3.71	8.4	2153529	5.40	7.1
慢性鼻窦炎	87904	0.23	7.8	81702	0.21	7.6
慢性扁桃体和腺样体疾病	124448	0.32	6.7	65949	0.17	6.8
慢性下呼吸道疾病	914809	2.36	10.3	1568088	3.94	8.9
内：哮喘	97556	0.25	8.4	113295	0.28	7.3
外部物质引起的肺病	36680	0.09	20.7	32532	0.08	13.4
11.消化系统疾病小计	3803416	9.80	8.2	4272504	10.72	7.1
其中：口腔疾病	130651	0.34	7.3	105932	0.27	6.1
胃及十二指肠溃疡	193421	0.50	8.6	245666	0.62	7.8
阑尾疾病	292377	0.75	6.7	511057	1.28	6.5
疝	272860	0.70	6.5	344185	0.86	6.8
内：腹股沟疝	245823	0.63	6.1	320424	0.80	6.6
肠梗阻	183882	0.47	7.9	213524	0.54	6.2
酒精性肝病	23688	0.06	11.0	24248	0.06	9.9
肝硬化	197729	0.51	11.6	153988	0.39	10.8
胆石病和胆囊炎	585720	1.51	8.9	565060	1.42	8.0
急性胰腺炎	156439	0.40	10.2	157731	0.40	8.7
12.皮肤和皮下组织疾病小计	368522	0.95	9.9	294584	0.74	8.2
其中：皮炎及湿疹	68727	0.18	9.0	40271	0.10	6.9
牛皮癣	24821	0.06	12.6	3575	0.01	12.4
荨麻疹	35502	0.09	6.3	31765	0.08	5.0
13.肌肉骨骼系统和结缔组织疾病小计	1548663	3.99	10.3	1327871	3.33	9.4
其中：炎性多关节炎	210701	0.54	10.0	138549	0.35	9.0
内：类风湿性关节炎	112073	0.29	10.2	47747	0.12	9.7
痛风	57664	0.15	9.6	58285	0.15	8.1
其他关节病	127050	0.33	11.2	79269	0.20	10.6
系统性结缔组织病	191531	0.49	9.6	36433	0.09	8.7
内：系统性红斑狼疮	85647	0.22	9.2	16343	0.04	8.3
脊椎关节强硬	143866	0.37	10.7	201026	0.50	9.1
椎间盘疾病	302731	0.78	10.8	425115	1.07	9.7
骨密度和骨结构疾病	104863	0.27	9.7	74506	0.19	9.8
内：骨质疏松	84838	0.22	9.1	60214	0.15	9.6
骨髓炎	9760	0.03	19.3	7082	0.02	16.1
14.泌尿生殖系统疾病小计	2557935	6.59	8.8	2309863	5.80	8.0
其中：肾小球疾病	205727	0.53	9.7	76256	0.19	9.3
肾盂肾炎	34307	0.09	10.1	31258	0.08	8.4
肾衰竭	426520	1.10	13.3	315857	0.79	15.2
尿石病	261094	0.67	7.7	375453	0.94	6.0
膀胱炎	21604	0.06	9.0	21507	0.05	7.6
尿道狭窄	12111	0.03	9.7	5978	0.02	8.6

5-8-2 续表3

疾病名称 (ICD-10)	城市医院 出院人数（人）	城市医院 疾病构成（%）	城市医院 平均住院日（日）	县级医院 出院人数（人）	县级医院 疾病构成（%）	县级医院 平均住院日（日）
男性生殖器官疾病	323362	0.83	8.2	361235	0.91	7.4
内：前列腺增生	152312	0.39	11.2	140746	0.35	10.4
乳房疾患	132824	0.34	5.8	76410	0.19	6.2
女性盆腔器官炎性疾病	124422	0.32	7.4	165875	0.42	6.6
子宫内膜异位	90310	0.23	8.2	48753	0.12	8.4
女性生殖器脱垂	31703	0.08	10.4	26577	0.07	9.8
15.妊娠、分娩和产褥期小计	2874221	7.41	5.0	4579172	11.49	4.5
其中：异位妊娠	150245	0.39	6.7	147732	0.37	6.6
医疗性流产	191729	0.49	3.5	249707	0.63	3.4
妊娠高血压	74583	0.19	6.7	58023	0.15	5.7
前置胎盘、胎盘早剥和产前出血	61452	0.16	7.3	38519	0.10	6.1
梗阻性分娩	51908	0.13	5.8	102814	0.26	6.0
分娩时会阴、阴道裂伤	120181	0.31	3.4	182679	0.46	3.3
产后出血	45829	0.12	5.5	44054	0.11	4.8
顺产	330067	0.85	3.8	1168982	2.93	3.3
16.起源于围生期疾病小计	594524	1.53	7.7	791459	1.99	5.5
其中：产伤	2433	0.01	7.7	5785	0.01	6.1
出生窒息	24707	0.06	9.1	48621	0.12	6.6
新生儿吸入综合征	24889	0.06	7.8	52782	0.13	5.6
围生期的感染	32776	0.08	8.3	32003	0.08	6.0
胎儿和新生儿的溶血性疾病	21003	0.05	6.0	12092	0.03	5.4
新生儿硬化病	172	0.00	6.7	411	0.00	4.9
17.先天性畸形、变形和染色体异常小计	308816	0.80	8.3	100419	0.25	7.7
神经系统其他先天性畸形	9117	0.02	11.6	5464	0.01	12.3
循环系统先天性畸形	107978	0.28	8.5	25341	0.06	7.7
内：先天性心脏病	84128	0.22	8.7	22578	0.06	7.6
唇裂和腭裂	10077	0.03	7.3	825	0.00	10.3
消化系统先天性畸形	22189	0.06	9.4	5903	0.01	5.6
生殖泌尿系统先天性畸形	60564	0.16	7.8	21869	0.05	7.9
肌肉骨骼系统先天性畸形	32821	0.08	7.9	10562	0.03	7.2
18.症状、体征和检验异常小计	697874	1.80	7.1	750520	1.88	5.8
19.损伤、中毒小计	2282149	5.88	11.9	3773336	9.47	10.5
其中：骨折	247919	0.64	13.3	394697	0.99	12.2
内：颅骨和面骨骨折	70732	0.18	10.2	94771	0.24	9.5
股骨骨折	156564	0.40	15.5	201587	0.51	15.5
多部位骨折	7292	0.02	17.8	8077	0.02	17.8
颅内损伤	238601	0.61	13.3	461994	1.16	11.4
烧伤和腐蚀伤	72866	0.19	13.1	74545	0.19	9.5
药物、药剂和生物制品中毒	23788	0.06	3.8	44876	0.11	3.2
非药用物质的毒性效应	72663	0.19	6.7	160272	0.40	4.2
医疗并发症计	85026	0.22	12.0	53452	0.13	9.7
内：手术和操作并发症	35555	0.09	14.5	24376	0.06	12.2
假体装置、植入物和移植物并发症	38499	0.10	9.8	19303	0.05	9.0
20.其他接受医疗服务小计	4595551	11.84	7.3	1655056	4.15	7.7

5-9-1　2017年医院出院病人年龄别疾病构成(%)(合计)

疾病名称 (ICD-10)	5岁以下	5～14岁	15～44岁	45～59岁	60岁及以上
总　　计	**10.4**	**3.8**	**25.9**	**22.3**	**37.7**
1.传染病和寄生虫病小计	35.1	8.1	19.8	15.8	21.3
其中：肠道传染病	50.8	6.2	12.6	11.1	19.2
内：霍乱					
伤寒和副伤寒	6.6	6.0	29.6	22.6	35.2
细菌性痢疾	37.1	10.6	17.9	13.3	21.1
结核病	0.6	1.2	34.7	25.5	38.1
内：肺结核	0.5	0.8	30.8	26.2	41.7
白喉					
百日咳	92.4	5.9	0.8	0.2	0.7
猩红热	31.6	66.4	1.8	0.0	0.2
性传播模式疾病	6.4	0.6	49.8	25.5	17.7
内：梅毒	12.9	0.2	37.6	28.6	20.7
淋球菌感染	4.9	1.4	65.0	16.0	12.8
乙型脑炎	12.9	21.2	30.1	18.6	17.2
斑疹伤寒	5.2	5.5	20.4	32.6	36.3
病毒性肝炎	0.5	0.8	50.3	33.2	15.3
人类免疫缺陷病毒病（HIV）	0.3	1.0	42.7	32.2	23.9
血吸虫病	0.0	0.4	12.7	32.5	54.3
丝虫病	1.2	1.2	14.8	17.3	65.4
钩虫病	0.6	0.5	6.0	18.1	74.8
2.肿瘤小计	0.9	1.0	21.4	33.3	43.4
恶性肿瘤计	0.5	0.6	11.6	31.2	56.1
其中：鼻咽恶性肿瘤	0.2	0.3	23.7	45.7	30.1
食管恶性肿瘤	0.3	0.0	1.0	20.7	78.0
胃恶性肿瘤	0.2	0.0	4.9	24.8	70.1
小肠恶性肿瘤	0.3	0.1	8.5	30.0	61.2
结肠恶性肿瘤	0.2	0.0	7.8	26.9	65.1
直肠乙状结肠连接处、直肠、肛门和肛管恶性肿瘤	0.3	0.0	6.5	28.4	64.9
肝和肝内胆管恶性肿瘤	0.3	0.1	11.3	37.5	50.8
喉恶性肿瘤	0.2	0.1	2.3	31.2	66.3
气管、支气管、肺恶性肿瘤	0.3	0.0	3.8	26.8	69.2
骨、关节软骨恶性肿瘤	0.9	8.6	27.1	23.1	40.3
乳房恶性肿瘤	0.3	0.0	21.8	50.0	27.9
女性生殖器官恶性肿瘤	0.2	0.1	17.4	49.8	32.4
男性生殖器官恶性肿瘤	0.3	0.1	2.7	7.5	89.5
泌尿道恶性肿瘤	0.6	0.3	5.9	24.9	68.4
脑恶性肿瘤	2.4	6.3	28.3	32.4	30.6
白血病	4.6	8.8	27.5	24.5	34.5
原位癌计	0.2	0.1	34.5	38.2	27.0
其中：子宫颈原位癌			49.3	41.1	9.7
良性肿瘤计	1.9	2.0	41.9	38.8	15.5
其中：皮肤良性肿瘤	7.8	10.9	39.6	22.9	18.8

注：本表系卫生健康部门综合医院数字。

5-9-1　续表1

疾病名称 (ICD-10)	5岁以下	5～14岁	15～44岁	45～59岁	60岁及以上
乳房良性肿瘤		0.6	71.6	24.4	3.4
子宫平滑肌瘤			41.0	56.5	2.5
卵巢良性肿瘤	0.3	1.4	63.4	23.4	11.5
前列腺良性肿瘤			3.1	12.2	84.7
甲状腺良性肿瘤	0.2	0.7	31.3	43.0	24.8
交界恶性和动态未知的肿瘤	0.8	1.5	20.5	28.0	49.3
3.血液、造血器官及免疫疾病小计	10.2	20.1	21.2	17.9	30.6
其中：贫血	9.1	13.6	21.3	18.7	37.3
4.内分泌、营养和代谢疾病小计	1.4	1.8	16.4	35.0	45.4
其中：甲状腺功能亢进	0.4	1.1	42.2	35.2	21.0
糖尿病	0.4	0.4	12.5	35.8	50.9
5.精神和行为障碍小计	3.7	2.7	36.2	31.0	26.4
其中：依赖性物质引起的精神和行为障碍	1.2	1.5	56.8	29.7	10.9
酒精引起的精神和行为障碍	1.0	1.4	56.8	30.2	10.7
精神分裂症、分裂型和妄想性障碍	0.8	1.0	56.5	30.0	11.8
情感障碍	0.4	1.9	45.0	28.6	24.2
6.神经系统疾病小计	4.8	3.6	13.4	26.2	52.1
其中：中枢神经系统炎性疾病	25.1	27.4	19.6	14.1	13.8
帕金森病			1.4	13.6	85.0
癫痫	13.9	15.1	24.5	18.5	27.9
7.眼和附器疾病小计	1.8	2.5	9.8	20.9	65.1
其中：晶状体疾患	0.5	0.3	2.4	12.8	84.1
内：老年性白内障			0.5	9.6	89.9
视网膜脱离和断裂	0.7	1.6	25.4	38.4	33.9
青光眼	0.5	1.1	9.9	23.2	65.4
8.耳和乳突疾病小计	3.1	4.7	24.2	31.6	36.4
其中：中耳和乳突疾病	10.2	14.5	33.0	25.9	16.4
9.循环系统疾病小计	0.7	0.6	6.9	22.9	69.0
其中：急性风湿热	0.7	7.4	23.0	26.3	42.6
慢性风湿性心脏病	0.3	0.1	6.1	30.4	63.2
高血压	0.3	0.1	8.6	26.8	64.3
内：高血压性心脏、肾脏病	0.3	0.0	5.7	17.9	76.1
缺血性心脏病	0.3	0.0	2.9	20.8	75.9
内：心绞痛	0.2	0.1	2.9	24.9	71.9
急性心肌梗死	0.2	0.0	5.9	25.4	68.5
肺栓塞	0.2	0.0	8.3	19.6	71.9
心律失常	0.6	1.3	13.0	26.0	59.1
心力衰竭	1.5	0.4	3.0	11.6	83.6
脑血管病	0.6	0.1	4.2	22.9	72.3
内：颅内出血	1.1	0.6	8.7	30.2	59.5
脑梗死	0.3	0.0	2.6	20.7	76.3
大脑动脉闭塞和狭窄	0.2	0.1	3.5	24.1	72.2

5-9-1 续表2

疾病名称 (ICD-10)	5岁以下	5～14岁	15～44岁	45～59岁	60岁及以上
静脉炎和血栓形成	0.2	0.1	13.4	28.0	58.2
下肢静脉曲张	0.2	0.0	11.8	42.2	45.9
10.呼吸系统疾病小计	37.2	10.3	8.8	10.6	33.1
其中：急性上呼吸道感染	58.9	22.2	8.7	4.9	5.3
流行性感冒	47.0	22.7	12.9	6.2	11.2
内：人禽流感	17.0	9.7	20.1	22.2	31.0
肺炎	60.7	11.2	5.1	5.9	17.2
慢性鼻窦炎	1.7	10.2	39.8	30.6	17.8
慢性扁桃体和腺样体疾病	15.4	49.8	26.1	6.8	1.9
慢性下呼吸道疾病	5.3	1.8	4.0	13.0	76.0
内：哮喘	10.2	5.5	16.3	30.5	37.5
外部物质引起的肺病	8.5	0.6	5.5	20.5	64.9
11.消化系统疾病小计	6.4	3.8	23.0	27.9	38.9
其中：口腔疾病	16.0	13.5	30.0	19.3	21.3
胃及十二指肠溃疡	0.4	0.7	23.2	31.0	44.8
阑尾疾病	1.1	11.4	46.4	22.2	18.9
疝	18.5	10.2	11.3	18.4	41.5
内：腹股沟疝	19.9	11.0	11.3	18.0	39.8
肠梗阻	9.3	2.8	14.8	22.7	50.4
酒精性肝病	0.2	0.1	19.4	48.9	31.5
肝硬化	0.3	0.1	14.7	41.0	43.9
胆石病和胆囊炎	0.3	0.3	21.5	32.3	45.6
急性胰腺炎	0.3	0.7	35.8	31.1	32.1
12.皮肤和皮下组织疾病小计	8.3	8.8	31.2	22.3	29.4
其中：皮炎及湿疹	6.7	5.9	25.9	24.4	37.1
牛皮癣	0.8	4.9	41.0	30.9	22.5
荨麻疹	17.4	27.8	31.3	14.3	9.3
13.肌肉骨骼系统和结缔组织疾病小计	1.3	1.5	20.8	32.3	44.1
其中：炎性多关节炎	0.5	1.2	16.0	32.2	50.1
内：类风湿性关节炎	0.5	0.2	14.1	37.1	48.2
痛风	0.3	0.1	20.2	28.7	50.7
其他关节病	0.6	0.4	5.9	26.9	66.2
系统性结缔组织病	6.7	3.5	38.4	29.1	22.4
内：系统性红斑狼疮	0.2	4.6	59.3	26.4	9.6
脊椎关节强硬	0.3	0.1	19.4	41.1	39.1
椎间盘疾病	0.5	0.1	20.9	36.0	42.5
骨密度和骨结构疾病	0.3	1.1	5.8	11.8	81.1
内：骨质疏松	0.2	0.1	1.2	8.8	89.8
骨髓炎	2.0	6.9	26.7	32.5	31.9
14.泌尿生殖系统疾病小计	1.8	3.5	35.8	29.3	29.6
其中：肾小球疾病	2.8	7.8	33.5	28.5	27.3
肾盂肾炎	0.5	1.0	36.4	27.0	35.2
肾衰竭	0.3	0.2	19.7	33.0	46.8
尿石病	0.7	0.3	32.4	37.2	29.4
膀胱炎	0.9	0.8	20.8	30.3	47.2
尿道狭窄	1.0	3.7	18.2	26.0	51.0

5-9-1 续表3

疾病名称 (ICD-10)	5岁以下	5～14岁	15～44岁	45～59岁	60岁及以上
男性生殖器官疾病	6.9	17.5	17.9	9.9	47.8
内：前列腺增生			0.2	6.9	92.9
乳房疾患	0.4	0.5	63.0	29.8	6.4
女性盆腔器官炎性疾病	0.5	0.4	63.8	28.3	7.1
子宫内膜异位			62.6	37.0	0.4
女性生殖器脱垂			8.8	28.6	62.5
15.妊娠、分娩和产褥期小计			99.5	0.4	0.0
其中：异位妊娠			99.0	1.0	0.0
医疗性流产			99.1	0.9	0.0
妊娠高血压			99.3	0.7	0.0
前置胎盘、胎盘早剥和产前出血			99.5	0.5	0.0
梗阻性分娩			99.8	0.2	0.0
分娩时会阴、阴道裂伤			99.8	0.1	0.0
产后出血			99.7	0.3	0.0
顺产			99.9	0.1	0.0
16.起源于围生期疾病小计	100.0				
其中：产伤	100.0				
出生窒息	100.0				
新生儿吸入综合征	100.0				
围生期的感染	100.0				
胎儿和新生儿的溶血性疾病	100.0				
新生儿硬化病	100.0				
17.先天性畸形、变形和染色体异常小计	30.1	17.5	25.4	15.5	11.5
神经系统其他先天性畸形	67.9	5.9	12.6	10.3	3.2
循环系统先天性畸形	18.4	8.1	24.8	25.9	22.8
内：先天性心脏病	18.2	6.7	21.5	28.1	25.6
唇裂和腭裂	79.1	12.0	8.0	0.7	0.3
消化系统先天性畸形	65.4	11.6	8.9	7.7	6.5
生殖泌尿系统先天性畸形	30.2	30.7	24.2	8.6	6.3
肌肉骨骼系统先天性畸形	50.2	19.4	15.9	8.2	6.4
18.症状、体征和检验异常小计	10.6	4.5	19.0	24.0	41.9
19.损伤、中毒小计	3.7	5.1	34.5	29.2	27.5
其中：骨折	3.3	6.7	33.7	29.4	26.9
内：颅骨和面骨骨折	5.6	8.6	48.5	25.2	12.0
股骨骨折	1.7	2.3	10.5	13.4	72.0
多部位骨折	0.7	2.6	33.5	32.6	30.6
颅内损伤	3.4	5.3	32.3	29.1	30.0
烧伤和腐蚀伤	28.8	7.3	28.6	21.7	13.6
药物、药剂和生物制品中毒	16.3	4.0	36.5	18.6	24.5
非药用物质的毒性效应	6.7	6.9	31.8	26.0	28.7
医疗并发症计	1.9	3.3	32.6	29.8	32.5
内：手术和操作并发症	1.7	4.6	34.9	28.4	30.4
假体装置、植入物和移植物并发症	0.8	1.8	29.4	31.7	36.3
20.其他接受医疗服务小计	2.2	1.6	22.0	35.4	38.8

5-9-2 2017年医院出院病人年龄别疾病构成(%)(男)

疾病名称 (ICD-10)	5岁以下	5～14岁	15～44岁	45～59岁	60岁及以上
总计	13.0	4.9	17.4	23.1	41.7
1.传染病和寄生虫病小计	34.9	8.2	20.6	15.9	20.4
其中：肠道传染病	56.2	6.9	11.4	9.3	16.2
内：霍乱					
伤寒和副伤寒	7.4	6.6	27.5	22.4	36.2
细菌性痢疾	42.4	12.4	17.2	10.0	17.9
结核病	0.6	0.9	32.2	26.8	39.5
内：肺结核	0.5	0.6	28.6	27.8	42.6
白喉					
百日咳	93.9	4.9	0.6	0.2	0.4
猩红热	33.4	64.8	1.6	0.0	0.1
性传播模式疾病	6.5	0.5	45.5	25.7	21.9
内：梅毒	12.6	0.2	27.8	32.7	26.7
淋球菌感染	3.3	0.8	76.8	11.0	8.2
乙型脑炎	15.8	24.0	29.8	18.1	12.3
斑疹伤寒	6.7	7.4	24.2	30.2	31.4
病毒性肝炎	0.4	0.7	53.4	32.1	13.4
人类免疫缺陷病毒病（HIV）	0.2	0.7	44.9	30.0	24.2
血吸虫病	0.0	0.6	14.0	32.2	53.2
丝虫病	0.0	0.0	20.5	15.9	63.6
钩虫病	1.1	0.0	6.1	13.7	79.2
2.肿瘤小计	1.0	1.3	11.5	28.1	58.2
恶性肿瘤计	0.5	0.7	8.1	27.0	63.7
其中：鼻咽恶性肿瘤	0.2	0.3	22.9	46.2	30.5
食管恶性肿瘤	0.3	0.0	1.0	23.3	75.4
胃恶性肿瘤	0.2	0.0	3.4	23.9	72.5
小肠恶性肿瘤	0.3	0.1	8.5	30.5	60.8
结肠恶性肿瘤	0.2	0.1	7.5	26.7	65.6
直肠乙状结肠连接处、直肠、肛门和肛管恶性肿瘤	0.3	0.0	5.7	27.8	66.3
肝和肝内胆管恶性肿瘤	0.3	0.1	12.2	39.7	47.7
喉恶性肿瘤	0.2	0.1	2.2	31.7	65.9
气管、支气管、肺恶性肿瘤	0.3	0.0	2.8	25.3	71.6
骨、关节软骨恶性肿瘤	0.8	8.4	28.4	21.1	41.4
乳房恶性肿瘤	0.3	0.2	8.6	30.5	60.5
女性生殖器官恶性肿瘤					
男性生殖器官恶性肿瘤	0.3	0.1	2.7	7.4	89.5
泌尿道恶性肿瘤	0.5	0.2	5.6	24.8	69.0
脑恶性肿瘤	2.5	6.8	27.9	31.6	31.2
白血病	4.7	9.5	27.5	23.2	35.1
原位癌计	0.4	0.3	5.8	27.2	66.3
其中：子宫颈原位癌					
良性肿瘤计	3.4	4.2	28.5	34.9	29.1
其中：皮肤良性肿瘤	7.7	11.6	36.8	22.8	21.1

注：本表系卫生健康部门综合医院数字。

5-9-2 续表1

疾病名称 (ICD-10)	5岁以下	5～14岁	15～44岁	45～59岁	60岁及以上
乳房良性肿瘤	0.6	0.5	36.3	33.9	28.7
子宫平滑肌瘤					
卵巢良性肿瘤					
前列腺良性肿瘤			3.1	12.2	84.7
甲状腺良性肿瘤	0.4	1.1	26.2	41.4	30.9
交界恶性和动态未知的肿瘤	0.9	1.7	13.2	25.4	58.8
3.血液、造血器官及免疫疾病小计	13.1	24.4	18.2	14.1	30.2
其中：贫血	12.5	17.7	16.4	14.6	38.8
4.内分泌、营养和代谢疾病小计	1.6	1.6	18.2	36.8	41.7
其中：甲状腺功能亢进	0.3	0.9	45.5	33.8	19.5
糖尿病	0.3	0.4	16.2	39.0	44.2
5.精神和行为障碍小计	5.1	3.5	40.6	27.0	23.8
其中：依赖性物质引起的精神和行为障碍	1.2	1.3	55.4	31.1	11.1
酒精引起的精神和行为障碍	1.0	1.4	55.1	31.6	11.1
精神分裂症、分裂型和妄想性障碍	0.8	0.8	59.2	28.5	10.7
情感障碍	0.5	2.0	50.6	25.8	21.2
6.神经系统疾病小计	5.8	4.5	15.0	24.7	50.0
其中：中枢神经系统炎性疾病	25.2	29.1	19.1	13.6	13.0
帕金森病	0.2	0.0	1.6	13.0	85.2
癫痫	12.3	14.8	24.5	20.2	28.2
7.眼和附器疾病小计	2.1	3.3	11.8	21.6	61.2
其中：晶状体疾患	0.5	0.4	3.5	14.6	81.0
内：老年性白内障			0.6	10.7	88.8
视网膜脱离和断裂	0.7	2.1	29.1	37.8	30.4
青光眼	0.6	1.6	14.8	25.1	57.9
8.耳和乳突疾病小计	4.0	6.7	26.0	28.9	34.4
其中：中耳和乳突疾病	11.7	18.3	33.0	21.8	15.2
9.循环系统疾病小计	0.7	0.7	8.3	24.5	65.9
其中：急性风湿热	0.7	11.2	24.5	20.5	43.1
慢性风湿性心脏病	0.3	0.2	7.1	31.1	61.3
高血压	0.3	0.1	12.4	27.9	59.3
内：高血压性心脏、肾脏病	0.3	0.0	8.2	20.4	71.0
缺血性心脏病	0.3	0.0	4.2	24.0	71.4
内：心绞痛	0.1	0.1	4.2	28.4	67.2
急性心肌梗死	0.2	0.0	7.9	31.0	61.0
肺栓塞	0.1	0.0	10.2	21.0	68.7
心律失常	0.7	1.5	14.1	25.4	58.3
心力衰竭	1.6	0.4	3.7	13.8	80.6
脑血管病	0.6	0.1	5.0	24.4	69.9
内：颅内出血	1.1	0.6	10.3	30.7	57.3
脑梗死	0.3	0.0	3.4	23.1	73.2
大脑动脉闭塞和狭窄	0.2	0.1	4.3	27.2	68.3

5-9-2 续表2

疾病名称 (ICD-10)	5岁以下	5～14岁	15～44岁	45～59岁	60岁及以上
静脉炎和血栓形成	0.3	0.2	13.3	29.0	57.3
下肢静脉曲张	0.2	0.0	11.9	40.0	47.9
10.呼吸系统疾病小计	38.1	10.4	8.2	9.5	33.8
其中：急性上呼吸道感染	60.7	23.7	7.4	3.9	4.3
流行性感冒	49.6	23.8	11.3	5.2	10.2
内：人禽流感	15.4	9.2	21.2	22.2	32.0
肺炎	63.5	10.8	4.5	5.1	16.1
慢性鼻窦炎	1.8	11.2	44.1	27.3	15.6
慢性扁桃体和腺样体疾病	17.2	55.4	22.7	3.7	1.1
慢性下呼吸道疾病	5.2	1.8	3.2	11.4	78.4
内：哮喘	15.8	8.1	15.0	27.1	34.0
外部物质引起的肺病	6.5	0.5	5.4	22.1	65.7
11.消化系统疾病小计	7.5	4.3	24.3	27.2	36.8
其中：口腔疾病	16.9	15.7	28.5	18.6	20.4
胃及十二指肠溃疡	0.3	0.7	26.3	30.9	41.7
阑尾疾病	1.3	13.4	46.5	21.3	17.5
疝	19.1	8.8	11.1	18.7	42.4
内：腹股沟疝	19.6	9.0	10.9	18.5	42.0
肠梗阻	10.0	3.1	14.2	21.8	50.9
酒精性肝病	0.2	0.1	19.4	49.2	31.2
肝硬化	0.3	0.1	18.5	45.4	35.8
胆石病和胆囊炎	0.2	0.3	21.1	31.8	46.6
急性胰腺炎	0.3	0.7	43.2	31.3	24.6
12.皮肤和皮下组织疾病小计	8.5	9.4	30.3	21.6	30.2
其中：皮炎及湿疹	7.7	6.8	20.4	21.3	43.9
牛皮癣	0.6	3.9	40.2	31.4	23.9
荨麻疹	23.1	36.6	23.2	9.8	7.4
13.肌肉骨骼系统和结缔组织疾病小计	1.7	2.1	23.9	30.8	41.6
其中：炎性多关节炎	0.5	1.3	18.7	29.3	50.2
内：类风湿性关节炎	0.5	0.3	10.6	30.4	58.3
痛风	0.3	0.1	21.7	30.1	47.8
其他关节病	0.6	0.6	9.5	24.5	64.8
系统性结缔组织病	19.1	5.4	25.1	21.4	29.0
内：系统性红斑狼疮	0.5	7.3	54.2	23.1	14.9
脊椎关节强硬	0.2	0.2	19.3	38.1	42.3
椎间盘疾病	0.5	0.1	24.7	34.4	40.3
骨密度和骨结构疾病	0.5	3.0	13.6	15.6	67.3
内：骨质疏松	0.2	0.2	2.4	9.4	87.9
骨髓炎	1.8	6.6	28.4	33.9	29.3
14.泌尿生殖系统疾病小计	3.1	6.6	25.5	25.9	39.0
其中：肾小球疾病	3.4	9.6	33.4	26.7	26.9
肾盂肾炎	0.8	2.2	22.4	28.6	46.0
肾衰竭	0.2	0.2	20.7	34.2	44.6
尿石病	0.8	0.3	35.0	36.1	27.8
膀胱炎	1.4	1.2	20.1	26.9	50.4
尿道狭窄	1.0	3.8	18.5	25.6	51.2

5-9-2 续表3

疾病名称 (ICD-10)	5岁以下	5～14岁	15～44岁	45～59岁	60岁及以上
男性生殖器官疾病	6.9	17.7	18.1	9.8	47.5
内：前列腺增生			0.2	6.9	92.9
乳房疾患	1.4	3.4	47.4	20.7	27.2
15.妊娠、分娩和产褥期小计					
16.起源于围生期疾病小计	100.0				
其中：产伤	100.0				
出生窒息	100.0				
新生儿吸入综合征	100.0				
围生期的感染	100.0				
胎儿和新生儿的溶血性疾病	100.0				
新生儿硬化病	100.0				
17.先天性畸形、变形和染色体异常小计	36.4	22.6	20.2	11.7	9.1
神经系统其他先天性畸形	77.8	6.3	9.1	5.3	1.6
循环系统先天性畸形	20.5	8.5	25.2	25.0	20.9
内：先天性心脏病	21.2	7.0	21.7	26.9	23.2
唇裂和腭裂	79.5	12.2	7.6	0.5	0.2
消化系统先天性畸形	70.7	13.2	6.7	4.8	4.7
生殖泌尿系统先天性畸形	37.8	37.8	14.9	5.3	4.2
肌肉骨骼系统先天性畸形	52.4	22.3	16.5	4.7	4.2
18.症状、体征和检验异常小计	11.7	5.1	17.7	22.5	42.9
19.损伤、中毒小计	3.6	5.7	38.9	29.7	22.0
其中：骨折	3.2	7.4	38.1	29.8	21.6
内：颅骨和面骨骨折	4.9	8.2	50.3	25.4	11.3
股骨骨折	2.3	3.6	19.0	18.6	56.5
多部位骨折	0.6	2.8	40.5	34.4	21.6
颅内损伤	3.2	5.3	34.4	29.0	28.1
烧伤和腐蚀伤	27.6	7.4	31.7	22.2	11.1
药物、药剂和生物制品中毒	23.0	5.3	29.5	17.5	24.7
非药用物质的毒性效应	7.8	7.7	31.3	25.5	27.7
医疗并发症计	2.1	4.3	31.1	29.0	33.4
内：手术和操作并发症	1.7	5.5	33.5	27.5	31.8
假体装置、植入物和移植物并发症	1.0	2.8	26.6	31.0	38.7
20.其他接受医疗服务小计	2.6	2.2	15.2	31.6	48.4

5-9-3　2017年医院出院病人年龄别疾病构成(%)(女)

疾病名称 (ICD-10)	5岁以下	5～14岁	15～44岁	45～59岁	60岁及以上
总　计	8.1	2.7	33.8	21.5	34.0
1.传染病和寄生虫病小计	35.5	7.8	18.5	15.7	22.5
其中：肠道传染病	43.9	5.4	14.2	13.4	23.0
内：霍乱					
伤寒和副伤寒	5.6	5.3	32.0	22.9	34.3
细菌性痢疾	31.7	8.6	18.7	16.7	24.3
结核病	0.6	1.6	39.8	22.8	35.2
内：肺结核	0.5	1.3	36.1	22.5	39.7
白喉					
百日咳	90.7	7.0	1.1	0.3	1.0
猩红热	28.9	68.7	2.2	0.0	0.2
性传播模式疾病	6.3	0.7	54.2	25.3	13.5
内：梅毒	13.2	0.3	49.0	23.7	13.8
淋球菌感染	7.8	1.8	44.0	25.1	21.4
乙型脑炎	10.7	19.6	31.6	19.1	19.1
斑疹伤寒	4.1	3.9	17.3	34.5	40.3
病毒性肝炎	0.5	1.0	43.0	35.7	19.8
人类免疫缺陷病毒病（HIV）	0.5	1.6	37.1	37.7	23.1
血吸虫病	0.0	0.2	10.4	33.1	56.3
丝虫病	3.1	3.1	9.4	15.6	68.8
钩虫病	0.4	0.9	5.9	21.1	71.8
2.肿瘤小计	0.9	0.9	29.6	37.6	31.1
恶性肿瘤计	0.5	0.6	16.1	36.5	46.4
其中：鼻咽恶性肿瘤	0.2	0.2	26.0	44.5	29.1
食管恶性肿瘤	0.4	0.0	0.7	12.1	86.8
胃恶性肿瘤	0.2	0.0	9.1	27.4	63.3
小肠恶性肿瘤	0.2	0.0	8.6	29.2	61.9
结肠恶性肿瘤	0.2	0.0	8.2	27.1	64.5
直肠乙状结肠连接处、直肠、肛门和肛管恶性肿瘤	0.3	0.0	7.9	29.4	62.5
肝和肝内胆管恶性肿瘤	0.5	0.2	7.9	28.9	62.6
喉恶性肿瘤	0.2	0.2	4.3	23.6	71.8
气管、支气管、肺恶性肿瘤	0.2	0.0	5.8	29.9	64.1
骨、关节软骨恶性肿瘤	1.0	9.0	25.5	25.6	38.8
乳房恶性肿瘤	0.3	0.0	21.9	50.1	27.7
女性生殖器官恶性肿瘤	0.2	0.1	17.5	49.9	32.3
男性生殖器官恶性肿瘤	0.0	0.0	100.0	0.0	0.0
泌尿道恶性肿瘤	0.9	0.5	6.9	25.0	66.7
脑恶性肿瘤	2.3	5.8	29.1	33.3	29.5
白血病	4.7	8.2	27.8	25.9	33.4
原位癌计	0.2	0.1	41.3	40.7	17.7
其中：子宫颈原位癌			49.7	40.9	9.4
良性肿瘤计	1.4	1.3	46.1	39.9	11.3
其中：皮肤良性肿瘤	7.9	10.3	42.6	22.8	16.4

注：本表系卫健康生部门综合医院数字。

5-9-3　续表1

疾病名称 (ICD-10)	5岁以下	5～14岁	15～44岁	45～59岁	60岁及以上
乳房良性肿瘤	0.2	0.6	71.6	24.4	3.3
子宫平滑肌瘤	0.2	0.0	41.1	56.3	2.5
卵巢良性肿瘤	0.2	1.4	63.5	23.4	11.5
甲状腺良性肿瘤	0.2	0.6	32.7	43.4	23.1
交界恶性和动态未知的肿瘤	0.7	1.4	27.4	30.4	40.2
3.血液、造血器官及免疫疾病小计	7.9	16.6	23.9	21.2	30.5
其中：贫血	6.7	10.8	25.2	22.0	35.4
4.内分泌、营养和代谢疾病小计	1.2	2.1	14.9	33.3	48.6
其中：甲状腺功能亢进	0.4	1.2	40.7	36.0	21.7
糖尿病	0.4	0.5	8.5	32.2	58.6
5.精神和行为障碍小计	2.6	2.1	32.2	34.2	28.9
其中：依赖性物质引起的精神和行为障碍	1.3	1.9	62.3	24.2	10.3
酒精引起的精神和行为障碍	1.0	1.8	63.6	24.6	9.0
精神分裂症、分裂型和妄想性障碍	0.9	1.3	53.5	31.0	13.3
情感障碍	0.3	1.8	41.8	30.0	26.0
6.神经系统疾病小计	3.9	2.8	11.9	27.4	54.0
其中：中枢神经系统炎性疾病	25.0	25.3	20.2	14.7	14.8
帕金森病	0.3	0.0	1.2	13.8	84.7
癫痫	16.7	16.0	24.8	15.6	26.9
7.眼和附器疾病小计	1.5	1.9	8.2	20.3	68.1
其中：晶状体疾患	0.4	0.2	1.6	11.4	86.4
内：老年性白内障			0.4	8.8	91.0
视网膜脱离和断裂	0.7	1.0	20.6	39.3	38.5
青光眼	0.5	0.8	6.6	21.9	70.4
8.耳和乳突疾病小计	2.4	3.3	23.0	33.4	37.9
其中：中耳和乳突疾病	8.5	10.8	33.0	30.0	17.6
9.循环系统疾病小计	0.7	0.5	5.3	20.8	72.8
其中：急性风湿热	0.6	4.7	22.0	30.2	42.6
慢性风湿性心脏病	0.3	0.1	5.7	30.2	63.7
高血压	0.3	0.0	5.2	25.6	68.9
内：高血压性心脏、肾脏病	0.3	0.0	3.0	15.2	81.5
缺血性心脏病	0.3	0.0	1.4	16.8	81.5
内：心绞痛	0.1	0.1	1.4	20.6	77.8
急性心肌梗死	0.2	0.0	1.2	12.2	86.3
肺栓塞	0.2	0.1	6.6	18.1	75.1
心律失常	0.5	1.1	12.1	26.6	59.7
心力衰竭	1.4	0.3	2.2	9.2	86.9
脑血管病	0.5	0.1	3.2	20.7	75.5
内：颅内出血	1.1	0.6	6.0	29.1	63.3
脑梗死	0.3	0.0	1.6	17.3	80.7
大脑动脉闭塞和狭窄	0.1	0.1	2.5	20.4	77.0

5-9-3 续表2

疾病名称 (ICD-10)	5岁以下	5～14岁	15～44岁	45～59岁	60岁及以上
静脉炎和血栓形成	0.2	0.1	13.6	26.6	59.4
下肢静脉曲张	0.2	0.0	11.5	44.9	43.4
10.呼吸系统疾病小计	35.7	10.0	9.7	12.2	32.3
其中：急性上呼吸道感染	56.4	20.0	10.6	6.4	6.6
流行性感冒	43.7	21.2	15.1	7.6	12.5
内：人禽流感	20.0	10.6	18.3	21.7	29.4
肺炎	56.9	11.5	5.9	6.9	18.8
慢性鼻窦炎	1.6	8.7	33.7	35.2	20.9
慢性扁桃体和腺样体疾病	13.0	41.6	30.8	11.5	3.1
慢性下呼吸道疾病	5.4	1.8	5.4	15.5	72.0
内：哮喘	5.9	3.3	17.2	33.2	40.4
外部物质引起的肺病	19.0	1.3	5.8	12.7	61.3
11.消化系统疾病小计	5.0	3.1	21.6	28.9	41.5
其中：口腔疾病	14.8	11.1	31.8	20.0	22.4
胃及十二指肠溃疡	0.4	0.5	16.1	31.0	52.0
阑尾疾病	1.0	9.1	46.3	23.1	20.4
疝	16.1	18.9	12.5	15.8	36.8
内：腹股沟疝	23.9	28.4	14.4	12.5	20.9
肠梗阻	8.7	2.3	15.8	23.9	49.3
酒精性肝病	0.4	0.1	19.7	38.1	41.7
肝硬化	0.3	0.1	7.4	32.5	59.7
胆石病和胆囊炎	0.3	0.3	21.9	32.7	44.9
急性胰腺炎	0.3	0.8	24.5	31.0	43.4
12.皮肤和皮下组织疾病小计	8.0	8.1	32.4	23.1	28.4
其中：皮炎及湿疹	5.7	5.0	32.4	27.9	29.1
牛皮癣	1.1	6.7	41.0	30.2	21.0
荨麻疹	12.5	20.1	38.4	18.1	10.9
13.肌肉骨骼系统和结缔组织疾病小计	1.0	1.1	18.6	33.4	45.9
其中：炎性多关节炎	0.6	1.0	13.3	35.0	50.1
内：类风湿性关节炎	0.5	0.2	15.3	39.3	44.8
痛风	0.3	0.1	5.0	15.1	79.4
其他关节病	0.6	0.3	4.4	27.8	66.9
系统性结缔组织病	3.3	3.1	42.2	31.0	20.4
内：系统性红斑狼疮	0.2	4.2	60.0	26.7	8.9
脊椎关节强硬	0.2	0.1	19.6	43.0	37.2
椎间盘疾病	0.5	0.1	17.6	37.4	44.5
骨密度和骨结构疾病	0.2	0.5	3.1	10.5	85.7
内：骨质疏松	0.2	0.1	0.9	8.6	90.3
骨髓炎	2.3	7.3	23.1	29.4	37.9
14.泌尿生殖系统疾病小计	0.7	0.8	44.7	32.2	21.4
其中：肾小球疾病	2.1	5.6	33.7	30.9	27.8
肾盂肾炎	0.4	0.7	40.7	26.5	31.8
肾衰竭	0.3	0.2	18.1	31.4	50.0
尿石病	0.7	0.3	26.7	39.5	32.8
膀胱炎	0.7	0.7	21.4	32.2	45.1
尿道狭窄	1.1	2.3	13.4	31.2	52.0

5-9-3 续表3

疾病名称 (ICD-10)	5岁以下	5～14岁	15～44岁	45～59岁	60岁及以上
乳房疾患	0.3	0.3	63.8	30.4	5.2
女性盆腔器官炎性疾病	0.4	0.4	64.0	28.2	7.0
子宫内膜异位			62.8	36.8	0.4
女性生殖器脱垂			8.9	28.6	62.5
15.妊娠、分娩和产褥期小计			99.6	0.4	0.0
其中：异位妊娠			99.0	1.0	0.0
医疗性流产			99.1	0.9	0.0
妊娠高血压			99.3	0.7	0.0
前置胎盘、胎盘早剥和产前出血			99.5	0.5	0.0
梗阻性分娩			99.8	0.2	0.0
分娩时会阴、阴道裂伤			99.8	0.1	0.0
产后出血			99.7	0.3	0.0
顺产			99.9	0.1	0.0
16.起源于围生期疾病小计	100.0				
其中：产伤	100.0				
出生窒息	100.0				
新生儿吸入综合征	100.0				
围生期的感染	100.0				
胎儿和新生儿的溶血性疾病	100.0				
新生儿硬化病	100.0				
17.先天性畸形、变形和染色体异常小计	23.1	11.8	31.2	19.6	14.3
神经系统其他先天性畸形	55.7	5.3	16.9	16.8	5.4
循环系统先天性畸形	17.1	7.9	24.4	26.4	24.3
内：先天性心脏病	16.0	6.5	21.3	28.9	27.4
唇裂和腭裂	78.5	11.9	8.5	0.8	0.3
消化系统先天性畸形	57.2	9.1	12.3	12.1	9.3
生殖泌尿系统先天性畸形	5.6	7.8	54.1	19.3	13.3
肌肉骨骼系统先天性畸形	48.1	16.3	15.1	11.8	8.7
18.症状、体征和检验异常小计	9.2	3.9	20.7	25.7	40.5
19.损伤、中毒小计	3.8	4.3	26.7	28.2	37.0
其中：骨折	3.5	5.5	25.4	28.6	37.0
内：颅骨和面骨骨折	8.4	10.4	42.0	24.4	14.8
股骨骨折	1.2	1.3	3.6	9.2	84.6
多部位骨折	0.9	2.1	19.8	29.2	48.1
颅内损伤	4.1	5.2	27.8	29.1	33.8
烧伤和腐蚀伤	31.2	7.2	22.9	20.8	17.9
药物、药剂和生物制品中毒	11.8	3.2	41.4	19.4	24.2
非药用物质的毒性效应	5.6	6.3	32.6	26.4	29.2
医疗并发症计	1.7	2.2	34.1	30.7	31.3
内：手术和操作并发症	1.7	3.3	37.1	29.8	28.2
假体装置、植入物和移植物并发症	0.7	1.0	31.6	32.3	34.5
20.其他接受医疗服务小计	1.9	1.1	28.0	38.9	30.1

5-10-1 调查地区居民两周就诊率

	合计			城市			农村		
	2003	2008	2013	2003	2008	2013	2003	2008	2013
调查人数	193689	177501	273688	49698	46510	133393	143991	130991	140295
就诊人次数	25906	25813	35681	5869	5914	17728	20037	19899	17953
两周就诊率(%)	13.4	14.5	13.0	11.8	12.7	13.3	13.9	15.2	12.8
分性别两周就诊率(%)									
男性	12.2	13.1	11.9	10.3	11.3	12.2	12.8	13.8	11.7
女性	14.6	16.0	14.1	13.3	14.0	14.3	15.1	16.7	13.9
年龄别两周就诊率(%)									
0～4岁	20.2	24.8	14.6	15.6	19.1	15.3	21.3	26.0	14.1
5～14岁	7.7	9.1	6.2	5.5	6.8	6.3	8.2	9.6	6.1
15～24岁	4.7	4.7	3.4	3.2	3.2	3.3	5.1	5.1	3.5
25～34岁	7.8	6.1	4.8	4.8	4.5	4.9	8.9	6.7	4.5
35～44岁	11.3	11.4	8.5	7.5	7.0	8.0	12.7	12.8	8.9
45～54岁	17.6	16.0	13.7	12.5	10.9	13.2	19.6	18.1	14.1
55～64岁	22.8	21.6	19.7	19.1	18.4	19.1	24.4	22.9	20.4
65岁及以上	28.1	30.3	26.4	28.8	30.3	27.8	27.6	30.3	24.8
文化程度别两周就诊率(%)									
文盲半文盲	23.8	25.6	22.8	27.6	25.3	25.8	23.2	25.6	21.4
小学	16.6	18.4	18.6	19.8	22.2	21.5	16.1	17.8	16.9
初中	10.0	10.7	11.5	10.6	12.0	13.2	9.8	10.3	10.1
高中、技校	8.7	9.2	9.8	8.3	9.1	10.3	9.1	9.3	8.6
中专	9.4	10.7	10.7	9.9	12.6	11.9	8.2	7.0	7.5
大专	8.7	8.0	7.9	9.3	8.8	8.2	5.7	5.0	6.5
大学及以上	7.9	8.2	5.9	7.7	8.4	6.3	9.4	6.8	2.7
医疗保障形式别两周就诊率(%)									
城镇职工医疗保险	13.5	14.6	13.4	13.4	14.5	13.4	14.6	15.1	13.6
城镇居民医疗保险		10.5	12.4		10.4	12.4		11.1	12.5
新型农村合作医疗	14.8	15.5	13.3	21.4	20.2	15.4	13.2	15.3	12.5
其他社会医疗保险	10.2	8.1	14.8	10.0	7.3	16.6	10.4	10.3	12.3
无社会医疗保险	13.5	10.8	8.4	8.6	8.2	6.7	14.4	14.2	12.5
就业状况别两周就诊率(%)									
在岗	13.7	13.3	11.5	7.8	6.9	10.2	14.9	14.6	12.4
离退休	25.6	24.3	21.4	24.6	23.9	21.6	33.5	26.6	20.3
学生	4.3	4.9	3.1	3.0	3.0	3.2	4.9	5.6	3.0
无业、失业、半失业	14.1	19.3	19.9	11.0	12.9	18.1	21.5	23.7	21.8

5-10-2 2013年调查地区居民两周就诊率

	合计	城市				农村			
		小计	东	中	西	小计	东	中	西
调查人数	273688	133393	44499	44774	44120	140295	45875	44883	49537
就诊人次数	35681	17728	6835	3944	6949	17953	7389	5108	5456
两周就诊率 (%)	13.0	13.3	15.4	8.8	15.8	12.8	16.1	11.4	11.0
分性别两周就诊率(%)									
男性	11.9	12.2	14.4	8.1	14.2	11.7	15.3	10.5	9.4
女性	14.1	14.3	16.2	9.5	17.2	13.9	16.9	12.3	12.7
年龄别两周就诊率 (%)									
0～4岁	14.6	15.3	14.4	11.4	19.7	14.1	21.3	12.9	9.3
5～14岁	6.2	6.3	7.6	3.8	7.6	6.1	10.3	5.6	3.5
15～24岁	3.4	3.3	4.6	1.8	3.6	3.5	4.0	3.1	3.4
25～34岁	4.8	4.9	4.9	3.6	6.4	4.5	4.7	5.1	3.9
35～44岁	8.5	8.0	7.7	5.4	10.8	8.9	9.5	8.4	8.9
45～54岁	13.7	13.2	13.2	10.1	16.4	14.1	15.8	13.1	13.2
55～64岁	19.7	19.1	21.9	12.5	22.6	20.4	23.7	16.7	20.5
65岁及以上	26.4	27.8	32.8	17.4	32.8	24.8	30.9	20.3	22.4
文化程度别两周就诊率 (%)									
文盲半文盲	22.8	25.8	27.4	15.8	31.6	21.4	28.8	19.2	18.1
小学	18.6	21.5	26.4	14.3	23.4	16.9	22.1	14.4	14.8
初中	11.5	13.2	16.4	8.7	14.7	10.1	11.7	9.3	9.2
高中、技校	9.8	10.3	13.3	7.2	10.5	8.6	11.1	8.4	5.8
中专	10.7	11.9	12.6	8.4	15.3	7.5	8.1	6.8	7.4
大专	7.9	8.2	9.3	6.4	9.1	6.5	6.7	6.0	6.6
大学及以上	5.9	6.3	7.7	4.3	6.6	2.7	2.3	2.8	3.2
医疗保障形式别两周就诊率 (%)									
城镇职工医疗保险	13.4	13.4	16.2	9.7	13.3	13.6	15.0	10.5	13.2
城镇居民医疗保险	12.4	12.4	16.7	8.6	10.2	12.5	14.4	9.0	12.7
新型农村合作医疗	13.3	15.4	15.0	9.1	20.6	12.5	15.8	11.9	10.9
城乡居民合作医疗	13.9	12.9	6.4	8.0	17.3	14.3	17.2	8.8	12.2
其他社会医疗保险	14.8	16.6	20.0	7.3	18.9	12.3	13.7	11.8	11.1
无社保	8.4	6.7	8.1	4.5	8.3	12.5	20.1	8.3	8.4
就业状况别两周就诊率 (%)									
在岗	11.5	10.2	9.3	6.0	14.6	12.4	14.2	11.3	11.6
离退休	21.4	21.6	27.0	14.3	22.4	20.3	29.1	14.1	14.9
学生	3.1	3.2	4.4	1.2	4.0	3.0	4.3	2.8	2.3
失业	15.5	15.3	15.0	10.7	21.2	15.9	11.2	9.8	24.4
无业	20.4	18.5	22.7	13.4	21.5	22.2	26.9	18.1	21.0

5-11-1 调查地区居民疾病别两周就诊率(‰)

	合计			城市			农村		
	2003	2008	2013	2003	2008	2013	2003	2008	2013
传染病计	2.9	1.9	0.4	1.8	1.2	0.5	3.3	2.1	0.4
寄生虫病计	0.2	0.0	0.0		0.0	0.0	0.2	0.0	0.0
恶性肿瘤计	1.3	1.7	0.8	1.6	1.9	0.9	1.2	1.6	0.6
良性肿瘤计	0.4	0.7	0.3	0.4	0.9	0.3	0.4	0.7	0.3
内分泌、营养和代谢疾病计	2.2	3.9	6.3	4.6	8.7	8.8	1.3	2.1	3.9
其中：糖尿病	1.4	2.9	5.6	3.3	7.6	7.8	0.7	1.3	3.4
血液、造血器官疾病	1.4	1.3	0.4	1.1	0.8	0.3	1.5	1.5	0.5
精神病小计	0.5	0.8	0.4	0.5	0.9	0.4	0.5	0.8	0.5
神经系病计	2.9	2.2	1.0	1.8	1.8	1.1	3.2	2.4	1.0
眼及附器疾病	1.4	1.3	0.7	1.6	1.2	0.7	1.3	1.3	0.6
耳和乳突疾病	0.6	0.5	0.3	0.7	0.5	0.3	0.6	0.5	0.3
循环系统疾病	18.3	26.4	27.5	28.0	36.4	30.1	14.9	22.8	24.9
其中：心脏病	5.8	7.9	3.1	10.2	11.9	3.4	4.3	6.5	2.8
高血压	8.0	12.3	21.4	12.9	19.3	23.8	6.4	9.9	19.2
脑血管病	2.9	4.3	2.2	3.6	3.6	2.3	2.7	4.6	2.2
呼吸系统疾病	51.4	46.9	27.0	34.0	29.1	25.4	57.4	53.2	28.5
其中：急上呼感染	41.9	37.2	23.1	26.5	21.7	21.5	47.2	42.7	24.6
肺炎	1.8	2.0	0.6	1.0	1.0	0.5	2.1	2.4	0.6
老慢支	3.6	3.3	1.3	3.2	2.4	1.3	3.8	3.6	1.4
消化系统疾病	21.7	22.1	8.6	16.2	14.3	7.6	23.6	24.9	9.6
其中：急性胃炎	10.7	11.9	4.3	7.5	6.3	3.8	11.8	13.9	4.9
肝硬化	0.3	0.4	0.1	0.3	0.4	0.2	0.3	0.5	0.1
胆囊疾病	2.9	1.8	0.8	2.6	1.5	0.7	3.0	1.9	0.9
泌尿生殖系病	6.2	6.4	3.2	4.4	5.9	3.3	6.9	6.6	3.1
妊娠、分娩病及产褥期并发症	0.1	0.1	0.1	0.2	0.1	0.1	0.1	0.1	0.1
皮肤皮下组织	2.6	3.4	1.5	2.5	2.8	1.5	2.6	3.7	1.5
肌肉、骨骼结缔组织	11.1	17.1	7.2	12.2	13.7	6.5	10.7	18.2	7.8
其中：类风湿性关节炎	3.8	5.3	1.7	2.9	2.2	1.4	4.1	6.4	2.0
先天异常	0.1	0.0	0.0	0.1		0.0	0.1	0.1	0.0
围生期疾病	0.0	0.0	0.0		0.0	0.0	0.0	0.0	0.0
损伤和中毒	6.9	6.2	2.9	4.6	4.9	2.5	7.7	6.6	3.4
其他	0.6	0.5	0.4	0.4	0.5	0.4	0.6	0.6	0.3
不详	1.1	1.8	0.7	1.4	1.5	0.8	1.1	2.0	0.6

5-11-2　2013年调查地区居民疾病别两周就诊率(‰)

	合计	城市				农村			
		小计	东	中	西	小计	东	中	西
传染病计	0.4	0.5	0.4	0.6	0.3	0.4	0.3	0.5	0.5
寄生虫病计	0.0	0.0		0.0		0.0			0.0
恶性肿瘤计	0.8	0.9	1.5	0.6	0.7	0.6	0.7	0.6	0.5
良性肿瘤计	0.3	0.3	0.4	0.3	0.3	0.3	0.4	0.2	0.2
内分泌、营养和代谢疾病计	6.3	8.8	14.6	5.8	6.1	3.9	5.8	3.9	2.3
其中：糖尿病	5.6	7.8	12.8	5.1	5.6	3.4	5.0	3.4	1.9
血液、造血器官疾病	0.4	0.3	0.2	0.3	0.5	0.5	0.4	0.5	0.5
精神病小计	0.4	0.4	0.7	0.3	0.2	0.5	0.7	0.4	0.3
神经系病计	1.0	1.1	1.4	1.0	0.8	1.0	1.3	0.7	0.9
眼及附器疾病	0.7	0.7	1.0	0.5	0.7	0.6	0.9	0.4	0.6
耳和乳突疾病	0.3	0.3	0.4	0.2	0.5	0.3	0.3	0.3	0.3
循环系统疾病	27.5	30.1	45.7	22.3	22.4	24.9	30.8	24.3	20.0
其中：心脏病	3.1	3.4	4.0	3.0	3.1	2.8	3.8	2.7	2.1
高血压	21.4	23.8	38.2	16.6	16.4	19.2	23.6	18.9	15.4
脑血管病	2.2	2.3	2.5	2.2	2.0	2.2	2.5	2.3	1.8
呼吸系统疾病	27.0	25.4	21.0	17.1	38.2	28.5	34.4	26.7	24.6
其中：急上呼感染	23.1	21.5	17.1	14.7	32.9	24.6	30.2	23.6	20.4
肺炎	0.6	0.5	0.6	0.4	0.5	0.6	0.8	0.5	0.6
老慢支	1.3	1.3	1.0	0.5	2.2	1.4	1.4	1.0	1.8
消化系统疾病	8.6	7.6	7.3	5.5	10.2	9.6	9.5	8.4	10.7
其中：急性胃炎	4.3	3.8	3.3	2.3	5.9	4.9	5.0	4.0	5.5
肝病硬化	0.1	0.2	0.1	0.2	0.2	0.1	0.2	0.1	0.1
胆囊疾病	0.8	0.7	0.6	0.8	0.7	0.9	0.5	0.8	1.4
泌尿生殖系病	3.2	3.3	3.3	2.9	3.6	3.1	2.9	3.2	3.3
妊娠、分娩病及产褥期并发症	0.1	0.1	0.1	0.1	0.1	0.1	0.1	0.0	0.1
皮肤皮下组织	1.5	1.5	1.5	1.2	1.8	1.5	1.4	1.4	1.7
肌肉、骨骼结缔组织	7.2	6.5	6.4	4.6	8.5	7.8	8.3	6.6	8.5
其中：类风湿性关节炎	1.7	1.4	1.0	0.9	2.4	2.0	1.6	1.6	2.7
先天异常	0.0	0.0	0.1		0.0	0.0	0.0	0.1	
围生期疾病	0.0	0.0			0.0	0.0	0.0	0.0	
损伤和中毒	2.9	2.5	2.7	1.8	3.0	3.4	3.9	3.7	2.6
其他	0.4	0.4	0.4	0.5	0.4	0.3	0.4	0.3	0.2
不详	0.7	0.8	0.5	0.4	1.6	0.6	0.7	0.6	0.5

5-12-1 调查地区居民住院率(%)

	合计			城市			农村		
	2003	2008	2013	2003	2008	2013	2003	2008	2013
住院人次数	6981	12139	24740	2107	3293	12110	4874	8846	12630
住院率	3.6	6.8	9.0	4.2	7.1	9.1	3.4	6.8	9.0
分性别住院									
男性	3.2	6.0	8.0	4.1	6.6	8.2	2.9	5.9	7.8
女性	4.0	7.6	10.1	4.4	7.6	9.9	3.9	7.7	10.2
年龄别住院率									
0～4岁	3.3	8.1	8.6	2.6	3.3	7.4	3.5	9.1	9.5
5～14岁	1.2	2.1	2.2	0.9	1.2	1.9	1.2	2.3	2.4
15～24岁	2.8	4.6	5.0	1.6	2.0	4.1	3.1	5.3	5.7
25～34岁	3.9	6.9	7.3	3.5	5.6	6.9	4.1	7.4	7.8
35～44岁	2.6	4.7	5.5	2.1	3.3	4.8	2.8	5.2	6.1
45～54岁	3.7	6.2	7.3	3.2	5.2	6.9	3.9	6.6	7.6
55～64岁	5.3	9.3	12.4	6.0	9.7	11.8	5.1	9.2	13.1
65岁及以上	8.4	15.3	19.9	12.7	19.4	21.5	5.8	12.9	18.0
文化程度别住院率									
文盲半文盲	5.0	10.0	14.7	8.0	14.5	16.3	4.5	9.4	14.0
小学	4.6	8.8	12.8	6.8	12.3	14.4	4.2	8.1	11.8
初中	3.5	6.5	8.7	4.2	7.1	9.6	3.3	6.4	7.9
高中、技校	3.3	4.9	6.8	3.4	5.2	6.9	3.1	4.6	6.5
中专	5.0	7.6	9.2	4.9	7.8	9.4	5.2	7.1	8.7
大专	3.4	6.8	6.8	3.4	6.9	6.8	3.2	6.4	6.5
大学及以上	4.5	5.5	6.2	4.6	5.8	6.4	3.5	3.3	4.8
医疗保障形式别住院率									
城镇职工基本医保		9.2	11.2		9.2	11.3		8.8	10.5
城镇居民基本医保		5.1	7.1		4.9	7.1		6.3	6.9
新型农村合作医疗	3.4	6.9	9.0	3.7	7.8	8.6	3.3	6.9	9.1
其他社会医疗保险	2.7	5.1	8.0	2.3	4.4	8.0	2.9	7.1	7.9
无社保	3.4	4.3	5.1	3.0	4.0	4.5	3.4	4.8	6.6
就业状况别住院率									
在岗	3.7	6.5	7.7	2.9	3.9	6.3	3.9	7.0	8.7
离退休	10.1	14.8	17.7	10.0	14.8	17.6	10.7	15.2	18.0
学生	1.1	1.4	1.3	0.5	0.6	1.3	1.3	1.7	1.2
无业、失业、半失业	4.5	9.9	15.0	3.7	7.8	13.4	6.3	11.4	16.8

5-12-2 2013年调查地区居民住院率(%)

	合计	城市				农村			
		小计	东	中	西	小计	东	中	西
住院人次数	24740	12110	3495	3892	4723	12630	3501	4493	4636
住院率	9.0	9.1	7.9	8.7	10.7	9.0	7.6	10.0	9.4
分性别住院									
男性	8.0	8.2	6.9	8.0	9.7	7.8	6.9	9.1	7.6
女性	10.1	9.9	8.8	9.3	11.7	10.2	8.4	10.9	11.2
年龄别住院率									
0～4岁	8.6	7.4	5.6	7.1	9.1	9.5	6.9	11.5	9.7
5～14岁	2.2	1.9	1.9	1.4	2.3	2.4	1.6	3.1	2.5
15～24岁	5.0	4.1	3.5	3.3	5.5	5.7	4.9	6.4	5.7
25～34岁	7.3	6.9	6.0	6.5	8.5	7.8	7.3	7.5	8.6
35～44岁	5.5	4.8	3.4	3.9	6.8	6.1	4.3	6.8	7.0
45～54岁	7.3	6.9	5.2	7.1	8.3	7.6	5.6	8.5	9.0
55～64岁	12.4	11.8	10.2	11.8	13.8	13.1	10.8	14.6	13.9
65岁及以上	19.9	21.5	17.6	21.6	26.0	18.0	15.7	19.6	19.0
文化程度别住院率									
文盲半文盲	14.7	16.3	15.6	14.7	17.8	14.0	13.3	14.6	14.1
小学	12.8	14.4	13.6	13.3	15.9	11.8	10.3	13.2	11.9
初中	8.7	9.6	8.5	9.2	11.4	7.9	6.5	8.7	8.5
高中、技校	6.8	6.9	6.0	7.3	7.7	6.5	5.6	8.0	6.1
中专	9.2	9.4	6.6	9.7	12.9	8.7	8.4	8.5	9.3
大专	6.8	6.8	5.8	7.3	7.7	6.5	6.0	8.6	5.2
大学及以上	6.2	6.4	5.5	7.2	6.8	4.8	4.9	6.0	3.5
医疗保障形式别住院率									
城镇职工基本医保	11.2	11.3	9.2	12.8	13.1	10.5	9.3	13.0	10.7
城镇居民基本医保	7.1	7.1	6.9	6.9	7.7	6.9	4.7	10.6	7.6
新型农村合作医疗	9.0	8.6	7.4	6.6	10.5	9.1	7.8	10.3	8.9
城乡居民合作医疗	9.3	9.4	4.6	7.1	12.2	9.2	7.9	6.2	13.5
其他社会医疗保险	8.0	8.0	7.4	5.4	10.5	7.9	6.9	9.4	7.4
无社保	5.1	4.5	4.1	4.0	5.4	6.6	6.2	5.9	8.0
就业状况别住院率									
在岗	7.7	6.3	4.5	5.3	8.6	8.7	6.8	9.7	9.6
离退休	17.7	17.6	14.1	19.2	21.7	18.0	16.6	19.3	18.0
学生	1.3	1.3	0.7	0.8	2.4	1.2	0.9	1.4	1.3
失业	13.6	11.3	10.9	8.4	15.4	18.8	12.1	18.4	23.5
无业	15.2	13.7	13.9	11.1	17.1	16.6	15.2	16.7	18.5

5-13-1　调查地区居民疾病别住院率(‰)

	合计			城市			农村		
	2003	2008	2013	2003	2008	2013	2003	2008	2013
传染病计	1.1	1.1	1.0	0.7	0.6	0.8	1.2	1.3	1.2
寄生虫病计	0.1	0.1	0.1	0.1	0.0	0.1	0.0	0.1	0.0
恶性肿瘤计	1.1	2.9	3.9	2.3	4.4	4.9	0.7	2.3	3.0
良性肿瘤计	1.0	1.7	2.0	1.2	1.8	2.0	0.9	1.7	2.0
内分泌、营养和代谢疾病计	0.9	2.0	3.5	2.1	4.5	4.7	0.5	1.1	2.3
其中：糖尿病	0.6	1.6	2.6	1.6	3.9	3.6	0.2	0.7	1.6
血液、造血器官疾病	0.3	0.5	0.6	0.2	0.3	0.5	0.3	0.6	0.7
精神病小计	0.3	0.5	0.5	0.3	0.5	0.5	0.3	0.5	0.4
神经系病计	0.6	1.1	1.6	0.5	1.2	1.7	0.6	1.0	1.5
眼及附器疾病	0.6	1.2	1.9	0.7	1.5	2.0	0.6	1.0	1.7
耳和乳突疾病	0.1	0.1	0.3	0.1	0.1	0.3	0.0	0.1	0.2
循环系统疾病	6.2	13.7	20.4	11.9	21.7	21.9	4.3	10.8	18.9
其中：心脏病	2.8	5.5	6.9	5.8	9.6	8.1	1.8	4.0	5.8
高血压	1.2	3.2	4.9	2.0	4.6	5.1	1.0	2.7	4.7
脑血管病	1.8	4.1	6.9	3.3	5.9	7.1	1.3	3.4	6.7
呼吸系统疾病	4.2	10.2	13.3	4.5	6.1	11.5	4.1	11.7	15.1
其中：急上呼感染	1.5	3.8	5.4	1.2	1.4	3.9	1.6	4.7	6.9
肺炎	1.0	2.6	2.9	0.9	1.4	2.8	1.0	3.0	3.1
老慢支	0.6	1.6	1.9	0.9	1.5	1.8	0.5	1.6	2.0
消化系统疾病	5.7	9.1	10.2	5.6	8.1	9.8	5.8	9.5	10.5
其中：急性胃炎	0.9	1.9	2.3	0.6	1.1	1.9	1.1	2.2	2.8
肝硬化	0.2	0.4	0.5	0.3	0.2	0.6	0.2	0.5	0.3
胆囊疾病	1.2	1.9	1.9	1.8	2.4	2.0	1.1	1.8	1.9
泌尿生殖系病	2.3	3.9	5.4	2.4	3.5	5.2	2.3	4.0	5.6
妊娠、分娩病及产褥期并发症	5.6	9.0	9.8	4.7	6.3	9.5	5.9	9.9	10.0
皮肤皮下组织	0.4	0.6	1.2	0.4	0.6	1.2	0.3	0.6	1.1
肌肉、骨骼结缔组织	1.1	2.7	6.0	1.4	3.0	6.1	1.0	2.6	5.8
其中：类风湿性关节炎	0.2	0.6	1.0	0.2	0.5	0.8	0.3	0.6	1.2
先天异常	0.0	0.1	0.2	0.0	0.0	0.1	0.0	0.1	0.2
围生期疾病	0.0	0.2	0.3	0.0	0.1	0.3	0.0	0.2	0.3
损伤和中毒	3.8	6.2	6.9	2.5	4.4	5.8	4.2	6.8	7.9
其他	0.3	0.6	0.9	0.4	0.5	1.0	0.3	0.6	0.7
不详	0.3	1.2	0.6	0.3	1.5	0.7	0.3	1.1	0.6

5-13-2 2013年调查地区居民疾病别住院率(‰)

	合计	城市				农村			
		小计	东	中	西	小计	东	中	西
传染病计	1.0	0.8	0.4	1.3	0.7	1.2	1.2	1.5	1.0
寄生虫病计	0.1	0.1	0.0	0.1	0.0	0.0	0.1	0.0	0.0
恶性肿瘤计	3.9	4.9	6.8	4.7	3.2	3.0	3.4	3.8	1.9
良性肿瘤计	2.0	2.0	1.9	1.7	2.4	2.0	2.4	2.0	1.8
内分泌、营养和代谢疾病计	3.5	4.7	4.3	5.4	4.5	2.3	2.4	2.5	2.1
其中：糖尿病	2.6	3.6	3.2	4.1	3.4	1.6	1.7	1.7	1.6
血液、造血器官疾病	0.6	0.5	0.4	0.4	0.8	0.7	0.4	1.0	0.7
精神病小计	0.5	0.5	0.5	0.5	0.5	0.4	0.4	0.5	0.4
神经系病计	1.6	1.7	1.5	1.6	2.0	1.5	1.3	1.3	1.8
眼及附器疾病	1.9	2.0	1.8	2.0	2.2	1.7	1.6	2.0	1.6
耳和乳突疾病	0.3	0.3	0.2	0.2	0.5	0.2	0.2	0.3	0.2
循环系统疾病	20.4	21.9	20.0	23.5	22.3	18.9	16.9	23.2	16.8
其中：心脏病	6.9	8.1	7.5	8.6	8.1	5.8	4.9	7.9	4.7
高血压	4.9	5.1	4.0	5.5	5.9	4.7	3.7	4.9	5.5
脑血管病	6.9	7.1	6.7	8.0	6.5	6.7	6.6	8.8	4.9
呼吸系统疾病	13.3	11.5	8.8	8.9	16.9	15.1	10.8	16.7	17.5
其中：急上呼感染	5.4	3.9	2.4	2.7	6.6	6.9	4.1	9.1	7.7
肺炎	2.9	2.8	2.9	2.2	3.2	3.1	3.0	2.8	3.5
老慢支	1.9	1.8	1.6	1.3	2.4	2.0	1.4	1.8	2.7
消化系统疾病	10.2	9.8	7.6	8.3	13.5	10.5	8.1	10.8	12.6
其中：急性胃炎	2.3	1.9	0.9	1.3	3.5	2.8	1.8	2.8	3.6
肝病硬化	0.5	0.6	0.3	1.0	0.6	0.3	0.4	0.2	0.3
胆囊疾病	1.9	2.0	1.5	1.8	2.8	1.9	1.2	2.0	2.3
泌尿生殖系病	5.4	5.2	3.9	4.9	7.0	5.6	3.9	6.2	6.6
妊娠、分娩病及产褥期并发症	9.8	9.5	8.9	9.2	10.4	10.0	9.9	9.3	10.8
皮肤皮下组织	1.2	1.2	0.9	1.0	1.7	1.1	0.9	1.1	1.4
肌肉、骨骼结缔组织	6.0	6.1	3.5	6.3	8.6	5.8	3.6	6.2	7.6
其中：类风湿性关节炎	1.0	0.8	0.3	0.8	1.3	1.2	0.5	1.3	1.9
先天异常	0.2	0.1	0.1	0.2	0.1	0.2	0.1	0.4	0.2
围生期疾病	0.3	0.3	0.2	0.2	0.4	0.3	0.1	0.3	0.4
损伤和中毒	6.9	5.8	5.2	5.1	7.1	7.9	7.5	9.4	7.0
其他	0.9	1.0	1.1	0.9	1.1	0.7	0.9	0.8	0.6
不详	0.6	0.7	0.5	0.4	1.2	0.6	0.5	0.8	0.4

5-14-1 调查地区居民经常就诊单位构成(%)

	合计	城市	农村
2003年			
患者两周就诊单位			
门诊部、卫生室	47.1	25.7	53.5
卫生院、社区中心	22.4	10.9	25.8
县市区医院	11.3	13.3	10.7
地市医院	8.1	28.4	2.0
省医院	3.8	13.4	0.9
其他医院	7.3	8.2	7.0
2008年			
患者两周首诊单位			
私人诊所	16.5	12.5	17.8
卫生室（站）	33.0	12.3	39.5
卫生院、社区中心	24.2	23.5	24.4
县市区医院	17.3	23.7	15.3
地市医院	4.7	15.4	1.3
省医院	3.2	11.2	0.7
其他医院	1.0	1.4	0.9
2013年			
患者一般性疾病就诊单位			
卫生室	47.4	30.4	64.4
卫生服务站	11.2	18.5	3.8
卫生院	13.9	5.4	22.4
社区中心	8.6	14.6	2.6
综合医院	15.6	25.8	5.3
中医院	1.6	2.2	1.0
其他	1.8	3.0	0.7

5-14-2 2013年调查地区居民一般性疾病就诊单位构成(%)

	合计	城市				农村			
		小计	东	中	西	小计	东	中	西
卫生室	47.4	30.4	17.9	36.9	36.4	64.4	59.2	72.6	61.2
卫生服务站	11.2	18.5	27.1	15.9	12.6	3.8	8.4	1.3	1.6
卫生院	13.9	5.4	3.1	5.2	7.9	22.4	20.1	18.6	28.4
社区中心	8.6	14.6	20.2	10.3	13.4	2.6	5.6	1.1	1.1
综合医院	15.6	25.8	26.6	27.5	23.4	5.3	4.9	4.6	6.3
中医院	1.6	2.2	2.7	1.3	2.5	1.0	1.4	0.9	0.6
其他	1.8	3.0	2.4	2.9	3.8	0.7	0.4	0.8	0.7

5-15-1 调查地区住户距最近医疗单位距离和时间构成(%)

	合计	城市	农村
2003年			
到最近医疗点距离			
不足1公里	67.2	81.8	61.1
1-公里	15.9	10.4	18.2
2-公里	7.7	4.2	9.2
3-公里	3.7	2.4	4.2
4-公里	2.0	0.7	2.5
5公里及以上	3.5	0.4	4.8
到最近医疗点所需时间			
10分钟以内	71.2	81.6	66.9
10-分钟	17.4	14.8	18.5
20-分钟	6.3	2.6	7.8
30分钟以上	5.1	1.0	6.8
2008年			
到最近医疗点距离			
不足1公里	65.6	83.5	58.0
1-公里	15.5	10.0	17.9
2-公里	8.4	4.3	10.1
3-公里	3.9	1.3	5.0
4-公里	2.0	0.5	2.6
5公里及以上	4.5	0.5	6.3
到最近医疗点所需时间			
10分钟以内	69.9	80.2	65.6
10-分钟	19.0	16.9	19.8
20-分钟	6.9	2.3	8.8
30分钟以上	4.2	0.7	5.7
2013年			
到最近医疗点距离			
不足1公里	63.9	71.0	56.7
1-公里	16.7	15.1	18.3
2-公里	9.7	7.7	11.6
3-公里	4.2	3.1	5.3
4-公里	2.1	1.3	3.0
5公里及以上	3.4	1.8	5.0
到最近医疗点所需时间			
15分钟及以内	84.0	87.8	80.2
16～20分钟	7.9	6.9	8.9
20分钟以上	8.1	5.3	10.9

5-15-2 2013年调查地区住户距最近医疗单位距离和时间构成(%)

	合计	城市				农村			
		小计	东	中	西	小计	东	中	西
到最近医疗点距离									
不足1公里	63.9	71.0	72.1	74.6	66.3	56.7	63.2	60.0	47.0
1-公里	16.7	15.1	15.2	13.4	16.8	18.3	18.4	18.0	18.6
2-公里	9.7	7.7	8.4	5.7	9.2	11.6	10.3	11.8	12.8
3-公里	4.2	3.1	2.7	3.2	3.5	5.3	3.8	4.4	7.8
4-公里	2.1	1.3	0.7	1.4	1.6	3.0	1.9	2.3	4.9
5公里及以上	3.4	1.8	0.9	1.7	2.7	5.0	2.5	3.4	9.0
到最近医疗点所需时间									
15分钟及以内	84.0	87.8	93.0	88.8	81.6	80.2	90.4	81.1	69.1
16～20分钟	7.9	6.9	4.8	7.0	8.9	8.9	6.1	9.2	11.5
20分钟以上	8.1	5.3	2.2	4.2	9.5	10.9	3.5	9.7	19.4

5-16-1 调查地区居民医疗保障制度构成(%)

	合计	城市	农村
2003年			
城镇基本医疗保险	8.9	30.4	1.5
大病医疗保险	0.6	1.8	0.1
公费医疗	1.2	4.0	0.2
劳保医疗	1.3	4.6	0.1
合作医疗	8.8	6.6	9.5
其他社会医疗保险	1.4	2.2	1.2
商业医疗保险	7.6	5.6	8.3
无医疗保险	70.3	44.8	79.0
2008年			
城镇职工基本医保	12.7	44.2	1.5
公费医疗	1.0	3.0	0.3
城镇居民基本医保	3.8	12.5	0.7
新型农村合作医疗	68.7	9.5	89.7
其他社会医疗保险	1.0	2.8	0.4
无社会医疗保险	12.9	28.1	7.5
2013年			
城镇职工医疗保险	21.0	38.1	4.6
城镇居民医疗保险	13.2	22.0	4.7
新型农村合作医疗	51.1	26.9	74.1
城乡居民合作医疗	9.9	5.7	13.8
其他社保	0.5	0.9	0.1
无社保	4.4	6.4	2.6

5-16-2 2013年调查地区居民社会医疗保障制度构成(%)

	合计	城市				农村			
		小计	东	中	西	小计	东	中	西
城镇职工医疗保险	21.0	38.1	48.8	36.7	28.8	4.6	8.2	3.8	2.1
城镇居民医疗保险	13.2	22.0	27.2	21.7	17.2	4.7	8.0	4.2	2.2
新型农村合作医疗	51.1	26.9	13.4	29.6	37.8	74.1	57.9	81.7	82.2
城乡居民合作医疗	9.9	5.7	4.3	3.2	9.8	13.8	22.9	7.3	11.3
其他社保	0.5	0.9	1.0	0.9	0.7	0.1	0.2	0.1	0.1
无社保	4.4	6.4	5.4	8.0	5.7	2.6	2.8	2.8	2.2

六、基层医疗卫生服务

简要说明

一、本章主要介绍全国及31个省、自治区、直辖市基层医疗卫生机构门诊、住院和床位利用情况，包括诊疗人次、入院人数、病床使用率、平均住院日、医师人均工作量、医药费用等。

二、本章数据来源于卫生资源与医疗服务统计年报。

三、本章及其他有关社区卫生服务中心（站）数据系登记注册机构数，均不包括医疗机构下设的未注册的社区卫生服务站数。

主要指标解释

家庭卫生服务人次数 是指医生赴病人家中提供医疗、预防和保健服务的人次数。

6-1-1 基层医疗卫生机构医疗服务量

机构分类	诊疗人次数（万人次）				入院人数（万人）			
	2014	2015	2016	2017	2014	2015	2016	2017
总　计	**436394.9**	**434192.7**	**436663.3**	**442891.6**	**4094.2**	**4036.6**	**4164.8**	**4450.0**
按主办单位分								
政府办	173616.9	176140.4	179037.5	185182.3	3966.1	3910.7	4047.3	4321.7
非政府办	262777.9	258052.3	257625.8	257709.3	128.0	125.9	117.5	128.3
按机构类别分								
社区卫生服务中心	53618.8	55902.6	56327.0	60743.2	298.1	305.5	313.7	344.2
其中：政府办	44252.3	46441.8	46703.4	50205.8	237.0	242.0	251.5	274.0
社区卫生服务站	14912.0	14742.5	15561.9	15982.4	23.0	16.5	15.0	21.2
其中：政府办	3524.6	3265.9	3795.7	3689.7	4.5	4.1	4.0	6.4
街道卫生院	892.7	792.1	881.4	1222.8	19.5	17.8	19.2	26.1
乡镇卫生院	102865.9	105464.3	108233.0	111075.6	3732.6	3676.1	3799.9	4047.2
其中：政府办	102099.0	104610.6	107467.5	110164.0	3705.3	3647.0	3772.7	4015.9
村卫生室	198628.7	189406.9	185263.6	178932.5				
门诊部	8786.1	9394.2	10288.7	12044.7	20.8	20.4	16.7	11.4
诊所(医务室)	56690.8	58490.1	60107.6	62890.5	0.2	0.3	0.3	
构成（%）	**100.0**	**100.0**	**100.0**	**100.0**	**100.0**	**100.0**	**100.0**	**100.0**
按主办单位分								
政府办	39.8	40.6	41.0	41.8	96.9	96.9	97.2	97.1
非政府办	60.2	59.4	59.0	58.2	3.1	3.1	2.8	2.9
按机构类别分								
社区卫生服务中心	12.3	12.9	12.9	13.7	7.3	7.6	7.5	7.7
社区卫生服务站	3.4	3.4	3.6	3.6	0.6	0.4	0.4	0.5
街道卫生院	0.2	0.2	0.2	0.3	0.5	0.4	0.5	0.6
乡镇卫生院	23.6	24.3	24.8	25.1	91.2	91.1	91.2	90.9
村卫生室	45.5	43.6	42.4	40.4				
门诊部	2.0	2.2	2.4	2.7	0.5	0.5	0.4	0.3
诊所(医务室)	13.0	13.5	13.8	14.2				

6-1-2 2017年各地区基层医疗卫生机构工作情况

地区	机构数（个）	床位数（张）	人员数（人）	诊疗人次（万人次）	入院人数（万人）
总　计	**933024**	**1528528**	**3826234**	**442892**	**4450**
东　部	342779	488697	1582060	216413	1167
中　部	295937	540565	1157358	121331	1675
西　部	294308	499266	1086816	105148	1608
北　京	9090	4410	70799	7165	3
天　津	4960	7313	31484	4802	9
河　北	78207	81551	209422	27658	176
山　西	40581	38538	105947	7278	58
内蒙古	22868	26763	72145	5049	47
辽　宁	33540	37918	100471	9740	70
吉　林	19647	21725	70980	5424	28
黑龙江	18398	32216	81675	4878	82
上　海	4574	16350	58336	10664	7
江　苏	29118	89444	232691	31334	254
浙　江	30189	25775	166517	29809	41
安　徽	22635	65020	135134	16504	189
福　建	26078	33457	107651	11586	82
江　西	36311	59242	115823	13721	243
山　东	75106	116629	325310	39303	315
河　南	67307	121016	287373	37577	343
湖　北	34756	88850	177319	20508	319
湖　南	56302	113958	183107	15440	413
广　东	47071	68548	255458	41582	201
广　西	32034	65031	148178	14089	250
海　南	4846	7302	23921	2769	11
重　庆	18748	51039	85055	8025	201
四　川	77487	139395	250803	28040	519
贵　州	26378	46200	106310	8369	134
云　南	22868	55566	120070	13996	155
西　藏	6533	3659	18231	939	4
陕　西	33808	38821	115564	10045	96
甘　肃	26579	30213	72823	8263	80
青　海	5980	5789	18010	1227	14
宁　夏	3966	3686	14564	1827	6
新　疆	17059	33104	65063	5278	103

6-2　社区卫生服务机构、床位、人员数

	2010	2013	2014	2015	2016	2017
机构数合计(个)	**32739**	**33965**	**34238**	**34321**	**34327**	**34652**
社区卫生服务中心	6903	8488	8669	8806	8918	9147
社区卫生服务站	25836	25477	25569	25515	25409	25505
按主办单位分						
政府办	18390	18638	18306	18246	18031	18014
非政府办	14349	15327	8835	16075	16296	16638
按床位分						
无床	25285	26628	26973	27357	27334	27556
1～9张	3211	2438	2301	2053	2053	1993
10～49张	3210	3656	3701	3573	3575	3538
50～99张	797	973	998	1057	1086	1235
100张及以上	236	270	265	281	279	330
床位数合计(张)	**168814**	**194241**	**195913**	**200979**	**202689**	**218358**
社区卫生服务中心	137628	167998	171754	178410	182191	198586
社区卫生服务站	31186	26243	24159	22569	20498	19772
人员数合计(人)	**389516**	**476073**	**488771**	**504817**	**521974**	**554694**
卫生技术人员	331322	406218	417503	431158	446176	474010
#执业（助理）医师	144225	173838	176998	181670	187699	198203
注册护士	106528	139104	145672	153393	162132	175984
其他技术人员	14879	18929	18963	20305	21569	23752
管理人员	18652	20020	20380	20790	21350	22749
工勤技能人员	24663	30906	31925	32564	32879	34183

6-3　2017年社区卫生服务中心分科床位数、门急诊人次、出院人数及构成

科室分类	床位		门急诊		出院	
	床位数(张)	构成(%)	人次数(万)	构成(%)	人数(万)	构成(%)
总　计	**198586**	**100.0**	**57767.0**	**100.0**	**341.3**	**100.0**
预防保健科	2159	1.1	3572.2	6.2	1.7	0.5
全科医疗科	63398	31.9	29580.4	51.2	90.0	26.4
内科	62065	31.3	8813.0	15.3	136.6	40.0
外科	19272	9.7	2001.4	3.5	34.1	10.0
儿科	5340	2.7	1578.8	2.7	11.0	3.2
妇产科	10632	5.4	1869.3	3.2	19.2	5.6
中医科	9293	4.7	5485.0	9.5	15.2	4.5
其他	26427	13.3	4866.9	8.4	33.5	9.8

6-4 社区卫生服务中心收入、支出及病人医药费用

指标名称	2010	2013	2014	2015	2016	2017
机构数(个)	5903	7553	7746	7932	8112	8384
平均每个中心总收入(万元)	805.4	1101.0	1195.2	1337.1	1457.7	1647.2
其中：医疗收入	574.8	677.9	739.6	794.0	854.2	972.0
内：药品收入	388.1	443.3	483.6	519.8	564.0	631.4
财政补助收入	185.2	374.7	409.2	487.8	548.5	616.0
上级补助收入	24.0	21.8	21.5	23.0	21.5	21.7
平均每个中心总支出(万元)	783.8	1062.8	1149.5	1276.4	1402.9	1599.4
其中：医疗卫生支出	717.2	1028.4	1115.6	1015.5	1114.6	1542.2
内：药品支出	290.4	410.1	449.2	474.3	513.1	594.2
平均每个中心人员经费(万元)	229.5	376.1	416.5	489.8	544.0	620.5
职工人均年业务收入(万元)	12.6	14.5	15.6	16.6	17.6	19.5
医师人均年业务收入(万元)	34.6	41.0	44.4	47.6	50.6	56.3
门诊病人次均医药费(元)	82.8	86.5	92.3	97.7	107.2	117.0
其中：药费	58.7	59.4	63.5	67.3	74.6	80.4
药费所占比重(%)	70.8	68.7	68.7	68.9	69.6	68.7
住院病人人均医药费(元)	2357.6	2482.7	2635.2	2760.6	2872.4	3059.1
其中：药费	1162.4	1130.6	1161.5	1189.7	1201.4	1208.4
药费所占比重(%)	49.3	45.5	44.1	43.1	41.8	39.5

注：2010年医疗卫生支出为医疗支出,药品支出为药品费。

6-5 各地区社区卫生服务中心(站)医疗服务情况

地区	社区卫生服务中心						社区卫生服务站	
	诊疗人次	入院人数	病床使用率(%)	平均住院日(日)	医师日均担负诊疗人次	医师日均担负住院床日	诊疗人次	医师日均担负诊疗人次
2010	347404131	2180577	56.1	10.4	13.6	0.7	137111392	13.6
2013	507885866	2920630	57.0	9.8	15.7	0.7	149211933	14.3
2014	536187933	2980571	55.6	9.9	16.1	0.7	149119766	14.4
2015	559025520	3055499	54.7	9.8	16.3	0.7	147424820	14.1
2016	563270221	3137143	54.6	9.7	15.9	0.6	155618949	14.5
2017	607432288	3442497	54.8	9.5	16.2	0.7	159823646	14.1
东　部	471389997	1289895	55.5	12.2	20.1	0.5	89607208	17.1
中　部	71823396	1185966	52.6	8.2	8.9	0.9	39315321	11.9
西　部	64218895	966636	56.7	7.4	10.9	0.9	30901117	11.0
北　京	48074659	25479	31.9	17.8	16.7	0.1	6507155	20.3
天　津	18303141	13029	23.0	12.0	24.0	0.2	3686659	35.6
河　北	7073855	73580	45.2	7.5	8.5	0.6	9861599	10.0
山　西	3962520	42504	40.1	9.5	6.9	0.5	4278008	7.0
内蒙古	4457180	62779	45.8	9.2	6.4	0.7	3397416	7.1
辽　宁	11194008	85756	41.8	8.7	10.1	0.6	5733750	11.3
吉　林	4569095	23669	30.7	9.2	7.0	0.3	760861	9.9
黑龙江	6917162	85133	42.0	9.1	6.8	0.6	850558	5.9
上　海	86906251	73603	89.2	64.6	28.2	1.2		
江　苏	73342381	435244	56.1	8.9	19.8	0.7	14686502	20.9
浙　江	91925938	66782	43.2	14.6	24.7	0.2	4439589	22.7
安　徽	12756503	144230	46.6	7.5	12.7	0.8	11070930	13.1
福　建	15515108	55981	33.4	6.9	17.2	0.3	3775870	12.5
江　西	3661668	60536	49.7	6.8	9.5	0.9	3182211	12.7
山　东	20554272	280292	51.6	8.1	10.0	0.9	15779511	13.3
河　南	14104146	174055	49.5	9.6	9.5	0.9	9561800	14.8
湖　北	15759433	328445	59.7	8.4	9.8	1.2	7256995	17.3
湖　南	10092869	327394	65.8	7.5	7.5	1.3	2353958	7.6
广　东	97482915	158418	51.8	9.1	22.8	0.3	22943134	28.8
广　西	7835164	32978	45.8	7.5	14.2	0.3	1928468	12.6
海　南	1017469	21731	52.2	5.8	9.0	0.9	2193439	14.9
重　庆	6858256	285148	71.9	7.0	8.9	1.8	1210238	12.2
四　川	21667171	262607	64.9	8.0	15.3	1.1	4494066	13.2
贵　州	3242124	75165	44.1	5.2	8.0	0.8	3317342	9.7
云　南	4789546	96374	51.2	7.4	10.9	1.2	2676299	11.0
西　藏	79738		11.1		2.8		23985	6.0
陕　西	4965896	55706	42.4	7.9	8.9	0.6	2962865	11.7
甘　肃	3541763	38765	53.4	5.7	8.6	0.6	3465868	11.4
青　海	719717	9531	48.3	8.2	6.6	0.6	2170322	19.1
宁　夏	522998	1000	42.9	8.8	13.8	0.3	1865401	16.7
新　疆	5539342	46583	47.8	7.6	11.7	0.6	3388847	9.6

6-6　2017年各地区家庭卫生服务人次数

地　区	合计	医院	社区卫生服务中心(站)	街道卫生院	其他医疗卫生机构
总　计	**38399160**	**4681701**	**19919096**	**197319**	**13601044**
东　部	18610346	2380426	11734033	161042	4334845
中　部	10706878	1447130	4870874	35099	4353775
西　部	9081936	854145	3314189	1178	4912424
北　京	648624	139675	504978		3971
天　津	483299	7502	369743		106054
河　北	913565	138665	512710	350	261840
山　西	1031926	139522	534156	24119	334129
内蒙古	747407	131555	394489		221363
辽　宁	792080	151009	575114	611	65346
吉　林	600980	201731	261323		137926
黑龙江	447853	45698	346684		55471
上　海	933735	44593	889142		
江　苏	4429232	398442	3463432	13689	553669
浙　江	1646662	531302	611908		503452
安　徽	3171707	144080	1056651		1970976
福　建	679191	117064	349084		213043
江　西	652863	201206	101648	141	349868
山　东	2426723	689723	1146611	58306	532083
河　南	1727914	315544	958032	798	453540
湖　北	1783415	266650	1066235	10041	440489
湖　南	1290220	132699	546145		611376
广　东	5601833	153934	3267361	88086	2092452
广　西	844252	91676	279474		473102
海　南	55402	8517	43950		2935
重　庆	507130	32711	206964		267455
四　川	3130642	88729	1303413		1738500
贵　州	478260	33962	132340	1178	310780
云　南	695678	42756	43770		609152
西　藏	263363	12139	3358		247866
陕　西	306106	61970	177419		66717
甘　肃	482627	54377	241917		186333
青　海	395518	11940	175249		208329
宁　夏	262611	28258	104108		130245
新　疆	968342	264072	251688		452582

6-7 乡镇卫生院机构、床位、人员数

	2010	2013	2014	2015	2016	2017
机构数合计(个)	**37836**	**37015**	**36902**	**36817**	**36795**	**36551**
中心卫生院	10373	10538	10540	10579	10568	10547
乡镇卫生院	27463	26477	26362	26238	26227	26004
按主办单位分						
政府办	37217	36593	36445	36344	36348	36083
非政府办	619	422	457	473	447	468
按床位分						
无床	1482	1463	1427	1519	1592	1532
1～9张	7075	5848	5515	5358	5240	5004
10～49张	23701	22261	22162	21785	21453	20313
50～99张	4637	5990	6214	6486	6780	7496
100张及以上	941	1453	1584	1669	1730	2206
床位数合计(张)	**994329**	**1136492**	**1167245**	**1196122**	**1223891**	**1292076**
中心卫生院	421441	497944	511732	528268	539026	569665
乡镇卫生院	572888	638548	655513	667854	684865	722411
人员数合计(人)	**1151349**	**1233858**	**1247299**	**1277697**	**1320841**	**1360272**
卫生技术人员	973059	1043441	1053348	1078532	1115921	1151278
内：执业（助理）医师	422648	434025	432831	440889	454995	466049
注册护士	217693	270210	281864	298881	318609	340952
其他技术人员	53508	54401	55774	57654	60371	63191
管理人员	43983	41709	41677	42202	42553	43368
工勤技能人员	80799	94307	96500	99309	101996	102435

6-8 2017年乡镇卫生院分科床位、门急诊人次、出院人数及构成

科室分类	床位		门急诊		出院	
	床位数(张)	构成(%)	人次数(万)	构成(%)	人数(万)	构成(%)
总　计	**1292076**	**100.0**	**107428.7**	**100.0**	**4029.1**	**100.0**
预防保健科	7990	0.6	2518.5	2.3	11.2	0.3
全科医疗科	272666	21.1	25503.0	23.7	831.0	20.6
内科	475364	36.8	41863.6	39.0	1817.6	45.1
外科	194571	15.1	9750.8	9.1	501.6	12.5
儿科	95793	7.4	8212.6	7.6	310.5	7.7
妇产科	116116	9.0	6090.8	5.7	251.1	6.2
中医科	59571	4.6	6930.8	6.5	175.0	4.3
其他	70005	5.4	6558.5	6.1	131.0	3.3

6-9　乡镇卫生院收入、支出及病人医药费用

指标名称	2010	2013	2014	2015	2016	2017
机构数	37386	36421	36314	36178	36118	35929
平均每院总收入(万元)	301.3	504.1	540.0	619.3	686.6	766.5
其中：医疗收入	208.7	282.1	302.5	325.5	357.9	398.1
内：药品收入	118.7	143.1	152.3	163.2	177.9	193.2
财政补助收入	76.0	202.7	217.9	272.3	304.9	342.1
上级补助收入	5.2	7.0	7.8	8.4	9.5	10.1
平均每个中心总支出(万元)	290.4	492.0	521.2	594.1	666.7	748.8
其中：医疗卫生支出	266.0	468.2	500.4	480.5	539.4	720.2
内：药品支出	77.1	134.4	140.9	150.8	165.0	180.2
平均每院人员经费(万元)	94.5	183.4	209.8	253.7	291.7	334.8
职工人均年业务收入(万元)	7.2	8.7	9.2	9.6	10.2	11.0
医师人均年业务收入(万元)	19.5	24.7	26.4	27.8	29.6	32.0
门诊病人次均医药费(元)	47.5	52.7	56.9	60.1	63.0	66.5
其中：药费	28.7	28.7	30.9	32.6	34.5	36.2
药费所占比重(%)	60.4	54.4	54.3	54.2	54.8	54.4
住院病人人均医药费(元)	1004.6	1267.0	1382.9	1487.4	1616.8	1717.1
其中：药费	531.1	592.9	632.7	675.4	711.3	725.2
药费所占比重(%)	52.9	46.8	45.8	45.4	44.0	42.2

注：2010年医疗卫生支出为医疗支出，药品支出为药品费。

6-10-1 乡镇卫生院医疗服务情况

年份	诊疗人次数（亿次）	入院人数（万人）	病床周转次数（次）	病床使用率（%）	平均住院日（日）
1985	11.00	1771	26.4	46.0	5.9
1986	11.18	1782	26.9	46.0	5.9
1987	11.30	1959	28.5	47.4	5.6
1988	11.36	2031	29.2	47.3	5.6
1989	10.60	1935	28.3	44.6	5.4
1990	10.65	1958	28.6	43.4	5.2
1991	10.82	2016	29.1	43.5	5.1
1992	10.34	1960	28.7	42.9	5.1
1993	8.98	1855	27.9	38.4	4.6
1994	9.73	1913	29.4	40.5	4.6
1995	9.38	1960	29.9	40.2	4.6
1996	9.44	1916	28.6	37.0	4.4
1997	9.16	1918	26.0	34.5	4.5
1998	8.74	1751	24.4	33.3	4.6
1999	8.38	1688	24.2	32.8	4.6
2000	8.24	1708	24.8	33.2	4.6
2001	8.24	1700	23.7	31.3	4.5
2002	7.10	1625	28.0	34.7	4.0
2003	6.91	1608	28.1	36.2	4.2
2004	6.81	1599	27.0	37.1	4.4
2005	6.79	1622	25.8	37.7	4.6
2006	7.01	1836	28.8	39.4	4.6
2007	7.59	2662	36.7	48.4	4.8
2008	8.27	3313	42.0	55.8	4.4
2009	8.77	3808	42.9	60.7	4.8
2010	8.74	3630	38.4	59.0	5.2
2011	8.66	3449	35.2	58.1	5.6
2012	9.68	3908	37.4	62.1	5.7
2013	10.07	3937	36.1	62.8	5.9
2014	10.29	3733	33.2	60.5	6.3
2015	10.55	3676	32.0	59.9	6.4
2016	10.82	3800	32.2	60.6	6.4
2017	11.10	4047	33.0	61.3	6.3
中心卫生院	4.70	1906	35.1	64.6	6.3
乡卫生院	6.40	2141	31.4	58.7	6.3

注：1993年以前的诊疗人次及入院人数系推算数字。

6-10-2 2017年各地区乡镇卫生院医疗服务情况

地区	诊疗人次数		入院人数	出院人数	病床使用率(%)	平均住院日(日)	医师日均担负	
		门急诊人次					诊疗人次	住院床日
总　计	1110755527	1074286561	40471701	40291472	61.3	6.3	9.6	1.6
东　部	440532286	429671777	10209476	10163298	56.3	6.8	10.2	1.2
中　部	325342308	312156725	15317158	15260157	64.2	6.3	8.0	1.7
西　部	344880933	332458059	14945067	14868017	62.6	6.0	10.7	2.1
北　京								
天　津	6539343	6386079	73787	73537	39.9	6.3	11.2	0.6
河　北	40310394	38823776	1638562	1622679	53.5	6.9	6.1	1.3
山　西	17144763	16226177	478930	477382	35.2	7.8	7.0	1.1
内蒙古	11850316	11413984	406058	405213	40.7	5.8	5.2	0.9
辽　宁	18519517	18238454	601606	596437	44.4	6.8	8.5	1.5
吉　林	10773892	10441622	219661	222538	31.0	6.6	5.1	0.6
黑龙江	10379092	10038765	696213	694357	55.1	6.0	5.0	1.5
上　海								
江　苏	94703473	93041712	2101685	2098581	67.5	7.3	11.5	1.3
浙　江	98299511	95656715	337402	335462	52.4	9.0	18.7	0.4
安　徽	52460858	49613054	1742656	1739563	61.2	6.2	9.7	1.5
福　建	29668925	28972561	762438	763858	45.5	6.0	11.6	1.3
江　西	29530767	27789269	2340980	2340026	69.7	5.3	8.2	2.5
山　东	72357526	70857495	2779311	2757588	61.4	6.9	7.7	1.5
河　南	106372782	103345835	3236759	3212678	63.3	6.8	11.8	1.8
湖　北	56112471	54476676	2816163	2805490	81.1	6.9	8.0	2.0
湖　南	42567683	40225327	3785796	3768123	68.8	5.9	4.7	1.8
广　东	68274214	65863344	1832071	1832574	54.3	5.7	8.8	1.0
广　西	50049313	48976877	2470191	2460085	60.3	5.2	11.3	2.1
海　南	11859383	11831641	82614	82582	35.4	7.0	16.3	0.6
重　庆	20374037	19448923	1683222	1668372	76.2	6.4	7.7	2.9
四　川	97108597	92636076	4881517	4858055	75.4	6.5	11.8	2.8
贵　州	30624182	29537521	1237807	1226743	47.2	4.9	9.5	1.5
云　南	53526623	52358694	1448020	1442693	51.4	5.7	16.6	1.9
西　藏	4459069	4099300	36780	36020	28.0	4.6	13.1	0.6
陕　西	23242024	22951658	895284	889071	51.8	7.2	8.8	1.7
甘　肃	20909061	20157662	742455	739693	61.1	6.0	8.6	1.4
青　海	2807952	2466061	120777	120129	52.8	5.2	5.8	1.1
宁　夏	7204334	7024403	58595	56810	48.2	6.7	14.3	0.7
新　疆	22725425	21386900	964361	965133	71.7	6.2	12.8	2.6

6-11 2017年各地区村卫生室基本情况

地区	机构数(个)	人员总数(人)	执业(助理)医师	注册护士	乡村医生和卫生员	诊疗人次数(人次)	门急诊人次
总 计	632057	1454890	351723	134556	968611	1789325206	1638430939
东 部	213751	508915	143389	52039	313487	774398197	707998312
中 部	218199	547558	139504	54597	353457	630931061	570842243
西 部	200107	398417	68830	27920	301667	383995948	359590384
北 京	2696	4746	1044	455	3247	3437017	3219909
天 津	2541	7237	1685	579	4973	10647399	9058885
河 北	60225	122246	35788	6717	79741	180387217	155119865
山 西	28942	52858	11003	3920	37935	31695691	26952571
内蒙古	13625	29457	7867	3462	18128	18144936	14472878
辽 宁	19519	34469	6916	3558	23995	40614295	30923897
吉 林	10108	23126	5148	1881	16097	25245080	16080014
黑龙江	10842	32552	8498	2366	21688	21766270	16530662
上 海	1187	5050	3596	625	829	6975435	6941005
江 苏	15319	71370	30200	10236	30934	90779310	87815937
浙 江	11535	27811	14381	5638	7792	41798295	41085679
安 徽	15331	68025	20015	7141	40869	74397225	70106858
福 建	18608	36286	7793	3237	25256	43350477	40449464
江 西	29734	62749	13084	6244	43421	88247544	83143122
山 东	53024	148527	25642	13228	109657	223574809	205802500
河 南	56462	166249	40814	15978	109457	220425439	203261648
湖 北	24636	66026	16954	9542	39530	96878575	91362483
湖 南	42144	75973	23988	7525	44460	72275237	63404885
广 东	26459	44417	14461	5905	24051	125550506	120432897
广 西	20770	40756	5526	1083	34147	46293874	44427121
海 南	2638	6756	1883	1861	3012	7283437	7148274
重 庆	10991	29497	7061	2360	20076	30005258	27744497
四 川	56216	88227	19737	3719	64771	96665944	91282124
贵 州	20543	37950	2185	660	35105	33226465	31290858
云 南	13446	44290	4287	2695	37308	53097678	52088429
西 藏	5324	13334	446	203	12685	1715502	1442545
陕 西	24978	38994	5267	1874	31853	50039213	47446984
甘 肃	17032	34505	7718	5429	21358	36581529	33118095
青 海	4518	10152	2188	843	7121	4559127	4143947
宁 夏	2301	5386	1332	810	3244	4508593	4401023
新 疆	10363	25869	5216	4782	15871	9157829	7731883

注：本表包括乡镇卫生院在村卫生室工作的执业(助理)医师和注册护士数。

6-12 各地区县及县级市医院工作情况

地区	县医院					县级市医院				
	机构数（个）	床位数（张）	人员数（人）	诊疗人次	入院人数	机构数（个）	床位数（张）	人员数（人）	诊疗人次	入院人数
2010	6400	845737	976030	421371135	29450186	3221	483284	590804	263983433	14513846
2013	7907	1238500	1271389	573877563	44565675	3815	667200	755546	356280041	20970004
2014	8411	1364075	1375768	626004112	48654626	3954	705269	789132	383333619	22487152
2015	8919	1462234	1455619	644862576	49989782	4155	741710	816226	386039266	22953907
2016	9298	1546867	1541409	678180999	53880686	4342	786509	858497	406285731	24613476
2017	9828	1669441	1634777	714653301	57575376	4654	841746	906372	426450839	26066923
东　部	2658	440649	463844	232131477	14879517	1951	376423	417157	240984095	11845607
中　部	3023	594781	575221	222034467	20515740	1349	252391	264563	98050804	7949095
西　部	4147	634011	595712	260487357	22180119	1354	212932	224652	87415940	6272221
北　京										
天　津										
河　北	742	109142	106727	47134020	3798727	366	44523	53193	24887846	1558737
山　西	543	49524	52634	17142613	1359873	184	14478	17442	4701756	372396
内蒙古	286	37769	41011	16407460	1112137	82	11851	15896	5202618	279660
辽　宁	147	24548	24521	8425732	738700	187	38836	33133	11375198	1020373
吉　林	103	19091	21322	6304703	550010	194	30889	35096	11932169	867393
黑龙江	232	33917	36073	10845612	951187	199	25318	28525	9075291	648692
上　海	8	2194	2532	1894690	72614					
江　苏	421	60993	62242	33136250	2066644	362	73492	80750	54698365	2357318
浙　江	263	50820	57230	44893317	1453887	265	60094	76986	68450590	1869527
安　徽	446	88009	85572	38828590	3377258	60	12686	13381	6674036	435940
福　建	188	37707	39735	22408176	1250318	118	22187	24487	14307905	671696
江　西	299	65215	61659	27150126	2317549	65	13651	14989	5693644	498414
山　东	637	112683	120663	49310118	4081224	429	83450	93387	39394819	2623407
河　南	657	154209	154662	66806769	5505221	228	56690	58721	23821456	1810684
湖　北	176	55614	50568	21340790	2058380	237	56424	57104	24131705	2002859
湖　南	567	129202	112731	33615264	4396262	182	42255	39305	12020747	1312717
广　东	174	35036	40772	20720640	1191315	179	47749	48289	24962232	1557817
广　西	243	57676	66478	32854429	2294316	36	9351	10374	4905370	322573
海　南	78	7526	9422	4208534	226088	45	6092	6932	2907140	186732
重　庆	184	39955	36343	14820861	1358246					
四　川	833	136395	116510	53590123	4578966	295	50756	49407	22315270	1490214
贵　州	650	84010	73546	28167678	3030500	181	25984	28892	9770680	811914
云　南	599	92118	84877	43564950	3428944	278	48052	47170	19248303	1401975
西　藏	89	4322	4136	2542579	83043					
陕　西	448	67718	77943	25514279	2344732	61	7432	9958	3160740	210984
甘　肃	241	46595	33162	18707260	1625848	27	4630	3576	1983519	119670
青　海	125	13315	10307	4511187	309373	19	2275	2423	722856	43723
宁　夏	59	8405	8799	4146371	332478	15	2212	2447	1340141	60587
新　疆	390	45733	42600	15660180	1681536	360	50389	54509	18766443	1530921

6-13 各地区县及县级市妇幼保健院(所、站)工作情况

地区	县妇幼保健院(所、站)					县级市妇幼保健院(所、站)				
	机构数(个)	床位数(张)	人员数(人)	诊疗人次	入院人数	机构数(个)	床位数(张)	人员数(人)	诊疗人次	入院人数
2010	1586	53826	86307	44757476	2319121	397	22506	40406	25101250	1037614
2013	1641	68651	106147	59320167	2930867	407	28901	51164	35542574	1371034
2014	1602	71740	110719	63349768	3058970	400	30549	53641	38327877	1477394
2015	1566	74303	115909	63136415	2810760	392	31381	56337	37832079	1371778
2016	1528	77150	128355	69362045	2958448	390	32094	61353	41787625	1517549
2017	1523	81457	140226	74912356	3070421	394	34812	66886	43381244	1574957
东　部	331	18393	34627	21628090	687961	144	15373	30648	23312211	784318
中　部	466	32155	51547	23303056	1204877	141	12804	22605	11269869	496390
西　部	726	30909	54052	29981210	1177583	109	6635	13633	8799164	294249
北　京										
天　津										
河　北	108	5477	8718	4141167	169709	23	1411	2565	2132217	62098
山　西	87	1876	4593	1338900	28877	11	366	870	379029	16737
内蒙古	70	1865	3522	1307531	33631	12	257	685	430686	2771
辽　宁	26	504	1479	495123	11068	16	386	1172	415717	11085
吉　林	19	522	1484	200194	7016	22	1010	2691	983063	24159
黑龙江	48	1456	2810	646988	20116	28	893	1859	480150	15443
上　海	1		46	2167						
江　苏	20	345	1511	1255605	13401	21	658	2413	2431886	24448
浙　江	31	1337	3867	3783802	76912	19	2800	6445	6587371	175890
安　徽	54	1452	3198	1859534	34368	6	256	471	325689	4476
福　建	43	1994	3465	2278484	40198	12	1110	2167	2118459	47913
江　西	64	4107	6806	3711855	225592	11	864	1593	669709	36504
山　东	56	5262	8150	5051625	206055	28	4868	7799	4315354	206636
河　南	84	10894	14355	7323454	451849	20	3708	4981	3044624	135340
湖　北	39	5227	6954	3619536	188209	25	3481	5901	3479015	138169
湖　南	71	6621	11347	4602595	248850	18	2226	4239	1908590	125562
广　东	36	3340	6942	4194661	169385	20	3879	7650	4966820	242637
广　西	63	6349	12095	8098442	373216	7	803	1714	1349561	60582
海　南	10	134	449	425456	1233	5	261	437	344387	13611
重　庆	19	1254	2396	1649656	61058					
四　川	114	5057	9658	5940046	229190	20	1504	3267	2407721	75403
贵　州	65	3937	5020	1824547	96918	10	580	1046	328568	22622
云　南	98	4026	7178	5320461	143194	22	1782	3598	2598093	81381
西　藏	44	298	133	62915	8540					
陕　西	73	3965	7695	2123322	128972	4	326	876	231010	10854
甘　肃	65	2081	2772	1579561	56267	6	152	271	123470	5409
青　海	37	302	689	194165	3540	5	84	170	26316	515
宁　夏	11	363	692	379426	11120	2	44	150	65635	1275
新　疆	67	1412	2202	1501138	31937	21	1103	1856	1238104	33437

6-14 各地区县及县级市专科疾病防治院(所、站)工作情况

地区	县专科疾病防治院(所、站)					县级市专科疾病防治院(所、站)				
	机构数(个)	床位数(张)	人员数(人)	诊疗人次	入院人数	机构数(个)	床位数(张)	人员数(人)	诊疗人次	入院人数
2010	517	8081	13061	4169366	89564	263	4468	8347	3511977	59013
2013	509	8550	13153	4314765	137977	279	6545	9564	3900226	95354
2014	503	8832	12985	4565764	146162	269	6276	8806	3825238	92693
2015	497	10443	12802	4415846	144283	264	6163	8634	3727678	95425
2016	483	10074	12536	4290131	169968	252	6259	8328	3675461	95531
2017	466	10422	11909	4199859	131068	260	7169	8494	3792502	102637
东 部	153	2950	4105	1966126	23233	114	3469	4126	2725282	34683
中 部	219	5703	5696	1390962	86264	123	3326	3736	839092	58722
西 部	94	1769	2108	842771	21571	23	374	632	228128	9232
北 京										
天 津										
河 北	4	63	34	31981	121					
山 西	3		24	7779						
内蒙古	28	136	369	50026	611	6	20	97	50235	
辽 宁	28	513	572	47622	2387	18	293	533	71962	3274
吉 林	18	119	385	50779	935	20	206	508	90575	1404
黑龙江	36	95	537	75920	60	26	67	475	109106	1772
上 海										
江 苏	5	12	96	86085	229	15	390	591	598001	2564
浙 江	3	1	37	56266		6	393	342	529286	1318
安 徽	25	848	889	67447	5315	5	170	87	6480	74
福 建	9	298	213	178150	3525	4	110	86	65202	51
江 西	72	1795	1639	576427	38922	14	697	523	134333	10595
山 东	56	940	1486	633852	8769	43	1046	1238	575327	11129
河 南	5	121	158	40056	4282	5	544	406	114351	9779
湖 北	13	560	367	71433	4370	35	748	1132	306274	17054
湖 南	47	2165	1697	501121	32380	18	894	605	77973	18044
广 东	42	1123	1563	849951	8202	25	1237	1244	826419	16347
广 西	21	248	456	325083	2905	2	27	56	46296	1344
海 南	6		104	82219		3		92	59085	
重 庆	5	271	164	56363	2283					
四 川	10	215	307	85394	4084	6	35	81	60895	
贵 州	2	560	86	5023	777	4	52	98	19559	788
云 南	23	291	618	313227	10911	5	240	300	51143	7100
西 藏										
陕 西	1		36							
甘 肃	3	8	32	7655						
青 海	1	40	40							
宁 夏										
新 疆										

七、中医药服务

简要说明

一、本章主要介绍全国及31个省、自治区、直辖市中医类医疗卫生机构门诊、住院和床位利用情况，包括诊疗人次、出院人数、病床使用率、平均住院日、医师人均工作量、医药费用等。

二、本章数据来源于卫生资源与医疗服务统计年报。

三、本章涉及的相关指标解释与“医疗卫生机构”“医疗服务”章一致。

主要指标解释

中医类医疗卫生机构　包括中医类医院、中医类门诊部、中医类诊所和中医类研究机构。

中医类医疗机构　包括中医类医院、中医类门诊部、中医类诊所。

中医类医院　包括中医医院、中西医结合医院、民族医医院。

中医类门诊部　包括中医门诊部、中西医结合门诊部、民族医门诊部。

中医类诊所　包括中医诊所、中西医结合诊所、民族医诊所。

中医类临床科室　包括中医科各专业、中西医结合科、民族医学科。

7-1-1　中医类医疗机构诊疗人次

机构分类	2010	2013	2014	2015	2016	2017
中医类总诊疗量（万人次）	**61264.1**	**81409.4**	**87430.9**	**90912.4**	**96225.1**	**101885.4**
中医类医院	**36026.5**	**48952.5**	**53058.1**	**54870.9**	**57670.4**	**60379.8**
中医医院	32770.2	43726.3	47164.2	48502.6	50774.5	52849.2
中西医结合医院	2702.6	4466.1	5101.3	5401.4	5927.3	6363.0
民族医医院	553.8	760.1	792.6	966.8	968.7	1167.5
中医类门诊部	**975.9**	**1433.6**	**1525.5**	**1761.9**	**1978.3**	**2322.6**
中医门诊部	808.9	1221.6	1304.8	1567.4	1757.4	2063.9
中西医结合门诊部	164.6	207.9	218.5	192.1	217.9	253.0
民族医门诊部	2.4	4.1	2.2	2.4	3.0	5.7
中医类诊所	**9178.3**	**11059.3**	**11342.0**	**11781.4**	**12517.9**	**13660.9**
中医诊所	6796.1	8616.7	8870.1	9215.8	9886.0	10894.3
中西医结合诊所	2283.8	2341.5	2362.0	2446.7	2517.9	2644.4
民族医诊所	98.3	101.1	110.0	118.8	114.1	122.2
其他机构中医类临床科室	**15083.4**	**19964.0**	**21505.3**	**22498.3**	**24058.5**	**25522.2**
中医类诊疗量占总诊疗量%	**14.7**	**15.4**	**15.6**	**15.7**	**15.8**	**15.9**

7-1-2　其他机构中医类临床科室诊疗人次

机构分类	2010	2013	2014	2015	2016	2017
门急诊量(万人次)	**15083.4**	**19574.1**	**21505.3**	**22498.3**	**24058.5**	**25522.2**
综合医院	8089.2	9429.7	10114.9	10069.2	10286.8	10273.2
专科医院	390.2	527.8	570.6	563.5	635.7	653.0
社区卫生服务中心（站）	2512.9	4503.5	5094.5	5571.7	6178.5	6611.4
乡镇卫生院	3419.5	4756.8	5195.4	5662.9	6148.5	6930.8
其他机构	671.6	472.6	534.0	631.1	809.0	1053.8
占同类机构诊疗量的%						
综合医院	5.4	4.7	4.6	4.5	4.3	4.1
专科医院	2.3	2.2	2.2	2.0	2.1	2.0
社区卫生服务中心（站）	5.2	6.9	7.4	7.9	8.6	8.6
乡镇卫生院	3.9	4.7	5.1	5.4	5.7	6.2
其他机构	1.0	0.5	0.6	0.7	0.8	1.0

7-1-3　村卫生室中医诊疗人次

	2010	2013	2014	2015	2016	2017
中医诊疗量（万人次）	**50468.3**	**66848.1**	**66716.5**	**76569.4**	**74455.3**	**72059.2**
以中医为主	4550.2	5648.9	5648.5	6187.8	5919.9	5606.8
以中西医结合为主	45918.1	61199.1	61068.1	70381.6	68535.3	66452.5
中医占村卫生室诊疗量的%	**30.5**	**33.2**	**33.6**	**40.4**	**40.2**	**40.3**

7-2-1　中医类医院诊疗人次(万人次)

机构分类	2010	2013	2014	2015	2016	2017
中医医院合计	**32770.2**	**43726.3**	**47164.2**	**48502.6**	**50774.5**	**52849.2**
按医院等级分						
其中：三级医院	10779.7	19341.7	22171.6	23346.6	24628.1	25241.8
内：三甲医院	9138.5	16343.0	18892.0	19899.2	20859.8	21273.5
二级医院	18639.7	20807.0	21471.1	22292.9	23274.7	24371.4
一级医院	833.4	1140.4	1202.6	1319.1	1437.3	1636.6
按登记注册类型分						
公立医院	31761.0	42002.1	45135.5	46016.5	47942.6	49364.4
民营医院	1009.2	1724.2	2028.6	2486.2	2831.9	3484.9
按医院类别分						
其中：中医综合医院	31410.5	41976.0	45295.3	46764.7	48943.6	50848.7
中医专科医院	1359.6	1750.3	1868.8	1738.0	1830.8	2000.5
中西医结合医院	**2702.6**	**4466.1**	**5101.3**	**5401.4**	**5927.3**	**6363.0**
民族医医院	**553.8**	**760.1**	**792.6**	**966.8**	**968.7**	**1167.5**
蒙医	169.2	292.9	309.7	428.1	412.3	588.0
藏医	185.0	215.2	226.6	280.0	290.6	298.6
维医	124.3	144.2	142.5	134.3	138.9	152.0
傣医	8.5	10.3	10.6	9.8	8.9	10.1
其他	66.8	97.5	103.1	114.6	118.1	118.9

7-2-2　中医医院分科门急诊人次

科　　别	门急诊人次（万人次）		构成（%）	
	2016	2017	2016	2017
总　计	**49547.6**	**51557.0**	**100.0**	**100.0**
内科	15412.4	16092.8	31.1	31.2
外科	3005.6	3155.8	6.1	6.1
妇科	4527.7	4503.7	9.1	8.7
儿科	3584.1	3876.4	7.2	7.5
骨伤科	3779.3	3970.3	7.6	7.7
肛肠科	584.5	596.7	1.2	1.2
针灸科	2305.9	2232.2	4.7	4.3
推拿科	954.8	971.0	1.9	1.9
皮肤科	2057.0	2120.0	4.2	4.1
眼科	998.9	1040.2	2.0	2.0
耳鼻喉科	1224.0	1291.7	2.5	2.5
其他	11113.4	11706.2	22.4	22.7

7-2-3 2017年各地区中医类医疗机构诊疗人次(万人次)

地区	总计	中医类医院	中医医院	中西医结合医院	民族医医院	中医类门诊部	中医类诊所	其他机构中医类临床科室
总计	101885.4	60379.8	52849.2	6363.0	1167.5	2322.6	13660.9	25522.2
东部	55455.5	32483.6	28201.5	4231.5	50.6	1929.9	5559.5	15482.5
中部	20176.7	13515.9	12552.3	937.6	26.1	168.3	2513.2	3979.2
西部	26253.3	14380.2	12095.4	1193.9	1090.9	224.4	5588.1	6060.5
北京	5779.5	3814.1	2949.2	853.4	11.5	141.0	110.5	1714.0
天津	2267.4	1379.1	1275.3	103.7		114.6	31.9	741.8
河北	3764.2	2249.0	1919.1	329.9		32.3	731.7	751.1
山西	1580.4	810.0	754.5	55.5		14.4	377.4	378.6
内蒙古	1962.1	1090.3	525.0	20.1	545.2	11.9	472.2	387.7
辽宁	1833.3	1134.7	1063.7	51.3	19.7	26.2	307.3	365.1
吉林	1341.6	929.8	795.2	130.2	4.4	16.9	221.7	173.2
黑龙江	1486.8	1061.5	1032.2	24.8	4.4	24.0	159.2	242.1
上海	4560.3	2363.8	1605.1	758.7		180.1	34.4	1982.0
江苏	7343.1	5016.1	4428.0	588.1		130.7	383.9	1812.4
浙江	9377.2	5468.0	4778.9	689.0		796.1	852.9	2260.4
安徽	2433.0	1709.0	1608.5	100.5		30.3	231.8	461.8
福建	3172.9	1823.9	1601.5	216.1	6.3	141.7	468.7	738.6
江西	2034.4	1400.6	1306.8	93.8		22.0	289.1	322.6
山东	5608.2	3254.5	3055.9	185.5	13.1	47.2	816.1	1490.5
河南	5126.4	3496.0	3405.8	90.2		17.5	453.7	1159.2
湖北	3457.6	2293.9	1890.6	387.1	16.1	35.4	350.0	778.4
湖南	2716.5	1815.2	1758.6	55.4	1.2	7.7	430.3	463.3
广东	11357.4	5701.7	5277.2	424.5		314.3	1769.1	3572.4
广西	3056.5	1969.5	1695.5	246.5	27.5	21.3	466.8	598.8
海南	391.8	278.9	247.7	31.3		5.7	53.0	54.2
重庆	2499.6	1311.4	1211.5	99.9		22.0	647.7	518.5
四川	7804.5	3581.8	3051.3	475.4	55.1	66.8	1977.6	2178.4
贵州	1467.1	901.0	782.4	104.8	13.9	12.7	287.5	265.9
云南	2743.4	1691.7	1611.9	65.0	14.9	48.9	427.0	575.7
西藏	249.4	154.1	0.0	3.1	151.0		66.7	28.5
陕西	2293.5	1360.6	1290.6	70.0		26.0	408.8	498.1
甘肃	2073.2	1073.2	965.9	73.3	34.0	3.1	449.8	547.2
青海	345.2	219.8	140.5	7.0	72.3	5.3	58.1	61.9
宁夏	555.4	331.1	321.2	7.3	2.6	1.9	93.3	129.1
新疆	1203.4	695.6	499.6	21.5	174.5	4.4	232.7	270.6

7-3-1 中医类医疗机构出院人数

机构分类	2010	2013	2014	2015	2016	2017
中医类医疗机构出院人数	**14472356**	**22759860**	**25371372**	**26914631**	**29489766**	**32909642**
中医类医院	**12756660**	**20100542**	**22271102**	**23493099**	**25567342**	**28160546**
中医医院	11600936	18157240	20015393	20915263	22703628	24818618
中西医结合医院	912724	1541344	1769930	2020219	2275409	2599168
民族医医院	243000	401958	485779	557617	588305	742760
中医类门诊部	**2321**	**27800**	**27262**	**19150**	**20869**	**11977**
中医门诊部	1528	9387	18625	16340	14220	11030
中西医结合门诊部	788	16589	8637	2810	6049	947
民族医门诊部	5	1824			600	
其他机构中医类临床科室	**1713375**	**2631518**	**3073008**	**3402382**	**3901555**	**4737119**
中医类出院人数占总出院人数的%	**10.3**	**11.9**	**12.5**	**12.9**	**13.1**	**13.6**

7-3-2 其他机构中医类临床科室出院人数

机构分类	2010	2013	2014	2015	2016	2017
出院人数	**1713375**	**2631518**	**3073008**	**3402382**	**3901555**	**4737119**
综合医院	1128717	1545953	1787055	1955243	2151774	2497745
专科医院	124738	187892	228673	220710	241611	289241
社区卫生服务中心（站）	43173	79483	106272	120778	125619	163791
乡镇卫生院	404581	805973	937869	1087064	1359696	1749695
其他机构	12166	12217	13139	18587	22855	36647
占同类机构出院人数的%						
综合医院	1.5	1.4	1.5	1.8	1.6	1.7
专科医院	1.7	1.7	1.8	1.6	1.6	1.7
社区卫生服务中心（站）	1.6	2.5	3.3	3.8	3.9	4.5
乡镇卫生院	1.1	2.1	2.5	3.0	3.6	4.3
其他机构	0.2	0.1	0.1	0.2	0.2	0.3

7-4-1　中医类医院出院人数

机构分类	2010	2013	2014	2015	2016	2017
中医医院合计	**11600936**	**18157240**	**20015393**	**20915263**	**22703628**	**24818618**
按医院等级分						
其中：三级医院	2627489	5765100	7074584	7726841	8627114	9363540
内：三甲医院	2183578	4727841	5883338	6392631	7041864	7615032
二级医院	7876588	10974291	11630221	12183571	13042630	14196420
一级医院	200912	363442	326820	352744	427684	511584
按登记注册类型分						
公立医院	11156555	17369958	19070163	19670638	21246412	22954282
民营医院	444381	787282	945230	1244625	1457216	1864336
按医院类别分						
中医综合医院	11149761	17519324	19296952	20099234	21813460	23818115
中医专科医院	451175	637916	718441	816029	890168	1000503
中西医结合医院	**912724**	**1541344**	**1769930**	**2020219**	**2275409**	**2599168**
民族医医院	**243000**	**401958**	**485779**	**557617**	**588305**	**742760**
蒙医	50199	109265	142417	175376	191340	310586
藏医	44032	70244	88786	95775	99449	107657
维医	114028	168257	189858	204896	214524	234876
傣医	1034	2770	5461	5717	5889	5853
其他	33707	51422	59257	75853	77103	83788

7-4-2　中医医院分科出院人数

科　　别	出院人数		构成（%）	
	2016	2017	2016	2017
总　计	**22703628**	**24818618**	**100.0**	**100.0**
内科	7849983	8681518	34.6	35.0
外科	3135191	3375701	13.8	13.6
妇科	2284208	2276860	10.1	9.2
儿科	1546072	1722179	6.8	6.9
骨伤科	2769196	2980893	12.2	12.0
肛肠科	665091	713005	2.9	2.9
针灸科	948760	1083179	4.2	4.4
推拿科	276091	297613	1.2	1.2
皮肤科	133108	155071	0.6	0.6
眼科	371114	411100	1.6	1.7
耳鼻喉科	290756	320136	1.3	1.3
其他	2434058	2801363	10.7	11.3

7-4-3　2017年各地区中医类医疗机构出院人数

地　区	总计	中医类医院	中医医院	中西医结合医院	民族医医院	中医类门诊部	其他机构中医类临床科室
总　计	**32909642**	**28160546**	**24818618**	**2599168**	**742760**	**11977**	**4737119**
东　部	11771647	10482854	9155678	1309677	17499	10927	1277866
中　部	10053582	8628428	8080784	521978	25666	554	1424600
西　部	11084413	9049264	7582156	767513	699595	496	2034653
北　京	474481	441492	281886	157352	2254	2	32987
天　津	230086	217161	185969	31192			12925
河　北	1561385	1400630	1158974	241656		8507	152248
山　西	512585	406259	356811	49448		33	106293
内蒙古	686138	587836	296467	16468	274901	287	98015
辽　宁	771637	692938	631359	49173	12406	1418	77281
吉　林	432806	401108	344884	53515	2709	11	31687
黑龙江	708807	621040	596346	20653	4041	450	87317
上　海	449597	382916	228852	154064			66681
江　苏	1900444	1742559	1534057	208502			157885
浙　江	1327310	1262196	1078802	183394			65114
安　徽	1351611	1193385	1122412	70973			158226
福　建	689352	609742	522886	84921	1935		79610
江　西	1036845	929633	892505	37128			107212
山　东	2322370	1931954	1852229	78821	904	1000	389416
河　南	2201113	1881199	1808394	72805			319914
湖　北	1727789	1431419	1267745	147409	16265		296370
湖　南	2082026	1764385	1691687	70047	2651	60	317581
广　东	1904851	1680749	1572423	108326			224102
广　西	1243480	1023911	881367	130433	12111		219569
海　南	140134	120517	108241	12276			19617
重　庆	1066670	869447	748895	120552		70	197223
四　川	2719521	2129914	1857997	243409	28508		589537
贵　州	1033343	841202	748253	79473	13476		192141
云　南	1168679	948519	900941	37143	10435		220160
西　藏	37670	32461		1570	30891		5209
陕　西	1078373	962327	899493	62834			116046
甘　肃	947294	746944	673753	50114	23077	139	200211
青　海	148021	129800	82466	3422	43912		18221
宁　夏	180025	139979	136492	3487			40046
新　疆	775199	636924	356032	18608	262284		138275

7-5-1 中医医院病床使用及工作效率

	病床使用率（%）		平均住院日		医师日均担负诊疗人次		医师日均担负住院床日	
	2016	2017	2016	2017	2016	2017	2016	2017
中医医院合计	84.9	85.0	9.8	9.6	7.7	7.4	2.3	2.3
按医院等级分								
其中：三级医院	94.3	94.1	11.4	11.0	9.1	8.7	2.5	2.5
内：三甲医院	94.9	95.0	11.6	11.2	9.3	8.9	2.5	2.5
二级医院	81.9	82.8	8.8	8.8	6.7	6.7	2.3	2.4
一级医院	54.4	52.7	9.7	9.3	6.0	5.7	1.3	1.2
按登记注册类型分								
公立医院	87.0	87.7	9.8	9.6	7.9	7.7	2.4	2.4
民营医院	63.0	62.2	9.6	9.6	5.4	5.2	1.9	1.9
按医院类别分								
中医综合医院	85.7	85.9	9.7	9.5	7.8	7.5	2.3	2.3
中医专科医院	73.2	71.5	12.5	12.2	5.8	5.6	2.5	2.5

7-5-2 2017年各地区中医医院病床使用及工作效率

地　区	病床使用率（%）	平均住院日	医师日均担负诊疗人次	医师日均担负住院床日
总　计	85.0	9.6	7.4	2.3
北　京	72.8	12.3	12.2	1.0
天　津	76.2	11.1	11.3	1.3
河　北	78.8	8.7	5.1	1.9
山　西	67.5	11.0	4.7	1.7
内蒙古	69.5	10.2	4.9	2.0
辽　宁	76.0	11.0	4.9	2.3
吉　林	72.1	10.6	5.3	1.7
黑龙江	72.8	10.6	4.9	2.1
上　海	97.1	9.3	20.6	1.9
江　苏	89.2	9.3	9.7	2.1
浙　江	87.7	10.3	12.4	2.0
安　徽	93.4	9.0	6.6	2.8
福　建	76.6	9.2	9.6	2.0
江　西	84.2	9.3	5.9	2.6
山　东	83.7	9.4	5.2	2.1
河　南	86.5	10.4	6.2	2.4
湖　北	90.5	9.8	6.5	2.9
湖　南	87.0	9.2	4.1	2.6
广　东	86.2	9.4	11.1	2.1
广　西	87.3	8.6	7.7	2.4
海　南	72.1	8.6	6.5	1.7
重　庆	88.0	9.5	7.5	3.0
四　川	96.7	10.3	7.4	3.2
贵　州	85.7	8.2	5.7	3.2
云　南	85.2	9.1	8.9	3.1
西　藏				
陕　西	86.0	9.7	6.2	2.9
甘　肃	83.3	9.2	6.8	3.1
青　海	85.4	8.9	7.0	2.6
宁　夏	82.1	9.6	8.6	2.5
新　疆	97.3	9.1	6.4	2.9

7-6 公立中医类医院病人医药费用

	次均门诊费用（元）	药费	门诊药费占门诊费用%	人均住院费用（元）	药费	住院药费占住院费用%
中医医院						
2010	137.1	82.2	60.0	4899.3	2238.0	45.7
2013	181.6	109.9	60.5	5990.8	2520.8	42.1
2014	195.1	116.1	59.5	6316.2	2551.0	40.4
2015	208.2	122.5	58.8	6715.9	2564.5	38.2
2016	218.4	125.9	57.6	7008.0	2505.3	35.7
2017	229.8	128.0	55.7	7197.6	2341.1	32.5
其中：三级医院						
2010	185.6	119.7	64.5	8842.5	3960.2	44.8
2013	228.2	147.9	64.8	9518.3	3938.3	41.4
2014	238.8	150.9	63.2	9628.1	3834.3	39.8
2015	254.3	158.9	62.5	10056.9	3851.0	38.3
2016	265.5	162.3	61.1	10235.1	3681.4	36.0
2017	282.5	166.4	58.9	10481.8	3384.0	32.3
二级医院						
2010	116.2	65.2	56.1	3660.3	1796.2	49.1
2013	144.3	78.9	54.7	4354.3	1868.7	42.9
2014	156.3	84.5	54.1	4464.8	1835.3	41.1
2015	163.3	86.2	52.8	4653.0	1770.5	38.1
2016	170.9	88.5	51.8	4896.0	1735.1	35.4
2017	177.0	89.3	50.5	5055.9	1662.6	32.9
中西医结合医院						
2010	166.4	100.4	60.3	6388.5	2841.8	44.5
2013	213.3	123.7	58.0	9144.3	3696.7	40.4
2014	232.7	134.5	57.8	9924.6	3938.6	39.7
2015	248.7	142.5	57.3	10688.5	4119.8	38.5
2016	260.3	145.1	55.7	11290.5	4086.7	36.2
2017	274.8	143.9	52.4	11881.1	3802.6	32.0
民族医医院						
2010	83.1	57.4	69.1	2523.4	1228.6	48.7
2013	108.4	71.3	65.8	3191.3	1506.2	47.2
2014	128.0	81.4	63.6	3514.8	1487.6	42.3
2015	156.6	88.5	56.5	4523.9	1741.0	38.5
2016	170.1	92.2	54.2	4806.6	1669.3	34.7
2017	175.8	91.3	51.9	5319.0	1655.4	31.1

7-7-1 中医类医疗卫生机构数（个）

机构名称	2010	2013	2014	2015	2016	2017
总计	**36714**	**41966**	**43635**	**46541**	**49527**	**54243**
中医类医院	**3232**	**3590**	**3732**	**3966**	**4238**	**4566**
中医医院	2778	3015	3115	3267	3462	3695
按经济类型分						
公立医院	2328	2337	2340	2335	2327	2303
民营医院	450	678	775	932	1135	1392
按医院级别分						
其中：三级医院	203	323	368	399	415	422
内：三甲医院	145	248	287	307	313	314
二级医院	1585	1619	1629	1756	1795	1818
一级医院	267	351	400	513	616	724
按医院类别分						
中医综合医院	2365	2574	2649	2752	2911	3093
中医专科医院	413	441	466	515	551	602
肛肠医院	42	58	57	65	77	88
骨伤医院	146	172	186	200	198	210
按摩医院	7	14	13	14	14	17
针灸医院	27	27	25	24	25	28
其他专科医院	191	170	185	212	237	259
中西医结合医院	256	358	384	446	510	587
民族医医院	198	217	233	253	266	284
蒙医医院	53	59	66	69	72	89
藏医医院	41	41	40	41	45	45
维医医院	73	79	88	96	99	98
傣医医院	1	1	1	1	1	1
其他民族医医院	30	37	38	46	49	51
中医类门诊部	**937**	**1283**	**1468**	**1640**	**1913**	**2418**
中医门诊部	734	991	1154	1304	1539	2015
中西医结合门诊部	192	279	301	320	355	374
民族医门诊部	11	13	13	16	19	29
中医类诊所	**32496**	**37045**	**38386**	**40888**	**43328**	**47214**
中医诊所	24978	29335	30795	32968	35289	38882
中西医结合诊所	7159	7286	7116	7386	7513	7747
民族医诊所	359	424	475	534	526	585
中医类研究机构	**49**	**48**	**49**	**47**	**48**	**45**
中医(药)研究院(所)	36	35	36	35	36	36
中西医结合研究所	3	3	3	3	3	2
民族医(药)学研究所	10	10	10	9	9	7

7-7-2 设有中医类临床科室的医疗卫生机构数

机构名称	2010	2013	2014	2015	2016	2017
设立中医类临床科室的机构数（个）						
二级及以上公立综合医院	3706	3785	3896	3948	3948	3932
社区卫生服务中心	1834	2615	2790	3013	3154	3391
乡镇卫生院	9240	10511	11091	11886	12369	12985
设有中医类临床科室的机构占同类机构总数的%						
二级及以上公立综合医院	81.8	80.4	82.2	82.3	83.4	83.6
社区卫生服务中心	45.0	48.1	49.3	51.1	51.9	53.1
乡镇卫生院	25.4	29.4	31.1	33.4	34.9	36.6

注：本表不含分支机构；下表同。

7-7-3 提供中医服务的基层医疗卫生机构数

机构名称	2010	2013	2014	2015	2016	2017
社区卫生服务中心(个)	**4075**	**5436**	**5659**	**5899**	**6082**	**6387**
其中：提供中医服务的机构	3283	4483	4709	5718	5930	6274
所占比重(%)	80.6	82.5	83.2	96.9	97.5	98.2
社区卫生服务站(个)	**8806**	**9250**	**9365**	**9552**	**9806**	**10289**
其中：提供中医服务的机构	4080	4745	4964	7734	8164	8792
所占比重(%)	46.3	51.3	53.0	81.0	83.3	85.5
乡镇卫生院(个)	**36406**	**35738**	**35667**	**33070**	**35456**	**35509**
其中：提供中医服务的机构	20854	22745	23148	33052	33444	34095
所占比重(%)	57.3	63.6	64.9	93.0	94.3	96.0
村卫生室(个)	**593359**	**595205**	**590854**	**587472**	**587640**	**584851**
其中：提供中医服务的机构	185690	199711	202980	354113	369263	388518
所占比重(%)	31.3	33.6	34.4	60.3	62.8	66.4

注：①2014年之前按配备中医类别执业(助理)医师的社区卫生服务中心(站)、乡镇卫生院数及以中医、中西医结合、民族医为主的村卫生室统计；②2015年起按配备中医类别执业(助理)医师、有中草药收入、中医处方、开展中医医疗技术和中医药健康管理的社区卫生服务中心(站)、乡镇卫生院数及以中医、中西医结合、民族医为主、有中药柜、开展中医医疗技术和中医药健康管理的村卫生室统计；③本表不含分支机构。

7-7-4 2017年各地区中医类医疗卫生机构数（个）

地 区	总计	中医类医院	中医医院	中西医结合医院	民族医医院	中医类门诊部	中医类诊所	中医类研究机构
总 计	**54243**	**4566**	**3695**	**587**	**284**	**2418**	**47214**	**45**
东 部	20167	1655	1411	238	6	1635	16855	22
中 部	13569	1364	1182	167	15	464	11734	7
西 部	20507	1547	1102	182	263	319	18625	16
北 京	948	205	161	42	2	179	556	8
天 津	323	54	51	3		104	162	3
河 北	3098	258	218	40		72	2768	
山 西	2963	239	213	26		62	2661	1
内蒙古	2633	202	113	12	77	48	2382	1
辽 宁	2212	167	155	11	1	93	1950	2
吉 林	1699	99	87	9	3	73	1527	
黑龙江	1503	167	152	10	5	96	1240	
上 海	348	28	19	9		109	209	2
江 苏	1557	153	121	32		183	1221	
浙 江	2677	196	162	34		338	2142	1
安 徽	916	131	107	24		50	733	2
福 建	1510	91	80	10	1	114	1304	1
江 西	1224	115	104	11		34	1074	1
山 东	3427	300	263	35	2	114	3009	4
河 南	1661	293	257	36		31	1335	2
湖 北	1428	144	118	23	3	85	1199	
湖 南	2175	176	144	28	4	33	1965	1
广 东	3835	179	163	16		311	3344	1
广 西	1580	117	95	17	5	29	1431	3
海 南	232	24	18	6		18	190	
重 庆	2289	124	92	32		55	2110	
四 川	5931	283	222	29	32	49	5596	3
贵 州	1054	124	95	20	9	22	907	1
云 南	1537	170	136	29	5	36	1329	2
西 藏	149	30		1	29		119	
陕 西	1740	170	157	13		46	1521	3
甘 肃	1850	122	91	16	15	6	1719	3
青 海	337	52	13	4	35	12	273	
宁 夏	296	29	24	3	2	2	265	
新 疆	1111	124	64	6	54	14	973	

7-8-1 中医类医疗机构床位数

机构名称	2010	2013	2014	2015	2016	2017
总　计	**548726**	**794160**	**877255**	**957523**	**1033547**	**1135615**
中医类医院	**471289**	**686793**	**755050**	**819412**	**877313**	**951356**
中医医院	424244	608843	665005	715393	761755	818216
中西医结合医院	35234	58774	67277	78611	89074	99680
民族医医院	11811	19176	22768	25408	26484	33460
中医类门诊部	**596**	**807**	**736**	**585**	**461**	**494**
中医门诊部	407	490	500	370	294	409
中西医结合门诊部	185	289	218	197	141	72
民族医门诊部	4	28	18	18	26	13
其他医疗机构中医类临床科室	**76841**	**106560**	**121469**	**137526**	**155773**	**183765**

7-8-2 中医类医院床位数

机构名称	2010	2013	2014	2015	2016	2017
总　计	**471289**	**686793**	**755050**	**819412**	**877313**	**951356**
中医医院	**424244**	**608843**	**665005**	**715393**	**761755**	**818216**
按登记注册类型分						
公立医院	401022	569040	617750	654413	688389	725568
民营医院	23222	39803	47255	60980	73366	92648
按医院级别分						
其中：三级医院	109257	210061	249981	275734	294438	309116
内：三甲医院	89376	174484	210183	231582	244230	253520
二级医院	261440	336084	352153	385656	408810	439174
一级医院	11287	17082	18310	21278	26034	31070
按医院类别分						
中医综合医院	397213	576501	628787	672158	714936	765893
中医专科医院	27031	32342	36218	43235	46819	52323
肛肠医院	2153	3199	3621	4477	5945	6677
骨伤医院	13794	17529	20128	23935	24939	28105
针灸医院	370	1220	1429	1552	1848	2058
按摩医院	1170	1438	1332	1357	1440	1590
其他专科医院	9544	8956	9708	11914	12647	13893
中西医结合医院	**35234**	**58774**	**67277**	**78611**	**89074**	**99680**
民族医医院	**11811**	**19176**	**22768**	**25408**	**26484**	**33460**
蒙医医院	2622	5671	6962	8498	8935	13294
藏医医院	4839	6813	7293	7409	7984	8958
维医医院	2644	4059	5438	6159	6364	7198
傣医医院	49	174	222	214	214	214
其他民族医医院	1657	2459	2853	3128	2987	3796

7-8-3 其他医疗卫生机构中医类临床科室床位数

科别	其他医疗卫生机构中医类临床科室床位数(张)			占同类机构床位数的%		
	2015	2016	2017	2015	2016	2017
总计	**137526**	**155773**	**183765**	-	-	-
综合医院	75482	83049	95069	2.0	2.1	2.3
专科医院	11953	13723	16208	1.6	1.6	1.7
社区卫生服务中心（站）	7395	8316	10264	3.7	4.1	4.7
乡镇卫生院	41293	48775	59571	3.5	4.0	4.6
其他医疗卫生机构	1403	1910	2653	0.1	0.5	0.6

7-8-4 中医医院分科床位及构成

科别	床位数（张）			构成（%）		
	2015	2016	2017	2015	2016	2017
总计	**715393**	**761755**	**818216**	**100.0**	**100.0**	**100.0**
内科	237587	252012	271129	33.2	33.1	33.1
外科	104172	108140	112300	14.6	14.2	13.7
儿科	33622	35117	38890	4.7	4.6	4.8
妇产科	55204	56751	58548	7.7	7.5	7.2
眼科	9143	9802	10657	1.3	1.3	1.3
耳鼻喉科	7716	8411	9034	1.1	1.1	1.1
皮肤科	5398	5801	6200	0.8	0.8	0.8
骨伤科	104179	109483	116476	14.6	14.4	14.2
肛肠科	24551	25851	27250	3.4	3.4	3.3
针灸科	34808	37505	41107	4.9	4.9	5.0
推拿科	10863	11849	12494	1.5	1.6	1.5
其他	88150	101033	114131	12.3	13.3	14.0

7-8-5　2017年各地区中医类医疗机构床位数

地　区	总计	中医类医院				中医类门诊部	其他机构中医类临床科室
			中医医院	中西医结合医院	民族医医院		
总　计	**1135615**	**951356**	**818216**	**99680**	**33460**	**494**	**183765**
东　部	417580	360940	309797	50509	634	241	56399
中　部	348760	295735	273273	20989	1473	127	52898
西　部	369275	294681	235146	28182	31353	126	74468
北　京	26285	24746	14514	10052	180	2	1537
天　津	10604	9296	8026	1270			1308
河　北	53675	46573	38809	7764		71	7031
山　西	25457	19881	17329	2552		35	5541
内蒙古	30802	26013	12776	1354	11883	62	4727
辽　宁	34484	29739	27044	2395	300	50	4695
吉　林	19657	17625	15035	2453	137	11	2021
黑龙江	30684	26306	24881	1074	351	56	4322
上　海	12167	10095	6007	4088			2072
江　苏	58814	52466	45572	6894		27	6321
浙　江	47962	44448	37186	7262			3514
安　徽	40459	34950	32263	2687		10	5499
福　建	24638	21442	18586	2796	60	45	3151
江　西	33143	29448	28044	1404		2	3693
山　东	81239	64803	60883	3826	94	39	16397
河　南	78016	66015	63144	2871		5	11996
湖　北	55023	45500	39192	5449	859		9523
湖　南	66321	56010	53385	2499	126	8	10303
广　东	62467	53009	49349	3660		7	9451
广　西	38752	30576	24776	5260	540		8176
海　南	5245	4323	3821	502			922
重　庆	33602	27140	23162	3978		4	6458
四　川	86064	66128	56721	8035	1372	40	19896
贵　州	31856	24331	20988	2721	622		7525
云　南	37938	30062	27792	1884	386		7876
西　藏	2193	1916		50	1866		277
陕　西	35459	30815	28974	1841		3	4641
甘　肃	33235	25683	22700	1893	1090	2	7550
青　海	7033	6137	2445	184	3508	10	886
宁　夏	6578	5019	4759	220	40		1559
新　疆	25763	20861	10053	762	10046	5	4897

7-9-1　中医药人员数

人员类别	2010	2013	2014	2015	2016	2017
中医药人员总数（万人）	**40.4**	**52.3**	**54.5**	**58.0**	**61.3**	**66.4**
中医类别执业(助理)医师	29.4	39.8	41.9	45.2	48.2	52.7
见习中医师	1.3	1.4	1.5	1.4	1.4	1.6
中药师(士)	9.7	11.0	11.2	11.4	11.7	12.0
占同类人员总数的%						
中医类别执业(助理)医师	12.2	14.3	14.5	14.9	15.1	15.6
见习中医师	9.9	6.9	6.7	6.4	6.6	7.7
中药师(士)	27.4	27.9	27.3	26.9	26.6	26.6

7-9-2　2017年各地区中医药人员数

地　区	合计	中医类别执业（助理）医师	见习中医师	中药师（士）
总　计	**663557**	**527037**	**16218**	**120302**
东　部	287713	226760	5605	55348
中　部	179531	140828	3498	35205
西　部	196313	159449	7115	29749
北　京	24120	18289	570	5261
天　津	10569	8394	148	2027
河　北	35030	29926	609	4495
山　西	18785	15639	214	2932
内蒙古	19255	14593	360	4302
辽　宁	19281	14669	247	4365
吉　林	12707	10320	155	2232
黑龙江	14778	11311	219	3248
上　海	10186	8038	197	1951
江　苏	33401	26099	1005	6297
浙　江	35707	27189	740	7778
安　徽	17347	13743	521	3083
福　建	18913	14739	426	3748
江　西	16283	12201	406	3676
山　东	48229	37701	899	9629
河　南	43098	35220	847	7031
湖　北	23820	17848	480	5492
湖　南	32713	24546	656	7511
广　东	49528	39557	654	9317
广　西	19296	15528	1204	2564
海　南	2749	2159	110	480
重　庆	17478	14672	381	2425
四　川	56904	49277	1114	6513
贵　州	14115	10777	1430	1908
云　南	15468	12325	1073	2070
西　藏	1872	1580	43	249
陕　西	19115	14016	506	4593
甘　肃	15888	13149	551	2188
青　海	3332	2754	95	483
宁　夏	3359	2496	75	788
新　疆	10231	8282	283	1666

7-9-3 中医类医疗卫生机构人员数

机构类别	2010	2013	2014	2015	2016	2017
总　计	**700483**	**894690**	**966786**	**1044242**	**1129167**	**1226170**
中医类医院	**618106**	**801408**	**869714**	**940387**	**1015919**	**1094773**
中医医院	558110	713816	769166	824022	884394	943444
中医综合医院	530505	681462	733007	781741	839306	892497
中医专科医院	27605	32354	36159	42281	45088	50947
中西医结合医院	47480	70886	81144	93209	105358	118230
民族医医院	12516	16706	19404	23156	26167	33099
中医类门诊部	**12156**	**16698**	**18597**	**21434**	**25277**	**32731**
中医门诊部	9822	13594	15144	17848	21015	27845
中西医结合门诊部	2260	2991	3361	3482	4125	4692
民族医门诊部	74	113	92	104	137	194
中医类诊所	**67165**	**73524**	**75153**	**79314**	**85006**	**96111**
中医诊所	47386	54822	56674	60344	65409	75072
中西医结合诊所	19142	17971	17752	18185	18818	20110
民族医诊所	637	731	727	785	779	929
中医类研究机构	**3056**	**3060**	**3322**	**3107**	**2965**	**2555**
中医(药)研究院(所)	2409	2460	2639	2616	2634	2355
中西医结合研究所	67	84	87	87	88	89
民族医(药)学研究所	580	591	596	404	243	111

7-9-4 中医类医疗机构卫生技术人员数

机构类别	中医类别执业(助理) 医师(人)		中药师(士)(人)		注册护士(人)		中医类别占同类机构执业(助理)医师总数的%		中药师(士)占同类机构药师(士)总数的%	
	2016	2017	2016	2017	2016	2017	2016	2017	2016	2017
总　计	**195185**	**217118**	**43562**	**46207**	**387343**	**428226**	**52.7**	**53.6**	**57.8**	**57.8**
中医类医院	**146432**	**160469**	**33921**	**34846**	**367713**	**404613**	**47.9**	**48.6**	**53.0**	**52.3**
中医医院	130880	142147	30472	31030	320769	349572	49.3	50.1	53.8	53.0
中医综合医院	123982	134524	29135	29593	305521	332047	49.1	49.9	53.8	53.0
中医专科医院	6898	7623	1337	1437	15248	17525	54.2	53.8	53.4	52.3
中西医结合医院	10504	12319	2028	2176	39864	45526	32.9	34.4	38.7	37.9
民族医医院	5048	6003	1421	1640	7080	9515	61.1	58.3	69.7	69.1
中医类门诊部	**8566**	**11321**	**1870**	**2268**	**4403**	**5929**	**76.0**	**77.8**	**77.7**	**79.0**
中医门诊部	7886	10531	1731	2118	3203	4490	84.1	84.8	81.5	82.7
中西医结合门诊部	640	722	129	138	1175	1403	34.7	35.2	47.4	46.3
民族医门诊部	40	68	10	12	25	36	66.7	74.7	100.0	100.0
中医类诊所	**40187**	**45328**	**7771**	**9093**	**15227**	**17684**	**74.6**	**75.3**	**86.6**	**87.8**
中医诊所	34977	39685	7154	8388	9524	11364	82.0	82.3	89.2	90.2
中西医结合诊所	4842	5227	570	643	5594	6186	45.1	46.0	63.5	64.6
民族医诊所	368	416	47	62	109	134	72.9	68.1	83.9	92.5

7-9-5 其他医疗卫生机构中医类人员数

机构类别	中医类别执业(助理) 医师(人)		中药师(士)(人)		中医类别占同类机构执业(助理) 医师总数的%		中药师(士)占同类机构药师(士)总数的%	
	2016	2017	2016	2017	2016	2017	2016	2017
总　计	**259394**	**280338**	**72964**	**74001**	**9.7**	**9.9**	**20.1**	**20.0**
综合医院	88434	97945	30176	30865	6.8	7.1	16.3	16.3
专科医院	16105	17805	4735	5113	8.1	8.1	16.0	16.2
社区卫生服务中心	27082	29128	7649	7928	18.9	19.3	26.5	26.5
社区卫生服务站	11414	12435	1623	1689	25.7	26.5	28.1	29.1
乡镇卫生院	71152	74456	20748	20044	15.6	16	27.2	26.1
门诊部	7393	8753	1510	1738	11.7	11.4	26.5	27.1
诊所	20152	21481	2218	2361	11.4	11.2	30.6	32.6
妇幼保健机构	5207	6061	1821	1902	4.5	4.8	13.5	13.1
专科疾病防治机构	1040	994	454	410	6.4	6.4	16.6	15.6
其他医疗卫生机构	11415	11280	2030	1951	7.2	7.4	22.4	22.0

7-9-6 2017年各地区中医医院人员数

地区	合计	卫生技术人员							其他技术人员	管理人员	工勤技能人员
		小计	执业(助理)医师	执业医师	注册护士	药师(士)	技师(士)	其他			
总计	**943444**	**796704**	**283978**	**262348**	**349572**	**58577**	**42337**	**62240**	**38196**	**38977**	**69567**
东部	398082	335739	125585	117713	143378	26033	16275	24468	17397	16012	28934
中部	296986	250834	90049	81235	111452	18446	14441	16446	12131	12370	21651
西部	248376	210131	68344	63400	94742	14098	11621	21326	8668	10595	18982
北京	28913	22882	9692	9266	8546	2186	1134	1324	1479	1846	2706
天津	12228	10363	4515	4380	3805	895	461	687	200	967	698
河北	43146	35746	15060	13004	13752	2204	1957	2773	2387	1540	3473
山西	19837	16424	6390	5834	6680	1270	940	1144	978	862	1573
内蒙古	13652	11454	4277	3846	4550	942	720	965	836	540	822
辽宁	26698	21781	8626	8029	8983	1853	1190	1129	1362	1539	2016
吉林	19161	15366	6028	5614	6416	1066	904	952	865	1375	1555
黑龙江	27612	22590	8396	7594	8942	1900	1239	2113	878	1812	2332
上海	9999	8407	3120	3105	3548	829	423	487	653	524	415
江苏	57592	49418	18292	17816	22494	3564	2191	2877	2267	2048	3859
浙江	50875	43024	15467	14860	18622	3566	2012	3357	2077	1656	4118
安徽	33745	28972	9798	9207	13548	1942	1544	2140	1359	1160	2254
福建	22870	19529	6682	6360	8810	1641	1085	1311	953	666	1722
江西	28837	25213	8883	8297	11443	2063	1657	1167	967	808	1849
山东	72737	62465	23464	21660	27247	4094	3102	4558	4069	2441	3762
河南	73150	60702	21948	18938	26155	4317	3844	4438	3514	2878	6056
湖北	39015	33915	11641	10610	15696	2592	1759	2227	1451	1470	2179
湖南	55629	47652	16965	15141	22572	3296	2554	2265	2119	2005	3853
广东	67589	57679	19139	17788	25508	4837	2480	5715	1739	2572	5599
广西	34096	28629	8865	8326	13540	2094	1518	2612	897	1161	3409
海南	5435	4445	1528	1445	2063	364	240	250	211	213	566
重庆	23836	19942	6499	6046	9715	1253	898	1577	759	1246	1889
四川	57683	48584	16477	15639	22621	3294	2477	3715	1611	2514	4974
贵州	20897	17765	5461	5010	8105	909	1026	2264	1043	860	1229
云南	27192	23379	7272	6652	10800	1462	1135	2710	1193	692	1928
西藏											
陕西	35961	30769	8376	7621	13413	1984	2143	4853	480	2339	2373
甘肃	16284	14020	5700	5179	5467	885	798	1170	641	475	1148
青海	2567	2238	801	737	907	220	174	136	137	62	130
宁夏	5121	4315	1487	1387	1829	442	255	302	277	176	353
新疆	11087	9036	3129	2957	3795	613	477	1022	794	530	727

7-9-7 2016年公立中医医院人员性别、年龄、学历及职称构成(%)

分类	卫生技术人员							其他技术人员	管理人员
	合计	执业(助理)医师	执业医师	注册护士	药师(士)	技师(士)	其他		
总　计	100.0	100.0	100.0	100.0	100.0	100.0	100.0	100.0	100.0
按性别分									
男	29.5	57.4	57.9	1.6	35.7	41.7	43.3	38.8	43.8
女	70.5	42.6	42.1	98.4	64.4	58.3	56.7	61.2	56.2
按年龄分									
25岁以下	9.1	0.2	0.1	15.7	4.0	6.9	14.5	5.2	2.4
25～34岁	42.5	28.9	28.3	49.2	34.9	40.9	62.3	38.7	25.8
35～44岁	25.9	35.4	34.7	21.1	27.5	28.4	14.3	29.1	27.8
45～54岁	17.6	25.5	26.2	12.7	26.1	18.8	6.7	22.1	33.8
55～59岁	2.7	4.8	5.0	1.0	5.3	3.3	1.2	3.4	7.0
60岁及以上	2.3	5.4	5.7	0.3	2.2	1.6	1.0	1.6	3.2
按工作年限分									
5年以下	26.8	13.0	12.9	31.8	17.4	24.1	54.4	24.2	14.5
5～9年	22.2	18.4	18.3	26.2	18.5	19.5	22.2	20.0	13.4
10～19年	20.8	25.7	25.0	19.6	18.7	22.6	11.8	21.1	17.4
20～29年	19.2	25.9	26.0	15.9	25.8	21.2	7.1	21.5	29.2
30年及以上	11.1	17.2	17.8	6.5	19.7	12.7	4.5	13.3	25.4
按学历分									
研究生	6.3	15.4	16.6	0.1	3.0	1.8	7.7	2.0	4.3
大学本科	31.3	49.0	51.8	15.6	28.1	28.3	41.9	30.0	35.2
大专	39.0	25.5	23.0	51.2	35.6	44.8	32.4	39.7	37.8
中专	21.8	9.1	7.7	32.4	25.9	22.6	15.9	19.3	14.7
高中及以下	1.6	1.0	0.9	0.7	7.4	2.5	2.1	9.0	8.0
按专业技术资格分									
正高	2.0	5.5	6.0	0.2	0.9	0.5	0.2	0.2	2.9
副高	6.5	15.3	16.6	2.1	4.0	3.6	0.7	2.1	8.4
中级	20.9	32.4	34.7	16.8	21.4	20.2	3.6	13.0	18.5
师级/助理	30.3	37.7	37.0	24.9	36.8	33.2	23.3	23.5	17.8
士级	30.0	4.7	1.6	47.4	28.1	31.7	38.4	34.4	16.6
不详	10.3	4.4	4.2	8.6	8.8	10.9	33.9	26.7	35.8
按聘任技术职务分									
正高	1.9	5.3	5.7	0.1	0.8	0.4	0.2	0.4	4.5
副高	6.4	15.2	16.4	2.1	3.8	3.6	0.7	2.0	10.9
中级	21.0	32.7	35.0	16.5	21.7	20.5	4.0	13.0	25.6
师级/助理	31.2	39.8	38.7	26.1	37.1	34.0	21.0	26.9	27.1
士级	29.0	4.7	1.9	47.1	27.7	30.8	31.1	32.2	21.2
待聘	10.5	2.4	2.3	8.1	8.9	10.7	43.0	25.5	10.7

7-9-8 2017年公立中医医院人员性别、年龄、学历及职称构成(%)

分类	卫生技术人员 合计	执业(助理)医师	执业医师	注册护士	药师(士)	技师(士)	其他	其他技术人员	管理人员
总　计	100.0	100.0	100.0	100.0	100.0	100.0	100.0	100.0	100.0
按性别分									
男	29.0	56.9	57.4	1.6	35.3	41.1	43.4	38.3	43.6
女	71.0	43.1	42.6	98.4	64.7	58.9	56.6	61.7	56.4
按年龄分									
25岁以下	8.1	0.1	0.1	13.9	3.5	6.5	13.2	4.3	2.1
25～34岁	42.4	27.1	26.6	50.2	35.2	40.8	61.8	38.3	25.7
35～44岁	26.1	35.8	35.2	21.2	26.5	28.4	15.6	29.6	27.2
45～54岁	17.7	25.9	26.4	12.9	26.0	18.5	6.9	22.1	33.3
55～59岁	3.2	5.3	5.5	1.5	6.2	3.9	1.3	3.9	8.0
60岁及以上	2.5	5.9	6.2	0.4	2.6	1.9	1.2	1.8	3.6
按工作年限分									
5年以下	24.2	12.2	12.1	27.8	15.4	22.9	51.1	21.9	13.8
5～9年	24.6	19.2	19.2	29.9	20.7	21.5	24.4	22.7	15.0
10～19年	20.7	25.1	24.7	19.9	18.0	21.7	12.6	20.5	17.0
20～29年	19.1	26.1	26.1	15.6	25.8	21.1	7.2	21.4	28.4
30年及以上	11.3	17.4	17.9	6.8	20.2	12.9	4.7	13.6	25.9
按学历分									
研究生	6.5	16.4	17.6	0.1	3.2	1.8	7.1	2.2	4.7
大学本科	32.9	50.2	52.8	17.8	30.7	30.9	43.4	32.1	36.9
大专	38.6	24.1	21.7	51.0	34.8	44.2	32.8	39.1	36.8
中专	20.6	8.4	7.1	30.5	24.6	21.1	14.8	18.0	14.0
高中及以下	1.4	0.9	0.8	0.6	6.7	2.1	2.0	8.6	7.6
按专业技术资格分									
正高	2.0	5.7	6.1	0.2	0.9	0.6	0.2	0.2	3.0
副高	6.5	15.2	16.3	2.3	4.3	3.7	0.7	2.1	8.3
中级	20.5	31.9	34.1	16.3	21.4	19.7	3.5	12.4	17.6
师级/助理	29.8	36.8	36.2	24.9	36.2	32.4	22.9	22.8	16.8
士级	30.0	4.6	1.6	47.2	27.6	31.6	38.3	33.3	15.8
不详	11.1	5.9	5.8	9.1	9.6	12.0	34.4	29.2	38.6
按聘任技术职务分									
正高	1.9	5.4	5.8	0.2	0.8	0.5	0.2	0.3	4.6
副高	6.6	15.4	16.6	2.2	4.2	3.8	0.7	2.2	11.3
中级	20.8	32.7	34.9	16.2	21.8	20.3	4.0	12.9	25.3
师级/助理	31.0	39.3	38.3	26.2	36.7	33.2	21.0	26.8	26.7
士级	29.2	4.7	2.0	47.2	27.3	30.9	31.3	31.3	20.8
待聘	10.5	2.6	2.5	8.0	9.2	11.4	42.8	26.5	11.3

八、妇幼保健与计划生育

简要说明

一、本章主要介绍全国及31个省、自治区、直辖市孕产妇保健、儿童保健、妇科病查治、婚前医学检查、计划生育手术及质量等情况。主要包括5岁以下儿童死亡率、孕产妇死亡率，产前检查及产后访视率、新法接生率、住院分娩率、孕产妇和3岁以下儿童保健系统管理率，查出各种妇科病及治疗情况，男女婚前医学检查及查出疾病情况，已婚育龄妇女避孕率等。

二、除新生儿死亡率、婴儿死亡率、5岁以下儿童死亡率、孕产妇死亡率系妇幼卫生监测地区数字外，其他数据来源于妇幼卫生统计年报。

三、妇幼卫生监测网：1990~1995年，原卫生部在30个省、自治区、直辖市建立2个妇幼卫生监测网（孕产妇死亡监测网，247个监测点；5岁以下儿童死亡监测网，81个监测点），动态监测全国孕产妇死亡和5岁以下儿童死亡情况。1996年起实行孕产妇死亡监测、5岁以下儿童死亡监测和出生缺陷监测三网合一，抽取116个监测点建立全国妇幼卫生监测网，2007年起全国妇幼卫生监测点扩大到336个。

四、因缺个别地区数字，部分历史年份计划生育手术数字变动较大。

主要指标解释

活产数　指年内妊娠满28周及以上（如孕周不清楚，可参考出生体重达1000克及以上），娩出后有心跳、呼吸、脐带搏动、随意肌收缩4项生命体征之一的新生儿数。

新生儿死亡率　指年内新生儿死亡数与活产数之比，一般以‰表示。新生儿死亡指出生至28天以内（即0~27天）死亡人数。

5岁以下儿童死亡率　指年内未满5岁儿童死亡人数与活产数之比，一般以‰表示。

孕产妇死亡率　指年内每10万名孕产妇的死亡人数。孕产妇死亡指从妊娠期至产后42天内，由于任何妊娠或妊娠处理有关原因导致的死亡，但不包括意外原因死亡者。按国际通用计算方法，“孕产妇总数”以“活产数”代替计算。

高危产妇比重　指高危产妇人数与活产数之比，一般用%表示。高危产妇是指在妊娠期有某种病理因素可能危害孕妇、胎儿、新生儿或导致难产的产妇人数。

孕产妇建卡率　指年内孕产妇中由保健人员建立的保健卡（册）人数与活产数之比，一般用%表示。

孕产妇系统管理率　指年内孕产妇系统管理人数与活产数之比，一般用%表示。孕产妇系统管理人数指按系统管理程序要求，妊娠至产后28天内接受过早孕检查、至少5次产前检查、新法接生和产后访视的产妇人数。

产前检查率　指年内产前接受过1次及以上产前检查的产妇人数与活产数之比，一般用%表示。

产后访视率　指年内产后接受过1次及以上产后访视的产妇人数与活产数之比，一般用%表示。

住院分娩率　指年内在取得助产技术资质乡的机构分娩的活产数与所有活产数之比，一般用%表示。

新法接生率　指年内住院分娩和非住院分娩新法接生人数之和与活产数之比，一般用%表示。新法接生指产包、接生者的手、产妇的外阴部、脐带四消毒，并由医生、助产士和受过培训并取得“家庭接生人员合格证”的初级卫生人员和接生员接生。

出生体重<2500克婴儿比重 指年内出生体重低于2500克的婴儿数与活产数之比。

围产儿死亡率 指孕满28周或出生体重≥1000克的胎儿（含死胎、死产）至产后7天内新生儿死亡数与活产数（孕产妇）之比。一般以‰表示。

新生儿破伤风发病率 指年内新生儿破伤风发病数与活产数之比。一般1/万表示。新生儿破伤风指：①活产，生后2天内正常吸吮，哭叫；②出生后第3~28天内发病；③发病后不能吸吮，进食困难，强直，抽搐。必须符合上述三项标准者才可诊断为新生儿破伤风。

新生儿破伤风死亡率 指年内新生儿破伤风死亡数与活产数之比。一般1/万表示。

新生儿访视率 指接受1次及以上访视的新生儿人数与活产数之比。一般以%表示。

3岁以下儿童系统管理率 指年内3岁以下儿童系统管理人数与当地3岁儿童数之比，一般以%表示。3岁以下儿童系统管理是指3岁以下儿童按年龄接受生长监测或4∶2∶1（城市）或3∶2∶1（农村）体检检查（身高和体重）的人数。新生儿访视时的体检次数不包括在内。

7岁以下儿童保健管理率 指7岁以下儿童保健覆盖人数与7岁以下儿童数之比，一般以%表示。7岁以下儿童保健覆盖人数指7岁以下儿童中当年实际接受1次及以上体格检查（身高和体重）的人数。

5岁以下儿童中重度营养不良比重 包括低体重患病率和发育迟缓患病率两个指标。本资料指低体重患病率，即对照世界卫生组织各年龄段体重标准，5岁以下儿童体重低于同龄标准人群中位数减2个标准差的人数占5岁以下体检儿童总数的百分比。

节育手术总例数 指年内放（取）宫内节育器、输卵（精）管绝育术、人工流产和放（取）皮下埋植的例数之和。

人工流产例数 包括药物流产、负压吸引术、钳刮术和中期引产例数。

节育手术并发症例数 指节育手术中因各种原因造成的术中和术后生殖器官的损伤、感染等病症的例数。两种及以上并发症，只统计一种主要的疾病，如子宫穿孔后感染，只统计为子宫穿孔。

子宫穿孔例数 计划生育手术中将子宫壁损伤、穿破，含单纯子宫壁损伤及合并内脏如肠管、网膜等损伤的例数。

节育手术感染例数 指术前无生殖器炎症，术后2周内出现与手术有关的生殖器（绝育术后腹壁）感染。

妇女病应查人数 指年内常住人口中20~64岁妇女数。

妇女病检查率 指年内实际进行妇女病普查人数与20~64岁妇女数之比，一般用%表示。

查出妇女病率 指年内查出进行妇科病普查时查出的妇科病患病人数与实查人数之比，一般用%表示。

某种妇女病患病率 指查出某种妇女病病人数与实查人数之比。一般用%表示。

某种妇女病治疗率 指接受某种妇女病治疗人数与查出同种妇科病病人数之比，一般用%表示。

婚前检查率 指年内进行婚前医学检查人数与应查人数之比，一般用%表示。

指定传染病 是指《中华人民共和国传染病防治法》中规定的医学上认为影响结婚和生育的传染病。

严重遗传疾病 是指由于遗传因素先天形成，患者全部或部分散失自主生活能力，后代再现风险高，医学上认为不宜生育的遗传性疾病。

影响婚育疾病医学指导意见“合计” 是指检出疾病的人群中，医学上认为应暂缓结婚、不宜结婚等人数之和。

8-1 监测地区5岁以下儿童和孕产妇死亡率

年份	新生儿死亡率(‰)			婴儿死亡率(‰)			5岁以下儿童死亡率(‰)			孕产妇死亡率(1/10万)		
	合计	城市	农村	合计	城市	农村	合计	城市	农村	合计	城市	农村
2000	22.8	9.5	25.8	32.2	11.8	37.0	39.7	13.8	45.7	53.0	29.3	69.6
2001	21.4	10.6	23.9	30.0	13.6	33.8	35.9	16.3	40.4	50.2	33.1	61.9
2002	20.7	9.7	23.2	29.2	12.2	33.1	34.9	14.6	39.6	43.2	22.3	58.2
2003	18.0	8.9	20.1	25.5	11.3	28.7	29.9	14.8	33.4	51.3	27.6	65.4
2004	15.4	8.4	17.3	21.5	10.1	24.5	25.0	12.0	28.5	48.3	26.1	63.0
2005	13.2	7.5	14.7	19.0	9.1	21.6	22.5	10.7	25.7	47.7	25.0	53.8
2006	12.0	6.8	13.4	17.2	8.0	19.7	20.6	9.6	23.6	41.1	24.8	45.5
2007	10.7	5.5	12.8	15.3	7.7	18.6	18.1	9.0	21.8	36.6	25.2	41.3
2008	10.2	5.0	12.3	14.9	6.5	18.4	18.5	7.9	22.7	34.2	29.2	36.1
2009	9.0	4.5	10.8	13.8	6.2	17.0	17.2	7.6	21.1	31.9	26.6	34.0
2010	8.3	4.1	10.0	13.1	5.8	16.1	16.4	7.3	20.1	30.0	29.7	30.1
2011	7.8	4.0	9.4	12.1	5.8	14.7	15.6	7.1	19.1	26.1	25.2	26.5
2012	6.9	3.9	8.1	10.3	5.2	12.4	13.2	5.9	16.2	24.5	22.2	25.6
2013	6.3	3.7	7.3	9.5	5.2	11.3	12.0	6.0	14.5	23.2	22.4	23.6
2014	5.9	3.5	6.9	8.9	4.8	10.7	11.7	5.9	14.2	21.7	20.5	22.2
2015	5.4	3.3	6.4	8.1	4.7	9.6	10.7	5.8	12.9	20.1	19.8	20.2
2016	4.9	2.9	5.7	7.5	4.2	9.0	10.2	5.2	12.4	19.9	19.5	20.0
2017	4.5	2.6	5.3	6.8	4.1	7.9	9.1	4.8	10.9	19.6	16.6	21.1

8-2 监测地区孕产妇主要疾病死亡率及死因构成

	主要疾病死亡率（1/10万）						占死亡总数%					
	产科出血	妊娠期高血压疾病	心脏病	羊水栓塞	产褥感染	肝病	产科出血	妊娠期高血压疾病	心脏病	羊水栓塞	产褥感染	肝病
合计												
2010	8.3	3.7	3.3	2.8	0.4	0.9	27.8	12.3	10.9	9.2	1.2	3.1
2012	6.6	2.0	2.7	3.2	0.4	0.8	27.0	8.0	10.9	12.9	1.4	3.2
2013	6.6	2.6	1.8	3.1	0.2	0.6	28.2	11.4	7.8	13.3	0.6	2.6
2014	5.7	2.0	2.5	3.2	0.2	1.0	26.3	9.1	11.4	14.9	1.1	4.6
2015	4.2	2.3	3.3	1.9	0.1	1.0	21.1	11.6	16.4	9.5	0.7	4.7
2016	4.7	1.6	2.0	2.2	0.2	0.7	23.5	7.8	10.2	10.9	1.0	3.8
2017	5.7	2.0	1.5	2.7	0.1	0.4	29.0	10.4	7.9	13.9	0.6	2.2
城市												
2010	8.0	1.9	2.8	2.5	0.3	0.9	27.1	6.3	9.4	8.3	1.0	3.1
2012	5.7	1.5	1.5	3.9	0.3	0.8	25.6	7.0	7.0	17.4	1.2	3.5
2013	5.6	2.1	2.1	2.7	0.0	0.9	25.0	9.2	9.2	11.8	0.0	3.9
2014	4.3	1.4	2.3	2.7	0.2	0.8	21.2	7.1	11.1	13.1	1.0	4.0
2015	3.5	0.9	5.2	0.7	0.2	0.7	17.9	4.8	26.2	3.6	1.2	3.6
2016	4.0	0.5	2.4	1.6	0.3	0.3	20.3	2.7	12.2	8.1	1.4	1.4
2017	5.1	1.1	1.3	2.1	0.2	0.0	30.7	6.8	8.0	12.5	1.1	0.0
农村												
2010	8.4	4.3	3.4	2.8	0.4	0.9	28.0	14.2	11.3	9.4	1.3	3.1
2012	7.0	2.1	3.1	2.9	0.4	0.8	27.5	8.4	12.2	11.5	1.5	3.1
2013	6.9	2.8	1.7	3.3	0.2	0.5	29.3	12.1	7.3	13.8	0.9	2.2
2014	6.3	2.2	2.6	3.4	0.3	1.1	28.3	10.0	11.6	15.5	1.2	4.8
2015	4.5	3.0	2.4	2.4	0.1	1.1	22.5	14.7	12.0	12.0	0.5	5.2
2016	4.9	1.9	1.9	2.4	0.2	0.9	24.7	9.6	9.6	11.9	0.9	4.6
2017	6.0	2.5	1.7	3.0	0.1	0.6	28.4	11.8	7.9	14.4	0.4	3.1

8-3 儿童保健情况

年份 地区	出生体重 <2500克婴 儿比重(%)	围产儿 死亡率 (‰)	5岁以下儿童 低体重患病率(%)	新生儿 访视率 (%)	3岁以下 儿童系统 管理率(%)	7岁以下 儿童保健 管理率(%)
2010	2.34	7.02	1.55	89.6	81.5	83.4
2012	2.38	5.89	-	91.8	87.0	88.9
2013	2.44	5.53	1.37	93.2	89.0	90.7
2014	2.61	5.37	1.48	93.6	89.8	91.3
2015	2.64	4.99	1.49	94.3	90.7	92.1
2016	2.73	5.05	1.44	94.6	91.1	92.4
2017	2.88	4.58	1.40	93.9	91.1	92.6
北　京	4.20	3.21	0.19	96.7	95.4	99.1
天　津	4.10	5.83	0.43	98.7	87.4	94.0
河　北	2.78	3.24	2.11	91.9	90.7	92.6
山　西	2.31	6.25	0.93	92.1	88.2	89.4
内蒙古	2.71	5.41	0.67	95.4	93.3	93.6
辽　宁	2.63	5.97	0.75	95.7	94.2	94.7
吉　林	2.89	5.93	0.31	96.2	90.9	91.1
黑龙江	2.27	5.52	1.27	95.7	93.9	94.5
上　海	4.72	2.02	0.17	98.0	97.9	99.6
江　苏	2.82	3.43	0.62	100.0	95.5	97.7
浙　江	3.65	3.74	0.51	98.6	96.5	97.3
安　徽	1.82	3.79	0.63	90.1	86.2	90.5
福　建	3.44	4.33	0.90	94.5	92.9	94.9
江　西	2.19	2.81	2.35	94.5	89.2	88.8
山　东	1.49	4.30	1.05	93.1	92.6	92.4
河　南	2.64	3.68	1.46	89.2	87.2	87.7
湖　北	2.32	4.13	1.30	94.4	91.7	92.3
湖　南	2.89	4.37	1.14	96.3	91.2	94.5
广　东	4.25	4.40	1.78	95.0	91.1	95.3
广　西	5.88	6.36	4.35	89.9	91.1	90.8
海　南	3.53	3.97	2.80	90.1	87.6	92.2
重　庆	2.03	4.17	0.90	93.0	90.7	92.0
四　川	2.23	3.53	1.14	95.4	94.4	94.1
贵　州	2.27	4.96	1.27	91.1	88.7	89.3
云　南	3.83	6.07	1.84	97.1	90.5	92.2
西　藏	3.14	15.94	2.66	84.1	73.4	70.8
陕　西	1.97	3.71	0.89	96.6	94.9	95.4
甘　肃	2.40	7.53	1.21	96.0	92.2	92.0
青　海	2.94	7.32	1.58	94.7	90.2	89.6
宁　夏	2.96	8.13	0.57	98.8	94.5	95.4
新　疆	2.80	12.94	2.14	91.9	89.5	92.3

8-4-1 孕产妇保健情况

年份	活产数	建卡率(%)	系统管理率(%)	产前检查率(%)	产后访视率(%)	住院分娩率(%)		
						合计	市	县
1980	…	…	…	…	…	…	…	…
1985	…	…	…	…	…	43.7	73.6	36.4
1990	14517207	…	…	…	…	50.6	74.2	45.1
1991	15293237	…	…	…	…	50.6	72.8	45.5
1992	11746275	76.6	…	69.7	69.7	52.7	71.7	41.2
1993	10170690	75.7	…	72.2	71.0	56.5	68.3	51.0
1994	11044607	79.1	…	76.3	74.5	65.6	76.4	50.4
1995	11539613	81.4	…	78.7	78.8	58.0	70.7	50.2
1996	11412028	82.4	65.5	83.7	80.1	60.7	76.5	51.7
1997	11286021	84.5	68.3	85.9	82.3	61.7	76.4	53.0
1998	10961516	86.2	72.3	87.1	83.9	66.2	79.0	58.1
1999	10698467	87.9	75.4	89.3	85.9	70.0	83.3	61.5
2000	10987691	88.6	77.2	89.4	86.2	72.9	84.9	65.2
2001	10690630	89.4	78.6	90.3	87.2	76.0	87.0	69.0
2002	10591949	89.2	78.2	90.1	86.7	78.7	89.4	71.6
2003	10188005	87.6	75.5	88.9	85.4	79.4	89.9	72.6
2004	10892614	88.3	76.4	89.7	85.9	82.8	91.4	77.1
2005	11415809	88.5	76.7	89.8	86.0	85.9	93.2	81.0
2006	11770056	88.2	76.5	89.7	85.7	88.4	94.1	84.6
2007	12506498	89.3	77.3	90.9	86.7	91.7	95.8	88.8
2008	13307045	89.3	78.1	91.0	87.0	94.5	97.5	92.3
2009	13825431	90.9	80.9	92.2	88.7	96.3	98.5	94.7
2010	14218657	92.9	84.1	94.1	90.8	97.8	99.2	96.7
2011	14507141	93.8	85.2	93.7	91.0	98.7	99.6	98.1
2012	15442995	94.8	87.6	95.0	92.6	99.2	99.7	98.8
2013	15108153	95.7	89.5	95.6	93.5	99.5	99.9	99.2
2014	15178881	95.8	90.0	96.2	93.9	99.6	99.9	99.4
2015	14544524	96.4	91.5	96.5	94.5	99.7	99.9	99.5
2016	18466561	96.6	91.6	96.6	94.6	99.8	100.0	99.6
2017	17578815	96.6	89.6	96.5	94.0	99.9	100.0	99.8

注：2016～2017年活产数均源自全国住院分娩月报，包括户籍和非户籍活产数；2015年及以前年份活产数源自全国妇幼卫生年报，仅包括户籍活产数。

8-4-2 2017年各地区孕产妇保健情况

地区	活产数	建卡率(%)	系统管理率(%)	产前检查率(%)	产后访视率(%)	住院分娩率(%)		
						合计	市	县
总计	17578815	96.6	89.6	96.5	94.0	99.9	100.0	99.8
北京	242812	100.0	96.5	98.7	96.7	100.0	100.0	100.0
天津	121771	99.5	96.2	99.1	97.5	100.0	100.0	100.0
河北	961194	96.0	89.0	96.1	92.1	100.0	100.0	100.0
山西	379105	96.3	85.9	95.6	91.9	100.0	100.0	99.9
内蒙古	211577	97.7	93.2	97.2	95.3	100.0	100.0	99.9
辽宁	307602	98.7	92.4	98.0	95.5	100.0	100.0	100.0
吉林	168275	98.6	89.3	97.4	95.7	100.0	100.0	100.0
黑龙江	177658	98.4	93.1	97.6	95.7	100.0	99.9	100.0
上海	199072	100.0	96.2	98.3	98.0	100.0	100.0	-
江苏	806974	99.7	99.9	99.9	100.0	100.0	100.0	100.0
浙江	710836	99.8	96.4	98.8	98.1	100.0	100.0	100.0
安徽	773521	92.8	84.6	92.1	90.0	100.0	100.0	100.0
福建	615152	97.2	91.7	97.2	94.3	100.0	100.0	100.0
江西	606831	96.6	91.0	96.3	95.3	100.0	100.0	100.0
山东	1655895	95.4	92.1	94.9	93.3	100.0	100.0	100.0
河南	1420062	91.0	84.9	93.4	89.9	100.0	100.0	100.0
湖北	652625	97.9	92.1	96.9	94.7	100.0	100.0	100.0
湖南	804752	97.7	93.8	97.2	95.9	99.9	99.9	100.0
广东	1952085	97.0	92.0	97.5	95.2	100.0	100.0	99.9
广西	819427	99.4	64.4	98.9	90.2	100.0	100.0	100.0
海南	134657	96.6	87.2	96.4	89.7	99.9	99.9	99.9
重庆	317689	97.8	90.9	97.4	92.9	99.7	100.0	99.3
四川	863843	97.0	94.3	96.9	95.7	99.3	99.9	98.9
贵州	617176	94.1	88.0	93.6	91.3	99.5	99.8	99.3
云南	684617	99.1	87.1	98.5	97.2	99.7	99.9	99.7
西藏	50000	84.2	59.7	89.5	83.4	92.5	99.7	91.2
陕西	470979	97.9	94.3	97.7	96.4	100.0	100.0	100.0
甘肃	357070	97.0	94.1	97.3	96.0	99.8	99.9	99.7
青海	77215	94.4	91.6	95.8	94.8	97.6	97.7	97.5
宁夏	104561	99.8	97.1	99.4	98.5	100.0	100.0	100.0
新疆	313782	95.4	84.8	94.7	92.2	99.0	99.5	98.8

8-4-2　续表1

孕产妇死亡率(1/10万)			孕产妇死因构成(%)				
合计	市	县	产科出血	妊娠高血压疾病	内　科合并症	羊水栓塞	其他
8.0	5.4	12.2	7.1	0.0	28.6	14.3	50.0
6.0	5.4	12.4	33.3	0.0	16.7	0.0	50.0
8.3	7.7	8.8	12.8	6.4	26.9	19.2	34.6
13.5	11.0	15.8	17.0	14.9	34.0	4.3	29.8
13.1	8.1	17.3	25.0	3.6	35.7	7.1	28.6
13.6	12.6	17.3	12.2	14.6	22.0	12.2	39.0
12.9	8.6	26.2	18.2	9.1	22.7	18.2	31.8
21.3	17.7	28.1	12.8	25.6	20.5	5.1	35.9
1.1	1.1	-	0.0	0.0	0.0	0.0	100.0
10.4	10.3	10.8	17.7	10.1	34.2	24.1	13.9
4.5	4.1	5.6	12.5	0.0	20.8	16.7	50.0
15.3	12.9	16.6	31.1	3.8	22.7	23.5	18.9
9.5	10.3	8.7	1.8	3.6	41.8	27.3	25.5
8.2	8.8	7.8	18.5	5.6	31.5	16.7	27.8
9.0	9.4	8.5	20.0	11.9	20.0	28.9	19.3
10.4	12.1	9.5	17.9	15.2	17.2	27.6	22.1
9.6	8.9	10.8	20.6	2.9	14.7	29.4	32.4
12.7	12.5	12.8	17.0	2.8	23.6	25.5	31.1
6.8	6.4	8.4	13.5	8.7	22.1	34.6	21.2
14.0	17.7	11.3	22.1	3.5	27.4	25.7	21.2
23.7	17.2	38.1	15.4	3.9	30.8	23.1	26.9
15.0	11.2	21.1	22.9	4.2	27.1	8.3	37.5
13.4	9.4	16.1	25.0	13.4	17.0	15.2	29.5
23.5	26.6	22.1	24.8	3.7	17.5	24.1	29.9
19.7	12.6	22.7	35.4	4.7	18.9	16.5	24.4
95.0	10.3	110.4	26.7	16.7	15.0	11.7	30.0
9.3	11.5	8.1	13.5	10.8	13.5	40.5	21.6
14.5	11.6	15.8	34.8	2.2	17.4	23.9	21.7
29.4	29.2	29.4	42.1	15.8	15.8	15.8	10.5
23.3	9.5	38.1	21.1	15.8	42.1	10.5	10.5
30.9	22.0	35.9	21.4	18.0	24.7	14.6	21.4

8-5 妇女病查治情况

年份 地区	应查 人数	实查 人数	检查率 (%)	查出妇 女病率 (%)	滴虫性阴道炎 患病率 (%)	宫颈糜烂 患病率 (%)	尖锐湿疣 患病率 (1/10万)	宫颈癌 患病率 (1/10万)	乳腺癌 患病率 (1/10万)	卵巢癌 患病率 (1/10万)
2010	138883231	84946929	61.2	28.8	13.2	12.1	33.8	15.1	10.1	3.4
2012	162109093	104152268	64.2	27.8	13.6	11.3	28.8	13.3	10.7	2.9
2013	156973213	107799764	68.7	27.4	13.6	11.3	20.7	16.4	12.2	3.1
2014	172359476	94989818	55.1	27.6	13.4	10.7	34.1	17.6	14.3	4.3
2015	165227057	101713169	61.6	26.3	12.9	10.0	28.5	15.8	13.2	3.5
2016	161277617	103940228	64.4	25.6	12.6	9.5	35.6	46.1	46.8	3.1
2017	155632099	104194268	66.9	24.2	12.3	7.5	28.1	45.6	51.2	3.2
北　京	2524014	1438223	57.0	35.7	8.8	7.9	10.2	2.4	18.6	0.5
天　津	1142319	980063	85.8	38.8	9.8	16.7	8.7	23.3	24.3	3.1
河　北	13125210	8552545	65.2	20.4	10.7	7.2	6.2	32.5	41.1	2.2
山　西	3161888	1448837	45.8	27.9	14.4	8.4	12.7	65.0	159.4	2.1
内蒙古	2430034	1631993	67.2	23.1	11.3	6.2	17.8	39.8	48.9	1.5
辽　宁	5127189	3347125	65.3	26.1	13.2	7.3	57.4	91.9	118.2	10.2
吉　林	2457457	1399987	57.0	19.6	8.5	7.1	18.2	55.2	81.0	2.6
黑龙江	3476262	2874813	82.7	21.5	12.8	6.4	23.6	55.5	69.0	3.6
上　海	751532	678574	90.3	33.9	1.2	2.9	2.9	14.4	26.1	3.2
江　苏	8010756	7081826	88.4	16.3	8.0	4.5	6.1	21.2	23.8	0.7
浙　江	5102786	4054071	79.4	27.7	9.5	5.8	6.3	21.1	24.8	1.1
安　徽	7015511	3255044	46.4	28.8	16.4	12.2	19.4	79.0	98.7	10.4
福　建	2633258	2110158	80.1	27.3	16.7	6.6	70.0	53.7	90.4	4.9
江　西	4771343	3222886	67.5	35.7	21.2	12.6	55.7	43.2	33.7	3.1
山　东	13773607	10507164	76.3	18.9	9.1	6.4	14.1	29.2	51.3	1.4
河　南	12954034	6949419	53.6	25.9	14.6	7.9	41.9	65.7	67.2	6.0
湖　北	6795638	5268618	77.5	30.9	16.4	12.4	42.9	83.2	53.8	3.7
湖　南	6593758	5496464	83.4	33.5	16.6	10.8	15.6	29.8	23.4	0.5
广　东	9798167	7568161	77.2	21.1	9.6	5.9	51.7	40.8	41.2	2.5
广　西	4848805	2979643	61.5	23.9	10.3	6.2	34.1	50.4	52.4	3.5
海　南	880653	559815	63.6	21.1	9.6	4.8	7.1	13.5	14.9	0.4
重　庆	3450990	2276241	66.0	19.0	11.9	4.8	50.2	93.8	87.2	6.0
四　川	11289038	8258617	73.2	18.2	10.8	5.1	34.4	99.4	127.6	4.7
贵　州	6123521	2998047	49.0	19.3	10.2	5.9	22.2	79.8	52.5	0.5
云　南	4898873	1795766	36.7	31.1	19.5	7.5	42.4	108.0	314.1	8.2
西　藏	560115	277535	49.5	14.5	8.2	3.7	50.4	32.8	16.4	1.8
陕　西	4762437	2917010	61.3	24.8	13.7	8.2	12.2	34.1	39.1	0.9
甘　肃	2876627	1911213	66.4	34.6	18.3	11.4	22.8	36.4	18.8	1.1
青　海	939412	436446	46.5	22.5	12.8	8.5	117.1	37.1	49.3	0.2
宁　夏	843487	688970	81.7	28.7	17.0	9.3	8.3	23.5	49.4	1.3
新　疆	2513378	1228994	48.9	34.7	17.2	14.2	95.3	65.2	72.3	3.7

注：①2000年妇女病查治包括艾滋病和HIV感染者、Ⅱ度以上子宫脱垂；②2008年起，滴虫性阴道炎调整为阴道炎，宫颈糜烂调整为宫颈炎；③2009～2010年妇女病检查率根据各省（区、市）妇女病筛查频率进行了调整；④妇女常见病筛查率超过100%的省（区、市）均视为100%。

8-6 各地区已婚育龄妇女避孕率(%)

地 区	2010	2013	2014	2015	2016	2017
总 计	**89.1**	**87.3**	**86.6**	**86.1**	**83.0**	**80.6**
北 京	84.6	79.0	78.3	76.6	73.0	64.3
天 津	90.7	91.3	90.5	90.2	88.0	87.9
河 北	90.8	90.9	90.8	90.8	89.5	88.6
山 西	90.1	92.8	91.2	91.0	88.4	85.0
内蒙古	91.5	90.1	89.8	90.0	90.0	88.9
辽 宁	88.2	87.1	86.0	85.0	79.4	79.7
吉 林	89.9	89.8	89.5	89.4	87.0	88.6
黑龙江	92.6	91.3	91.2	90.8	90.5	90.2
上 海	82.8	83.1	81.0	78.8	75.6	75.5
江 苏	90.0	88.2	88.4	88.5	87.3	86.6
浙 江	88.6	87.1	86.1	86.2	82.3	80.1
安 徽	90.4	88.6	89.7	90.1	89.2	89.5
福 建	81.6	81.4	80.3	79.3	77.8	73.7
江 西	93.9	90.4	82.2	83.6	83.9	83.4
山 东	89.6	88.7	84.9	81.7	83.7	64.0
河 南	89.6	89.8	89.8	89.7	83.3	87.5
湖 北	86.1	82.6	84.4	84.2	80.4	78.9
湖 南	92.2	88.4	89.8	89.7	85.6	84.6
广 东	89.9	80.4	81.4	81.5	81.9	78.2
广 西	87.1	87.1	86.8	86.5	85.0	78.7
海 南	79.2	80.8	80.7	81.3	81.5	85.9
重 庆	90.8	80.3	82.0	78.7	64.4	55.1
四 川	88.3	88.2	85.7	84.8	79.0	76.8
贵 州	88.2	89.0	89.1	88.7	85.4	83.4
云 南	86.2	86.4	86.0	86.8	78.2	79.8
西 藏	78.0	75.2			61.4	53.1
陕 西	91.3	91.3	91.1	91.2	77.9	88.5
甘 肃	87.9	88.3	82.3	81.2	67.6	74.3
青 海	84.9	86.3	87.7	88.1	87.1	85.7
宁 夏	90.5	91.7	92.3	93.0	92.4	92.0
新 疆	82.7	81.5	73.0	83.5	83.3	79.1

8-7-1 婚前检查保健情况(合计)

年份 地区	应查人数	实查人数	检查率(%)	检出疾病人数	指定传染病		严重遗传病	精神病	生殖系统疾病	内科系统疾病	影响婚育疾病接受医学指导意见人数
						性病					
2010	20373786	6257617	31.0	629925	134015	17736	8099	1050	229697	200628	209098
2012	22318307	10671575	48.4	892722	215939	31704	5682	1398	314244	278673	322938
2013	22484981	11722101	52.9	945631	237949	36239	7511	1791	321027	306159	346086
2014	21659134	12046543	55.3	957574	232845	41479	6512	3637	324908	323620	388880
2015	20391247	11815398	58.7	937389	236365	44747	7803	2099	303178	327777	366274
2016	19454089	11621213	59.7	934512	239508	44269	5576	1951	298325	319375	347458
2017	18038460	10953214	61.4	892876	217103	49050	9119	1883	277643	320962	345349
北　京	295808	18999	6.4	2374	130	9	330	8	1282	490	220
天　津	141410	55863	39.5	2887	846	98	12	10	449	1368	398
河　北	921026	190072	20.6	7128	1772	187	20	16	2339	1799	1231
山　西	494906	27670	7.6	897	226	57	6	7	345	313	219
内蒙古	287102	213221	74.3	11655	2489	570	44	15	4646	3843	1438
辽　宁	466131	148041	31.8	6308	1229	411	9	11	3056	1209	980
吉　林	281826	122110	43.3	4115	1510	512	16	2	909	1725	700
黑龙江	437992	133080	30.4	6419	2462	422	19	20	1918	1913	1074
上　海	221554	38051	17.2	3207	272	42	80	11	1656	1269	291
江　苏	861750	763747	88.6	63144	6599	1341	943	83	28262	27257	13843
浙　江	508013	464652	91.5	76387	5351	1710	71	101	22990	46853	11581
安　徽	1139629	1080633	94.8	115805	19451	3819	379	299	40188	44450	39194
福　建	486409	268972	55.3	32558	2137	689	155	39	12791	12191	36610
江　西	592055	374917	63.3	42290	8992	648	75	43	11274	21955	7363
山　东	1161196	806803	69.5	38475	11688	883	151	84	14795	10828	7056
河　南	1582487	1174296	74.2	57395	24471	2412	190	189	9792	19267	6327
湖　北	709221	482760	68.1	31628	12684	892	98	165	8285	8331	7002
湖　南	848015	761132	89.8	69276	25890	2878	232	208	17767	22014	25201
广　东	1410027	617323	43.8	46089	3590	907	4660	128	15876	9703	12951
广　西	636928	626453	98.4	53492	4296	2163	466	226	25878	17820	34075
海　南	127148	49209	38.7	4742	1690	84	373	5	1438	1544	1302
重　庆	458420	83606	18.5	9629	2771	479	3	10	1563	5193	1302
四　川	1215446	991361	81.6	106116	34572	10056	375	70	23092	34994	38933
贵　州	552220	26984	4.9	1543	245	108	16	4	507	718	87
云　南	735418	632989	86.1	46013	15445	4343	271	43	15947	10500	11118
西　藏	54590	8659	16.8	367	61	5		36	111	198	4
陕　西	529128	213735	40.4	5322	1951	1168	27	20	1118	1669	1881
甘　肃	316302	133646	42.3	6690	2520	134	69	13	2125	1889	3281
青　海	70922	913	3.6	16	5	2	1		10		
宁　夏	72074	65304	90.6	10855	1980	290	22	3	3644	5133	3250
新　疆	423307	378013	89.3	30054	19778	11731	6	14	3590	4526	76437

注：应查人数指结婚登记人数，实查人数指婚前医学检查人数。以下两表同。

8-7-2 婚前检查保健情况(男)

年份 地区	应查人数	实查人数	检查率(%)	检出疾病人数	指定传染病		严重遗传病	精神病	生殖系统疾病	内科系统疾病	影响婚育疾病接受医学指导意见人数
					传染病	性病					
2010	10201759	3122118	30.9	309820	77570	8186	3967	173	94596	106967	115790
2012	11148621	5335039	48.5	438175	123035	15108	2632	221	122827	151373	175828
2013	11243952	5857781	52.9	466971	135581	17031	3640	308	124281	166800	187973
2014	11078787	6023521	55.0	474111	132293	19807	2901	2013	129334	174654	209177
2015	10200514	5910776	58.8	460614	133455	21900	3305	482	122003	171057	193322
2016	9735299	5810845	59.7	460461	133374	21061	2181	363	121591	167009	183275
2017	9027653	5480772	61.4	430953	121863	24621	4333	346	107934	164152	180306
北　京	147904	10366	7.0	1246	71	3	152	3	775	228	131
天　津	69766	27934	40.0	1331	487	58	5	2	102	692	193
河　北	460513	94715	20.6	3498	972	76	6	2	836	981	612
山　西	247453	13622	7.5	445	121	17	3	1	169	151	113
内蒙古	143595	106595	74.2	5222	1343	233	12	3	1715	1775	633
辽　宁	233178	74142	31.8	2548	612	166	5	1	1010	569	477
吉　林	140913	61302	43.5	2137	749	184	4	2	571	880	363
黑龙江	219000	66706	30.5	3261	1305	164	9		1007	899	511
上　海	110777	19294	17.4	1746	147	26	21	3	519	1096	150
江　苏	430821	382107	88.7	31236	3754	589	382	19	11914	15167	7326
浙　江	253934	231319	91.1	37170	3202	741	30	11	5748	27705	6544
安　徽	569814	540053	94.8	53446	10410	1726	108	61	17927	19703	19988
福　建	243207	134788	55.4	14102	1361	326	51	6	3890	6281	20695
江　西	296175	187424	63.3	22302	5152	271	27	4	5376	11839	4418
山　东	580760	402367	69.3	18046	6496	354	58	14	5803	5540	3396
河　南	791901	586273	74.0	27833	13787	1176	64	31	4053	8733	3070
湖　北	354608	241859	68.2	14880	6394	403	45	63	2558	4882	3686
湖　南	423987	380430	89.7	34147	14636	1203	85	55	6232	10954	12209
广　东	705343	310742	44.1	22343	1612	248	2635	13	6432	5189	6943
广　西	318464	313431	98.4	20224	2315	1002	141	12	7375	6853	17757
海　南	63574	24657	38.8	2083	970	35	186		283	815	689
重　庆	229133	42245	18.7	6151	1689	244		2	1045	3414	817
四　川	607773	494710	81.4	58860	19695	5525	104	10	16367	16884	20995
贵　州	280552	13559	4.9	717	132	44	6		139	414	39
云　南	367709	316632	86.1	19561	9011	2141	135	8	3422	5008	5604
西　藏	27497	4385	17.2	125	33			8	11	108	2
陕　西	266940	109892	41.2	2879	1484	1115	10	5	215	860	875
甘　肃	158200	66858	42.3	3314	1452	46	36	2	717	1061	1485
青　海	36409	496	3.7	2	1				1		
宁　夏	36039	32669	90.6	4855	1214	145	10		886	2701	1773
新　疆	211714	189200	89.4	15243	11256	6360	3	5	836	2770	38812

8-7-3 婚前检查保健情况(女)

年份 地区	应查人数	实查人数	检查率(%)	检出疾病人数	指定传染病		严重遗传病	精神病	生殖系统疾病	内科系统疾病	影响婚育疾病接受医学指导意见人数
						性病					
2010	10172027	3135499	31.1	320105	56445	9550	4132	877	135101	93661	93308
2012	11169686	5336536	48.4	454547	92904	16596	3050	1177	191417	127300	147110
2013	11241029	5864320	53.0	478660	102368	19208	3871	1483	196746	139359	158113
2014	10580347	6023022	57.6	483463	100552	21672	3611	1624	195574	148966	179703
2015	10190733	5904622	58.7	476775	102910	22847	4498	1617	181175	156720	172952
2016	9718790	5810368	59.8	474051	106134	23208	3395	1588	176734	152366	164183
2017	9010807	5472442	61.4	461923	95240	24429	4786	1537	169709	156810	165043
北　京	147904	8633	5.8	1128	59	6	178	5	507	262	89
天　津	71644	27929	39.0	1556	359	40	7	8	347	676	205
河　北	460513	95357	20.7	3630	800	111	14	14	1503	818	619
山　西	247453	14048	7.7	452	105	40	3	6	176	162	106
内蒙古	143507	106626	74.3	6433	1146	337	32	12	2931	2068	805
辽　宁	232953	73899	31.7	3760	617	245	4	10	2046	640	503
吉　林	140913	60808	43.2	1978	761	328	12		338	845	337
黑龙江	218992	66374	30.3	3158	1157	258	10	20	911	1014	563
上　海	110777	18757	16.9	1461	125	16	59	8	1137	173	141
江　苏	430929	381640	88.6	31908	2845	752	561	64	16348	12090	6517
浙　江	254079	233333	91.8	39217	2149	969	41	90	17242	19148	5037
安　徽	569815	540580	94.9	62359	9041	2093	271	238	22261	24747	19206
福　建	243202	134184	55.2	18456	776	363	104	33	8901	5910	15915
江　西	295880	187493	63.4	19988	3840	377	48	39	5898	10116	2945
山　东	580436	404436	69.7	20429	5192	529	93	70	8992	5288	3660
河　南	790586	588023	74.4	29562	10684	1236	126	158	5739	10534	3257
湖　北	354613	240901	67.9	16748	6290	489	53	102	5727	3449	3316
湖　南	424028	380702	89.8	35129	11254	1675	147	153	11535	11060	12992
广　东	704684	306581	43.5	23746	1978	659	2025	115	9444	4514	6008
广　西	318464	313022	98.3	33268	1981	1161	325	214	18503	10967	16318
海　南	63574	24552	38.6	2659	720	49	187	5	1155	729	613
重　庆	229287	41361	18.3	3478	1082	235	3	8	518	1779	485
四　川	607673	496651	81.7	47256	14877	4531	271	60	6725	18110	17938
贵　州	271668	13425	5.0	826	113	64	10	4	368	304	48
云　南	367709	316357	86.0	26452	6434	2202	136	35	12525	5492	5514
西　藏	27093	4274	17.0	242	28	5		28	100	90	2
陕　西	262188	103843	39.6	2443	467	53	17	15	903	809	1006
甘　肃	158102	66788	42.2	3376	1068	88	33	11	1408	828	1796
青　海	34513	417	3.5	14	4	2	1		9		
宁　夏	36035	32635	90.6	6000	766	145	12	3	2758	2432	1477
新　疆	211593	188813	89.2	14811	8522	5371	3	9	2754	1756	37625

8-8-1 计划生育手术情况

年份	节育手术总例数	放置节育器		取出节育器		输精管结扎		输卵管结扎		人工流产	
		例数	%	例数	%	人数	%	人数	%	人数	%
1975	29462861	16743693	56.8	1702213	5.8	2652653	9.0	3280042	11.1	5084260	17.3
1980	28628437	11491871	40.1	2403408	8.4	1363508	4.8	3842006	13.4	9527644	33.3
1981	22760305	10344537	45.4	1513376	6.6	649476	2.9	1555971	6.8	8696945	38.2
1982	33702389	14069161	41.7	2056671	6.1	1230967	3.7	3925927	11.6	12419663	36.9
1983	58205572	17755736	30.5	5323354	9.1	4259261	7.3	16398378	28.2	14371843	24.7
1984	31734864	11751146	37.0	4383129	13.8	1293286	4.1	5417163	17.1	8890140	28.0
1985	25646972	9576980	37.3	2278892	8.9	575564	2.2	2283971	8.9	10931565	42.6
1986	28475506	10637909	37.4	2313157	8.1	1030827	3.6	2914900	10.2	11578713	40.7
1987	34597082	13448332	38.9	2411389	7.0	1752598	5.1	4407755	12.7	10489412	30.3
1988	31820664	12227219	38.4	2264969	7.1	1062161	3.3	3590469	11.3	12675839	39.8
1989	29031912	10854752	37.4	2066723	7.1	1509294	5.2	4221717	14.5	10379426	35.8
1990	34982328	12352110	35.3	2355128	6.7	1466442	4.2	5314722	15.2	13493926	38.6
1991	38135578	12289953	32.2	2623304	6.9	2382670	6.2	6753338	17.7	14086313	36.9
1992	28017605	10091391	36.0	2151223	7.7	858675	3.1	4500029	16.1	10416287	37.2
1993	25114685	9366096	37.3	2030421	8.1	641705	2.6	3580344	14.3	9496119	37.8
1994	27967575	10353790	37.0	2322221	8.3	671890	2.4	3726861	13.3	9467064	33.9
1995	22236012	8368242	37.6	1841903	8.3	464387	2.1	2315472	10.4	7476482	33.6
1996	22953599	8807090	38.4	2029474	8.8	546425	2.4	2736415	11.9	8834195	38.5
1997	20418688	7947709	38.9	1868727	9.2	436656	2.1	2340303	11.5	6589869	32.3
1998	19458072	7663447	39.4	2088129	10.7	329080	1.7	1993126	10.2	7384290	37.9
1999	18209721	7159823	39.3	2138951	11.7	318858	1.8	1827732	10.0	6764357	37.1
2000	17720620	6833181	38.6	2235434	12.6	312538	1.8	1680917	9.5	6658550	37.6
2001	17070650	6627130	38.8	2354747	13.8	254229	1.5	1549700	9.1	6284844	36.8
2002	17671279	6539550	37.0	2395709	13.6	209006	1.2	1372535	7.8	6812317	38.6
2003	18644537	6808186	36.5	2607231	14.0	272608	1.5	1478979	7.9	7215440	38.8
2004	18524918	6661851	36.0	2807888	15.2	192751	1.0	1466742	7.9	7140588	38.5
2005	19388510	6803959	35.1	2788035	14.4	199372	1.0	1418789	7.3	7105995	36.7
2006	19010352	6955904	36.6	2786171	14.7	259433	1.4	1422983	7.5	7308615	38.4
2007	19682051	7242095	36.8	2784691	14.2	206103	1.1	1576399	8.0	7632539	38.8
2008	22965823	7680893	33.4	2928735	12.8	214514	0.9	1606313	7.0	9173101	40.0
2009	22768853	7818040	34.3	3084561	13.6	219284	1.0	1775706	7.8	6111375	26.8
2010	22157408	7543621	34.0	2817209	12.7	218306	1.0	1699379	7.7	6361539	28.7
2011	21948224	7296642	33.2	2818858	12.8	196064	0.9	1595105	7.3	6631310	30.2
2012	21763821	7200416	33.1	2835480	13.0	173231	0.8	1561809	7.2	6690027	30.7
2013	20348829	6811831	33.5	2792446	13.7	157153	0.8	1373089	6.7	6237177	30.7
2014	24182908	8482706	35.1	3531477	14.6	180959	0.7	1467743	6.1	9621995	39.8
2015	23786065	8227879	34.6	3528728	14.8	149432	0.6	1230805	5.2	9851961	41.4
2016	20993376	5319423	25.3	4728595	22.5	35554	0.2	491109	2.3	9644724	45.9
2017	19043390	4639490	24.4	3935241	20.7	21525	0.1	405648	2.1	9626731	50.6

8-8-2　2017年各地区计划生育手术情况

地区	节育手术总例数	放置节育器例数	子宫穿孔	感染	取出节育器例数	子宫穿孔	感染	输精管结扎人数	阴囊脓肿	感染
总　计	19043390	4639490	232	716	3935241	207	228	21525	2	3
北　京	216121	16093			41145	3				
天　津	147516	13196			30846					
河　北	928161	427952	6	25	132554	4		807		
山　西	345291	86558		23	79071	1		97		
内蒙古	307004	78552			67381	3		194		
辽　宁	530416	113620	1	2	156163	2	1	8		
吉　林	248149	54784			63108					
黑龙江	310150	77840	1		90330	2		29		
上　海	331217	32877	1		93059	2		44		
江　苏	1310505	201714	5		351683	50		8		
浙　江	1247685	146697		1	284052	1	2	45		
安　徽	779495	314373	1	64	213467	1	55	424	1	1
福　建	524203	80352			89751			739		
江　西	581318	195277	2	17	90784		8	120		
山　东	1396753	379052	15	1	359605	2	2	11692		
河　南	985139	347522	4	31	156633		1	2942		
湖　北	714730	147551	2	45	179449	4	17	103		2
湖　南	827243	273944	2	14	142945	1	49	3		
广　东	1844628	172531	8	23	264111	11	19	1711		
广　西	710269	129968	1	10	97714	3	1	318		
海　南	164646	54672	1		16738			2		
重　庆	473538	74211	1		108332	6	4	4		
四　川	1278583	244781	7	15	279773	59	16	298	1	
贵　州	555864	272359	128	6	100280	10		1234		
云　南	842691	187140	3	12	196504	11	10	506		
西　藏	68772	14792	34	30	3580	10	5	1		
陕　西	440041	101495	1	6	88800			60		
甘　肃	241429	62482			44238			7		
青　海	98929	36219		5	17910	1	13	4		
宁　夏	129934	32238			27449		15			
新　疆	462970	268648	8	386	67786	20	10	125		

8-8-2 续表

								节育手术构成(%)				
输卵管结扎人数	肠管损伤	膀胱损伤	感染	人工流产例数	子宫穿孔	人流不全	感染	放置节育器	取出节育器	输精管结扎	输卵管结扎	人工流产
405648	**3**	**26**	**53**	**9626731**	**524**	**13265**	**603**	**24.36**	**20.66**	**0.11**	**2.13**	**50.55**
1093				157603	1	2		7.45	19.04		0.51	72.92
243				103133		16		8.95	20.91		0.16	69.91
6717				304029	17	346	9	46.11	14.28	0.09	0.72	32.76
8790				170681		18	9	25.07	22.90	0.03	2.55	49.43
3879				156708	4	390		25.59	21.95	0.06	1.26	51.04
681				245764	3	425	17	21.42	29.44	0.00	0.13	46.33
1127				128676	1	1		22.08	25.43		0.45	51.85
1580				132587	1	202	2	25.10	29.12	0.01	0.51	42.75
2106				196759	1	27	1	9.93	28.10	0.01	0.64	59.40
6046				749259	4	105	5	15.39	26.84	0.00	0.46	57.17
27757		9	18	787575	9	772	20	11.76	22.77	0.00	2.22	63.12
10722			3	211667	12	232	38	40.33	27.39	0.05	1.38	27.15
26057				325234	15	724	89	15.33	17.12	0.14	4.97	62.04
14338			1	279137	10	418	20	33.59	15.62	0.02	2.47	48.02
27276			5									
				605641	21	549	32	27.1	25.7	0.8	2.0	43.4
23312		2		379166	23	537	33	35.28	15.90	0.30	2.37	38.49
19939			6	356231	1	83	41	20.64	25.11	0.01	2.79	49.84
39368		13		351325	3	459	15	33.12	17.28	0.00	4.76	42.47
89908		1	3	1313272	67	1835	106	9.35	14.32	0.09	4.87	71.19
10981				469820	6	353	5	18.30	13.76	0.04	1.55	66.15
2171				87553	3	394	1	33.21	10.17	0.00	1.32	53.18
1072				287922	4	371	7	15.67	22.88	0.00	0.23	60.80
7909	1	1	1	733028	46	2721	91	19.14	21.88	0.02	0.62	57.33
11629				119686	32	298	28	49.00	18.04	0.22	2.09	21.53
11910				441903	28	889	22	22.21	23.32	0.06	1.41	52.44
3949				4712		10		21.51	5.21	0.00	5.74	6.85
6666	2		16	227593	2	302	6	23.06	20.18	0.01	1.51	51.72
14684				118798	1	315		25.88	18.32	0.00	6.08	49.21
1439				30554	1	11	1	36.61	18.10	0.00	1.45	30.88
2057				67488	9	215		24.81	21.13		1.58	51.94
20242				83227	199	245	5	58.03	14.64	0.03	4.37	17.98

九、人民健康水平

简要说明

一、本章主要介绍全国人民健康水平和营养状况。包括人口出生率、死亡率、预期寿命、患病率、居民长期失能和残障情况、城乡青少年和儿童身体发育情况、居民营养状况等。

二、出生率、死亡率和预期寿命数据摘自《中国统计年鉴》；居民患病率、长期失能和残障情况数据来源于2003、2008、2013年国家卫生服务调查（调查情况介绍见第五部分医疗服务）；城乡性别、年龄别、平均身高和体重数据来源于2002、2012年居民营养与健康状况监测；居民营养状况数据来源于1982、1992年全国营养调查和2002、2012年居民营养与健康状况监测。

主要指标解释

出生率 又称粗出生率。指年内一定地区出生人数与同期平均人数之比，一般用‰表示。出生人数指活产数，年平均人数指年初和年底人口数的平均数，也可用年中人口数代替。

死亡率 又称粗死亡率。指年内一定地区的死亡人数与同期平均人数之比，一般用‰表示。

人口自然增长率 指年内一定地区的人口自然增加数（出生人数减死亡人数）与同期平均人数之比（或者人口自然增长率=出生率-死亡率），一般用‰表示。

婴儿死亡率 指年内一定地区未满1岁婴儿死亡人数与同年出生的活产数之比，一般用‰表示。

预期寿命 某年某地区新出生的婴儿预期存活的平均年数，又称出生期望寿命、人均预期寿命，一般用“岁”表示。

两周患病率 即调查前两周内患病人数（或例数）/调查人数×1000。

慢性病患病率 两种定义：按人数计算的慢性病患病率，是指调查前半年内慢性病患病人数与调查人数之比；按例数计算的慢性病患病率，是指调查前半年内慢性病患病例数（含一人多次得病）与调查人数之比。“慢性病患病”是指：①调查前半年内经过医生诊断明确有慢性病（包括慢性感染性疾病如结核等和慢性非感染性疾病如冠心病和高血压等）；②半年以前经医生诊断有慢性病，在调查前半年内时有发作，并采取了治疗措施如服药、理疗等。二者有其一者，即认为患慢性病。

每千人患病天数 即调查前两周内病人患病天数之和/调查人数×1000。

每千人休工天数 即调查前两周内病人因病休工天数之和/调查人数×1000。

每千人休学天数 即调查前两周内学生因病休学天数之和/调查人数×1000。

每千人卧床天数 即调查前两周内病人因病卧床天数之和/调查人数×1000。

9-1-1　人口出生率、死亡率与自然增长率

	出生率 (‰)	死亡率 (‰)	自然增长率 (‰)
1955	32.60	12.28	20.32
1960	20.86	25.43	-4.57
1965	37.88	9.50	28.38
1970	33.43	7.60	25.83
1975	23.01	7.32	15.69
1980	18.21	6.34	11.87
1985	21.04	6.78	14.26
1986	22.43	6.86	15.57
1987	23.33	6.72	16.61
1988	22.37	6.64	15.73
1989	21.58	6.54	15.04
1990	21.06	6.67	14.39
1991	19.68	6.70	12.98
1992	18.24	6.64	11.60
1993	18.09	6.64	11.45
1994	17.70	6.49	11.21
1995	17.12	6.57	10.55
1996	16.98	6.56	10.42
1997	16.57	6.51	10.06
1998	15.64	6.50	9.14
1999	14.64	6.46	7.58
2000	14.03	6.45	7.58
2001	13.38	6.43	6.95
2002	12.86	6.41	6.45
2003	12.41	6.40	6.01
2004	12.29	6.42	5.87
2005	12.40	6.51	5.89
2006	12.09	6.81	5.28
2007	12.10	6.93	5.17
2008	12.14	7.06	5.08
2009	11.95	7.08	4.87
2010	11.90	7.11	4.79
2011	11.93	7.14	4.79
2012	12.10	7.15	4.95
2013	12.08	7.16	4.92
2014	12.37	7.16	5.21
2015	12.07	7.11	4.96
2016	12.95	7.09	5.86
2017	12.43	7.11	5.32

资料来源：有关年份《中国统计年鉴》。

9-1-2　各地区人口出生率和死亡率

地区	出生率(‰)						死亡率(‰)					
	1990	2000	2005	2010	2015	2016	1990	2000	2005	2010	2015	2016
总　计	21.06	14.03	12.40	11.90	12.07	12.95	6.67	6.45	6.51	7.11	7.11	7.09
北　京	13.01	8.39	6.29	7.48	7.96	9.32	5.81	6.99	5.20	4.41	4.95	5.20
天　津	15.61	7.50	7.44	8.18	5.84	7.37	5.78	6.67	6.01	5.58	5.61	5.54
河　北	20.46	13.86	12.84	13.22	11.35	12.42	6.82	6.65	6.75	6.41	5.79	6.36
山　西	22.54	21.36	12.02	10.68	9.98	10.29	6.56	7.32	6.00	5.38	5.56	5.52
内蒙古	21.19	12.65	10.08	9.30	7.72	9.03	7.21	6.84	5.46	5.54	5.32	5.69
辽　宁	16.30	10.67	7.01	6.68	6.17	6.60	6.59	6.74	6.04	6.26	6.59	6.78
吉　林	19.49	10.31	7.89	7.91	5.87	5.55	6.56	5.85	5.32	5.88	5.53	5.60
黑龙江	18.11	10.54	7.87	7.35	6.00	6.12	6.35	5.48	5.20	5.03	6.60	6.61
上　海	10.31	6.02	7.04	7.05	7.52	9.00	6.64	7.17	6.08	5.07	5.07	5.00
江　苏	20.54	11.83	9.24	9.73	9.05	9.76	6.53	6.68	7.03	6.88	7.03	7.03
浙　江	15.33	13.90	11.10	10.27	10.52	11.22	6.31	6.61	6.08	5.54	5.50	5.52
安　徽	24.47	13.06	12.43	12.70	12.92	13.02	6.25	5.53	6.23	5.95	5.94	5.96
福　建	24.44	16.96	11.60	11.27	13.90	14.50	6.71	6.08	5.62	5.16	6.10	6.20
江　西	24.59	16.85	13.79	13.72	13.20	13.45	7.54	5.29	5.96	6.06	6.24	6.16
山　东	18.21	11.38	12.14	11.65	12.55	17.89	6.96	6.70	6.31	6.26	6.67	7.05
河　南	24.92	11.60	11.55	11.52	12.70	13.26	6.52	5.58	6.30	6.57	7.05	7.11
湖　北	21.60	8.55	8.74	10.36	10.74	12.04	7.30	5.75	5.69	6.02	5.83	6.97
湖　南	23.93	10.40	11.90	13.10	13.58	13.57	7.23	5.94	6.75	6.70	6.86	7.01
广　东	22.26	18.20	11.70	11.18	11.12	11.85	5.76	5.43	4.68	4.21	4.32	4.41
广　西	20.20	16.47	14.26	14.13	14.05	13.82	6.60	5.06	6.09	5.48	6.15	5.95
海　南	24.86	26.12	14.65	14.71	14.57	14.57	6.26	4.74	5.72	5.73	6.00	6.00
重　庆	}19.11	11.43	9.40	9.17	11.05	11.77	}7.66	7.98	6.40	6.40	7.19	7.24
四　川		10.16	9.70	8.93	10.30	10.48		6.73	6.80	6.62	6.94	6.99
贵　州	23.09	20.30	14.59	13.96	13.00	13.43	7.90	6.29	7.21	6.55	7.20	6.93
云　南	23.60	17.06	14.72	13.10	12.88	13.16	7.92	6.60	6.75	6.56	6.48	6.55
西　藏	23.98	17.70	17.94	15.80	15.75	15.79	7.55	6.60	7.15	5.55	5.10	5.11
陕　西	23.48	11.00	10.02	9.73	10.10	10.64	6.52	5.92	6.01	6.01	6.28	6.23
甘　肃	20.68	13.23	12.59	12.05	12.36	12.18	6.20	5.92	6.57	6.02	6.15	6.18
青　海	24.34	19.85	15.70	14.94	14.72	14.70	7.47	7.35	6.21	6.31	6.17	6.18
宁　夏	24.34	15.42	15.93	14.14	12.62	13.69	5.52	4.92	4.95	5.10	4.58	4.72
新　疆	26.44	14.50	16.42	15.99	15.59	15.34	7.82	5.17	5.04	5.43	4.51	4.26

注：①本表数字摘自《中国统计年鉴》；②1981年广东省出生率和死亡率包括海南数据。

9-2-1 婴儿死亡率与预期寿命

年份	婴儿死亡率(‰)	预期寿命(岁)		
		合计	男	女
解放前	200左右	35.0	…	…
1973～1975	47.0	…	63.6	66.3
1981	34.7	67.9	66.4	69.3
1990	…	68.6	66.9	70.5
2000	32.2	71.4	69.6	73.3
2005	19.0	73.0	71.0	74.0
2010	13.1	74.8	72.4	77.4
2015	8.1	76.3	73.6	79.4
2016	7.5	76.5	-	-
2017	6.8	76.7	-	-

资料来源：①1973～1975年系全国3年肿瘤死亡回顾调查数字；②1981、1990、2000、2010年预期寿命系人口普查数，2005年、2015年系1%人口抽样调查数；③2000年及以后年份婴儿死亡率系妇幼卫生监测地区数字。④2016年、2017年人均预期寿命系根据生命登记及人口普查数据估算。

9-2-2 各地区预期寿命

地区	1990年预期寿命(岁)合计	男	女	2000年预期寿命(岁)合计	男	女	2010年预期寿命(岁)合计	男	女
总　计	**68.55**	**66.84**	**70.47**	**71.40**	**69.63**	**73.33**	**74.83**	**72.38**	**77.37**
北　京	72.86	71.07	74.93	76.10	74.33	78.01	80.18	78.28	82.21
天　津	72.32	71.03	73.73	74.91	73.31	76.63	78.89	77.42	80.48
河　北	70.35	68.47	72.53	72.54	70.68	74.57	74.97	72.70	77.47
山　西	68.97	67.33	70.93	71.65	69.96	73.57	74.92	72.87	77.28
内蒙古	65.68	64.47	67.22	69.87	68.29	71.79	74.44	72.04	77.27
辽　宁	70.22	68.72	71.94	73.34	71.51	75.36	76.38	74.12	78.86
吉　林	67.95	66.65	69.49	73.10	71.38	75.04	76.18	74.12	78.44
黑龙江	66.97	65.50	68.73	72.37	70.39	74.66	75.98	73.52	78.81
上　海	74.90	72.77	77.02	78.14	76.22	80.04	80.26	78.20	82.44
江　苏	71.37	69.26	73.57	73.91	71.69	76.23	76.63	74.60	78.81
浙　江	71.38	69.66	74.24	74.70	72.5	77.21	77.73	75.58	80.21
安　徽	69.48	67.75	71.36	71.85	70.18	73.59	75.08	72.65	77.84
福　建	68.57	66.49	70.93	72.55	70.3	75.07	75.76	73.27	78.64
江　西	66.11	64.87	67.49	68.95	68.37	69.32	74.33	71.94	77.06
山　东	70.57	68.64	72.67	73.92	71.7	76.26	76.46	74.05	79.06
河　南	70.15	67.96	72.55	71.54	69.67	73.41	74.57	71.84	77.59
湖　北	67.25	65.51	69.23	71.08	69.31	73.02	74.87	72.68	77.35
湖　南	66.93	65.41	68.70	70.66	69.05	72.47	74.70	72.28	77.48
广　东	72.52	69.71	75.43	73.27	70.79	75.93	76.49	74.00	79.37
广　西	68.72	67.17	70.34	71.29	69.07	73.75	75.11	71.77	79.05
海　南	70.01	66.93	73.28	72.92	70.66	75.26	76.30	73.20	80.01
重　庆	}66.33	}65.06	}67.70	71.73	69.84	73.89	75.70	73.16	78.60
四　川				71.20	69.25	73.39	74.75	72.25	77.59
贵　州	64.29	63.04	65.63	65.96	64.54	67.57	71.10	68.43	74.11
云　南	63.49	62.08	64.98	65.49	64.24	66.89	69.54	67.06	72.43
西　藏	59.64	57.64	61.57	64.37	62.52	66.15	68.17	66.33	70.07
陕　西	67.40	66.23	68.79	70.07	68.92	71.3	74.68	72.84	76.74
甘　肃	67.24	66.35	68.25	67.47	66.77	68.26	72.23	70.60	74.06
青　海	60.57	59.29	61.96	66.03	64.55	67.7	69.96	68.11	72.07
宁　夏	66.94	65.95	68.05	70.17	68.71	71.84	73.38	71.31	75.71
新　疆	63.59	61.95	63.26	67.41	65.98	69.14	72.35	70.30	74.86

资料来源：1990、2000、2010年人口普查数字。

9-3-1 调查地区居民两周患病率

指标名称	合计			城市			农村		
	2003	2008	2013	2003	2008	2013	2003	2008	2013
调查人数	193689	177501	273688	49698	46510	133393	143991	130991	140295
患病人次数	27696	33473	66067	7614	10326	37660	20082	23147	28407
两周患病率(‰)	14.3	18.9	24.1	15.3	22.2	28.2	13.9	17.7	20.2
分性别两周患病率(‰)									
男性	13.0	17.0	22.4	13.5	20.3	26.8	12.9	15.9	18.3
女性	15.6	20.7	25.9	17.0	24.0	29.6	15.1	19.4	22.2
年龄别两周患病率(‰)									
0～4岁	13.3	17.4	10.6	10.4	14.7	11.5	14.0	18.0	9.9
5～14岁	7.2	7.7	5.3	6.1	6.4	5.7	7.5	8.0	5.0
15～24岁	5.0	5.0	3.7	4.0	5.1	4.2	5.2	5.0	3.3
25～34岁	8.2	7.5	5.7	6.0	6.3	5.9	9.0	8.0	5.3
35～44岁	12.6	13.6	12.4	10.0	10.2	12.9	13.6	14.8	12.0
45～54岁	19.2	22.7	24.3	16.3	21.4	26.3	20.3	23.3	22.5
55～64岁	25.2	32.3	42.0	25.8	35.5	47.0	24.9	31.0	37.0
65岁及以上	33.8	46.6	62.2	39.7	58.1	73.6	30.2	39.8	48.8
文化程度别两周患病率(‰)									
文盲半文盲	24.9	33.8	42.1	32.7	42.7	52.4	23.8	32.5	37.4
小学	17.9	24.6	34.7	25.1	36.9	46.0	16.7	22.4	28.2
初中	11.7	15.5	23.1	15.1	24.0	31.0	10.6	12.9	16.6
高中、技校	10.6	14.3	22.2	11.1	17.6	25.0	10.0	10.9	16.7
中专	14.1	17.9	24.8	16.2	22.1	28.5	9.8	9.9	14.2
大专	11.5	16.1	17.6	12.3	18.1	19.0	7.6	8.1	11.2
大学及以上	11.7	14.3	15.1	12.1	15.5	16.3	7.6	5.9	7.4
医疗保障形式别两周患病率(‰)									
城镇职工基本医保	17.8	28.4	38.3	18.2	28.6	38.9	15.5	26.6	33.0
城镇居民基本医保		14.6	23.6		14.2	22.9		16.7	26.2
新型农村合作医疗	13.8	17.8	19.7	15.1	21.2	22.0	13.5	17.7	18.8
其他社会医疗保险	10.2	13.9	22.8	9.6	14.1	25.2	10.6	13.2	19.7
无医疗保险	14.2	14.8	13.1	12.5	14.4	13.3	14.5	15.3	12.4
就业状况别两周患病率(‰)									
在岗	14.5	16.8	18.7	9.8	11.5	17.3	15.4	17.9	19.8
离退休	33.4	46.3	63.2	33.6	47.2	64.4	32.2	39.9	53.9
学生	4.6	4.7	3.4	4.1	4.7	3.9	4.8	4.8	2.9
无业、失业、半失业	19.5	28.9	39.5	15.5	22.2	38.7	29.1	33.6	40.2

资料来源：国家卫生服务调查。

9-3-2　2013年调查地区居民两周患病率

指标名称	合计	城市				农村			
		小计	东	中	西	小计	东	中	西
调查人数	273688	133393	44499	44774	44120	140295	45875	44883	49537
患病人次数	66067	37660	14278	11810	11572	28407	11767	8754	7886
两周患病率(%)	24.1	28.2	32.1	26.4	26.2	20.2	25.7	19.5	15.9
分性别两周患病率(%)									
男性	22.4	26.8	30.6	25.3	24.5	18.3	23.6	17.7	14.0
女性	25.9	29.6	33.5	27.4	27.9	22.2	27.7	21.3	17.9
年龄别两周患病率(%)									
0～4岁	10.6	11.5	9.9	9.1	14.9	9.9	12.7	10.3	7.2
5～14岁	5.3	5.7	5.9	3.8	7.4	5.0	7.0	4.8	3.6
15～24岁	3.7	4.2	5.1	2.7	4.7	3.3	3.9	3.0	3.2
25～34岁	5.7	5.9	6.3	5.0	6.5	5.3	5.7	6.0	4.5
35～44岁	12.4	12.9	12.5	12.0	13.9	12.0	13.4	11.8	10.9
45～54岁	24.3	26.3	27.6	25.8	25.6	22.5	26.2	21.8	19.3
55～64岁	42.0	47.0	50.0	46.8	43.3	37.0	44.6	34.3	31.5
65岁及以上	62.2	73.6	80.7	69.4	69.6	48.8	58.9	45.5	40.4
文化程度别两周患病率(%)									
文盲半文盲	42.1	52.4	63.6	55.1	44.0	37.4	52.0	33.4	30.4
小学	34.7	46.0	56.6	44.7	38.9	28.2	38.5	26.9	21.0
初中	23.1	31.0	35.9	28.8	27.9	16.6	19.9	16.6	12.7
高中、技校	22.2	25.0	28.5	23.8	22.2	16.7	20.6	17.6	11.0
中专	24.8	28.5	28.6	26.8	30.6	14.2	14.1	17.0	10.8
大专	17.6	19.0	21.0	18.1	17.6	11.2	10.4	13.2	10.2
大学及以上	15.1	16.3	17.6	14.7	16.2	7.4	3.8	13.7	5.2
医疗保障形式别两周患病率(%)									
城镇职工基本医保	38.3	38.9	39.7	38.7	37.9	33.0	30.1	41.6	29.0
城镇居民基本医保	23.6	22.9	27.5	22.3	16.3	26.2	26.5	29.5	19.7
新型农村合作医疗	19.7	22.0	26.5	19.5	22.3	18.8	25.7	18.5	14.6
城乡居民合作医疗	22.7	22.7	12.2	13.0	30.4	22.7	24.2	16.1	23.5
其他社会医疗保险	22.8	25.2	27.5	20.9	25.6	19.7	21.7	22.1	14.1
无社保	13.1	13.3	13.8	12.4	14.1	12.4	16.0	11.6	9.2
就业状况别两周患病率(%)									
在岗	18.7	17.3	16.8	15.5	19.3	19.8	24.4	18.5	16.6
离退休	63.2	64.4	66.1	60.6	67.0	53.9	58.8	56.9	38.7
学生	3.4	3.9	4.5	2.5	4.6	2.9	4.3	2.8	1.9
失业	28.7	27.4	31.1	25.7	24.2	31.8	32.9	23.2	38.4
无业	40.7	40.7	50.7	36.6	36.5	40.8	47.5	37.6	35.5

资料来源：2013年国家卫生服务调查。

9-4-1 调查地区居民疾病别两周患病率(‰)

指标名称	合计			城市			农村		
	2003	2008	2013	2003	2008	2013	2003	2008	2013
传染病计	2.5	2.1	1.0	1.8	1.7	0.9	2.7	2.2	1.0
寄生虫病计	0.1	0.1	0.1	0.0	0.0	0.0	0.1	0.1	0.1
恶性肿瘤计	0.9	1.4	1.7	1.3	2.2	2.2	0.8	1.1	1.3
良性肿瘤计	0.4	0.8	0.5	0.4	1.0	0.5	0.4	0.7	0.5
内分泌、营养和代谢疾病计	3.1	7.4	28.4	7.7	17.8	41.5	1.6	3.7	15.9
其中：糖尿病	2.2	6.0	26.5	6.3	15.5	38.8	0.8	2.6	14.8
血液、造血器官疾病	1.3	1.4	0.8	0.9	1.0	0.7	1.4	1.6	0.9
精神病小计	0.8	1.3	1.5	0.9	1.7	1.7	0.8	1.2	1.4
神经系病计	3.5	3.4	2.7	3.4	3.1	3.0	3.5	3.5	2.5
眼及附器疾病	1.6	1.6	1.3	2.0	2.0	1.5	1.5	1.4	1.1
耳和乳突疾病	0.5	0.5	0.4	0.4	0.6	0.4	0.5	0.5	0.3
循环系统疾病	24.4	50.3	116.8	45.2	91.7	144.2	17.2	35.6	90.7
其中：心脏病	7.2	10.7	10.2	14.6	20.4	12.8	4.6	7.2	7.7
高血压	11.9	31.4	98.9	21.9	60.8	123.2	8.4	20.9	75.8
脑血管病	3.7	5.8	6.1	6.4	7.7	6.3	2.7	5.2	5.9
呼吸系统疾病	52.6	47.8	41.3	42.4	40.5	42.4	56.1	50.4	40.2
其中：急上呼感染	44.1	38.0	34.4	34.1	30.8	35.3	47.5	40.6	33.6
肺炎	0.9	1.1	0.6	0.4	0.8	0.6	1.1	1.2	0.7
老慢支	3.8	4.1	2.7	3.6	3.3	2.4	3.8	4.4	2.9
消化系统疾病	21.1	26.4	15.0	17.7	20.6	14.1	22.3	28.5	15.8
其中：急性胃炎	10.5	13.6	7.5	8.3	8.6	6.9	11.3	15.4	8.0
肝硬化	0.4	0.6	0.4	0.4	0.8	0.5	0.4	0.6	0.3
胆囊疾病	2.5	2.8	1.6	2.8	2.4	1.6	2.4	3.0	1.7
泌尿生殖系病	5.2	6.6	5.2	4.4	5.7	5.6	5.5	6.9	4.9
妊娠、分娩病及产褥期并发症	0.1	0.1	0.1	0.2	0.1	0.1	0.1	0.1	0.1
皮肤皮下组织病	1.9	3.0	2.1	1.7	2.7	2.1	2.0	3.1	2.0
肌肉、骨骼结缔组织病	14.7	25.0	16.5	16.3	21.1	15.2	14.2	26.4	17.7
其中：类风湿性关节炎	5.1	7.6	4.1	4.2	4.8	3.5	5.4	8.6	4.6
先天异常	0.2	0.1	0.1	0.1	0.2	0.1	0.2	0.1	0.2
围生期疾病	0.0	0.0	0.0		0.0	0.0	0.0	0.0	0.0
损伤和中毒	5.7	5.6	4.2	4.0	4.4	3.9	6.3	6.0	4.5
其他	0.7	0.6	0.6	0.5	0.6	0.7	0.8	0.6	0.4
不详	1.7	3.1	1.1	2.0	3.5	1.4	1.6	2.9	0.9

资料来源：国家卫生服务调查。

9-4-2　2013年调查地区居民疾病别两周患病率(‰)

指标名称	合计	城市				农村			
		小计	东	中	西	小计	东	中	西
传染病计	1.0	0.9	0.8	1.2	0.8	1.0	0.7	1.3	0.9
寄生虫病计	0.1	0.0	0.0	0.1	0.0	0.1		0.2	0.0
恶性肿瘤计	1.7	2.2	3.0	2.2	1.3	1.3	1.4	1.5	1.0
良性肿瘤计	0.5	0.5	0.6	0.5	0.5	0.5	0.5	0.6	0.3
内分泌、营养和代谢疾病计	28.4	41.5	52.1	40.8	31.7	15.9	24.2	15.3	8.8
其中：糖尿病	26.5	38.8	47.5	38.7	30.0	14.8	22.6	14.4	8.0
血液、造血器官疾病计	0.8	0.7	0.5	0.7	0.9	0.9	0.8	0.9	0.8
精神病小计	1.5	1.7	2.1	1.8	1.3	1.4	2.0	1.3	0.8
神经系病计	2.7	3.0	3.5	2.7	2.8	2.5	3.2	2.0	2.1
眼及附器疾病	1.3	1.5	1.9	1.3	1.3	1.1	1.5	0.9	1.0
耳和乳突疾病	0.4	0.4	0.4	0.2	0.5	0.3	0.3	0.4	0.3
循环系统疾病	116.8	144.2	177.2	147.2	107.8	90.7	124.3	87.0	63.0
其中：心脏病	10.2	12.8	14.7	13.4	10.4	7.7	10.4	8.0	4.9
高血压	98.9	123.2	153.8	125.8	89.7	75.8	104.9	71.5	52.7
脑血管病	6.1	6.3	6.4	6.7	5.8	5.9	7.3	6.4	4.1
呼吸系统疾病	41.3	42.4	35.1	30.2	62.2	40.2	47.7	38.3	35.0
其中：急上呼感染	34.4	35.3	28.1	24.9	53.2	33.6	40.3	32.5	28.4
肺炎	0.6	0.6	0.6	0.5	0.5	0.7	0.8	0.6	0.7
老慢支	2.7	2.4	2.1	1.5	3.7	2.9	3.2	2.4	3.2
消化系统疾病	15.0	14.1	13.7	11.1	17.7	15.8	16.2	14.6	16.4
其中：急性胃炎	7.5	6.9	6.2	4.3	10.1	8.0	8.1	7.1	8.9
肝硬化	0.4	0.5	0.4	0.7	0.5	0.3	0.5	0.3	0.3
胆囊疾病	1.6	1.6	1.5	1.8	1.5	1.7	1.2	1.6	2.2
泌尿生殖系病	5.2	5.6	5.8	5.1	5.8	4.9	4.8	5.4	4.6
妊娠、分娩病及产褥期并发症	0.1	0.1	0.1	0.1	0.1	0.1	0.1	0.0	0.2
皮肤皮下组织病	2.1	2.1	2.1	1.6	2.5	2.0	2.0	2.0	2.1
肌肉、骨骼结缔组织病	16.5	15.2	15.3	12.5	17.7	17.7	19.6	16.8	16.9
其中：类风湿性关节炎	4.1	3.5	2.7	2.8	5.0	4.6	4.3	4.3	5.2
先天异常	0.1	0.1	0.2	0.0	0.1	0.2	0.1	0.3	0.1
围生期疾病	0.0	0.0		0.0	0.0	0.0	0.0	0.0	
损伤和中毒	4.2	3.9	4.5	3.2	4.1	4.5	5.3	4.8	3.5
其他	0.6	0.7	1.0	0.6	0.6	0.4	0.5	0.5	0.2
不详	1.1	1.4	1.0	0.6	2.5	0.9	1.0	1.0	0.8

资料来源：2013年国家卫生服务调查。

9-5-1　调查地区居民两周患疾病严重程度

	合计			城市			农村		
	2003	2008	2013	2003	2008	2013	2003	2008	2013
每千人患病天数	1093	1537	2237	1238	1842	2628	1043	1428	1865
每千人休工天数	194	90	141	84	59	94	218	97	177
每千人休学天数	50	44	24	35	29	19	54	48	29
每千人卧床天数	170	185	169	175	164	156	169	193	181

资料来源：国家卫生服务调查。

9-5-2　2013年调查地区居民两周患疾病严重程度

	合计	城市				农村			
		小计	东	中	西	小计	东	中	西
每千人患病天数	2237	2628	3065	2520	2297	1865	2406	1786	1435
每千人休工天数	141	94	69	86	125	177	155	214	167
每千人休学天数	24	19	23	13	20	29	37	29	22
每千人卧床天数	169	156	136	164	169	181	168	183	192

资料来源：2013年国家卫生服务调查。

9-6-1 调查地区居民慢性病患病率(‰)

指标名称	合计			城市			农村		
	2003	2008	2013	2003	2008	2013	2003	2008	2013
慢性病患病率									
按人数计算	123.3	157.4	245.2	177.3	205.3	263.2	104.7	140.4	227.2
按例数计算	151.1	199.9	330.7	239.6	282.8	366.7	120.5	170.5	294.7
分性别慢性病患病率									
男性	133.5	177.3	310.0	215.4	266.2	355.2	106.4	147.0	266.2
女性	169.0	222.5	350.5	262.7	298.6	377.4	135.3	194.4	322.7
年龄别慢性病患病率									
0～4岁	6.3	6.4		5.3	7.9		6.5	6.1	
5～14岁	9.6	8.7		8.7	7.0		9.7	9.0	
15～24岁	18.0	20.2	14.4	14.5	15.1	17.0	18.9	21.7	12.2
25～34岁	58.3	51.3	38.3	48.9	35.6	38.4	61.6	57.5	38.2
35～44岁	117.1	121.7	115.0	118.6	105.0	111.6	116.5	127.3	118.4
45～54岁	219.5	259.5	235.4	261.7	272.7	241.6	203.1	254.0	230.0
55～64岁	362.1	419.9	389.0	497.1	522.5	410.5	302.6	379.7	367.8
65岁及以上	538.8	645.4	539.9	777.1	851.8	589.8	391.7	523.9	481.7
疾病别慢性病患病率									
传染病计	2.7	2.7	2.3	2.4	1.7	2.2	2.8	3.1	2.3
寄生虫病计	0.1	0.1	0.4	0.2	0.1	0.3	0.1	0.1	0.4
恶性肿瘤计	1.3	2.0	2.9	2.5	3.3	3.5	0.8	1.5	2.3
良性肿瘤计	0.8	1.2	1.1	1.1	1.8	1.2	0.6	1.0	1.0
内分泌、营养和代谢疾病计	7.5	12.9	39.1	20.3	31.4	54.6	3.1	6.3	23.6
其中：糖尿病	5.6	10.7	35.1	16.3	27.5	48.9	1.9	4.8	21.3
血液、造血器官疾病	1.9	2.0	2.1	1.6	1.6	1.9	2.0	2.2	2.2
精神病小计	1.9	2.1	3.0	2.4	2.3	3.1	1.8	2.0	3.0
神经系病计	3.9	4.2	4.3	4.6	4.0	4.5	3.7	4.2	4.2
眼及附器疾病	2.8	2.7	2.8	4.6	4.0	3.0	2.1	2.2	2.5
耳和乳突疾病	0.6	0.5	0.3	0.9	0.5	0.3	0.5	0.5	0.3
循环系统疾病	50.0	85.5	180.3	105.8	153.3	203.7	30.8	61.5	156.8
其中：心脏病	14.3	17.6	22.1	32.8	34.4	25.9	7.9	11.7	18.3
高血压	26.2	54.9	142.5	54.7	100.8	161.8	16.4	38.5	123.1
脑血管病	6.6	9.7	12.2	13.0	13.6	12.1	4.4	8.3	12.3
呼吸系统疾病	15.5	14.7	15.6	19.1	15.7	15.8	14.2	14.3	15.5
其中：老慢支	7.5	6.9	7.2	8.2	6.6	6.2	7.3	7.1	8.1
消化系统疾病	25.5	24.5	24.9	28.2	21.9	23.7	24.6	25.5	26.1
其中：急性胃炎	10.3	10.7	12.0	9.8	7.9	10.8	10.5	11.7	13.2
肝硬化	1.2	1.2	1.3	1.4	1.5	1.5	1.1	1.0	1.1
胆囊疾病	5.7	5.1	5.0	8.5	5.0	4.9	4.7	5.2	5.1
泌尿生殖系病	8.4	9.3	10.3	10.1	9.4	10.5	7.8	9.3	10.1
妊娠、分娩病及产褥期并发症	0.1	0.0	0.0	0.1	0.0	0.0	0.1	0.0	0.0
皮肤皮下组织病	1.3	1.3	1.3	1.8	1.3	1.3	1.2	1.3	1.3
肌肉、骨骼结缔组织病	23.1	31.0	37.3	29.8	27.4	34.3	20.8	32.3	40.3
其中：类风湿性关节炎	8.6	10.2	9.7	8.4	7.2	8.0	8.7	11.3	11.4
先天异常	0.4	0.4	0.4	0.4	0.5	0.3	0.5	0.4	0.5
围生期疾病	0.0	0.0	0.0	0.0			0.0	0.1	0.0
损伤和中毒	2.1	1.4	1.3	2.4	1.4	1.4	2.0	1.4	1.2
其他	0.3	0.3	1.0	0.2	0.2	1.1	0.3	0.3	1.0

资料来源：国家卫生服务调查。2013年系15岁以上慢性病患病率。

9-6-2 2013年调查地区15岁及以上居民慢性病患病率(‰)

指标名称	合计	城市				农村			
		小计	东	中	西	小计	东	中	西
慢性病患病率									
按人数计算	245.2	263.2	279.1	261.6	247.9	227.2	246.5	231.5	204.7
按例数计算	330.7	366.7	387.3	362.3	349.5	294.7	318.3	303.4	264.0
分性别慢性病患病率									
男性	310.0	355.2	378.4	354.1	331.7	266.2	294.8	275.2	230.9
女性	350.5	377.4	395.5	369.8	366.0	322.7	341.2	330.5	297.3
年龄别慢性病患病率									
0～4岁									
5～14岁									
15～24岁	14.4	17.0	19.2	12.6	19.3	12.2	8.5	13.9	13.6
25～34岁	38.3	38.4	37.8	34.3	43.5	38.2	34.5	41.7	38.7
35～44岁	115.0	111.6	103.9	113.4	116.4	118.4	112.6	121.9	120.0
45～54岁	235.4	241.6	239.4	252.4	232.6	230.0	232.8	232.6	224.6
55～64岁	389.0	410.5	418.0	422.0	388.3	367.8	388.9	361.5	350.5
65岁及以上	539.9	589.8	613.7	577.7	574.0	481.7	513.6	472.0	454.5
疾病别慢性病患病率									
传染病计	2.3	2.2	1.7	2.1	2.9	2.3	1.6	3.2	2.3
寄生虫病计	0.4	0.3	0.0	0.9	0.0	0.4	0.1	1.2	0.0
恶性肿瘤计	2.9	3.5	4.3	3.9	2.3	2.3	2.8	2.8	1.5
良性肿瘤计	1.1	1.2	1.2	1.3	1.2	1.0	0.9	1.3	0.9
内分泌、营养、代谢及免疫	39.1	54.6	66.5	53.9	42.9	23.6	32.9	24.1	14.2
其中：糖尿病	35.1	48.9	57.8	49.6	38.7	21.3	30.0	22.1	12.3
血液、造血器官疾病计	2.1	1.9	1.3	1.4	3.1	2.2	1.5	2.9	2.3
精神病小计	3.0	3.1	3.4	2.6	3.2	3.0	3.4	3.2	2.5
神经系病计	4.3	4.5	4.3	4.3	4.8	4.2	4.8	4.1	3.8
眼及附器疾病	2.8	3.0	3.3	2.4	3.5	2.5	2.5	2.6	2.3
耳和乳突疾病	0.3	0.3	0.3	0.2	0.5	0.3	0.3	0.3	0.3
循环系统疾病	180.3	203.7	228.1	214.3	166.9	156.8	184.3	159.6	127.7
其中：心脏病	22.1	25.9	24.1	30.5	23.1	18.3	19.6	20.7	14.9
高血压	142.5	161.8	190.1	166.4	127.1	123.1	150.0	120.9	99.0
脑血管病	12.2	12.1	9.7	14.0	12.7	12.3	12.0	14.8	10.4
呼吸系统疾病	15.6	15.8	13.7	11.6	22.2	15.5	14.2	14.7	17.4
其中： 老慢支	7.2	6.2	4.6	4.0	10.3	8.1	7.6	6.8	9.7
消化系统疾病	24.9	23.7	18.9	20.2	32.4	26.1	22.1	25.9	30.0
其中：急性胃炎	12.0	10.8	7.9	7.3	17.5	13.2	11.2	13.1	15.3
肝硬化	1.3	1.5	1.1	1.9	1.4	1.1	1.1	1.0	1.2
胆囊疾病	5.0	4.9	3.6	5.0	6.2	5.1	3.1	4.7	7.3
泌尿生殖系病	10.3	10.5	9.4	9.9	12.1	10.1	7.5	11.9	11.1
妊娠、分娩病及产褥期并发症	0.0	0.0			0.1	0.0		0.0	0.0
皮肤皮下组织病	1.3	1.3	1.4	1.1	1.3	1.3	1.1	1.6	1.2
肌肉、骨骼结缔组织病	37.3	34.3	27.0	30.3	46.1	40.3	35.7	41.1	44.2
其中：类关节炎	9.7	8.0	4.8	6.1	13.4	11.4	8.0	10.6	15.4
先天异常	0.4	0.3	0.4	0.2	0.3	0.5	0.3	0.4	0.7
围生期疾病	0.0					0.0		0.0	
损伤和中毒	1.3	1.4	1.4	1.0	1.8	1.2	1.4	0.9	1.2
其他	1.0	1.1	0.6	0.7	2.0	1.0	1.0	1.4	0.6

资料来源：2013年国家卫生服务调查。

9-7-1 城市7岁以下儿童身体发育情况

年龄	男性				女性			
	体重(kg)		身高(cm)		体重(kg)		身高(cm)	
	平均值	标准差	平均值	标准差	平均值	标准差	平均值	标准差
0～3天	3.33	0.39	50.4	1.7	3.24	0.39	49.7	1.7
1月	5.11	0.65	56.8	2.4	4.73	0.58	55.6	2.2
2月	6.27	0.73	60.5	2.3	5.75	0.68	59.1	2.3
3月	7.17	0.78	63.3	2.2	6.56	0.73	62.0	2.1
4月	7.76	0.86	65.7	2.3	7.16	0.78	64.2	2.2
5月	8.32	0.95	67.8	2.4	7.65	0.84	66.1	2.3
6月	8.75	1.03	69.8	2.6	8.13	0.93	68.1	2.4
8月	9.35	1.04	72.6	2.6	8.74	0.99	71.1	2.6
10月	9.92	1.09	75.5	2.6	9.28	1.01	73.8	2.7
12月	10.49	1.15	78.3	2.9	9.80	1.05	76.8	2.8
15月	11.04	1:23	81.4	3.1	10.43	1.14	80.2	3.0
18月	11.65	1.31	84.0	3.2	11.01	1.18	82.9	3.1
21月	12.39	1.39	87.3	3.4	11.77	1.30	86.0	3.3
2岁	13.19	1.48	91.2	3.8	12.60	1.48	89.9	3.8
2.5岁	14.28	1.64	95.4	3.9	13.73	1.63	94.3	3.8
3岁	15.31	1.75	98.9	3.8	14.80	1.69	97.6	3.8
3.5岁	16.33	1.97	102.4	4.0	15.83	1.86	101.3	3.8
4岁	17.37	2.03	106.0	4.1	16.84	2.02	104.9	4.1
4.5岁	18.55	2.27	109.5	4.4	18.01	2.22	108.7	4.3
5岁	19.90	2.61	113.1	4.4	18.93	2.45	111.7	4.4
5.5岁	21.16	2.82	116.4	4.5	20.27	2.73	115.4	4.5
6～7岁	22.51	3.21	120.0	4.8	21.55	2.94	118.9	4.6

资料来源：《2005年中国九市7岁以下儿童体格发育调查研究资料》。

9-7-2　农村7岁以下儿童身体发育情况

年龄	男　性				女　性			
	体重(kg)		身高(cm)		体重(kg)		身高(cm)	
	平均值	标准差	平均值	标准差	平均值	标准差	平均值	标准差
0～3天	3.32	0.40	50.4	1.7	3.19	0.39	49.8	1.7
1月	5.12	0.73	56.6	2.5	4.79	0.61	55.6	2.2
2月	6.29	0.75	60.5	2.4	5.75	0.72	59.0	2.4
3月	7.08	0.82	63.0	2.3	6.51	0.76	61.7	2.2
4月	7.63	0.89	65.0	2.2	7.08	0.83	63.6	2.3
5月	8.15	0.93	67.0	2.2	7.54	0.91	65.5	2.4
6月	8.57	1.01	69.2	2.5	7.98	0.94	67.6	2.5
8月	9.18	1.07	72.1	2.6	8.54	1.05	70.5	2.7
10月	9.65	1.10	74.7	2.8	9.00	1.04	73.2	2.7
12月	10.11	1.15	77.5	2.8	9.44	1.12	75.8	2.8
15月	10.59	1.20	80.2	3.1	9.97	1.13	78.9	3.1
18月	11.21	1.25	82.8	3.2	10.63	1.20	81.7	3.3
21月	11.82	1.36	85.8	3.4	11.21	1.27	84.4	3.3
2岁	12.65	1.43	89.5	3.8	12.04	1.38	88.2	3.7
2.5岁	13.81	1.60	93.7	3.8	13.18	1.52	92.4	3.7
3岁	14.65	1.65	97.2	3.9	14.22	1.66	96.2	3.9
3.5岁	15.51	1.77	100.5	4.0	15.09	1.82	99.5	4.2
4岁	16.49	1.95	103.9	4.4	15.99	1.89	103.1	4.1
4.5岁	17.47	2.18	107.4	4.3	16.84	2.07	106.2	4.5
5岁	18.46	2.32	110.7	4.5	17.85	2.35	109.7	4.6
5.5岁	19.58	2.72	113.6	4.7	18.83	2.49	112.7	4.7
6～7岁	20.79	2.89	117.4	5.0	20.11	2.87	116.5	5.0

资料来源：《2005年中国九市7岁以下儿童体格发育调查研究资料》。

9-7-3　青少年身体发育情况

年龄(岁)	男性				女性			
	平均体重(kg)		平均身高(cm)		平均体重(kg)		平均身高(cm)	
	2002	2012	2002	2012	2002	2012	2002	2012
城市								
7	24.8	26.2	124.0	126.0	23.2	24.5	122.6	124.4
8	27.2	29.7	129.0	131.4	26.0	28.0	128.3	130.5
9	30.4	33.1	134.4	136.1	28.6	31.4	133.5	136.0
10	33.8	37.3	139.6	141.7	32.8	34.5	139.9	141.4
11	37.4	41.8	144.9	147.5	36.7	40.1	145.8	148.5
12	40.5	45.2	149.5	153.3	40.5	43.9	150.5	152.8
13	44.9	50.6	156.6	160.0	44.5	47.5	154.5	156.6
14	49.4	56.2	162.0	165.6	47.2	50.5	157.2	158.6
15	55.2	57.7	167.6	167.7	50.8	51.5	158.3	158.8
16	57.2	60.4	168.4	170.1	52.2	52.9	158.8	159.6
17	58.7	61.7	170.2	171.0	51.9	52.7	158.6	159.3
18	60.9	63.6	170.8	169.5	51.9	54.9	158.8	159.9
19	61.2	65.3	170.4	171.3	51.8	55.8	159.6	161.8
农村								
7	21.7	24.9	119.6	123.9	20.6	23.7	118.2	122.6
8	23.9	27.4	124.6	128.7	22.9	26.6	123.8	128.0
9	26.1	30.8	129.1	133.3	25.4	29.0	128.8	133.1
10	28.6	34.0	134.2	138.4	28.2	33.1	134.3	139.2
11	31.9	37.8	139.2	144.0	31.8	36.3	140.0	144.4
12	35.4	41.8	144.5	149.6	35.8	41.0	145.4	149.8
13	39.3	46.3	149.9	155.9	40.5	44.8	150.1	153.5
14	45.1	50.7	157.2	161.3	44.1	47.7	153.2	156.0
15	48.6	54.0	161.4	165.2	46.7	50.0	154.8	156.9
16	53.0	56.3	165.2	166.8	49.2	50.8	156.0	157.5
17	54.9	58.0	166.3	168.3	51.2	51.6	157.0	158.1
18	56.8	59.0	167.2	167.9	51.7	52.6	157.5	157.2
19	58.8	61.8	168.3	167.2	52.3	52.6	157.0	156.9

资料来源：2002、2012年中国居民营养与健康监测。

9-8-1 城乡居民每人每日营养素摄入量

营养素名称	合计			城市			农村		
	1992	2002	2012	1992	2002	2012	1992	2002	2012
能量(卡)	2328.3	2250.5	2172.1	2394.6	2134.0	2052.6	2294.0	2295.5	2286.4
蛋白质(克)	68.0	65.9	64.5	75.1	69.0	65.4	64.3	64.6	63.6
脂肪(克)	58.3	76.2	79.9	77.7	85.5	83.8	48.3	72.7	76.2
碳水化合物（克）	378.4	321.2	300.8	340.5	268.3	261.1	397.9	341.6	338.8
膳食纤维(克)	13.3	12.0	10.8	11.6	11.1	10.8	14.1	12.4	10.9
视黄醇当量(微克)	476.0	469.2	443.5	605.5	547.2	514.5	409.0	439.1	375.4
硫胺素(毫克)	1.2	1.0	0.9	1.1	1.0	0.9	1.2	1.0	1.0
核黄素(毫克)	0.8	0.8	0.8	0.9	0.9	0.8	0.7	0.7	0.7
维生素E(毫克)		35.6	35.9		37.3	37.5		35.0	34.3
钾(毫克)		1700.1	1616.9		1722.4	1660.7		1691.5	1574.3
钠(毫克)		6268.2	5702.7		6007.7	5858.8		6368.8	5554.6
钙(毫克)	405.4	388.8	366.1	457.9	438.6	412.4	378.2	369.6	321.4
铁(毫克)	23.4	23.2	21.5	25.5	23.7	21.9	22.4	23.1	21.2
锌(毫克)		11.3	10.7		11.5	10.6		11.2	10.8
硒(毫克)		39.9	44.6		46.5	47.0		37.4	42.2

资料来源：1992全国营养调查，2002、2012中国居民营养与健康监测。

9-8-2　城乡居民膳食结构(%)

食物分类	合计		城市		农村	
	2002	2012	2002	2012	2002	2012
能量的食物来源						
谷类	57.9	53.1	48.5	47.1	61.5	58.8
动物性食物类	12.6	15.0	17.6	17.6	10.7	12.5
其他	29.5	31.9	33.9	35.3	27.8	28.7
能量的营养素来源						
蛋白质	11.8	12.1	13.1	12.9	11.3	11.2
脂肪	29.6	32.9	35.0	36.1	27.5	29.7
碳水化合物	58.6	55.0	51.9	51.0	61.2	59.1
蛋白质的食物来源						
谷类	52.0	47.3	40.7	39.7	56.5	54.6
豆类	7.5	5.4	7.3	6.3	7.6	4.5
动物性食物类	25.1	30.7	35.8	36.2	21.0	25.4
其他	15.4	16.6	16.2	17.8	14.9	15.5
脂肪的食物来源						
动物性食物	39.2	35.9	36.2	34.3	40.4	37.4
植物性食物	60.8	64.1	63.8	65.7	59.6	62.6

资料来源：2002、2012中国居民营养与健康监测。

9-8-3　城乡居民每人每日食物摄入量(克)

食物分类	合计			城市			农村		
	1992	2002	2012	1992	2002	2012	1992	2002	2012
米及其制品	226.7	238.3	177.7	223.1	217.8	130.8	255.8	246.2	222.7
面及其制品	178.7	140.2	142.8	165.3	131.9	134.7	189.1	143.5	150.4
其他谷类	34.5	23.6	16.8	17.0	16.3	15.9	40.9	26.4	17.6
薯类	86.6	49.1	35.8	46.0	31.9	28.4	108.0	55.7	42.8
干豆类	3.3	4.2	3.3	2.3	2.6	2.9	4.0	4.8	3.7
豆制品	7.9	11.8	10.9	11.0	12.9	12.4	6.2	11.4	9.4
深色蔬菜	102.0	90.8	89.4	98.1	88.1	104.8	107.1	91.8	74.7
浅色蔬菜	208.3	185.4	180.0	221.2	163.8	178.5	199.6	193.8	181.4
腌菜	9.7	10.2	3.9	8.0	8.4	4.8	10.8	10.9	3.1
水果	49.2	45.0	40.7	80.1	69.4	48.8	32.0	35.6	32.9
坚果	3.1	3.8	3.8	3.4	5.4	4.7	3.0	3.2	2.8
奶及其制品	14.9	26.5	24.7	36.1	65.8	37.8	3.8	11.4	12.1
蛋及其制品	16.0	23.7	24.3	29.4	33.2	29.5	8.8	20.0	19.4
畜禽类	58.9	78.6	89.7	100.5	104.5	98.5	37.6	68.7	81.2
鱼虾类	27.5	29.6	23.7	44.2	44.9	32.4	19.2	23.7	15.4
植物油	22.4	32.9	37.3	32.4	40.2	41.0	17.1	30.1	33.7
动物油	7.1	8.7	4.8	4.5	3.8	2.1	8.5	10.6	7.3
糕点类		9.2	7.4		17.2	8.3		6.2	6.6
淀粉及糖	4.7	4.4	6.4	7.7	5.2	7.0	3.0	4.1	5.9
食盐	13.9	12.0	10.5	13.3	10.9	10.3	13.9	12.4	10.7
酱油	12.6	8.9	7.9	15.9	10.6	9.1	10.6	8.2	6.8
酒类	2.2		2.1	2.9		2.2	1.8		2.0
其他	11.5			20.6			6.6		

资料来源：1992全国营养调查，2002、2012中国居民营养与健康监测。

十、疾病控制与公共卫生

简要说明

一、本章主要介绍全国及31个省、自治区、直辖市疾病控制与公共卫生情况，包括法定报告传染病发病率及死亡率，高血压病患病率和治疗率，恶性肿瘤死亡率，血吸虫病、寄生虫病和地方病防治情况，农村改水和改厕进展情况等。

二、传染病发病率、死亡率、病死率数据来源于法定报告传染病统计年报资料；血吸虫病、寄生虫和地方病防治情况来源于寄生虫和地方病统计年报资料；农村改厕情况来源于爱卫会农村改厕统计年报资料；高血压病患病率和治疗率来源于《2002年中国居民营养与健康状况调查报告》和《2015年中国居民营养与慢性病状况报告》；恶性肿瘤死亡率来源于1973～1975年、1990～1992年、2004～2005年《中国恶性肿瘤死亡抽样回顾调查》。

三、随着新的传染性疾病的出现和流行，甲、乙类法定报告传染病病种有所调整。1989年及以前法定报告传染病包括鼠疫、副霍乱、白喉、流脑、百日咳、猩红热、麻疹、流感、痢疾、伤寒和副伤寒、病毒性肝炎、脊髓灰质炎、乙脑、疟疾、黑热病、森林脑炎、恙虫病、出血热和钩端螺旋体病19种。根据1989年颁布的《中华人民共和国传染病防治法》，1990～1995年甲、乙类法定报告传染病包括鼠疫、霍乱、病毒性肝炎、痢疾、伤寒和副伤寒、艾滋病、淋病、梅毒、脊髓灰质炎、麻疹、百日咳、白喉、流脑、猩红热、流行性出血热、狂犬病、钩端螺旋体病、布鲁菌病、炭疽、流行性和地方性斑疹伤寒、流行性乙型脑炎、黑热病、疟疾、登革热25种。1996年乙类传染病增加新生儿破伤风和肺结核；2002年增加HIV感染者；2003年增加传染性非典型肺炎；2005年增加血吸虫病和人禽流感；2009年增加甲型H1N1流感；2013年乙类传染病增加人感染H7N9禽流感，甲型H1N1流感从乙类调整至丙类。

四、建国初期及20世纪60年代末至70年代初期，各地疫情报告系统不够健全，传染病发病和死亡漏报情况比较严重。

五、本章“农村总户数”仅用于计算农村卫生厕所普及率。

主要指标解释

甲乙类法定报告传染病发病率　是指某年某地区每10万人口中甲、乙类法定报告传染病发病数。即法定报告传染病发病率=甲、乙类法定报告传染病发病数/人口数×100000。

甲乙类法定报告传染病死亡率　是指某年某地区每10万人口中甲、乙类法定报告传染病死亡数。即法定报告传染病死亡率=甲、乙类法定报告传染病死亡数/人口数×100000。

1岁儿童免疫接种率　是指按照儿童免疫程序进行合格接种的人数占全部应接种人数的百分比。

大骨节病临床Ⅰ度以上病人数　是指年底实有Ⅰ度以上病人总数及病人总数中12岁以下病人数。

碘缺乏病消除县数　是指通过国家评估组评估达到消除标准的县数。

地方性砷中毒（水型）轻病区　0.05mg/L<水砷含量≤0.2mg/L，患病率<10%的病区村。

地方性砷中毒（水型）中病区　0.2mg/L<水砷含量≤0.5mg/L，患病率在10%～30%的病区村。

地方性砷中毒（水型）重病区　水砷含量>0.5mg/L以上，患病率>30%的病区村。

卫生厕所普及率　是指符合农村户厕卫生标准的累计卫生厕所数占当地农村总户数的百分比。卫生厕所的标准是：厕所有墙、有顶，厕坑及贮粪池不渗漏，厕内清洁，无蝇蛆，基本无臭，贮粪池密闭有盖，粪便及时清除并进行无害化处理。

无害化卫生厕所普及率 即累计卫生厕所户数（“合计”－“其他”）/农村总户数×100%。

10-1-1　2017年甲乙类法定报告传染病发病数及死亡数排序

顺位	发　病		死　亡	
	疾病名称	发病人数	疾病名称	死亡人数
1	病毒性肝炎	1283523	艾滋病	15251
2	肺结核	835193	肺结核	2823
3	梅毒	475860	病毒性肝炎	573
4	淋病	138855	狂犬病	502
5	细菌性和阿米巴性痢疾	109368	人感染H7N9禽流感	259
6	猩红热	74369	流行性乙型脑炎	79
7	艾滋病	57194	流行性出血热	64
8	布鲁菌病	38554	梅毒	45
9	流行性出血热	11262	流行性脑脊髓膜炎	19
10	伤寒和副伤寒	10791	疟疾	6
11	百日咳	10390	麻疹	5
12	麻疹	5941	伤寒和副伤寒	3
13	登革热	5893	炭疽	3
14	疟疾	2697	新生儿破伤风	3
15	血吸虫病	1186	细菌性和阿米巴性痢疾	2
16	流行性乙型脑炎	1147	登革热	2
17	人感染H7N9禽流感	589	淋病	1
18	狂犬病	516	布鲁菌病	1
19	炭疽	318	鼠疫	1
20	钩端螺旋体病	201	猩红热	
21	流行性脑脊髓膜炎	118	血吸虫病	
22	新生儿破伤风	93	钩端螺旋体病	
23	霍乱	14	霍乱	
24	鼠疫	1	百日咳	
25	人感染高致病性禽流感		人感染高致病性禽流感	
26	传染性非典型肺炎		传染性非典型肺炎	
27	脊髓灰质炎		脊髓灰质炎	
28	白喉		白喉	

10-1-2 2017年甲乙类法定报告传染病发病率、死亡率排序

顺位	发病		死亡	
	疾病名称	发病率(1/10万)	疾病名称	死亡率(1/10万)
1	病毒性肝炎	93.02	艾滋病	1.11
2	肺结核	60.53	肺结核	0.20
3	梅毒	34.49	病毒性肝炎	0.04
4	淋病	10.06	狂犬病	0.04
5	细菌性和阿米巴性痢疾	7.93	人感染H7N9禽流感	0.02
6	猩红热	5.39	流行性乙型脑炎	0.01
7	艾滋病	4.15	流行性出血热	0.00
8	布鲁菌病	2.79	梅毒	0.00
9	流行性出血热	0.82	流行性脑脊髓膜炎	0.00
10	伤寒和副伤寒	0.78	疟疾	0.00
11	百日咳	0.75	麻疹	0.00
12	麻疹	0.43	新生儿破伤风	0.00
13	登革热	0.43	伤寒和副伤寒	0.00
14	疟疾	0.20	炭疽	0.00
15	血吸虫病	0.09	淋病	0.00
16	流行性乙型脑炎	0.08	细菌性和阿米巴性痢疾	0.00
17	人感染H7N9禽流感	0.04	布鲁氏菌病	0.00
18	狂犬病	0.04	登革热	0.00
19	炭疽	0.02	鼠疫	0.00
20	钩端螺旋体病	0.01	猩红热	
21	流行性脑脊髓膜炎	0.01	百日咳	
22	新生儿破伤风	0.01	血吸虫病	
23	霍乱	0.00	钩端螺旋体病	
24	鼠疫	0.00	霍乱	
25	传染性非典型肺炎		传染性非典型肺炎	
26	脊髓灰质炎		脊髓灰质炎	
27	人感染高致病性禽流感		人感染高致病性禽流感	
28	白喉		白喉	

注：新生儿破伤风发病率和死亡率单位为‰。

10-1-3 甲乙类法定报告传染病发病率、死亡率

年份	总计		鼠疫		霍乱		病毒性肝炎	
	发病率（1/10万）	死亡率（1/10万）	发病率（1/10万）	死亡率（1/10万）	发病率（1/10万）	死亡率（1/10万）	发病率（1/10万）	死亡率（1/10万）
1950	163.37	6.70	0.68	0.25				
1955	2139.69	18.43	0.01					
1960	2448.35	7.47	0.01	0.01				0.16
1965	3501.36	18.71			0.01		61.84	0.23
1970	7061.86	7.73	0.01				32.23	0.15
1975	5070.27	7.40			0.07		85.15	0.22
1980	2079.79	3.76			4.16	0.03	111.47	0.18
1981	1884.43	3.51			3.84	0.04	106.01	0.21
1982	1532.85	3.16			1.40	0.01	91.57	0.21
1983	1302.95	2.68			1.78	0.01	72.44	0.18
1984	1043.22	2.59			1.63	0.01	67.87	0.20
1985	874.82	2.41			0.63	0.01	76.68	0.22
1986	725.91	1.97			1.04	0.01	97.27	0.20
1987	558.74	1.83			0.52		108.23	0.23
1988	465.89	1.49			0.67	0.01	132.47	0.19
1989	339.26	1.26			0.51		113.11	0.15
1990	297.24	1.17	0.01		0.06		117.57	0.16
1991	284.50	0.87			0.02		116.87	0.14
1992	235.91	0.55			0.04		109.12	0.11
1993	189.49	0.47			0.95	0.01	88.77	0.10
1994	196.12	0.46			2.96	0.03	73.52	0.09
1995	176.37	0.34			0.95	0.01	63.63	0.09
1996	166.10	0.33	0.01		0.31		63.41	0.08
1997	199.29	0.43			0.10		66.05	0.09
1998	204.39	0.41			0.97	0.02	65.78	0.07
1999	204.44	0.41			0.42		71.68	0.06
2000	192.59	0.36	0.02		0.15		64.91	0.07
2001	191.09	0.36	0.01		0.22		65.46	0.06
2002	182.25	0.39	0.01		0.05	0.00	66.10	0.08
2003	192.18	0.48			0.02		68.55	0.08
2004	244.66	0.55	0.00	0.00	0.02	0.00	88.69	0.08
2005	268.31	0.76	0.00	0.00	0.07	0.00	91.42	0.09
2006	266.83	0.81	0.00		0.01	0.00	102.09	0.10
2007	272.39	0.99	0.00		0.01		108.44	0.09
2008	268.01	0.94	0.00	0.00	0.01		106.54	0.08
2009	263.52	1.12	0.00	0.00	0.01		107.30	0.08
2010	238.69	1.07	0.00	0.00	0.01		98.74	0.07
2011	241.44	1.14	0.00	0.00	0.00		102.34	0.06
2012	238.76	1.24	0.00	0.00	0.01		102.48	0.06
2013	225.80	1.20			0.00	0.00	92.45	0.05
2014	226.98	1.19	0.00	0.00	0.00		90.25	0.04
2015	223.60	1.22			0.00		89.47	0.03
2016	215.68	1.31	0.00		0.00		89.11	0.04
2017	222.06	1.42	0.00	0.00	0.00		93.02	0.04

注：①2005年起，流行性和地方性斑疹伤寒、黑热病调整为丙类传染病；②2009年甲型H1N1流感纳入乙类传染病；③2013年11月1日起，人感染H7N9禽流感纳入法定乙类传染病，甲型H1N1流感从乙类调整至丙类，统一纳入流行性感冒进行监测。

10-1-3 续表1

年份	细菌性和阿米巴性痢疾		伤寒、副伤寒		艾滋病		HIV感染者	
	发病率（1/10万）	死亡率（1/10万）	发病率（1/10万）	死亡率（1/10万）	发病率（1/10万）	死亡率（1/10万）	发病率（1/10万）	死亡率（1/10万）
1950	46.37	1.96	8.17	0.78				
1955	319.42	1.91	8.69	0.19				
1960	438.88	1.88	37.75	0.55				
1965	424.89	0.96	16.06	0.09				
1970	352.15	0.48	9.96	0.03				
1975	1000.70	1.44	9.61	0.03				
1980	568.99	0.52	11.94	0.04				
1981	671.37	0.56	12.72	0.04				
1982	617.23	0.36	14.25	0.04				
1983	482.80	0.30	11.24	0.03				
1984	376.75	0.21	9.75	0.25				
1985	316.72	0.23	8.35	0.02				
1986	299.84	0.25	9.76	0.04				
1987	230.67	0.24	13.02	0.04				
1988	190.06	0.21	14.01	0.03				
1989	132.47	0.14	10.83	0.04				
1990	127.44	0.17	10.32	0.02				
1991	115.58	0.10	10.45	0.03				
1992	79.55	0.06	7.91	0.01				
1993	54.50	0.04	7.51	0.01				
1994	74.84	0.02	7.75					
1995	73.30	0.04	6.10	0.01				
1996	66.31	0.03	5.61	0.01				
1997	59.65	0.03	4.83	0.01	0.01	0.01	0.15	
1998	55.34	0.03	4.80	0.01			0.10	
1999	48.30	0.02	4.08		0.02	0.01	0.18	
2000	40.79	0.01	4.19		0.02	0.01	0.20	
2001	39.86	0.01	5.07		0.04	0.02	0.30	
2002	36.23	0.02	4.47	0.00	0.06	0.02	0.33	
2003	34.52	0.02	4.17		0.08	0.03		
2004	38.30	0.01	3.80	0.00	0.23	0.06	1.02	0.00
2005	34.92	0.01	2.65	0.00	0.43	0.10		
2006	32.36	0.01	1.99	0.00	0.60	0.11	2.42	0.03
2007	27.99	0.01	1.55		0.82	0.30		
2008	23.43	0.00	1.18	0.00	1.10	0.45	3.14	0.24
2009	20.45	0.00	1.28	0.00	1.51	0.52	3.33	0.39
2010	18.90	0.00	1.05	0.00	2.56	0.71	3.42	0.49
2011	17.74	0.00	0.88	0.00	2.92	0.79	3.93	0.64
2012	15.40	0.00	0.89	0.00	3.11	0.86	4.33	0.85
2013	13.83	0.00	1.04	0.00	3.12	0.84		
2014	11.33	0.00	1.02		3.33	0.89	5.46	0.83
2015	10.20	0.00	0.85	0.00	3.69	0.94	6.00	0.89
2016	8.99	0.00	0.80	0.00	3.97	1.03	6.40	6.00
2017	7.93	0.00	0.78	0.00	4.15	1.11		

注：从2006年起，艾滋病病死率定义为当年符合治疗标准的感染者和病人中死亡人数所占比例。

10-1-3 续表2

年份	淋病		梅毒		脊髓灰质炎		麻疹	
	发病率(1/10万)	死亡率(1/10万)	发病率(1/10万)	死亡率(1/10万)	发病率(1/10万)	死亡率(1/10万)	发病率(1/10万)	死亡率(1/10万)
1950							44.08	2.85
1955						0.02	701.23	12.24
1960					2.40	0.09	157.51	1.60
1965					4.06	0.08	1265.74	9.19
1970					2.56	0.03	450.47	1.83
1975					0.84	0.02	277.57	1.63
1980					0.76	0.02	114.88	0.50
1981	0.02				0.97	0.02	101.46	0.42
1982	0.05		0.01		0.77	0.02	88.96	0.51
1983	0.09		0.00		0.32	0.01	76.92	0.40
1984	0.18		0.01		0.16		60.42	0.28
1985	0.49		0.02		0.15	0.01	40.37	0.26
1986	2.03		0.03		0.17	0.02	18.97	0.08
1987	4.06		0.08		0.09		9.88	0.02
1988	5.72		0.12		0.06		8.90	0.05
1989	9.93		0.18		0.42	0.01	7.77	0.03
1990	9.49		0.23		0.46	0.01	7.71	0.02
1991	10.09		0.16		0.17	0.01	10.78	0.03
1992	11.53		0.17		0.10		12.10	0.03
1993	14.25		0.17		0.05		10.16	0.03
1994	16.77		0.39		0.02		7.33	0.02
1995	17.34		0.96		0.01		4.83	0.01
1996	17.26		1.81				6.27	0.01
1997	18.15		2.78				6.86	0.02
1998	24.31		4.37				4.54	0.01
1999	27.54		6.50				4.98	0.01
2000	22.92		6.43				5.93	0.01
2001	18.57		6.11				7.15	0.01
2002	16.14	0.00	5.80				4.76	0.01
2003	16.54		5.63		5.55	0.01	0.00	
2004	17.71	0.00	7.70	0.00			5.43	0.00
2005	14.27	0.00	10.96	0.01			9.42	0.00
2006	12.46	0.00	14.24	0.01			7.62	0.00
2007	11.33		17.16				8.29	0.01
2008	10.16	0.00	21.06	0.00			9.95	0.01
2009	9.19		24.66	0.00			3.95	0.00
2010	8.07	0.00	28.90	0.01			2.86	0.00
2011	7.61	0.00	32.04	0.01	0.00	0.00	0.74	0.00
2012	7.07	0.00	33.30	0.01			0.46	0.00
2013	7.61	0.00	32.86	0.01			2.04	0.00
2014	7.05	0.00	30.93	0.01			3.88	0.00
2015	7.36	0.00	31.85	0.00			3.11	0.00
2016	8.39	0.00	31.97	0.00			1.81	0.00
2017	10.06	0.00	34.49	0.00			0.43	0.00

10-1-3 续表3

年份	百日咳		白喉		流行性脑脊髓膜炎		猩红热	
	发病率（1/10万）	死亡率（1/10万）	发病率（1/10万）	死亡率（1/10万）	发病率（1/10万）	死亡率（1/10万）	发病率（1/10万）	死亡率（1/10万）
1950			3.97	0.41	1.94	0.32	0.59	0.05
1955	133.82	0.99	9.74	1.25	1.94	0.37	8.72	0.24
1960	87.77	0.36	23.09	1.62	6.91	0.65	6.38	0.02
1965	188.79	0.51	13.69	1.35	71.59	4.33	13.75	0.02
1970	152.23	0.25	3.34	0.28	20.97	1.59	7.22	
1975	196.56	0.22	4.16	0.34	25.11	1.34	8.99	0.01
1980	62.82	0.05	1.00	0.09	23.44	0.91	10.95	0.01
1981	51.25	0.06	0.85	0.08	13.21	0.54	8.65	0.06
1982	42.07	0.05	0.65	0.07	8.65	0.43	6.68	
1983	32.62	0.03	0.71	0.07	7.81	0.39	5.14	
1984	21.06	0.03	0.33	0.04	11.69	0.58	5.76	
1985	14.22	0.02	0.14	0.08	10.73	0.59	5.95	
1986	8.02	0.01	0.08	0.01	7.56	0.44	4.84	
1987	5.61	0.01	0.04		3.21	0.21	4.36	
1988	3.06	0.01	0.03		2.00	0.15	3.98	
1989	2.46		0.03	0.01	1.33	0.10	4.14	
1990	1.80		0.04	0.01	0.89	0.07	2.70	
1991	0.93		0.02		0.69	0.05	2.78	
1992	0.97		0.01		0.61	0.04	3.62	
1993	0.79		0.01		0.48	0.03	3.38	
1994	0.67		0.01		0.55	0.03	2.07	
1995	0.50		0.01		0.52	0.03	1.35	
1996	0.43				0.52	0.03	1.11	
1997	0.75				0.41	0.02	1.22	
1998	0.59				0.31	0.02	1.24	
1999	0.50				0.24	0.01	1.23	
2000	0.46				0.19	0.01	1.08	
2001	0.51				0.18	0.01	0.94	
2002	0.49	0.00	0.00	0.00	0.19	0.01	1.14	0.00
2003	0.41				0.19	0.01	0.75	
2004	0.36	0.00	0.00		0.21	0.01	1.46	0.00
2005	0.29	0.00			0.18	0.02	1.92	0.00
2006	0.19	0.00			0.13	0.01	2.11	
2007	0.22				0.09	0.01	2.55	
2008	0.18	0.00			0.07	0.01	2.10	
2009	0.12	0.00			0.05	0.01	1.66	
2010	0.13	0.00			0.02	0.00	1.56	
2011	0.19	0.00			0.02	0.00	4.76	0.00
2012	0.16	0.00			0.01	0.00	3.45	0.00
2013	0.13				0.02	0.00	2.53	0.00
2014	0.25	0.00			0.01	0.00	4.00	
2015	0.49	0.00			0.01	0.00	5.01	0.00
2016	0.41	0.00			0.01	0.00	4.32	
2017	0.75				0.01	0.00	5.39	

10-1-3 续表4

年份	流行性出血热		狂犬病		钩端螺旋体病		布鲁菌病	
	发病率(1/10万)	死亡率(1/10万)	发病率(1/10万)	死亡率(1/10万)	发病率(1/10万)	死亡率(1/10万)	发病率(1/10万)	死亡率(1/10万)
1950								
1955			0.32	0.07			0.23	
1960	0.10	0.01	0.03	0.02			0.33	
1965	0.43	0.05	0.14	0.10	19.73	0.08	0.66	
1970	0.41	0.05	0.18	0.13	11.14	0.09	0.99	
1975	2.02	0.16	0.25	0.20	17.77	0.13		
1980	3.12	0.20	0.69	0.68	3.67	0.09	0.17	
1981	4.26	0.24	0.71	0.71	4.33	0.10	0.11	
1982	6.15	0.30	0.61	0.61	6.55	0.12	0.08	
1983	8.40	0.30	0.53	0.52	6.33	0.12	0.11	
1984	8.87	0.29	0.59	0.59	3.62	0.07	0.20	
1985	10.02	0.30	0.40	0.40	2.57	0.05	0.09	
1986	11.06	0.25	0.41	0.41	4.28	0.07	0.03	
1987	6.14	0.14	0.54	0.54	12.69	0.12	0.07	
1988	4.78	0.12	0.45	0.45	3.22	0.06	0.05	
1989	3.66	0.10	0.47	0.47	3.09	0.06	0.09	
1990	3.66	0.10	0.32	0.32	2.59	0.05	0.07	
1991	4.32	0.12	0.18	0.18	2.57	0.05	0.07	
1992	4.03	0.07	0.09	0.09	1.23	0.03	0.04	
1993	3.94	0.06	0.04	0.04	2.53	0.07	0.03	
1994	5.14	0.07	0.03	0.03	1.84	0.06	0.05	
1995	5.30	0.05	0.02	0.02	1.10	0.03	0.07	
1996	3.65	0.03	0.01	0.01	1.15	0.03	0.21	
1997	3.60	0.04	0.02	0.02	0.87	0.03	0.11	
1998	3.77	0.04	0.02	0.02	0.94	0.03	0.09	
1999	3.93	0.04	0.03	0.03	0.94	0.02	0.14	
2000	3.05	0.03	0.04	0.04	0.32	0.01	0.17	
2001	2.83	0.02	0.07	0.07	0.30	0.01	0.23	
2002	2.46	0.02	0.09	0.09	0.19	0.01	0.41	
2003	1.68	0.01	0.15	0.15	0.13		0.48	
2004	1.93	0.02	0.20	0.20	0.11	0.00	0.88	0.00
2005	1.60	0.02	0.19	0.19	0.11	0.00	1.41	0.00
2006	1.15	0.01	0.25	0.25	0.05	0.00	1.45	
2007	0.84	0.01	0.25	0.25	0.07		1.50	
2008	0.68	0.01	0.19	0.18	0.07	0.00	2.10	
2009	0.66	0.01	0.17	0.16	0.04	0.00	2.70	
2010	0.71	0.01	0.15	0.15	0.05	0.00	2.53	0.00
2011	0.80	0.01	0.14	0.14	0.03	0.00	2.85	
2012	0.99	0.01	0.11	0.10	0.03	0.00	2.93	0.00
2013	0.95	0.01	0.09	0.08	0.03	0.00	3.21	
2014	0.85	0.01	0.07	0.06	0.04	0.00	4.22	0.00
2015	0.76	0.00	0.06	0.05	0.03	0.00	4.18	0.00
2016	0.65	0.00	0.05	0.04	0.03	0.00	3.44	0.00
2017	0.82	0.00	0.04	0.04	0.01		2.79	0.00

10-1-3 续表5

年份	炭疽		斑疹伤寒		流行性乙型脑炎		黑热病	
	发病率（1/10万）	死亡率（1/10万）	发病率（1/10万）	死亡率（1/10万）	发病率（1/10万）	死亡率（1/10万）	发病率（1/10万）	死亡率（1/10万）
1950				0.11				0.01
1955	0.46	0.02	0.45	0.03	2.30	0.63	9.46	0.03
1960	0.21	0.02	2.08	0.02	2.18	0.36	0.23	
1965	0.39	0.02	2.91	0.02	13.36	1.79	0.40	
1970	0.23	0.01	0.50		18.02	2.15	0.30	
1975	0.46	0.01	0.58		9.67	1.11	0.11	
1980	0.43	0.01	2.17		3.31	0.32		
1981	0.34	0.01	1.24		4.01	0.42	0.01	
1982	0.37	0.01	1.09		3.18	0.39		
1983	0.31	0.01	1.40		2.39	0.24	0.01	
1984	0.30	0.01	1.28		2.56	0.23	0.01	
1985	0.23	0.01	1.17		2.81	0.24	0.01	
1986	0.23	0.01	0.90		1.73	0.15	0.02	
1987	0.17	0.01	0.35		2.30	0.21	0.03	
1988	0.22	0.01	0.54		2.33	0.20		
1989	0.22	0.03	0.45		1.64	0.12	0.02	
1990	0.21	0.01	0.31		3.43	0.24	0.02	
1991	0.24	0.01	0.38		2.13	0.10	0.03	
1992	0.15	0.01	0.33		1.73	0.06	0.02	
1993	0.15		0.27		1.54	0.06	0.02	
1994	0.11		0.33		1.59	0.07	0.01	
1995	0.09		0.29		1.32	0.05	0.01	
1996	0.09		0.25		0.87	0.03	0.01	
1997	0.10		0.33		0.83	0.03	0.01	
1998	0.10		0.45		1.00	0.04	0.01	
1999	0.05		0.48		0.69	0.03	0.01	
2000	0.05		0.49		0.95	0.03	0.01	
2001	0.06		0.48		0.77	0.02	0.01	
2002	0.06	0.00	0.39	0.00	0.65	0.02	0.01	0.00
2003	0.04		0.30		0.58	0.03	0.01	
2004	0.05	0.00	0.32	0.00	0.42	0.02	0.02	
2005	0.04	0.00			0.39	0.02		
2006	0.03	0.00			0.58	0.04		
2007	0.03				0.33	0.02		
2008	0.03	0.00			0.23	0.01		
2009	0.03	0.00			0.29	0.01		
2010	0.02	0.00			0.19	0.01		
2011	0.02	0.00			0.12	0.00		
2012	0.02	0.00			0.13	0.00		
2013	0.01	0.00			0.16	0.00		
2014	0.02	0.00			0.06	0.00		
2015	0.02	0.00			0.05	0.00		
2016	0.03	0.00			0.09	0.00		
2017	0.02	0.00			0.08	0.01		

10-1-3 续表6

年份	疟疾		登革热		新生儿破伤风		肺结核	
	发病率(1/10万)	死亡率(1/10万)	发病率(1/10万)	死亡率(1/10万)	发病率(‰)	死亡率(‰)	发病率(1/10万)	死亡率(1/10万)
1950		0.63						
1955	1027.73	0.95						
1960	1553.85	0.06						
1965	905.24	0.03						
1970	2961.10	0.03						
1975	763.14	0.02						
1980	337.83	0.01						
1981	307.13	0.01						
1982	203.38	0.01						
1983	135.60							
1984	88.12							
1985	54.39							
1986	34.69							
1987	19.84							
1988	12.44	0.01						
1989	12.56	0.01						
1990	10.56		0.03					
1991	8.88		0.08					
1992	6.40		0.00					
1993	5.05		0.03					
1994	5.29							
1995	4.19		0.58					
1996	3.08				25.16	3.19		
1997	2.87		0.05		21.56	2.89	39.21	0.07
1998	2.67		0.04		18.76	2.48	34.69	0.07
1999	2.39	0.01	0.15		20.79	4.09	41.72	0.07
2000	2.02		0.03		19.82	3.76	43.75	0.03
2001	2.15		0.03		16.65	2.60	44.89	0.03
2002	2.65	0.00	0.12		0.19	0.03	43.58	0.08
2003	3.00		0.01		0.18	0.03	52.36	0.08
2004	2.89	0.00	0.02		2.46	0.25	74.64	0.11
2005	3.03	0.00	0.00	0.00	0.19	0.02	96.31	0.26
2006	4.60	0.00	0.08		0.15	0.02	86.23	0.26
2007	3.55		0.04		0.13	0.01	88.55	0.28
2008	1.99	0.00	0.02		0.10	0.01	88.52	0.21
2009	1.06	0.00	0.02		0.08	0.01	81.09	0.28
2010	0.55	0.00	0.02		0.06	0.00	74.27	0.22
2011	0.30	0.00	0.01		0.05	0.00	71.09	0.21
2012	0.18	0.00	0.04		0.05	0.00	70.62	0.20
2013	0.29	0.00	0.34		0.03	0.00	66.80	0.19
2014	0.22	0.00	3.46	0.00	0.03	0.00	65.63	0.17
2015	0.23	0.00	0.28		0.02	0.00	63.42	0.17
2016	0.23	0.00	0.15		0.01	0.00	61.00	0.18
2017	0.19	0.00	0.43	0.00	0.01	0.00	60.53	0.20

10-1-3　续表7

年份	甲型H1N1流感		血吸虫病		人禽流感		传染性非典型肺炎		人感染H7N9禽流感	
	发病率(1/10万)	死亡率(1/10万)	发病率(1/10万)	死亡率(1/10万)	发病率(1/10万)	死亡率(1/10万)	发病率(1/10万)	死亡率(1/10万)	发病率(1/10万)	死亡率(1/10万)
1950										
1955										
1960										
1965										
1970										
1975										
1980										
1981										
1982										
1983										
1984										
1985										
1986										
1987										
1988										
1989										
1990										
1991										
1992										
1993										
1994										
1995										
1996										
1997										
1998										
1999										
2000										
2001										
2002										
2003							0.40	0.03		
2004										
2005			0.24							
2006			0.23							
2007			0.21							
2008			0.22							
2009	9.17	0.05	0.27							
2010	0.53	0.01	0.32		0.00	0.00				
2011	0.70	0.01	0.33	0.00	0.00	0.00				
2012	0.08	0.00	0.36	0.00	0.00	0.00				
2013			0.42	0.00	0.00	0.00			0.00	0.00
2014			0.31		0.00	0.00			0.02	0.01
2015			2.51		0.00	0.00			0.01	0.01
2016			0.21	0.00	0.00	0.00			0.02	0.01
2017			0.09						0.04	0.02

10-1-3 续表8

年份	天花		流行性感冒		回归热		森林脑炎		恙虫病	
	发病率(1/10万)	死亡率(1/10万)	发病率(1/10万)	死亡率(1/10万)	发病率(1/10万)	死亡率(1/10万)	发病率(1/10万)	死亡率(1/10万)	发病率(1/10万)	死亡率(1/10万)
1950	11.22	2.37			2.11	0.05				
1955	0.43	0.07			0.16	0.01				
1960	0.01		91.02	0.04	0.02		0.23		0.02	
1965			559.59	0.19	0.02		0.40		0.01	
1970			3133.35	0.71	0.01		0.30			
1975			2689.53	0.54	0.06		0.10		0.01	
1980			817.74	0.07	0.15		0.01		0.07	
1981			591.74	0.04	0.17		0.02		0.09	
1982			438.96	0.03	0.14		0.01		0.10	
1983			455.88	0.05	0.10		0.02		0.10	
1984			382.03	0.02	0.09		0.03		0.15	
1985			328.96	0.03	0.05		0.03		0.15	
1986			224.78	0.01	0.03		0.03		0.15	
1987			140.49	0.02	0.01		0.02		0.21	
1988			86.60		0.01		0.02		0.24	
1989			43.74				0.01		0.23	
1990										
1991										
1992										
1993										
1994										
1995										
1996										
1997										
1998										
1999										
2000										
2001										
2002										
2003										
2004										
2005										
2006										
2007										
2008										
2009										
2010										
2011										
2012										
2013										
2014										
2015										
2016										
2017										

10-1-4　2017年各地区甲乙类法定报告传染病发病率、死亡率

地　区	总计		鼠疫		霍乱		病毒性肝炎	
	发病率（1/10万）	死亡率（1/10万）	发病率（1/10万）	死亡率（1/10万）	发病率（1/10万）	死亡率（1/10万）	发病率（1/10万）	死亡率（1/10万）
总　计	**222.06**	**1.42**	**0.00**	**0.00**	**0.00**		**93.02**	**0.04**
北　京	139.61	0.76			0.02		15.01	0.48
天　津	141.42	0.25					19.89	0.01
河　北	174.07	0.31					92.65	0.02
山　西	236.73	0.47					138.03	0.02
内蒙古	267.35	0.33					118.19	0.09
辽　宁	205.22	0.67					75.50	0.03
吉　林	138.74	0.64					45.28	0.03
黑龙江	174.08	0.92					43.41	0.10
上　海	185.06	0.55					58.87	0.14
江　苏	111.54	0.46			0.00		25.89	0.00
浙　江	206.91	0.77			0.01		39.70	0.01
安　徽	223.71	0.72			0.00		102.66	0.01
福　建	255.13	0.51			0.00		121.28	0.01
江　西	232.42	1.08					101.75	0.04
山　东	144.89	0.31					71.11	0.03
河　南	192.41	1.47			0.00		93.73	0.04
湖　北	249.83	0.87					139.11	0.03
湖　南	252.23	1.72					114.01	0.03
广　东	346.71	0.98					176.96	0.05
广　西	265.12	6.16					129.10	0.07
海　南	382.28	0.88					204.37	0.02
重　庆	283.73	2.83					91.95	0.07
四　川	190.97	3.19			0.00		64.91	0.04
贵　州	261.21	2.91					76.23	0.03
云　南	195.04	5.10					55.71	0.03
西　藏	316.71	0.91					71.30	0.03
陕　西	193.11	0.66					69.32	0.04
甘　肃	194.29	0.67	0.00	0.00			75.82	0.01
青　海	452.07	0.71					225.73	0.02
宁　夏	220.68	0.61					56.59	
新　疆	589.41	4.27					226.33	0.01

10-1-4　续表1

地区	其中									
	甲型肝炎		乙型肝炎		丙型肝炎		丁型肝炎		戊型肝炎	
	发病率(1/10万)	死亡率(1/10万)	发病率(1/10万)	死亡率(1/10万)	发病率(1/10万)	死亡率(1/10万)	发病率(1/10万)	死亡率(1/10万)	发病率(1/10万)	死亡率(1/10万)
总　计	1.37	0.00	72.61	0.03	15.51	0.01	0.03		2.10	0.00
北　京	0.80		8.74	0.38	3.88	0.08			1.47	0.01
天　津	0.48		13.75		5.02				0.60	0.01
河　北	0.55		77.91	0.01	12.55	0.00	0.03		1.03	
山　西	3.16		108.67	0.02	22.88	0.00	0.05		1.62	0.00
内蒙古	0.81		84.73	0.04	31.69	0.04	0.03		0.52	
辽　宁	2.98		45.66	0.02	20.79	0.00	0.02		3.51	0.01
吉　林	0.74		27.27	0.01	16.15	0.02			0.76	
黑龙江	0.60		28.48	0.07	12.33	0.02	0.03		0.80	0.00
上　海	1.15	0.00	44.27	0.11	9.62	0.02			3.55	0.01
江　苏	0.78		15.35	0.00	4.11		0.00		3.48	0.00
浙　江	0.97		27.60	0.01	5.42		0.03		3.76	
安　徽	0.74		83.01	0.01	12.18	0.00	0.04		2.62	0.00
福　建	1.44		106.60	0.01	6.52	0.00	0.06		1.87	0.00
江　西	0.68	0.00	92.38	0.03	5.77	0.00	0.04		1.47	
山　东	0.41		63.60	0.03	5.14	0.00	0.01		1.16	0.00
河　南	0.26		70.05	0.02	22.50	0.01	0.01		0.63	
湖　北	1.54		112.40	0.03	17.70	0.01	0.03		5.06	
湖　南	0.88		89.03	0.02	20.88	0.01	0.03		1.90	
广　东	1.44		149.66	0.04	21.75	0.01	0.05		2.75	0.00
广　西	1.48		101.74	0.06	19.74	0.01	0.04		3.04	0.00
海　南	1.01		162.10	0.02	33.20		0.11		5.14	
重　庆	2.74	0.01	69.76	0.05	15.13	0.01	0.04		3.11	0.00
四　川	2.43		47.79	0.03	12.38	0.01	0.02		1.46	
贵　州	0.74		57.66	0.02	15.39	0.01	0.04		1.90	
云　南	2.13		30.40	0.02	19.69	0.01	0.00		3.35	
西　藏	3.05		66.07	0.03	1.75				0.24	
陕　西	0.69		46.33	0.03	21.11	0.01	0.03		0.77	
甘　肃	2.59		42.31	0.01	29.71		0.03		0.52	
青　海	6.19		179.29		37.12	0.02	0.08		2.31	
宁　夏	2.43		41.71		11.90				0.19	
新　疆	8.75		170.14	0.00	44.77	0.00	0.03		1.13	

10-1-4 续表2

地区	其中 未分型肝炎		痢疾		伤寒、副伤寒		艾滋病	
	发病率（1/10万）	死亡率（1/10万）	发病率（1/10万）	死亡率（1/10万）	发病率（1/10万）	死亡率（1/10万）	发病率（1/10万）	死亡率（1/10万）
总　计	1.40	0.00	7.93	0.00	0.78	0.00	4.15	1.11
北　京	0.12		37.83		0.10		3.43	0.13
天　津	0.04		53.66		0.13		1.80	0.17
河　北	0.57		10.60		0.39		1.01	0.19
山　西	1.64		7.83		0.99		1.73	0.26
内蒙古	0.42		4.62	0.00	0.18		1.23	0.14
辽　宁	2.54	0.00	9.03		0.33		2.51	0.28
吉　林	0.35		2.73		0.08		2.03	0.46
黑龙江	1.17		6.44		0.08		1.62	0.28
上　海	0.28		0.33		0.10		2.13	0.18
江　苏	2.17		3.37		0.19		1.65	0.25
浙　江	1.92		3.63		0.69		3.24	0.45
安　徽	4.07		10.27		0.49		1.85	0.43
福　建	4.79		0.96		1.84	0.00	2.50	0.35
江　西	1.42		7.27		0.50		3.12	0.81
山　东	0.80		3.87		0.07		0.85	0.11
河　南	0.27		11.73		0.19		3.14	1.27
湖　北	2.37		5.94	0.00	0.54		2.38	0.63
湖　南	1.29		3.75		1.55		4.42	1.36
广　东	1.30		1.94		1.51	0.00	3.92	0.78
广　西	3.06		4.73		2.30		12.63	5.26
海　南	2.81		2.22		0.50		1.84	0.58
重　庆	1.17		26.80		0.39		9.73	2.26
四　川	0.83		6.73		0.46	0.00	13.04	2.89
贵　州	0.51	0.00	4.33		1.54		8.57	2.45
云　南	0.14		6.52		4.80		11.89	4.83
西　藏	0.18		20.82		0.03		0.85	0.09
陕　西	0.40		11.36		0.11		2.33	0.39
甘　肃	0.66		18.64		0.15		1.84	0.31
青　海	0.74		13.05		0.20		3.29	0.51
宁　夏	0.36		14.36		0.37		1.50	0.33
新　疆	1.51		12.78		0.57		8.35	2.84

10-1-4　续表3

地 区	淋病		梅毒		脊髓灰质炎		麻疹	
	发病率(1/10万)	死亡率(1/10万)	发病率(1/10万)	死亡率(1/10万)	发病率(1/10万)	死亡率(1/10万)	发病率(1/10万)	死亡率(1/10万)
总 计	**10.06**	**0.00**	**34.49**	**0.00**			**0.43**	**0.00**
北 京	7.85		23.90	0.01			0.29	
天 津	2.70		20.25				0.27	
河 北	2.14		13.47	0.00			0.38	
山 西	4.22		29.95	0.01			0.05	
内蒙古	9.35		41.85	0.01			0.27	
辽 宁	5.77		38.22	0.00			0.06	
吉 林	4.42		16.21				0.12	
黑龙江	3.63		24.07	0.00			0.22	
上 海	23.41		55.33	0.00			0.19	
江 苏	10.94		31.28				0.17	
浙 江	39.19		64.07	0.00			0.58	
安 徽	7.15		41.91	0.00			0.43	0.00
福 建	18.63	0.00	61.78	0.01			0.13	
江 西	10.08		35.21				0.10	
山 东	4.09		17.90				0.11	
河 南	3.59		15.96	0.00			0.33	
湖 北	6.47		23.32				0.30	
湖 南	6.07		40.27	0.00			0.58	
广 东	27.23		50.71	0.00			0.27	
广 西	12.55		12.90	0.00			0.11	
海 南	26.82		59.40				0.01	
重 庆	8.38		63.33	0.01			0.22	
四 川	4.17		33.09	0.01			1.37	0.00
贵 州	7.79		36.99	0.01			0.08	
云 南	11.37		35.28				0.69	
西 藏	2.54		39.46	0.03			22.93	0.03
陕 西	5.59		28.01	0.01			0.14	
甘 肃	3.74		22.51				0.68	
青 海	3.78		57.02				6.56	0.02
宁 夏	6.08		54.97				0.40	
新 疆	6.56		91.80	0.01			0.57	

10-1-4　续表4

地区	百日咳		白喉		流行性脑脊髓膜炎		猩红热	
	发病率(1/10万)	死亡率(1/10万)	发病率(1/10万)	死亡率(1/10万)	发病率(1/10万)	死亡率(1/10万)	发病率(1/10万)	死亡率(1/10万)
总　计	0.75				0.01	0.00	5.39	
北　京	0.53				0.01	0.00	16.77	
天　津	4.23				0.01		16.32	
河　北	0.90				0.01		6.17	
山　西	0.53				0.01	0.00	7.50	
内蒙古	0.07				0.01		12.77	
辽　宁	0.01				0.00	0.00	12.68	
吉　林	0.03						11.13	
黑龙江	0.09				0.01		7.63	
上　海	0.37				0.00		17.51	
江　苏	0.08				0.00	0.00	3.29	
浙　江	0.54				0.01	0.00	4.13	
安　徽	0.11						1.99	
福　建	0.04				0.00		3.19	
江　西	0.37						0.17	
山　东	3.75				0.00	0.00	8.19	
河　南	0.13				0.02	0.00	2.18	
湖　北	0.32				0.00		1.49	
湖　南	0.20				0.00		2.10	
广　东	1.01				0.01	0.00	5.99	
广　西	0.01				0.01		1.44	
海　南	0.01				0.01		0.22	
重　庆	3.42				0.01	0.00	1.82	
四　川	0.57				0.01	0.00	2.41	
贵　州	0.44				0.00	0.00	2.33	
云　南	0.08				0.01		4.01	
西　藏	0.03				0.03		2.81	
陕　西	1.84				0.01		7.42	
甘　肃	0.43						5.57	
青　海	0.12						6.56	
宁　夏	0.12						17.87	
新　疆	0.65				0.13	0.02	13.61	

10-1-4 续表5

地区	流行性出血热		狂犬病		钩端螺旋体病		布鲁菌病	
	发病率(1/10万)	死亡率(1/10万)	发病率(1/10万)	死亡率(1/10万)	发病率(1/10万)	死亡率(1/10万)	发病率(1/10万)	死亡率(1/10万)
总计	**0.82**	**0.00**	**0.04**	**0.04**	**0.01**		**2.79**	**0.00**
北京	0.03		0.01	0.01			0.70	
天津	0.20		0.01	0.01			0.95	
河北	0.60		0.01	0.01			3.61	
山西	0.07	0.01	0.05	0.05			8.34	
内蒙古	0.37		0.01	0.00			29.15	
辽宁	2.46	0.01					4.37	
吉林	2.10	0.01					4.24	
黑龙江	2.95	0.01					11.14	
上海	0.01		0.01	0.01			0.02	
江苏	0.47	0.00	0.03	0.03	0.00		0.23	
浙江	0.63	0.00	0.03	0.03	0.03		0.26	
安徽	0.44	0.00	0.06	0.06	0.02		0.24	
福建	1.00	0.00	0.01	0.01	0.10		0.24	
江西	1.24	0.00	0.03	0.03	0.03		0.16	
山东	1.26	0.01	0.02	0.02			3.11	
河南	0.46	0.01	0.05	0.05			2.57	
湖北	0.86	0.01	0.07	0.07	0.01		0.40	
湖南	0.93	0.01	0.10	0.11	0.04		0.26	
广东	0.40		0.02	0.02	0.03		0.35	
广西	0.03		0.08	0.08	0.04		0.40	
海南	0.03		0.05	0.05	0.01		0.32	
重庆	0.02		0.08	0.07	0.00		0.14	
四川	0.31	0.00	0.03	0.03	0.03		0.09	
贵州	0.16		0.07	0.07	0.03		0.29	
云南	0.48		0.07	0.07	0.01		0.46	
西藏	0.03		0.03	0.03			0.54	
陕西	5.41	0.04	0.04	0.04			1.92	
甘肃	0.08		0.03	0.03			6.29	
青海			0.02	0.02			0.40	0.02
宁夏	0.03		0.01	0.01			25.13	
新疆	0.01						25.33	

10-1-4 续表6

地区	炭疽		流行性乙型脑炎		肺结核		疟疾		登革热	
	发病率(1/10万)	死亡率(1/10万)	发病率(1/10万)	死亡率(1/10万)	发病率(1/10万)	死亡率(1/10万)	发病率(1/10万)	死亡率(1/10万)	发病率(1/10万)	死亡率(1/10万)
总计	**0.02**	**0.00**	**0.08**	**0.01**	**60.53**	**0.20**	**0.19**	**0.00**	**0.43**	**0.00**
北京			0.01	0.00	32.74	0.10	0.22		0.10	
天津			0.01		20.91	0.05	0.04			
河北	0.01		0.01		41.94	0.07	0.11	0.00	0.01	
山西			0.14	0.02	37.22	0.10	0.05			
内蒙古	0.04				49.19	0.08	0.02		0.00	
辽宁	0.04	0.00			54.08	0.34	0.12	0.00	0.01	
吉林					50.30	0.14	0.07		0.00	
黑龙江	0.03				72.73	0.53	0.03		0.00	
上海			0.01		26.55	0.21	0.14		0.05	
江苏			0.01		33.52	0.12	0.30		0.04	
浙江			0.02		47.54	0.23	0.32		2.20	
安徽			0.03	0.00	55.78	0.16	0.16		0.03	
福建			0.01		42.79	0.10	0.37		0.18	
江西			0.02	0.00	72.02	0.16	0.08		0.04	
山东			0.09	0.01	30.15	0.11	0.20		0.10	
河南			0.05	0.00	58.03	0.09	0.19		0.02	
湖北			0.02		68.33	0.11	0.16	0.00	0.02	
湖南			0.05	0.00	76.07	0.19	0.14		0.04	
广东			0.01	0.00	74.66	0.10	0.13	0.00	1.51	0.00
广西			0.01		87.86	0.71	0.80	0.00	0.02	
海南					86.30	0.23	0.10		0.04	
重庆			0.09		77.15	0.40	0.10		0.05	
四川	0.05		0.22	0.00	63.12	0.20	0.26		0.04	
贵州	0.00		0.05		122.15	0.33	0.07		0.01	
云南	0.01	0.00	0.17	0.00	57.53	0.16	0.49		5.40	
西藏	0.42				154.77	0.69	0.03			
陕西	0.01		0.40	0.01	59.00	0.13	0.16		0.02	
甘肃	0.44		1.39	0.17	56.54	0.13	0.09	0.00	0.01	
青海	1.15	0.02			134.20	0.12				
宁夏	0.10		0.07		43.00	0.27	0.06		0.01	
新疆	0.07		0.00		202.59	1.38	0.03		0.00	

10-1-4 续表7

<table>
<tr><th rowspan="2">地 区</th><th colspan="2">血吸虫</th><th colspan="2">新生儿破伤风</th><th colspan="2">人禽流感</th><th colspan="2">人感染H7N9禽流感</th></tr>
<tr><th>发病率
(1/10万)</th><th>死亡率
(1/10万)</th><th>发病率
(‰)</th><th>死亡率
(‰)</th><th>发病率
(1/10万)</th><th>死亡率
(1/10万)</th><th>发病率
(1/10万)</th><th>死亡率
(1/10万)</th></tr>
<tr><td>**总 计**</td><td>**0.09**</td><td></td><td>**0.01**</td><td>**0.00**</td><td></td><td></td><td>**0.04**</td><td>**0.02**</td></tr>
<tr><td>北 京</td><td></td><td></td><td></td><td></td><td></td><td></td><td>0.06</td><td>0.03</td></tr>
<tr><td>天 津</td><td></td><td></td><td></td><td></td><td></td><td></td><td>0.02</td><td>0.01</td></tr>
<tr><td>河 北</td><td></td><td></td><td>0.00</td><td></td><td></td><td></td><td>0.05</td><td>0.02</td></tr>
<tr><td>山 西</td><td></td><td></td><td></td><td></td><td></td><td></td><td>0.01</td><td></td></tr>
<tr><td>内蒙古</td><td></td><td></td><td></td><td></td><td></td><td></td><td>0.02</td><td></td></tr>
<tr><td>辽 宁</td><td></td><td></td><td></td><td></td><td></td><td></td><td>0.01</td><td>0.01</td></tr>
<tr><td>吉 林</td><td></td><td></td><td></td><td></td><td></td><td></td><td>0.00</td><td>0.00</td></tr>
<tr><td>黑龙江</td><td></td><td></td><td></td><td></td><td></td><td></td><td></td><td></td></tr>
<tr><td>上 海</td><td></td><td></td><td></td><td></td><td></td><td></td><td>0.01</td><td>0.00</td></tr>
<tr><td>江 苏</td><td>0.00</td><td></td><td>0.00</td><td></td><td></td><td></td><td>0.09</td><td>0.05</td></tr>
<tr><td>浙 江</td><td>0.01</td><td></td><td>0.01</td><td></td><td></td><td></td><td>0.09</td><td>0.05</td></tr>
<tr><td>安 徽</td><td>0.02</td><td></td><td>0.00</td><td></td><td></td><td></td><td>0.07</td><td>0.04</td></tr>
<tr><td>福 建</td><td></td><td></td><td>0.01</td><td></td><td></td><td></td><td>0.07</td><td>0.02</td></tr>
<tr><td>江 西</td><td>0.13</td><td></td><td>0.01</td><td></td><td></td><td></td><td>0.08</td><td>0.03</td></tr>
<tr><td>山 东</td><td></td><td></td><td>0.00</td><td></td><td></td><td></td><td>0.02</td><td>0.01</td></tr>
<tr><td>河 南</td><td></td><td></td><td>0.00</td><td></td><td></td><td></td><td>0.03</td><td>0.01</td></tr>
<tr><td>湖 北</td><td>0.05</td><td></td><td>0.00</td><td></td><td></td><td></td><td>0.05</td><td>0.02</td></tr>
<tr><td>湖 南</td><td>1.54</td><td></td><td></td><td></td><td></td><td></td><td>0.09</td><td>0.02</td></tr>
<tr><td>广 东</td><td></td><td></td><td>0.01</td><td></td><td></td><td></td><td>0.04</td><td>0.02</td></tr>
<tr><td>广 西</td><td>0.00</td><td></td><td>0.02</td><td>0.00</td><td></td><td></td><td>0.06</td><td>0.03</td></tr>
<tr><td>海 南</td><td>0.01</td><td></td><td></td><td></td><td></td><td></td><td></td><td></td></tr>
<tr><td>重 庆</td><td></td><td></td><td>0.01</td><td></td><td></td><td></td><td>0.03</td><td>0.02</td></tr>
<tr><td>四 川</td><td>0.02</td><td></td><td>0.01</td><td></td><td></td><td></td><td>0.05</td><td>0.02</td></tr>
<tr><td>贵 州</td><td></td><td></td><td>0.01</td><td>0.00</td><td></td><td></td><td>0.05</td><td>0.02</td></tr>
<tr><td>云 南</td><td>0.01</td><td></td><td>0.02</td><td></td><td></td><td></td><td>0.01</td><td></td></tr>
<tr><td>西 藏</td><td></td><td></td><td></td><td></td><td></td><td></td><td>0.09</td><td></td></tr>
<tr><td>陕 西</td><td>0.00</td><td></td><td>0.00</td><td></td><td></td><td></td><td>0.01</td><td>0.01</td></tr>
<tr><td>甘 肃</td><td></td><td></td><td>0.01</td><td>0.00</td><td></td><td></td><td>0.02</td><td>0.00</td></tr>
<tr><td>青 海</td><td></td><td></td><td></td><td></td><td></td><td></td><td></td><td></td></tr>
<tr><td>宁 夏</td><td></td><td></td><td>0.01</td><td></td><td></td><td></td><td></td><td></td></tr>
<tr><td>新 疆</td><td></td><td></td><td>0.01</td><td></td><td></td><td></td><td>0.01</td><td>0.00</td></tr>
</table>

10-2-1 我国居民高血压患病率(%)

分组	2002年			2012年		
	合计	城市	农村	合计	城市	农村
合计	**18.8**	**19.3**	**18.6**	**25.2**	**26.8**	**23.5**
男性	20.2	21.8	19.6	26.2	28.1	24.2
女性	18.0	17.9	18.0	24.1	25.4	22.8
18～44岁小计	9.1	9.4	9.0	10.6	11.3	10.0
男性	12.7	14.5	12.0	13.6	14.6	12.7
女性	6.7	6.1	6.9	7.3	7.6	6.9
45～59岁小计	29.3	32.8	28.0	35.7	36.6	34.7
男性	28.6	33.1	26.9	35.9	37.9	33.6
女性	30.0	32.6	29.1	35.5	35.2	35.9
60岁及以上小计	49.1	54.4	47.2	58.9	60.6	57.0
男性	48.1	54.0	46.0	56.5	57.6	55.3
女性	50.2	54.9	48.4	61.2	63.4	58.7

资料来源：2002、2012年中国居民营养与健康监测。

10-2-2 我国居民高血压治疗率(%)

分组	2002年			2012年		
	合计	城市	农村	合计	城市	农村
合计	**24.7**	**35.1**	**17.4**	**41.1**	**47.9**	**33.4**
男性	21.6	31.2	14.7	37.4	44.7	29.3
女性	27.7	38.8	19.8	44.2	50.7	36.9
18～44岁小计	9.1	11.8	7.9	16.9	20.2	14.2
男性	6.9	9.7	5.4	14.1	17.2	11.4
女性	12.0	15.0	10.8	20.5	24.4	17.6
45～59岁小计	25.0	34.1	19.4	38.0	43.7	32.1
男性	20.6	28.6	15.7	33.7	40.6	26.2
女性	28.5	38.5	22.3	41.5	46.2	36.6
60岁及以上小计	32.2	43.1	21.3	48.8	55.8	39.9
男性	31.0	41.5	20.7	46.7	54.0	37.8
女性	33.3	44.7	21.9	50.7	57.3	41.8

10-3-1　前十位恶性肿瘤死亡率(合计)

顺位	2004～2005		1990～1992		1973～1975	
	疾病名称	死亡率(1/10万)	疾病名称	死亡率(1/10万)	疾病名称	死亡率(1/10万)
1	肺癌	30.83	胃癌	25.16	胃癌	19.54
2	肝癌	26.26	肝癌	20.37	食管癌	18.83
3	胃癌	24.71	肺癌	17.54	肝癌	12.54
4	食管癌	15.21	食管癌	17.38	肺癌	7.09
5	结直肠癌	7.25	结直肠癌	5.30	子宫颈癌	5.23
6	白血病	3.84	白血病	3.64	结直肠癌	4.60
7	脑瘤	3.13	子宫颈癌	1.89	白血病	2.72
8	女性乳腺癌	2.90	鼻咽癌	1.74	鼻咽癌	2.32
9	胰腺癌	2.62	女性乳腺癌	1.72	女性乳腺癌	1.65
10	骨癌	1.70				
	恶性肿瘤总计	134.80	恶性肿瘤总计	108.26	恶性肿瘤总计	83.65

资料来源：1973～1975、1990～1992、2004～2005年中国恶性肿瘤死亡抽样回顾调查。

10-3-2　前十位恶性肿瘤死亡率(男)

顺位	2004～2005		1990～1992		1973～1975	
	疾病名称	死亡率(1/10万)	疾病名称	死亡率(1/10万)	疾病名称	死亡率(1/10万)
1	肺癌	41.34	胃癌	32.84	胃癌	25.12
2	肝癌	37.54	肝癌	29.01	食管癌	23.34
3	胃癌	32.46	肺癌	24.03	肝癌	17.60
4	食管癌	20.65	食管癌	22.14	肺癌	9.28
5	结直肠癌	8.19	结直肠癌	5.76	结直肠癌	4.85
6	白血病	4.27	白血病	3.96	白血病	3.00
7	脑瘤	3.50	鼻咽癌	2.34	鼻咽癌	2.94
8	胰腺癌	2.94				
9	膀胱癌	2.13				
10	鼻咽癌	2.05				
	恶性肿瘤总计	169.19	恶性肿瘤总计	134.91	恶性肿瘤总计	96.31

10-3-3　前十位恶性肿瘤死亡率(女)

顺位	2004～2005		1990～1992		1973～1975	
	疾病名称	死亡率(1/10万)	疾病名称	死亡率(1/10万)	疾病名称	死亡率(1/10万)
1	肺癌	19.84	胃癌	17.02	食管癌	14.11
2	胃癌	16.59	食管癌	12.34	胃癌	13.72
3	肝癌	14.44	肝癌	11.21	子宫颈癌	10.70
4	食管癌	9.51	肺癌	10.66	肝癌	7.26
5	结直肠癌	6.26	结直肠癌	4.82	肺癌	4.79
6	女性乳腺癌	5.90	子宫颈癌	3.89	结直肠癌	4.33
7	白血病	3.41	女性乳腺癌	3.53	女性乳腺癌	3.37
8	宫颈癌	2.86	白血病	3.30	白血病	2.42
9	脑瘤	2.74	鼻咽癌	1.10	鼻咽癌	1.67
10	子宫癌	2.71				
	恶性肿瘤总计	98.97	恶性肿瘤总计	80.04	恶性肿瘤总计	70.43

10-3-4　前十位恶性肿瘤死亡率(城市)

顺位	2004～2005		1990～1992		1973～1975	
	疾病名称	死亡率(1/10万)	疾病名称	死亡率(1/10万)	疾病名称	死亡率(1/10万)
1	肺癌	40.98	肺癌	27.50	胃癌	20.19
2	肝癌	24.93	肝癌	19.50	肝癌	14.05
3	胃癌	22.97	胃癌	19.44	食管癌	13.59
4	食管癌	10.97	食管癌	9.62	肺癌	12.61
5	结直肠癌	9.78	结直肠癌	6.98	子宫颈癌	5.81
6	胰腺癌	4.44	白血病	3.66	结直肠癌	5.29
7	白血病	4.17	女性乳腺癌	2.56	白血病	3.17
8	女性乳腺癌	3.98	鼻咽癌	1.93	鼻咽癌	2.60
9	脑瘤	3.27	子宫颈癌	1.58	女性乳腺癌	2.17
10	胆囊癌	2.13				
	恶性肿瘤总计	146.57	恶性肿瘤总计		恶性肿瘤总计	91.80

10-3-5　前十位恶性肿瘤死亡率(农村)

顺位	2004～2005		1990～1992		1973～1975	
	疾病名称	死亡率(1/10万)	疾病名称	死亡率(1/10万)	疾病名称	死亡率(1/10万)
1	肝癌	26.93	胃癌	27.16	食管癌	20.81
2	肺癌	25.71	肝癌	20.67	胃癌	19.18
3	胃癌	25.58	食管癌	20.10	肝癌	12.02
4	食管癌	17.34	肺癌	14.05	肺癌	5.13
5	结直肠癌	5.96	结直肠癌	4.72	子宫颈癌	5.05
6	白血病	3.68	白血病	3.63	结直肠癌	4.35
7	脑瘤	2.80	子宫颈癌	2.00	白血病	2.55
8	女性乳腺癌	2.35	鼻咽癌	1.67	鼻咽癌	2.22
9	胰腺癌	1.70	女性乳腺癌	1.42	女性乳腺癌	1.45
10	骨癌	1.61				
	恶性肿瘤总计	128.63	恶性肿瘤总计	106.76	恶性肿瘤总计	80.79

10-4-1　2017年血吸虫病防治情况

地　区	流行县数(个)	流行乡数(个)	流行村人口数(万人)	达到传播控制标准县数(个)	达到传播阻断标准县数(个)	未达控制标准县数(个)	现　有病人数(人)	其中晚期病人数(人)	急性血吸虫病感染人数(人)	治疗及扩大化疗人数(人)
总　计	**450**	**3386**	**7032.5**	**82**	**153**	**215**	**37601**	**29407**	**1**	**2093294**
上　海	8	81	279.6			8				2
江　苏	64	470	1361.3		18	46	2505	2504		4319
浙　江	54	466	945.9			54	986	980	1	1595
安　徽	50	354	712.5	27	13	10	6398	5631		267532
福　建	16	74	87.0			16				
江　西	39	298	496.9	15	14	10	12419	5000		88652
湖　北	63	521	999.7	9	41	13	8434	8434		529604
湖　南	41	285	689.5	24	11	6	4530	4530		509397
广　东	14	34	50.5		14					
广　西	20	69	93.4			20	1			3
四　川	63	660	1129.5		34	29	1689	1689		453562
云　南	18	74	186.7	7	8	3	639	639		238628

10-4-2　2017年血吸虫病查灭螺情况

地　区	实际钉螺情况			年内查螺情况				灭　螺总面积(万平方米)	
	有螺乡数(个)	有螺村数(个)	实有钉螺面积(万平方米)	年内查螺乡数(个)	年内查出有螺乡数(个)	查出钉螺面积(万平方米)	内：新发现有螺面积(万平方米)		环改灭螺面积(万平方米)
总　计	**1558**	**8153**	**363068.9**	**2958**	**1412**	**172501.6**	**208.5**	**144605.3**	**5002.9**
上　海	8	21	1.7	56	6	1.2	0.7	137.4	3.3
江　苏	70	172	2461.2	470	71	2347.7	1.4	12776.6	86.8
浙　江	93	328	74.8	411	79	38.1		1919.7	1.6
安　徽	211	1029	26520.8	303	207	21396.9	161.8	10766.1	54.3
福　建	8	11	1.9	33	6	1.4		4.7	1.6
江　西	147	655	83359.1	234	122	29185.3		13240.2	78.3
湖　北	347	2648	68281.7	486	338	50546.5	42.9	42055.9	4103.0
湖　南	159	684	173129.4	239	150	63333.3		23156.0	417.3
广　东				24					
广　西	6	8	6.6	48	6	5.4	1.7	15.2	
四　川	452	2321	7831.5	582	370	4272.4		27549.5	212
云　南	57	276	1400.2	72	57	1373.4		12984.3	45

10-5-1　2017年克山病防治情况

地区	病区县		病区乡镇		已控制县数（个）	消除县数（个）	现症病人数(人)		年内死亡（人）
	个数	人口数（万人）	个数	人口数（万人）			潜在型	慢型	
总　计	**330**	**12956.9**	**2632**	**6204.5**	**73**	**237**	**27307**	**8091**	**526**
河　北	11	351.8	73	91.8	5	6	4914	555	
山　西	11	126.4	17	23.5		11	733	57	10
内蒙古	12	459.6	64	174.2	8	3	11135	3558	227
辽　宁	4	119.6	46	92.4	1	3	523	22	1
吉　林	38	1281.6	307	715.1	15	20	1495	617	128
黑龙江	66	2138.2	304	644.5	5	61	235	201	2
山　东	19	1707.7	185	1211.3	10	9	329	534	10
河　南	3	166.2	20	44.9		3	476	52	1
湖　北	1	90.3	1	7.1		1			
四　川	55	2180.3	840	1056.5	4	50	197	156	23
贵　州	1	145.4	7	37.0		1	162	2	
云　南	42	1581.9	225	817.6	2	40	183	273	19
西　藏	1	4.9	2	0.9		1	8	2	
重　庆	9	788.9	140	422.9		9	4	67	8
陕　西	29	755.3	172	342.4	18	10	2579	521	3
甘　肃	28	1058.9	229	522.7	5	9	4334	1474	94

10-5-2　2017年大骨节病防治情况

地区	病区县		病区乡镇		已控制县数（个）	消除县数（个）	临床Ⅰ度及以上病人(人)	16岁以下病人数
	个数	人口数（万人）	个数	人口数（万人）				
总　计	**379**	**10344.1**	**2021**	**3717.9**	**42**	**329**	**535878**	**8540**
河　北	7	250.6	41	46.5		7	4866	2
山　西	35	758.3	118	163.8		35	4481	
内蒙古	18	567.9	120	248.7	10	8	97113	170
辽　宁	5	135.9	60	120.3		5	1032	
吉　林	40	1477.9	310	721.9	12	28	39913	1
黑龙江	80	2545.0	367	828.4	3	77	41113	882
山　东	1	94.0	4	20.0		1	435	
河　南	5	237.3	33	69.3		5	12356	7
四　川	32	689.2	142	76.2		32	42245	
西　藏	54	141.2	115	47.8	7	41	9564	335
陕　西	62	2182.4	324	658.4		62	148428	4
甘　肃	37	1243.7	381	713.0	9	28	132436	7139
青　海	3	20.8	6	3.7	1		1896	

10-5-3　2017年地方性氟中毒(水型)防治情况

地区	病区县数(个)	基本控制县数(个)	病区村(个)	病区村人口数(万人)	已改水		现症病人数(人)	
					村数(个)	受益人口(万人)	氟斑牙	氟骨症
总　计	1039	620	77292	6812.4	70985	5167.4	13333194	1085512
北　京	9	9	230	56.7	230	57.7	14160	1201
天　津	10	2	2060	272.0	1557	167.8		
河　北	97	87	8670	873.3	7923	528.5	1608913	53815
山　西	62	28	4045	457.6	3968	379.7	1181131	96676
内蒙古	84	14	10116	490.6	7683	363.5	777854	172304
辽　宁	55	29	2498	169.5	2271	135.8	473146	1523
吉　林	16	1	3171	190.3	2907	109.3	580298	57884
黑龙江	24	10	2169	106.3	1880	46.5	302848	32276
江　苏	26	12	2076	440.1	2045	350.7	1985829	130265
浙　江	33	30	295	17.1	292	16.8	8769	109
安　徽	25	8	1725	550.0	1454	395.4	696886	6907
福　建	36	32	153	10.3	153	10.3	6884	286
江　西	21	19	33	5.6	32	4.8	3096	7
山　东	111	91	10546	987.0	10301	871.3	1845996	351465
河　南	111	47	18001	1287.6	17319	971.9	1968566	20424
湖　北	30	29	197	34.2	197	30.6	16570	73
湖　南	9	9	22	3.4	22	3.4	8946	41
广　东	40	37	377	77.3	362	76.6	11491	136
广　西	14	10	191	10.0	190	8.9	36432	3577
重　庆	6	6	6	2.5	6	2.5	1849	11
四　川	12	5	94	18.8	87	14.2	17013	997
云　南	12	9	139	8.9	134	7.6	11370	569
西　藏	7	6	36	1.8	26	1.7	1160	234
陕　西	61	28	4221	400.7	4032	305.4	482249	145335
甘　肃	48	9	1780	142.2	1586	128.2	271980	8608
青　海	21	15	366	34.3	342	30.2		
宁　夏	19	13	3269	105.6	3192	97.6		
新　疆	40	25	806	58.8	794	50.6	1019758	789

10-5-4　2017年地方性氟中毒(燃煤污染型)防治情况

地区	病区县数(个)	基本控制县数(个)	消除县数(个)	病区村(个)	病区村人口数(万人)	病区户数	已改炉改灶		现症病人数(人)	
							户数	受益人口(万人)	氟斑牙	氟骨症
总计	**171**	**70**	**76**	**32204**	**3065.1**	**8566554**	**8403400**	**2963.0**	**13776001**	**1737356**
山西	20	9	11	3371	260.5	727212	713153	253.1	432307	1983
辽宁	2		2	2	0.1	278	244	0.1	21	8
江西	7	4	3	406	117.5	294185	276734	111.1	49185	2
河南	3		3	85	15.6	40230	40230	15.0	60340	
湖北	15	9	5	731	102.6	291610	287924	123.2	319575	16706
湖南	28	17	6	2123	276.4	716744	702963	270.9	695357	3073
广西	2	1	1	55	22.1	48321	48321	22.1	83734	5846
四川	23	14	9	1792	273.8	723566	718733	279.5	374361	25991
贵州	37	5	26	7853	1389.3	4079901	4001110	1324.9	8790000	1078000
云南	13	6	4	13637	344.7	867160	836641	335.3	2190068	575920
重庆	13	4	5	661	142.8	399314	399314	142.5	597175	5782
陕西	8	1	1	1488	119.6	378033	378033	85.3	183878	24045

10-5-5　2017年地方性砷中毒(水型)防治情况

地区	病区县		病区村(个)	病区村人口数(万人)	已改水		病人数(人)
	个数	人口数(万人)			村数(个)	受益人口(万人)	
总计	**117**	**4731.6**	**2642.0**	**155.7**	**2491**	**130.5**	**9441**
山西	16	637.6	157.0	22.3	148	14.5	4004
内蒙	28	523.6	1191.0	38.2	1146	34.4	3594
吉林	7	331.8	361.0	15.3	331	8.9	297
江苏	5	393.9	37.0	7.3	37	7.3	40
安徽	13	1072.2	95.0	13.1	89	11.6	71
河南	6	531.6	26.0	3.3	26	3.3	
湖北	1	120.2	53.0	7.7	53	7.7	4
云南	9	308.2	42.0	5.1	42	5.1	31
陕西	3	109.2	15.0	1.4	15	1.4	539
甘肃	8	157.1	58.0	4.6	16	1.9	279
青海	4	37.3	22.0	0.1	3	0.1	324
宁夏	6	213.6	156.0	3.7	156	3.7	209
新疆	11	295.2	429.0	33.5	429	30.5	49

10-5-6　2017年地方性砷中毒(燃煤污染型)防治情况

地区	病区县		病区村(个)	病区村人口数(万人)	病区户数(户)	已改炉改灶		病人数(人)
	个数	人口数(万人)				户数	受益人口(万人)	
总计	**12**	**554.6**	**920**	**97**	**259816**	**259816**	**48.1**	**26733**
贵州	4	299.4	26	6	14983	14983	5.7	2848
陕西	8	255.2	894	91	244833	244833	42.4	23885

10-5-7　2017年碘缺乏病防治情况

地区	工作县		现症病人数(人)			碘盐销售数量(吨)		居民户碘盐监测		
	个数	人口数(万人)	甲肿	Ⅱ度甲肿	克汀病	计划供应	实际销售	碘盐份数	合格碘盐份数	非碘盐份数
总　计	**2792**	**132704.2**	**4364751**	**204922**	**82119**	**4492648**	**4718412**	**659424**	**623318**	**22493**
北　京	16	1585.8	285	9		63681	63681	4476	4208	416
天　津	16	1026.9	6447			25200	27997	4174	3289	1287
河　北	166	7058.5	63232	8140	6073	275440	243181	32806	29800	3023
山　西	119	3683.7	30075	1145	935	112019	113022	23202	21369	798
内蒙古	101	2470.2	91552	5282	1723	110531	96371	20688	19866	591
辽　宁	100	4395.3	120074	4455	2645	226498	204537	30056	29115	481
吉　林	60	2607.8	426213	61150	915	101422	85355	18042	17213	19
黑龙江	128	3819.7	127052	4738	595	148991	126455	23068	22230	481
上　海										
江　苏	96	7812.2	264083	5		334448	326728	28427	27510	468
浙　江	89	4925.0	8710	144	5	187588	175426	24071	22648	4111
安　徽	104	6382.8	26691		6383	239618	252851	30970	30323	44
福　建	84	3736.6	84607	4322	156	123453	114646	25076	24510	826
江　西	100	4747.4	415711	13800	1597	143086	125729	20884	20059	83
山　东	117	8045.5	160695	17869	492	347493	304578	31394	28438	3398
河　南	156	10328.0	54070	3109	1229	371558	347872	44288	39810	2292
湖　北	96	6149.6	137570	2727	8179	182888	176317	29853	27986	170
湖　南	122	7055.2	846622	8107	2929	239253	236897	24265	22915	109
广　东	123	9164.9					365712	36151	35443	759
广　西	109	5579.1	416071		3780	180000	192656	21950	20544	383
海　南	21	931.4	200			40760	36190	6191	5980	149
重　庆	39	3121.0	136594			106970	86343	7791	7224	33
四　川	185	8641.0	346	4	8	297444	283228	36115	34370	168
贵　州	88	4286.2	343412	4428	5144	118730	130391	17723	16578	64
云　南	129	4733.5	14627	4503	65	215438	198674	25221	24206	277
西　藏	74	303.0	41443			18960	19082	3054	2944	8
陕　西	108	3924.5	403809	49114	33540	157576	142749	33861	32688	182
甘　肃	87	2761.4	97289	10172	4493	106524	86483	17809	16683	548
青　海	43	557.6					24058	12577	11737	468
宁　夏	22	674.9	143	60	220	17079	19362	6130	5295	470
新　疆	94	2195.7	47128	1639	1013		111841	19111	18337	387

10-6 农村改厕情况

年份 地区	农村总户数（万户）	累计卫生厕所户数（万户）								卫生厕所普及率（%）	当年新增卫生厕所（万户）	累计使用卫生公厕（万户）	无害化卫生厕所普及率（%）
		合计	三格化粪池式	双瓮漏斗式	三联沼气池式	粪尿分集式	完整下水道水冲式	双坑交替式	其他				
2010	25415.4	17138.3	5344.3	1097.6	2638.1	304.6	1846.8	94.5	5812.4	67.4	1060.4	2827.7	45.0
2013	26185.9	19400.6	6573.2	1103.1	3003.2	338.3	2537.3	166.4	5679.1	74.1	648.3	3165.1	52.4
2014	26219.1	19939.3	6930.5	1156.6	3032.4	357.5	2824.8	165.3	5472.3	76.1	685.1	3990.9	55.2
2015	26372.8	20684.3	7172.2	1174.6	3052.0	357.5	3254.1	149.3	5524.7	78.4	774.3	3879.5	57.5
2016	26674.1	21437.1	7602.6	1443.9	2874.6	361.7	3678.8	181.5	5293.8	80.4	1290.3	3502.6	60.5
2017	26490.9	21669.9	8146.4	1536.5	2599.6	313.3	3828.1	179.3	5065.0	81.8	1251.9	2997.7	62.7
北　京	103.7	101.7	86.2	1.1	0.2		14.2			98.1		13.3	98.1
天　津	131.4	122.4	78.2		0.4		43.8			93.2	2.8	14.9	93.2
河　北	1570.2	1151.5	132.9	317.9	131.9	3.5	221.8	4.8	338.7	73.3	23.3	87.1	51.8
山　西	718.7	439.4	6.6	93.6	27.1	0.2	145.1	0.7	166.1	61.1	14.2	67.9	38.0
内蒙古	442.6	344.7	3.1	0.7	18.2	1.4	65.3	59.7	196.3	77.9	17.1	99.4	33.5
辽　宁	681.1	539.5	41.4	53.9	43.0	0.4	165.2	3.8	231.9	79.2	17.8	49.4	45.2
吉　林	424.9	346.3	27.8	1.0	0.9	62.6	25.4	0.9	227.7	81.5	15.9	41.3	27.9
黑龙江	584.2	421.8	4.2	12.7	1.1	1.0	61.7	11.6	330.1	72.3	4.7	76.7	15.8
上　海	99.9	99.1	90.5			0.0	8.5		0.1	99.2	0.9	18.9	99.1
江　苏	1546.9	1514.4	1204.3	9.3	40.6	14.8	132.9		113.9	97.9	27.4	82.5	92.5
浙　江	1184.9	1168.7	952.3	0.1	25.7	0.0	167.0	0.0	23.5	98.6	25.8	168.4	96.7
安　徽	1478.2	1091.4	239.5	65.5	60.2	16.8	252.6	35.6	421.1	73.8	70.4	248.7	45.3
福　建	753.8	716.3	619.2	2.1	34.8	1.6	46.5	0.9	11.2	95.0	19.8	52.4	93.5
江　西	858.1	805.4	457.6	2.7	106.1	0.0	99.9	0.4	137.9	93.9	68.9	147.1	77.7
山　东	2031.9	1876.3	546.2	436.8	112.4	137.5	354.2	8.2	279.1	92.3	429.0	92.9	78.5
河　南	2052.0	1538.7	168.8	346.2	217.8	13.7	398.6	26.9	366.7	75.0	49.9	353.2	57.1
湖　北	1127.3	939.4	208.9	3.3	181.6	1.3	267.6	1.7	275.0	83.3	49.0	134.2	58.9
湖　南	1542.8	1273.7	347.1	22.3	152.3	2.1	151.8		598.1	82.6	23.0	32.9	43.8
广　东	1511.2	1441.0	1354.4	1.7	29.4	0.6	19.0	0.8	35.1	95.4	72.9	87.2	93.0
广　西	1124.6	1029.6	691.9	1.3	248.5	0.8	29.2	0.4	57.4	91.6	89.3	85.1	86.5
海　南	142.0	122.5	111.3	0.8	8.9		0.1		1.5	86.3	9.3	4.0	85.3
重　庆	619.1	409.6	154.1	17.5	113.0		125.6			66.2	13.1	182.7	66.2
四　川	2088.6	1741.8	286.8	2.4	625.9	5.4	460.9	9.4	350.2	83.4	59.1	322.5	66.6
贵　州	904.5	596.4	131.5	2.4	119.0	1.6	179.7	0.8	160.2	64.5	65.3	117.3	48.0
云　南	994.3	731.2	150.0	2.9	174.2	9.9	109.8	6.1	278.2	73.5	44.0	218.1	45.6
陕　西	706.1	332.9	30.9	53.5	33.2	0.8	87.4	0.7	126.5	47.2	13.7	39.9	29.2
甘　肃	514.4	398.2	9.8	23.6	60.8	32.5	59.9	1.7	210.0	77.4	7.0	86.4	36.6
青　海	96.1	66.5		0.9	10.4	0.0	7.7		47.6	69.2		8.6	19.7
宁　夏	106.2	78.9	0.6	19.0	14.4	0.7	24.0	0.9	19.3	74.3	4.5	25.0	56.1
新　疆	351.5	230.5	10.1	41.2	7.9	3.9	102.8	3.2	61.6	65.6	13.6	39.7	48.0

注：缺西藏数字。

10-7　2017年健康教育专业机构服务情况

地　区	健康教育服务情况				传播材料制作				主办网站(个)	健康教育培训人次数
	技术咨询与政策建议(次)	公众健康教育活动(次)	与媒体合办栏目(个)	与媒体合作播放信息(次)	平面材料(万份)	音像制品(万份)	手机短信(万条)	实物(万个)		
总　计	**10439**	**61507**	**4176**	**213469**	**38043.3**	**126.6**	**9879.9**	**4252.1**	**1088**	**1375377**
北　京	97	261	29	520	343.8	0.3	0.8	44.6	11	11077
天　津	45	398	29	829	230.3	0.5	112.8	30.6	5	8598
河　北	895	3225	204	6777	1386.4	2.8	286.5	170.7	41	122407
山　西	62	1228	76	8023	1207.4	16.4	125.7	133.7	3	46028
内蒙古	522	4941	242	13707	1007.4	9.8	69.0	142.5	42	54383
辽　宁	69	2283	152	3647	773.9	1.3	21.6	120.3	25	30508
吉　林	149	970	70	4080	581.0	0.3	22.8	70.9	20	12386
黑龙江	288	2042	187	3620	822.8	4.3	0.4	116.2	27	36673
上　海	26	506	17	568	690.5	0.3	194.6	102.5	17	28138
江　苏	431	2475	91	895	2007.4	6.4	47.6	180.9	70	20196
浙　江	652	2032	201	9340	1746.5	2.3	677.3	153.7	59	33227
安　徽	117	1281	106	4948	1341.2	0.5	289.5	132.6	40	29563
福　建	86	1403	85	2086	546.6	0.2	352.8	95.0	31	10341
江　西	452	1445	188	7895	1027.9	2.4	267.4	73.0	33	72509
山　东	1202	3228	385	14543	2638.5	22.7	600.6	199.0	98	119070
河　南	948	5402	186	9776	1764.2	5.6	630.7	281.9	41	90866
湖　北	443	2093	195	15199	2271.6	1.2	545.7	139.8	63	38317
湖　南	538	3876	216	11928	2137.2	1.3	840.6	134.6	80	157779
广　东	374	2372	183	8893	2617.0	5.4	1363.2	484.9	62	83257
广　西	100	658	89	7105	853.6	0.6	460.7	21.4	25	26985
海　南	31	387	43	2493	682.1	1.7	17.4	25.3	6	11914
重　庆	128	612	77	5825	927.3	1.4	384.7	68.9	16	14276
四　川	1081	3735	330	17061	2358.2	14.5	1168.3	316.8	105	86031
贵　州	354	2129	129	9298	1419.3	3.7	158.5	151.9	7	15291
云　南	336	2532	133	17725	3329.2	2.2	300.2	320.5	28	34316
西　藏	30	216	17	489	141.0	1.6	215.2	15.7	9	4064
陕　西	168	4502	158	11357	1659.1	6.1	522.2	245.3	72	58178
甘　肃	525	3053	192	6598	545.6	0.9	57.2	22.4	32	68434
青　海	117	1473	56	2654	489.5	5.8	36.7	62.7	4	30306
宁　夏	64	462	65	3151	312.9	3.7	98.6	160.0	6	11525
新　疆	109	287	45	2439	184		11	34	10	8734

注：平面材料包括传单/折页、小册子/书籍、宣传画；与媒体合办栏目包括电视台、广播电台、报刊。

十一、居民病伤死亡原因

简要说明

一、本章主要介绍我国居民病伤死亡原因，内容包括城市、农村地区居民粗死亡率及死因顺位，分性别、疾病别、年龄别死亡率。

二、本章数据来源于居民病伤死亡原因年报。

三、资料范围

2000 年城市地区包括北京、天津、长春、沈阳、大连、鞍山、上海、南京、杭州、武汉、广州、成都、重庆和西安 14 个大城市，苏州、徐州、合肥、安庆、马鞍山、铜陵、厦门、福州、平顶山、信阳、宜昌、黄石、长沙、湘潭、衡阳、常德、佛山、自贡、桂林和乌鲁木齐 20 个中小城市；农村地区包括北京、天津、上海市全部市辖县和江苏、浙江、安徽、福建、河南、湖北、湖南、广东、重庆、四川、贵州、甘肃 15 个省（直辖市）90 个县（县级市）。

2005 年城市地区包括北京、天津、上海、哈尔滨、长春、沈阳、大连、鞍山、南京、杭州、郑州、武汉、广州、重庆、成都、昆明、西安 17 个大城市，苏州、徐州、合肥、安庆、蚌埠、马鞍山、铜陵、福州、厦门、宜昌、黄石、长沙、衡阳、常德、湘潭、佛山、中山、三明、桂林、自贡、乌鲁木齐 21 个中小城市；农村地区包括北京、天津、上海市全部市辖县和江苏、浙江、安徽、福建、河南、湖北、湖南、广东、重庆、四川、贵州、甘肃 15 个省（直辖市）78 个县（县级市）。

2010 年城市地区包括北京、沈阳、大连、鞍山、哈尔滨、上海、广州、成都、昆明、西安 10 个大城市，徐州、合肥、蚌埠、马鞍山、铜陵、安庆、常德、佛山、自贡等 9 个中小城市；农村地区包括北京、天津、上海市全部市辖县和江苏、安徽、河南、湖北、广东、四川 9 个省（直辖市）34 个县（县级市）。

2017 年包括全国 31 个省的 154 个区（城市地区）和 355 个县或县级市（农村地区）。

四、2000 年采用 ICD-9 国际疾病分类统计标准。2002 年起采用 ICD-10 国际疾病分类统计标准。

主要指标解释

性别年龄别死亡率 指分性别年龄别计算的死亡率。计算公式：男（女）性某年龄别死亡率=男（女）性某年龄别死亡人数/男（女）性同年龄平均人口数。

11-1-1　2005年城市居民主要疾病死亡率及构成

疾病名称	合计			男			女		
	死亡率(1/10万)	构成(%)	位次	死亡率(1/10万)	构成(%)	位次	死亡率(1/10万)	构成(%)	位次
传染病(不含呼吸道结核)	3.61	0.66	13	4.86	0.79	11	2.32	0.48	14
呼吸道结核	2.84	0.52	15	4.16	0.68	15	1.46	0.30	17
寄生虫病	0.06	0.01	20	0.07	0.01	19	0.05	0.01	20
恶性肿瘤	124.86	22.74	1	159.77	26.05	1	88.51	18.36	3
血液、造血器官及免疫疾病	0.93	0.17	18	0.83	0.13	17	1.04	0.21	18
内分泌、营养和代谢疾病	13.75	2.50	7	11.81	1.92	7	15.77	3.27	6
精神障碍	5.19	0.95	10	4.85	0.79	12	5.55	1.15	10
神经系统疾病	4.60	0.84	11	4.87	0.79	13	4.32	0.90	11
心脏病	98.22	17.89	3	99.49	16.22	3	96.88	20.09	2
脑血管病	111.02	20.22	2	116.63	19.01	2	105.19	21.82	1
呼吸系统疾病	69.00	12.57	4	75.88	12.37	4	61.85	12.83	4
消化系统疾病	18.10	3.30	6	22.54	3.68	6	13.46	2.79	8
肌肉骨骼和结缔组织疾病	1.16	0.21	17	0.77	0.13	18	1.57	0.33	16
泌尿生殖系统疾病	8.58	1.56	9	8.92	1.45	9	8.21	1.70	9
妊娠、分娩和产褥期并发症	0.28	0.05	19				0.50	0.10	19
起源于围生期某些情况	3.50	0.64	14	3.68	0.60	14	3.23	0.67	13
先天畸形、变形和染色体异常	1.85	0.34	16	2.04	0.33	16	1.65	0.34	15
诊断不明	4.09	0.74	12	4.82	0.79	10	3.33	0.69	12
其他疾病	11.98	2.18	8	9.14	1.49	8	14.94	3.10	7
损伤和中毒外部原因	45.28	8.25	5	56.84	9.27	5	33.22	6.89	5

11-1-2　2010年城市居民主要疾病死亡率及构成

疾病名称	合计			男			女		
	死亡率(1/10万)	构成(%)	位次	死亡率(1/10万)	构成(%)	位次	死亡率(1/10万)	构成(%)	位次
传染病(不含呼吸道结核)	4.44	0.72	11	5.79	0.82	11	3.04	0.57	12
呼吸道结核	2.32	0.38	14	3.47	0.49	13	1.13	0.21	18
寄生虫病	0.13	0.02	18	0.15	0.02	19	0.10	0.02	20
恶性肿瘤	162.87	26.33	1	201.99	28.77	1	122.35	22.99	2
血液、造血器官及免疫疾病	1.50	0.24	17	1.48	0.21	17	1.52	0.29	17
内分泌、营养和代谢疾病	18.13	2.93	6	16.63	2.37	7	19.69	3.70	6
精神障碍	2.90	0.47	13	2.82	0.40	14	2.98	0.56	13
神经系统疾病	5.84	0.94	10	6.33	0.90	10	5.34	1.00	10
心脏病	129.19	20.88	2	135.15	19.25	3	123.02	23.12	1
脑血管病	125.15	20.23	3	137.30	19.55	2	112.56	21.15	3
呼吸系统疾病	68.32	11.04	4	78.06	11.12	4	58.22	10.94	4
消化系统疾病	16.96	2.74	7	20.76	2.96	6	13.03	2.45	7
肌肉骨骼和结缔组织疾病	1.61	0.26	16	1.21	0.17	18	2.02	0.38	14
泌尿生殖系统疾病	7.20	1.16	9	7.98	1.14	8	6.40	1.20	9
妊娠、分娩产褥期并发症	0.11	0.02	18				0.22	0.04	19
围生期疾病	2.03	0.33	15	2.34	0.33	15	1.70	0.32	16
先天畸形、变形和染色体异常	2.02	0.33	15	2.12	0.30	16	1.92	0.36	15
诊断不明	4.12	0.67	12	4.99	0.71	12	3.21	0.60	11
其他疾病	9.58	1.55	8	7.61	1.08	9	11.63	2.19	8
损伤和中毒外部原因	38.09	6.16	5	48.43	6.90	5	27.38	5.15	5

11-1-3　2015年城市居民主要疾病死亡率及构成

疾病名称	合计			男			女		
	死亡率(1/10万)	构成(%)	位次	死亡率(1/10万)	构成(%)	位次	死亡率(1/10万)	构成(%)	位次
传染病(含呼吸道结核)	6.78	1.09	9	9.31	1.31	8	4.18	0.79	10
寄生虫病	0.04	0.01	17	0.07	0.01	16	0.02	0.00	17
恶性肿瘤	164.35	26.44	1	207.22	29.11	1	120.56	22.77	2
血液、造血器官及免疫疾病	1.22	0.20	15	1.21	0.17	15	1.23	0.23	15
内分泌、营养和代谢疾病	19.25	3.10	6	18.47	2.59	6	20.04	3.79	6
精神障碍	2.79	0.45	11	2.73	0.38	11	2.86	0.54	11
神经系统疾病	6.90	1.11	8	7.16	1.01	10	6.64	1.25	8
心脏病	136.61	21.98	2	141.01	19.81	3	132.11	24.95	1
脑血管病	128.23	20.63	3	141.54	19.89	2	114.64	21.65	3
呼吸系统疾病	73.36	11.80	4	84.98	11.94	4	61.49	11.62	4
消化系统疾病	14.27	2.30	7	17.62	2.47	7	10.84	2.05	7
肌肉骨骼和结缔组织疾病	1.79	0.29	12	1.37	0.19	14	2.23	0.42	12
泌尿生殖系统疾病	6.52	1.05	10	7.48	1.05	9	5.54	1.05	9
妊娠、分娩产褥期并发症	0.07	0.01	16				0.15	0.03	16
围生期疾病	1.70	0.27	14	2.03	0.28	12	1.37	0.26	14
先天畸形、变形和染色体异常	1.73	0.28	13	1.93	0.27	13	1.53	0.29	13
损伤和中毒外部原因	37.63	6.05	5	49.01	6.89	5	26.01	4.91	5
诊断不明	2.26	0.36		3.00	0.42		1.52	0.29	
其他疾病	6.15	0.99		4.92	0.69		7.41	1.40	

11-1-4 2017年城市居民主要疾病死亡率及构成

疾病名称	合计			男			女		
	死亡率(1/10万)	构成(%)	位次	死亡率(1/10万)	构成(%)	位次	死亡率(1/10万)	构成(%)	位次
传染病(含呼吸道结核)	6.16	1.00	10	8.71	1.24	8	3.54	0.67	10
寄生虫病	0.03	0.00	17	0.04	0.01	16	0.02	0.00	17
恶性肿瘤	160.72	26.11	1	201.53	28.76	1	118.68	22.48	2
血液、造血器官及免疫疾病	1.30	0.21	15	1.39	0.20	15	1.21	0.23	15
内分泌、营养和代谢疾病	20.52	3.33	6	19.61	2.80	6	21.46	4.07	6
精神障碍	2.71	0.44	11	2.60	0.37	11	2.83	0.54	12
神经系统疾病	7.84	1.27	8	8.00	1.14	9	7.67	1.45	8
心脏病	141.61	23.00	2	144.81	20.66	2	138.32	26.20	1
脑血管病	126.58	20.56	3	139.11	19.85	3	113.68	21.53	3
呼吸系统疾病	67.20	10.92	4	78.75	11.24	4	55.30	10.48	4
消化系统疾病	14.53	2.36	7	18.04	2.57	7	10.92	2.07	7
肌肉骨骼和结缔组织疾病	2.34	0.38	12	1.83	0.26	13	2.87	0.54	11
泌尿生殖系统疾病	6.72	1.09	9	7.70	1.10	10	5.70	1.08	9
妊娠、分娩产褥期并发症	0.08	0.01	16				0.16	0.03	16
围生期疾病	1.59	0.26	13	1.93	0.27	12	1.25	0.24	14
先天畸形、变形和染色体异常	1.45	0.24	14	1.54	0.22	14	1.36	0.26	13
损伤和中毒外部原因	36.34	5.90	5	46.51	6.64	5	25.87	4.90	5
诊断不明	2.16	0.35		2.88	0.41		1.41	0.27	
其他疾病	6.00	0.97		4.84	0.69		7.19	1.36	

11-2-1　2017年城市居民年龄别疾病别死亡率(1/10万)(合计)

疾病名称(ICD-10)	合计	不满1岁	1～	5～	10～	15～	20～	25～
总计	615.66	387.02	32.40	15.72	18.95	20.82	18.56	39.34
一、传染病和寄生虫病小计	6.19	9.37	1.07	0.44	0.27	0.28	0.33	1.14
其中：传染病计	6.16	9.37	1.07	0.44	0.27	0.28	0.33	1.12
内：痢疾	0.01		0.03					
肠道其他细菌性传染病	0.10	0.66	0.06	0.02			0.01	
呼吸道结核	1.49			0.05		0.06	0.09	0.38
破伤风	0.03							
脑膜炎球菌感染	0.10	0.53	0.21	0.11	0.08	0.04	0.03	0.03
败血症	0.47	5.94	0.27	0.07	0.08			0.01
性传播疾病	0.02	0.26						
狂犬病	0.04			0.05		0.02		0.01
流行性乙型脑炎								
病毒性肝炎	2.68		0.03			0.02	0.02	0.18
艾滋病	0.49	0.13					0.11	0.37
寄生虫病计	0.03							0.01
内：血吸虫病	0.02							
二、肿瘤小计	162.34	8.05	4.30	3.09	4.32	3.24	2.55	7.25
其中：恶性肿瘤计	160.72	7.25	4.18	3.02	4.13	3.19	2.48	7.15
内：鼻咽癌	1.38					0.02	0.01	0.16
食管癌	11.03							
胃癌	17.45	0.13					0.14	0.54
结肠、直肠和肛门癌	13.29				0.03	0.04	0.09	0.45
内：结肠癌	6.10						0.03	0.18
直肠癌	6.78				0.03	0.02	0.03	0.24
肝癌	22.62	0.66	0.27	0.09	0.21	0.11	0.21	0.92
胆囊癌	1.38							
胰腺癌	6.32			0.02		0.02	0.02	0.10
肺癌	48.42				0.05	0.09	0.11	0.68
乳腺癌	4.76						0.05	0.33
宫颈癌	2.52					0.02	0.02	0.18
卵巢癌	1.67					0.06	0.02	0.07
前列腺癌	2.13					0.06		
膀胱癌	2.21							0.01
脑及神经系统恶性肿瘤	3.61	1.71	1.13	1.01	0.93	0.61	0.29	0.68
白血病	3.49	3.30	1.77	1.19	1.87	1.36	0.93	1.66
良性肿瘤计	0.48	0.26		0.02	0.03	0.04	0.01	0.04
三、血液、造血器官及免疫疾病小计	1.30	3.30	0.52	0.18	0.27	0.31	0.17	0.26
其中：贫血	0.89	0.79	0.30	0.07	0.27	0.18	0.13	0.11
四、内分泌、营养和代谢疾病小计	20.52	3.17	0.40	0.18	0.16	0.18	0.21	0.55
其中：甲状腺疾患	0.09		0.03					
糖尿病	17.95				0.05	0.09	0.16	0.48
五、精神和行为障碍小计	2.71		0.03		0.08	0.06	0.17	0.50
其中：痴呆	1.13						0.01	
六、神经系统疾病小计	7.84	9.10	2.59	1.70	1.55	1.35	0.74	1.02
其中：脑膜炎	0.12	2.24	0.21	0.09	0.05			0.07
帕金森病	1.06						0.01	
七、循环系统疾病小计	275.97	5.67	1.10	0.76	0.88	2.01	2.10	5.69
其中：心脏病计	141.61	4.75	1.01	0.64	0.75	1.03	1.62	3.48
内：慢性风湿性心脏病	2.81				0.03	0.02	0.03	0.10
高血压性心脏病	14.98				0.03	0.04	0.06	0.06
冠心病	115.32			0.02	0.03	0.39	0.90	2.06
内：急性心肌梗死	58.90				0.03	0.22	0.72	1.66
其他高血压病	4.81						0.02	0.09

11-2-1 续表1

30～	35～	40～	45～	50～	55～	60～	65～	70～	75～	80～	85岁及以上
56.26	66.72	114.04	177.35	460.49	406.88	1020.81	1616.34	2223.63	3518.55	7601.16	19231.90
1.60	2.28	3.35	4.35	9.71	6.44	14.14	17.48	19.81	27.13	42.11	87.27
1.60	2.28	3.35	4.34	9.65	6.42	14.11	17.35	19.78	26.86	41.72	86.54
	0.01								0.09		0.15
		0.04	0.02	0.12	0.06	0.09	0.33	0.19	0.18	1.10	3.83
0.37	0.44	0.79	0.82	2.00	1.74	3.41	4.56	5.00	6.99	12.68	20.75
	0.04	0.01	0.03	0.05	0.06	0.04	0.03	0.11	0.09	0.31	0.29
0.03	0.03		0.03	0.11	0.05	0.11	0.24	0.41	0.45	0.78	0.88
0.06	0.09	0.10	0.12	0.35	0.14	0.69	0.97	1.00	2.20	5.40	15.45
0.02			0.03	0.05	0.02	0.02	0.03	0.04	0.04	0.08	
0.03	0.01	0.06	0.04	0.05	0.03	0.11	0.27	0.04	0.09		
0.50	0.85	1.48	2.28	5.46	3.23	7.03	8.39	9.78	12.11	14.09	26.20
0.45	0.54	0.67	0.68	0.87	0.65	1.13	0.76	0.70	0.81	1.17	1.03
			0.01	0.05	0.02	0.02	0.12	0.04	0.27	0.39	0.74
				0.04	0.02	0.02	0.09		0.18	0.31	0.74
12.98	19.03	37.88	64.80	182.62	175.23	436.08	627.14	725.73	921.93	1479.49	2143.89
12.82	18.79	37.38	64.24	180.81	174.02	433.02	622.10	719.47	912.33	1462.97	2107.54
0.38	0.42	1.02	1.26	2.78	2.00	3.81	5.05	4.89	4.66	6.26	7.21
0.10	0.12	0.80	2.14	8.45	10.35	30.24	49.33	58.47	72.95	107.23	160.86
1.02	1.72	2.92	5.32	15.85	16.40	44.24	69.42	86.99	110.21	183.77	233.57
0.82	1.29	2.22	3.63	11.12	12.33	30.64	45.71	58.99	82.50	158.41	245.63
0.45	0.50	1.06	1.47	4.38	5.23	13.89	20.64	25.70	40.58	73.96	123.77
0.35	0.75	0.94	2.04	6.20	6.77	16.08	23.49	31.22	39.59	80.38	116.71
2.63	4.65	10.35	16.15	38.31	31.48	65.31	83.95	87.25	98.73	140.41	208.25
0.02	0.04	0.09	0.44	1.19	1.35	3.38	5.08	6.22	8.16	17.30	23.70
0.32	0.37	0.85	2.17	5.33	6.64	18.05	25.53	31.55	39.50	61.67	79.62
1.36	2.40	6.53	12.15	45.03	50.24	138.80	206.86	238.38	305.20	464.13	621.96
1.15	1.70	3.04	4.78	10.88	8.06	14.64	14.04	11.44	12.96	23.71	39.30
0.42	0.91	1.52	2.65	6.73	3.93	6.79	7.96	6.70	8.29	9.71	17.81
0.16	0.30	0.72	1.41	3.47	2.80	5.24	5.84	6.96	6.46	8.37	6.92
0.02		0.01	0.09	0.23	0.62	1.92	4.92	9.59	16.99	38.12	75.50
0.03	0.07	0.09	0.41	0.71	1.09	3.56	6.23	8.33	16.14	32.09	72.85
0.90	1.04	1.48	2.34	4.98	3.88	9.38	12.95	14.00	15.24	22.23	30.02
1.31	1.20	1.53	1.95	3.77	3.10	7.48	10.33	12.89	15.02	20.82	28.40
0.03	0.17	0.17	0.24	0.62	0.45	1.08	1.37	1.96	2.51	4.15	8.98
0.32	0.28	0.34	0.54	1.29	0.91	1.48	3.22	3.93	6.14	14.64	33.11
0.21	0.20	0.24	0.37	0.81	0.62	1.08	2.25	3.07	4.17	10.17	23.84
0.82	1.18	2.37	3.98	13.71	13.06	33.69	58.78	85.32	132.22	279.10	597.68
0.05	0.07	0.01	0.03	0.14	0.09	0.18	0.21	0.19	0.63	1.33	1.32
0.62	0.92	2.09	3.49	12.61	12.06	31.28	54.95	79.58	120.52	247.87	448.59
0.72	0.65	0.66	1.12	1.77	1.03	2.50	3.07	5.96	10.67	36.00	137.76
	0.01		0.02	0.04	0.08	0.40	0.85	2.04	5.38	19.96	80.36
1.36	1.16	1.31	1.89	3.72	2.92	7.81	13.13	22.11	39.81	105.58	324.37
0.06	0.07	0.05	0.07	0.09	0.03	0.20	0.18	0.37	0.54	0.47	0.88
0.02	0.01		0.05	0.18	0.21	0.91	2.58	5.11	10.00	17.53	34.00
11.13	16.68	31.42	53.37	149.74	136.47	358.01	628.91	964.37	1706.21	4012.37	10701.95
6.24	8.93	16.61	27.54	73.22	66.99	167.13	290.08	440.61	806.61	2049.19	6242.71
0.11	0.16	0.54	0.78	2.39	1.74	5.13	8.51	12.33	17.26	32.25	78.89
0.18	0.40	0.71	1.36	4.16	4.31	13.49	27.20	45.33	86.71	238.79	772.67
4.31	6.63	12.67	21.93	58.63	55.17	136.30	235.43	359.55	662.37	1683.37	5103.43
3.39	5.11	9.33	15.42	39.59	34.28	83.00	140.66	206.94	347.66	794.26	2145.66
0.27	0.28	0.61	1.07	2.99	2.34	7.43	10.94	16.11	29.59	71.38	173.52

11-2-1 续表2

疾病名称(ICD-10)	合计	不满1岁	1～	5～	10～	15～	20～	25～
脑血管病计	126.58	0.66	0.03	0.09	0.11	0.90	0.41	1.89
内：脑出血	47.54	0.40	0.03	0.07	0.11	0.77	0.30	1.58
脑梗死	40.77	0.26		0.02		0.04	0.07	0.13
中风（未特指出血或梗死）	4.37					0.02		0.06
八、呼吸系统疾病小计	67.20	24.27	2.59	0.80	0.53	0.52	0.41	0.98
其中：肺炎	14.53	20.05	1.98	0.55	0.19	0.35	0.25	0.41
慢性下呼吸道疾病	46.95	0.13	0.03	0.07	0.13	0.04	0.10	0.27
内：慢性支气管肺炎	6.41				0.03		0.05	0.04
肺气肿	2.79							0.01
尘肺	0.67							
九、消化系统疾病小计	14.53	6.86	0.55	0.18	0.16	0.20	0.32	0.92
其中：胃和十二指肠溃疡	2.26					0.02	0.06	0.11
阑尾炎	0.07				0.03	0.02	0.01	0.04
肠梗阻	1.01	1.06	0.15	0.07	0.03	0.02	0.01	0.04
肝疾病	5.85	0.40	0.03	0.02	0.03	0.04	0.08	0.28
内：肝硬化	5.08			0.02		0.02	0.03	0.20
十、肌肉骨骼和结缔组织疾病小计	2.34	0.26	0.12		0.08	0.24	0.15	0.37
其中：系统性红斑狼疮	0.34		0.06		0.08	0.17	0.09	0.26
十一、泌尿生殖系统疾病小计	6.72		0.03	0.09	0.21	0.33	0.23	0.61
其中：肾小球和肾小管间质疾病	3.96			0.07	0.16	0.22	0.14	0.41
肾衰竭	2.15		0.03	0.02	0.05	0.11	0.08	0.16
前列腺增生	0.10							
十二、妊娠、分娩和产褥期并发症小计	0.08						0.05	0.18
其中：直接产科原因计	0.08						0.05	0.16
内：流产	0.01						0.01	
妊娠高血压综合征	0.01						0.01	0.01
产后出血	0.02						0.01	0.07
产褥期感染	0.02						0.01	0.03
间接产科原因计	0.00							0.03
十三、起源于围生期的情况小计	1.59	192.72						
其中：早产儿和未成熟儿	0.37	44.58						
新生儿产伤和窒息	0.27	32.84						
十四、先天畸形、变形和染色体异常小计	1.45	87.59	4.27	1.10	1.28	0.81	0.44	0.60
其中：先天性心脏病	0.92	51.05	3.17	0.76	0.99	0.64	0.34	0.45
先天性脑畸形	0.07	3.96	0.34	0.14	0.05	0.04	0.03	0.01
十五、诊断不明小计	2.16	6.73	1.34	0.16	0.16	0.31	0.46	0.64
十六、其他疾病小计	6.00	4.48	0.43	0.25	0.08	0.20	0.16	0.23
十七、损伤和中毒小计	36.34	25.19	12.98	6.69	8.87	10.67	9.99	18.31
其中：机动车辆交通事故	11.97	3.30	3.66	2.27	2.69	4.53	4.10	8.12
内：行人与机动车发生的交通事故	6.06	1.58	2.26	1.37	1.57	2.16	1.77	3.56
机动车与机动车发生的交通事故	1.58	0.26	0.18	0.18	0.29	0.50	0.74	1.48
机动车以外的运输事故	0.02				0.03	0.02		0.09
意外中毒	1.91	0.26	0.37	0.14	0.48	0.53	0.71	1.26
意外跌落	9.88	1.19	2.07	0.99	0.59	0.92	0.95	1.97
火灾	0.40		0.09	0.09	0.05	0.09	0.07	0.10
溺水	2.42	1.32	4.51	2.22	3.28	1.95	1.18	1.39
意外的机械性窒息	0.45	11.87	0.46	0.27	0.08	0.07	0.15	0.18
砸死	0.40	0.13	0.18	0.09	0.03	0.07	0.15	0.21
触电	0.49		0.06	0.05	0.16	0.22	0.21	0.55
自杀	4.31			0.09	0.96	1.40	1.59	2.67
被杀	0.32	0.26	0.24	0.14	0.13	0.29	0.24	0.31

11-2-1 续表3

30～	35～	40～	45～	50～	55～	60～	65～	70～	75～	80～	85岁及以上
4.37	7.18	13.42	23.61	71.01	65.04	178.37	320.08	497.50	853.60	1855.56	4195.95
3.62	5.59	10.00	16.52	45.38	35.34	89.22	142.36	197.31	294.13	564.46	1122.80
0.34	0.67	1.82	3.84	13.83	15.28	47.14	91.97	159.50	296.55	653.14	1549.60
0.14	0.16	0.30	0.51	1.56	1.65	4.45	9.39	16.85	28.61	67.23	183.97
1.31	1.49	2.74	5.21	14.93	16.93	58.62	118.32	224.46	428.64	1091.99	3255.36
0.45	0.57	1.00	1.59	3.49	3.82	10.07	19.63	34.48	68.38	219.07	865.53
0.46	0.70	1.21	2.63	9.46	10.85	42.19	88.51	173.57	328.16	789.56	2116.37
0.08	0.05	0.14	0.32	1.20	1.30	4.84	11.22	22.22	40.62	108.40	321.28
0.06	0.07	0.07	0.27	0.60	0.92	3.21	6.05	11.96	20.89	40.93	112.00
0.02		0.12	0.13	0.34	0.36	0.97	1.91	2.11	5.07	10.33	19.87
1.49	2.42	4.95	7.53	17.73	12.67	26.77	36.02	45.44	69.63	153.87	406.05
0.10	0.20	0.52	0.77	1.74	1.01	3.45	5.29	7.59	13.54	30.21	78.74
0.03		0.02	0.02	0.04	0.02	0.02	0.09	0.37	0.40	1.02	2.35
0.10	0.09	0.11	0.18	0.35	0.54	0.91	1.55	3.11	6.19	15.58	44.01
0.83	1.47	3.19	5.16	11.90	7.74	15.31	18.81	17.41	22.28	38.59	67.26
0.72	1.32	2.90	4.68	10.82	6.94	13.63	16.02	15.22	18.79	32.32	52.25
0.48	0.40	0.57	0.70	1.24	1.42	3.03	4.86	7.22	11.30	26.06	98.90
0.29	0.30	0.34	0.34	0.37	0.42	0.73	0.70	0.85	0.90	0.86	1.47
1.31	1.10	1.83	2.87	6.54	5.00	12.48	20.15	27.48	38.69	71.38	151.59
0.88	0.55	1.11	1.80	4.06	3.02	7.41	12.55	16.70	23.99	41.79	75.79
0.37	0.48	0.64	1.00	2.16	1.65	4.18	6.57	8.67	11.52	22.07	47.68
				0.05	0.05	0.04	0.06	0.07	0.45	1.72	6.62
0.32	0.37	0.07	0.01	0.02							
0.30	0.36	0.07	0.01	0.02							
0.02	0.07	0.01		0.02							
	0.01	0.02									
0.14	0.08	0.01									
0.06	0.11	0.02	0.01								
0.02	0.01										
0.58	0.29	0.45	0.44	0.69	0.67	0.58	0.46	0.52	0.63	0.63	1.32
0.45	0.18	0.31	0.27	0.44	0.27	0.35	0.27	0.33	0.31	0.39	0.74
	0.03	0.02	0.03		0.02		0.03				
0.98	0.83	1.25	1.46	2.89	1.92	3.61	4.29	4.52	6.68	13.54	54.31
0.34	0.44	0.47	0.63	1.22	1.01	2.04	3.59	4.96	10.40	52.36	567.95
20.46	17.98	24.15	28.08	52.31	30.94	59.38	76.32	80.99	107.38	219.07	662.14
9.43	7.67	10.44	12.00	22.28	13.00	25.31	31.24	27.74	24.57	34.36	40.91
4.11	3.33	4.50	5.75	10.96	6.29	12.79	16.81	16.66	15.20	22.07	25.90
1.87	1.25	1.61	1.92	2.96	1.92	3.08	3.50	2.33	1.84	2.19	2.80
0.03	0.01	0.01			0.03	0.02	0.09		0.13	0.08	
1.18	1.56	1.83	2.09	3.54	1.81	3.50	4.13	4.44	4.93	5.95	10.60
2.19	2.10	3.50	4.36	8.82	5.14	11.06	16.87	20.07	42.46	108.40	424.01
0.18	0.18	0.20	0.33	0.41	0.38	0.51	0.79	1.15	1.66	3.76	7.65
1.63	1.03	1.43	1.56	2.37	1.75	3.65	5.38	5.37	5.78	9.08	16.19
0.19	0.18	0.30	0.33	0.69	0.45	0.46	0.58	0.30	1.21	1.33	3.53
0.29	0.32	0.54	0.60	1.19	0.71	0.60	0.43	0.41	0.27	0.08	1.03
0.69	0.66	0.72	0.56	1.19	0.36	0.69	0.55	0.37	0.27	0.47	0.88
2.87	2.35	2.92	3.57	7.17	4.55	9.11	10.58	13.07	14.03	21.60	25.31
0.40	0.42	0.35	0.34	0.62	0.23	0.27	0.30	0.33	0.49	0.31	0.15

11-2-2　2017年城市居民年龄别疾病别死亡率(1/10万)(男)

疾病名称(ICD-10)	合计	不满1岁	1～	5～	10～	15～	20～	25～
总计	700.78	428.73	36.22	18.81	23.65	28.55	25.33	57.49
一、传染病和寄生虫病小计	8.75	9.83	1.07	0.52	0.25	0.36	0.49	1.73
其中：传染病计	8.71	9.83	1.07	0.52	0.25	0.36	0.49	1.70
内：痢疾	0.01		0.06					
肠道其他细菌性传染病	0.12	1.23	0.06				0.02	
呼吸道结核	2.35			0.04		0.11	0.13	0.58
破伤风	0.05							
脑膜炎球菌感染	0.11		0.17	0.13	0.05	0.04	0.04	0.06
败血症	0.52	5.90	0.28	0.04	0.05			0.03
性传播疾病	0.03	0.25						
狂犬病	0.07			0.09		0.04		
流行性乙型脑炎								
病毒性肝炎	3.77						0.04	0.26
艾滋病	0.78	0.25					0.18	0.58
寄生虫病计	0.04							0.03
内：血吸虫病	0.03							
二、肿瘤小计	203.20	7.12	4.80	3.82	4.87	4.23	2.92	8.84
其中：恶性肿瘤计	201.53	6.63	4.75	3.69	4.82	4.12	2.85	8.76
内：鼻咽癌	1.98					0.04		0.23
食管癌	16.04							
胃癌	23.53	0.25					0.18	0.63
结肠、直肠和肛门癌	15.62					0.04	0.11	0.55
内：结肠癌	6.81						0.02	0.14
直肠癌	8.31					0.04	0.07	0.35
肝癌	32.71	0.74	0.40	0.04	0.30	0.21	0.31	1.38
胆囊癌	1.02							
胰腺癌	7.02			0.04		0.04	0.04	0.09
肺癌	66.57				0.10	0.11	0.16	1.04
乳腺癌	0.17							0.03
宫颈癌								
卵巢癌								
前列腺癌	4.21					0.11		
膀胱癌	3.34							0.03
脑及神经系统恶性肿瘤	3.95	1.23	1.19	1.35	0.89	0.71	0.20	0.86
白血病	4.00	2.95	2.09	1.39	2.19	1.78	1.21	2.30
良性肿瘤计	0.49			0.04		0.07	0.02	0.06
三、血液、造血器官及免疫疾病小计	1.39	4.67	0.85	0.17	0.25	0.36	0.13	0.29
其中：贫血	0.94	0.98	0.51		0.25	0.25	0.09	0.14
四、内分泌、营养和代谢疾病小计	19.61	4.18	0.23	0.22	0.25	0.25	0.25	0.58
其中：甲状腺疾患	0.08		0.06					
糖尿病	17.34				0.10	0.11	0.16	0.49
五、精神和行为障碍小计	2.60		0.06			0.11	0.22	0.63
其中：痴呆	0.94						0.02	
六、神经系统疾病小计	8.00	10.32	2.94	1.91	2.19	2.03	0.97	1.35
其中：脑膜炎	0.13	2.21	0.17	0.04	0.05			0.06
帕金森病	1.16						0.02	
七、循环系统疾病小计	292.72	5.16	1.02	0.65	0.99	2.56	2.79	8.41
其中：心脏病计	144.81	3.93	0.96	0.56	0.84	1.32	2.16	5.21
内：慢性风湿性心脏病	2.43				0.05	0.04	0.04	0.14
高血压性心脏病	14.39				0.05	0.07	0.07	0.12
冠心病	118.09				0.05	0.60	1.12	3.20
内：急性心肌梗死	63.60				0.05	0.39	0.92	2.53
其他高血压病	5.36						0.02	0.12

11-2-2　续表1

30～	35～	40～	45～	50～	55～	60～	65～	70～	75～	80～	85岁及以上
76.77	92.00	158.88	243.67	628.92	578.64	1391.89	2139.47	2858.42	4313.92	8618.94	21163.68
2.38	3.60	5.51	7.21	15.12	10.34	20.91	25.63	27.87	38.12	57.32	124.07
2.38	3.60	5.51	7.19	15.05	10.31	20.91	25.51	27.79	37.74	56.64	122.60
	0.03								0.10		0.37
		0.07	0.02	0.14	0.09	0.09	0.43	0.31	0.19	1.37	5.87
0.50	0.65	1.35	1.35	3.29	2.83	5.67	7.63	8.54	11.91	21.11	36.34
	0.08		0.06	0.10	0.12	0.09	0.06	0.15	0.19		0.37
	0.05		0.06	0.07	0.06	0.13	0.24	0.54	0.67	0.86	0.73
0.06	0.13	0.17	0.21	0.45	0.12	0.92	1.34	1.31	2.21	6.35	17.99
0.03			0.06	0.10	0.03		0.06		0.10	0.17	
0.03	0.03	0.12	0.08	0.10	0.03	0.17	0.43	0.08	0.19		
0.85	1.43	2.48	3.87	8.85	5.28	9.95	11.72	12.55	15.46	17.51	34.87
0.72	0.78	1.13	1.12	1.17	1.09	1.79	1.22	1.15	1.54	2.23	2.20
			0.02	0.07	0.03		0.12	0.08	0.38	0.69	1.47
				0.03	0.03		0.12		0.19	0.51	1.47
13.97	20.69	44.23	76.62	226.67	237.68	593.27	862.43	996.40	1232.82	1879.70	2913.05
13.85	20.43	43.81	76.18	224.95	236.14	590.17	857.00	988.16	1222.16	1860.30	2869.37
0.53	0.60	1.48	2.02	4.39	2.80	5.85	8.12	6.85	6.05	7.90	10.28
0.16	0.18	1.43	3.74	14.74	18.84	50.89	79.10	91.53	104.96	142.80	211.80
0.63	1.80	3.42	6.24	21.02	24.36	67.26	104.37	131.17	162.39	246.80	320.82
0.91	1.36	2.31	4.30	12.72	15.43	39.37	62.81	76.36	99.20	192.40	328.53
0.47	0.36	1.03	1.75	4.66	6.09	16.41	27.10	30.87	47.34	85.64	166.28
0.44	0.91	0.98	2.43	7.47	8.92	22.00	33.45	42.18	48.97	102.12	154.90
4.39	7.56	17.55	27.09	62.26	51.33	100.99	124.02	123.40	134.34	176.61	286.31
	0.05	0.07	0.27	0.93	1.36	2.71	4.33	5.39	7.20	11.33	15.42
0.44	0.39	1.23	2.83	6.69	8.65	22.13	30.52	36.49	43.60	63.85	92.87
1.79	2.92	7.97	15.57	63.70	76.96	208.75	307.80	357.02	445.10	641.55	885.37
0.06	0.03	0.12	0.12	0.27	0.12	0.39	0.61	0.62	0.58	1.37	3.67
0.03		0.02	0.19	0.45	1.24	3.80	9.89	19.94	36.40	83.58	188.31
0.03	0.13	0.10	0.60	1.17	1.78	5.72	10.13	13.24	26.89	51.66	136.18
0.88	1.33	1.52	2.85	5.59	4.34	10.69	15.32	17.09	15.75	23.69	36.34
1.57	1.36	1.84	2.27	4.05	3.68	8.03	11.47	15.47	18.73	25.40	40.38
0.03	0.23	0.15	0.21	0.58	0.60	0.96	1.34	1.69	3.07	5.84	9.18
0.47	0.31	0.44	0.58	1.65	1.12	1.75	3.30	4.39	7.01	14.93	39.64
0.34	0.26	0.34	0.37	1.13	0.75	1.22	2.20	3.62	4.71	10.64	26.43
1.03	1.56	3.12	5.22	17.86	17.15	39.24	63.35	81.98	130.31	260.02	591.71
0.03	0.05		0.02	0.14	0.03	0.22	0.31	0.15	0.67	0.69	0.73
0.81	1.33	2.75	4.51	16.46	16.01	36.44	58.78	75.67	119.17	231.36	457.37
0.88	0.83	0.86	1.50	2.33	1.15	3.10	3.72	6.85	10.85	35.18	132.14
			0.04	0.03	0.09	0.48	1.16	2.23	4.90	20.94	73.41
1.82	1.49	1.79	2.37	4.42	3.89	9.08	14.47	25.56	46.19	118.77	323.02
0.13	0.03	0.07	0.15	0.07	0.03	0.26	0.12	0.62	0.67	0.69	0.37
	0.03		0.04	0.27	0.21	1.13	2.87	5.62	12.68	22.66	40.74
16.58	25.93	48.41	79.86	218.64	202.20	492.19	808.60	1180.53	1971.48	4264.16	10963.96
9.31	13.76	25.47	41.75	110.85	100.11	229.97	367.25	520.29	890.96	2116.72	6191.70
0.13	0.13	0.52	0.69	2.54	1.81	5.02	7.51	11.01	16.13	28.83	75.62
0.28	0.73	1.03	2.00	5.62	6.21	18.24	34.85	53.88	92.86	245.95	751.02
6.33	10.37	19.60	33.91	90.31	83.23	188.63	299.74	424.53	733.66	1736.21	5062.60
5.01	8.13	14.26	23.97	61.96	52.78	115.92	178.65	250.56	389.21	842.02	2153.59
0.47	0.34	1.01	1.66	4.56	3.62	10.91	13.31	20.09	35.72	79.81	190.88

11-2-2　续表2

疾病名称(ICD-10)	合计	不满1岁	1～	5～	10～	15～	20～	25～
脑血管病计	139.11	0.98		0.04	0.10	1.10	0.54	2.74
内：脑出血	54.28	0.49			0.10	0.96	0.38	2.36
脑梗死	43.73	0.49		0.04		0.07	0.09	0.20
中风（未特指出血或梗死）	4.37							0.09
八、呼吸系统疾病小计	78.75	26.53	3.05	0.78	0.79	0.50	0.54	1.24
其中：肺炎	15.92	22.60	2.32	0.56	0.25	0.36	0.31	0.58
慢性下呼吸道疾病	55.77	0.25		0.09	0.20		0.18	0.14
内：慢性支气管肺炎	7.20				0.05		0.07	
肺气肿	3.49							0.03
尘肺	1.23							
九、消化系统疾病小计	18.04	7.12	0.73	0.22	0.15	0.25	0.43	1.38
其中：胃和十二指肠溃疡	2.79					0.04	0.07	0.17
阑尾炎	0.06				0.05		0.02	
肠梗阻	1.11	1.23	0.28	0.09		0.04	0.02	0.06
肝疾病	8.28	0.49		0.04		0.04	0.09	0.49
内：肝硬化	7.36			0.04		0.04	0.07	0.35
十、肌肉骨骼和结缔组织疾病小计	1.83		0.06			0.21	0.04	0.20
其中：系统性红斑狼疮	0.12					0.07		0.09
十一、泌尿生殖系统疾病小计	7.70			0.09	0.20	0.46	0.29	0.69
其中：肾小球和肾小管间质疾病	4.48			0.09	0.15	0.32	0.22	0.43
肾衰竭	2.43				0.05	0.14	0.07	0.23
前列腺增生	0.19							
十二、妊娠、分娩和产褥期并发症小计								
其中：直接产科原因计								
内：流产								
妊娠高血压综合征								
产后出血								
产褥期感染								
间接产科原因计								
十三、起源于围生期的情况小计	1.93	219.89						
其中：早产儿和未成熟儿	0.43	49.14						
新生儿产伤和窒息	0.33	37.84						
十四、先天畸形、变形和染色体异常小计	1.54	92.13	4.07	0.96	1.29	1.07	0.36	0.66
其中：先天性心脏病	1.00	56.02	3.05	0.52	1.19	0.82	0.27	0.49
先天性脑畸形	0.07	4.42	0.28	0.22		0.07	0.02	
十五、诊断不明小计	2.88	7.86	1.53	0.17	0.20	0.43	0.65	1.12
十六、其他疾病小计	4.84	5.65	0.45	0.35	0.10	0.28	0.18	0.32
十七、损伤和中毒小计	46.51	27.76	15.25	8.86	12.02	15.29	14.92	29.92
其中：机动车辆交通事故	17.01	3.44	3.95	2.78	3.58	6.54	6.59	13.13
内：行人与机动车发生的交通事故	8.22	2.21	2.43	1.65	1.89	2.88	2.72	5.39
机动车与机动车发生的交通事故	2.38		0.17	0.22	0.40	0.75	1.19	2.51
机动车以外的运输事故	0.04					0.04		0.17
意外中毒	2.72	0.49	0.40	0.13	0.45	0.60	0.99	2.10
意外跌落	11.19	1.72	2.32	1.17	0.70	1.14	1.46	3.37
火灾	0.52		0.17	0.09	0.05	0.07	0.11	0.20
溺水	3.12	0.98	5.76	3.34	4.77	3.02	1.91	2.45
意外的机械性窒息	0.64	12.04	0.56	0.35	0.15	0.14	0.22	0.37
砸死	0.69	0.25	0.23	0.13		0.11	0.25	0.40
触电	0.87		0.11	0.09	0.30	0.43	0.38	1.09
自杀	5.04			0.17	1.39	1.81	1.87	3.66
被杀	0.39	0.49	0.23	0.22	0.15	0.50	0.29	0.40

11-2-2 续表3

30～	35～	40～	45～	50～	55～	60～	65～	70～	75～	80～	85岁及以上
6.42	11.36	20.80	34.85	99.67	95.77	244.33	417.85	626.91	1024.63	2026.27	4479.70
5.42	8.99	15.54	24.33	62.47	50.70	118.41	183.05	242.40	345.99	615.98	1184.90
0.56	0.96	2.95	5.82	20.40	23.57	67.26	119.63	201.30	355.98	706.95	1667.22
0.16	0.26	0.44	0.71	2.19	2.20	5.80	11.29	21.17	33.61	70.03	174.36
1.63	2.06	3.61	7.11	20.74	25.83	85.24	166.93	317.84	580.79	1389.18	4145.67
0.56	0.83	1.30	2.18	5.11	5.85	13.92	26.43	46.42	88.64	260.71	1049.45
0.47	0.94	1.60	3.35	12.75	16.28	62.15	125.92	248.64	446.63	1020.86	2717.04
0.09	0.05	0.20	0.42	1.68	1.75	6.81	15.14	31.02	51.86	135.93	390.56
0.09	0.10	0.12	0.42	0.89	1.42	5.06	8.91	17.70	28.04	57.67	145.36
0.03		0.22	0.25	0.62	0.72	1.79	3.60	4.16	9.89	20.94	46.62
2.41	4.07	8.21	12.72	29.07	19.80	39.11	49.26	59.12	84.99	169.91	452.23
0.16	0.31	0.74	1.27	2.88	1.75	5.11	7.93	11.01	17.19	37.07	91.77
0.03		0.05	0.02			0.04	0.06	0.31	0.58	1.20	1.84
0.13	0.16	0.10	0.19	0.41	0.72	1.35	2.08	3.77	7.49	17.33	53.59
1.38	2.68	5.63	9.11	20.13	12.96	22.87	25.63	23.17	26.12	43.77	81.12
1.22	2.42	5.21	8.42	18.62	11.67	20.78	22.09	20.63	22.66	35.87	63.87
0.28	0.23	0.34	0.54	0.58	1.24	2.40	4.46	8.24	11.43	23.34	83.69
0.06	0.16	0.10	0.10		0.15	0.26	0.37	0.46	0.58	0.51	0.37
1.72	1.59	2.48	3.56	8.09	7.11	15.62	23.86	32.64	45.81	81.18	199.32
1.19	0.81	1.48	2.29	5.07	4.31	9.60	14.65	20.25	27.56	47.03	85.16
0.44	0.70	0.91	1.21	2.71	2.32	5.15	7.75	9.24	13.44	24.03	64.24
				0.10	0.09	0.09	0.12	0.15	0.96	3.78	16.52
0.66	0.23	0.42	0.37	0.79	0.66	0.65	0.55	0.46	0.38	0.86	1.47
0.50	0.16	0.34	0.21	0.58	0.24	0.35	0.31	0.23	0.10	0.51	0.73
	0.03										
1.57	1.22	1.97	2.27	4.63	3.41	5.72	6.59	5.47	8.16	18.02	58.73
0.50	0.50	0.69	0.81	1.65	1.60	2.66	4.15	6.16	10.56	54.92	492.24
30.74	27.42	36.41	42.33	76.15	45.00	79.96	101.07	103.69	133.38	248.18	633.93
14.73	11.94	15.61	18.07	31.61	18.93	34.00	42.05	37.95	34.28	49.77	60.57
6.17	5.08	6.59	8.63	15.46	8.92	15.71	21.61	21.71	19.97	31.24	35.24
3.10	2.01	2.36	3.04	4.22	2.83	4.50	4.88	3.77	2.88	3.09	4.77
0.06	0.03	0.02				0.04	0.12		0.29	0.17	
1.88	2.48	3.05	3.39	5.55	2.68	5.15	5.80	5.70	5.76	7.04	9.91
3.57	3.36	5.75	7.21	13.92	8.23	16.59	24.41	26.17	53.20	111.22	394.23
0.16	0.29	0.34	0.60	0.65	0.57	0.65	0.85	1.54	2.50	4.29	9.91
2.29	1.62	1.87	2.06	2.88	2.17	4.54	5.86	6.08	6.34	11.16	14.32
0.31	0.29	0.49	0.58	1.10	0.81	0.74	0.73	0.31	1.54	1.37	5.87
0.50	0.57	0.89	1.12	2.19	1.21	0.96	0.67	0.69	0.48		1.84
1.32	1.12	1.28	0.98	2.13	0.66	1.13	0.92	0.46	0.48	0.69	1.84
3.38	2.92	3.59	4.12	8.81	5.52	9.78	12.09	14.78	17.38	27.80	33.04
0.47	0.57	0.47	0.37	0.79	0.21	0.39	0.31		0.29	0.51	

11-2-3　2017年城市居民年龄别疾病别死亡率(1/10万)(女)

疾病名称(ICD-10)	合计	不满1岁	1～	5～	10～	15～	20～	25～
总计	527.94	338.66	27.93	12.27	13.50	12.51	11.46	21.71
一、传染病和寄生虫病小计	3.56	8.83	1.06	0.34	0.29	0.19	0.16	0.56
其中：传染病计	3.54	8.83	1.06	0.34	0.29	0.19	0.16	0.56
内：痢疾	0.00							
肠道其他细菌性传染病	0.07		0.07	0.05				
呼吸道结核	0.60			0.05			0.05	0.20
破伤风	0.02							
脑膜炎球菌感染	0.10	1.14	0.26	0.10	0.11	0.04	0.02	
败血症	0.42	5.98	0.26	0.10	0.11			
性传播疾病	0.01	0.28						
狂犬病	0.01							0.03
流行性乙型脑炎								
病毒性肝炎	1.55		0.07			0.04		0.11
艾滋病	0.20						0.05	0.17
寄生虫病计	0.02							
内：血吸虫病	0.02							
二、肿瘤小计	120.24	9.11	3.71	2.28	3.68	2.18	2.17	5.71
其中：恶性肿瘤计	118.68	7.98	3.51	2.28	3.33	2.18	2.09	5.60
内：鼻咽癌	0.76						0.02	0.08
食管癌	5.86							
胃癌	11.20						0.09	0.45
结肠、直肠和肛门癌	10.88				0.06	0.04	0.07	0.36
内：结肠癌	5.38						0.05	0.22
直肠癌	5.21				0.06			0.14
肝癌	12.21	0.57	0.13	0.15	0.11		0.09	0.48
胆囊癌	1.74							
胰腺癌	5.60							0.11
肺癌	29.71					0.08	0.07	0.34
乳腺癌	9.50						0.09	0.62
宫颈癌	5.11					0.04	0.05	0.36
卵巢癌	3.39					0.11	0.05	0.14
前列腺癌								
膀胱癌	1.04							
脑及神经系统恶性肿瘤	3.25	2.28	1.06	0.63	0.98	0.50	0.38	0.50
白血病	2.96	3.70	1.39	0.97	1.49	0.92	0.64	1.04
良性肿瘤计	0.48	0.57			0.06			0.03
三、血液、造血器官及免疫疾病小计	1.21	1.71	0.13	0.19	0.29	0.27	0.21	0.22
其中：贫血	0.84	0.57	0.07	0.15	0.29	0.11	0.16	0.08
四、内分泌、营养和代谢疾病小计	21.46	1.99	0.60	0.15	0.06	0.11	0.16	0.53
其中：甲状腺疾患	0.12							
糖尿病	18.58					0.08	0.16	0.48
五、精神和行为障碍小计	2.83				0.17		0.12	0.36
其中：痴呆	1.32							
六、神经系统疾病小计	7.67	7.69	2.18	1.45	0.80	0.61	0.49	0.70
其中：脑膜炎	0.11	2.28	0.26	0.15	0.06			0.08
帕金森病	0.96							
七、循环系统疾病小计	258.71	6.27	1.19	0.87	0.75	1.42	1.39	3.05
其中：心脏病计	138.32	5.70	1.06	0.73	0.63	0.73	1.06	1.79
内：慢性风湿性心脏病	3.21						0.02	0.06
高血压性心脏病	15.59						0.05	
冠心病	112.48			0.05		0.15	0.66	0.95
内：急性心肌梗死	54.05					0.04	0.52	0.81
其他高血压病	4.23						0.02	0.06

11-2-3 续表1

30～	35～	40～	45～	50～	55～	60～	65～	70～	75～	80～	85岁及以上
34.83	40.76	67.91	109.04	280.50	234.14	639.40	1097.43	1635.12	2821.93	6747.95	17938.95
0.79	0.94	1.14	1.39	3.92	2.52	7.18	9.38	12.35	17.49	29.35	62.65
0.79	0.94	1.14	1.39	3.88	2.52	7.13	9.26	12.35	17.33	29.21	62.40
									0.08		
			0.02	0.11	0.03	0.09	0.24	0.07	0.17	0.86	2.46
0.23	0.21	0.20	0.28	0.62	0.64	1.08	1.51	1.71	2.69	5.61	10.32
		0.03						0.07		0.58	0.25
0.07				0.15	0.03	0.09	0.24	0.29	0.25	0.72	0.98
0.07	0.05	0.03	0.02	0.26	0.15	0.45	0.61	0.71	2.19	4.60	13.76
						0.04		0.07			
0.03					0.03	0.04	0.12				
0.13	0.24	0.46	0.64	1.83	1.18	4.04	5.09	7.21	9.17	11.22	20.39
0.16	0.29	0.20	0.21	0.55	0.21	0.45	0.30	0.29	0.17	0.29	0.25
				0.04		0.04	0.12		0.17	0.14	0.25
				0.04		0.04	0.06		0.17	0.14	0.25
11.95	17.32	31.34	52.63	135.54	112.42	274.50	393.76	474.79	649.64	1143.99	1629.09
11.75	17.10	30.76	51.95	133.64	111.54	271.50	389.10	470.37	640.97	1129.89	1597.65
0.23	0.24	0.56	0.47	1.06	1.18	1.70	2.00	3.07	3.45	4.89	5.16
0.03	0.05	0.15	0.49	1.72	1.82	9.02	19.80	27.83	44.91	77.41	126.77
1.44	1.63	2.40	4.37	10.33	8.40	20.59	34.75	46.03	64.51	130.93	175.17
0.72	1.23	2.12	2.93	9.42	9.22	21.67	28.76	42.89	67.87	129.92	190.16
0.43	0.64	1.09	1.18	4.07	4.37	11.30	14.23	20.91	34.65	64.17	95.32
0.26	0.59	0.89	1.63	4.84	4.61	10.00	13.62	21.05	31.37	62.16	91.15
0.79	1.66	2.93	4.88	12.71	11.52	28.62	44.20	53.74	67.54	110.07	156.01
0.03	0.03	0.10	0.62	1.47	1.33	4.08	5.81	6.99	9.00	22.30	29.24
0.20	0.35	0.46	1.50	3.88	4.61	13.86	20.58	26.98	35.91	59.85	70.76
0.92	1.87	5.06	8.63	25.06	23.37	66.89	106.73	128.39	182.68	315.38	445.66
2.29	3.43	6.05	9.57	22.21	16.04	29.29	27.36	21.48	23.80	42.44	63.14
0.85	1.85	3.09	5.37	13.92	7.88	13.77	15.86	12.92	15.56	17.84	29.73
0.33	0.62	1.47	2.87	7.18	5.61	10.63	11.62	13.42	12.11	15.40	11.55
0.03		0.08	0.21	0.22	0.39	1.35	2.36	3.78	6.73	15.68	30.46
0.92	0.75	1.44	1.82	4.32	3.43	8.03	10.59	11.13	14.80	21.01	25.80
1.05	1.04	1.21	1.63	3.48	2.52	6.91	9.20	10.49	11.77	16.98	20.39
0.03	0.11	0.20	0.28	0.66	0.30	1.21	1.39	2.21	2.02	2.73	8.84
0.16	0.24	0.23	0.49	0.92	0.70	1.21	3.15	3.50	5.38	14.39	28.74
0.07	0.13	0.13	0.36	0.48	0.49	0.94	2.30	2.57	3.70	9.78	22.11
0.59	0.78	1.59	2.70	9.27	8.94	27.99	54.25	88.42	133.90	295.10	601.67
0.07	0.08	0.03	0.04	0.15	0.15	0.13	0.12	0.21	0.59	1.87	1.72
0.43	0.51	1.42	2.44	8.50	8.09	25.97	51.16	83.21	121.70	261.72	442.71
0.56	0.45	0.46	0.73	1.17	0.91	1.88	2.42	5.14	10.51	36.69	141.51
	0.03			0.04	0.06	0.31	0.54	1.86	5.80	19.14	85.00
0.88	0.83	0.81	1.39	2.97	1.94	6.50	11.81	18.91	34.23	94.53	325.28
	0.11	0.03		0.11	0.03	0.13	0.24	0.14	0.42	0.29	1.23
0.03			0.06	0.07	0.21	0.67	2.30	4.64	7.65	13.24	29.48
5.43	7.17	13.94	26.08	76.11	70.37	220.09	450.67	763.96	1473.87	3801.30	10526.59
3.04	3.96	7.49	12.91	33.01	33.68	102.55	213.53	366.75	732.73	1992.59	6276.84
0.10	0.19	0.56	0.88	2.24	1.67	5.25	9.51	13.56	18.25	35.11	81.07
0.07	0.05	0.38	0.71	2.60	2.40	8.61	19.62	37.40	81.33	232.80	787.15
2.19	2.78	5.54	9.59	24.77	26.95	82.50	171.64	299.31	599.93	1639.08	5130.75
1.70	2.01	4.25	6.62	15.68	15.67	49.17	102.98	166.50	311.28	754.22	2140.35
0.07	0.21	0.20	0.45	1.32	1.06	3.86	8.60	12.42	24.22	64.31	161.90

11-2-3　续表2

疾病名称(ICD-10)	合计	不满1岁	1～	5～	10～	15～	20～	25～
脑血管病计	113.68	0.28	0.07	0.15	0.11	0.69	0.28	1.06
内：脑出血	40.60	0.28	0.07	0.15	0.11	0.57	0.21	0.81
脑梗死	37.71						0.05	0.06
中风（未特指出血或梗死）	4.38					0.04		0.03
八、呼吸系统疾病小计	55.30	21.65	2.05	0.82	0.23	0.54	0.28	0.73
其中：肺炎	13.09	17.09	1.59	0.53	0.11	0.34	0.19	0.25
慢性下呼吸道疾病	37.87		0.07	0.05	0.06	0.08	0.02	0.39
内：慢性支气管肺炎	5.60						0.02	0.08
肺气肿	2.07							
尘肺	0.09							
九、消化系统疾病小计	10.92	6.55	0.33	0.15	0.17	0.15	0.21	0.48
其中：胃和十二指肠溃疡	1.72						0.05	0.06
阑尾炎	0.08					0.04		0.08
肠梗阻	0.92	0.85		0.05	0.06			0.03
肝疾病	3.34	0.28	0.07		0.06	0.04	0.07	0.08
内：肝硬化	2.73							0.06
十、肌肉骨骼和结缔组织疾病小计	2.87	0.57	0.20		0.17	0.27	0.26	0.53
其中：系统性红斑狼疮	0.56		0.13		0.17	0.27	0.19	0.42
十一、泌尿生殖系统疾病小计	5.70		0.07	0.10	0.23	0.19	0.16	0.53
其中：肾小球和肾小管间质疾病	3.43			0.05	0.17	0.11	0.05	0.39
肾衰竭	1.86		0.07	0.05	0.06	0.08	0.09	0.08
前列腺增生								
十二、妊娠、分娩和产褥期并发症小计	0.16						0.09	0.36
其中：直接产科原因计	0.15						0.09	0.31
内：流产	0.02						0.02	
妊娠高血压综合征	0.01						0.02	0.03
产后出血	0.05						0.02	0.14
产褥期感染	0.04						0.02	0.06
间接产科原因计	0.01							0.06
十三、起源于围生期的情况小计	1.25	161.21						
其中：早产儿和未成熟儿	0.31	39.31						
新生儿产伤和窒息	0.21	27.06						
十四、先天畸形、变形和染色体异常小计	1.36	82.32	4.50	1.26	1.26	0.54	0.52	0.53
其中：先天性心脏病	0.85	45.29	3.31	1.02	0.75	0.46	0.42	0.42
先天性脑畸形	0.07	3.42	0.40	0.05	0.11		0.05	0.03
十五、诊断不明小计	1.41	5.41	1.12	0.15	0.11	0.19	0.26	0.17
十六、其他疾病小计	7.19	3.13	0.40	0.15	0.06	0.11	0.14	0.14
十七、损伤和中毒小计	25.87	22.22	10.32	4.27	5.23	5.70	4.82	7.02
其中：机动车辆交通事故	6.78	3.13	3.31	1.70	1.67	2.37	1.51	3.25
内：行人与机动车发生的交通事故	3.84	0.85	2.05	1.07	1.21	1.38	0.78	1.79
机动车与机动车发生的交通事故	0.75	0.57	0.20	0.15	0.17	0.23	0.26	0.48
机动车以外的运输事故	0.01				0.06			
意外中毒	1.07		0.33	0.15	0.52	0.46	0.42	0.45
意外跌落	8.53	0.57	1.79	0.78	0.46	0.69	0.42	0.62
火灾	0.27			0.10	0.06	0.11	0.02	
溺水	1.71	1.71	3.04	0.97	1.55	0.80	0.42	0.36
意外的机械性窒息	0.26	11.68	0.33	0.19			0.07	
砸死	0.10		0.13	0.05	0.06	0.04	0.05	0.03
触电	0.10						0.02	0.03
自杀	3.56				0.46	0.96	1.29	1.71
被杀	0.25		0.26	0.05	0.11	0.08	0.19	0.22

11-2-3 续表3

30～	35～	40～	45～	50～	55～	60～	65～	70～	75～	80～	85岁及以上
2.23	2.89	5.82	12.03	40.38	34.14	110.58	223.10	377.52	703.80	1712.45	4006.03
1.74	2.09	4.30	8.48	27.12	19.89	59.22	102.01	155.50	248.70	521.28	1081.23
0.10	0.37	0.66	1.80	6.82	6.94	26.47	64.54	120.75	244.50	608.03	1470.88
0.13	0.05	0.15	0.30	0.88	1.09	3.05	7.51	12.85	24.22	64.89	190.40
0.98	0.91	1.85	3.25	8.72	7.97	31.27	70.11	137.88	295.38	842.85	2659.47
0.33	0.29	0.68	0.99	1.76	1.79	6.10	12.90	23.41	50.63	184.17	742.44
0.46	0.45	0.81	1.88	5.94	5.40	21.67	51.40	103.98	224.39	595.66	1714.34
0.07	0.05	0.08	0.21	0.70	0.85	2.83	7.33	14.06	30.78	85.32	274.91
0.03	0.03	0.03	0.13	0.29	0.42	1.30	3.21	6.64	14.63	26.91	89.67
		0.03		0.04		0.13	0.24	0.21	0.84	1.44	1.97
0.52	0.72	1.59	2.18	5.61	5.49	14.09	22.88	32.76	56.18	140.43	375.15
0.03	0.08	0.30	0.26	0.51	0.27	1.75	2.66	4.42	10.35	24.46	70.02
0.03			0.02	0.07	0.03		0.12	0.43	0.25	0.86	2.70
0.07	0.03	0.13	0.17	0.29	0.36	0.45	1.03	2.50	5.05	14.10	37.59
0.26	0.21	0.68	1.09	3.11	2.49	7.54	12.05	12.06	18.92	34.24	57.98
0.20	0.19	0.53	0.84	2.49	2.18	6.28	9.99	10.21	15.39	29.35	44.47
0.69	0.56	0.81	0.86	1.94	1.61	3.68	5.27	6.28	11.19	28.34	109.08
0.52	0.45	0.58	0.58	0.77	0.70	1.21	1.03	1.21	1.18	1.15	2.21
0.88	0.59	1.16	2.16	4.87	2.88	9.24	16.47	22.69	32.46	63.16	119.65
0.56	0.29	0.73	1.31	2.97	1.73	5.16	10.47	13.42	20.86	37.41	69.53
0.29	0.24	0.35	0.79	1.58	0.97	3.19	5.39	8.14	9.84	20.43	36.61
0.65	0.75	0.15	0.02	0.04							
0.62	0.72	0.15	0.02	0.04							
0.03	0.13	0.03		0.04							
	0.03	0.05									
0.29	0.16	0.03									
0.13	0.21	0.05	0.02								
0.03	0.03										
0.49	0.35	0.48	0.51	0.59	0.67	0.49	0.36	0.57	0.84	0.43	1.23
0.39	0.21	0.28	0.34	0.29	0.30	0.36	0.24	0.43	0.50	0.29	0.74
	0.03	0.05	0.06		0.03		0.06				
0.36	0.43	0.51	0.62	1.03	0.42	1.44	2.00	3.64	5.38	9.78	51.35
0.16	0.37	0.25	0.45	0.77	0.42	1.39	3.03	3.85	10.26	50.21	618.62
9.72	8.30	11.53	13.40	26.82	16.80	38.22	51.76	59.95	84.61	194.67	681.02
3.90	3.29	5.11	5.76	12.31	7.03	16.37	20.52	18.27	16.06	21.44	27.76
1.96	1.53	2.35	2.78	6.16	3.64	9.78	12.05	11.99	11.02	14.39	19.65
0.59	0.48	0.83	0.77	1.61	1.00	1.61	2.12	1.00	0.93	1.44	1.47
					0.06		0.06				
0.46	0.62	0.58	0.75	1.39	0.94	1.79	2.48	3.28	4.21	5.04	11.06
0.75	0.80	1.19	1.41	3.37	2.03	5.38	9.38	14.42	33.05	106.04	443.94
0.20	0.08	0.05	0.04	0.15	0.18	0.36	0.73	0.79	0.93	3.31	6.14
0.95	0.43	0.99	1.05	1.83	1.33	2.74	4.90	4.71	5.30	7.34	17.44
0.07	0.08	0.10	0.06	0.26	0.09	0.18	0.42	0.29	0.93	1.29	1.97
0.07	0.05	0.18	0.06	0.11	0.21	0.22	0.18	0.14	0.08	0.14	0.49
0.03	0.19	0.15	0.13	0.18	0.06	0.22	0.18	0.29	0.08	0.29	0.25
2.32	1.77	2.23	3.00	5.42	3.58	8.43	9.08	11.49	11.10	16.40	20.15
0.33	0.27	0.23	0.30	0.44	0.24	0.13	0.30	0.64	0.67	0.14	0.25

11-3-1　2005年农村居民主要疾病死亡率及构成

疾病名称	合计			男			女		
	死亡率(1/10万)	构成(%)	位次	死亡率(1/10万)	构成(%)	位次	死亡率(1/10万)	构成(%)	位次
传染病(不含呼吸道结核)	3.18	0.60	13	3.93	0.70	12	2.29	0.38	14
呼吸道结核	2.89	0.55	14	3.81	0.67	14	1.78	0.27	16
寄生虫病	0.10	0.02	20	0.12	0.02	19	0.06	0.01	20
恶性肿瘤	105.99	20.08	3	130.26	23.05	1	76.99	11.80	3
血液、造血器官及免疫疾病	0.59	0.11	18	0.56	0.10	18	0.63	0.10	19
内分泌、营养和代谢疾病	6.19	1.17	9	5.14	0.91	9	7.45	1.09	9
精神障碍	2.34	0.44	15	2.11	0.37	15	2.62	0.35	15
神经系统疾病	4.75	0.90	11	4.92	0.87	11	4.55	0.79	11
心脏病	62.13	11.77	4	58.50	10.35	4	66.46	8.56	4
脑血管病	111.74	21.17	2	116.46	20.60	3	106.11	14.38	2
呼吸系统疾病	123.79	23.45	1	119.81	21.20	2	128.53	16.93	1
消化系统疾病	17.11	3.24	6	21.75	3.85	6	11.56	1.72	6
肌肉骨骼和结缔组织疾病	0.91	0.17	17	0.60	0.11	17	1.28	0.24	17
泌尿生殖系统疾病	6.98	1.32	8	7.18	1.27	8	6.73	1.01	10
妊娠、分娩产褥期并发症	0.40	0.08	19				0.73	0.12	18
起源于围生期某些情况	4.19	0.79	12	3.77	0.67	13	4.03	1.59	7
先天畸形、变形和染色体异常	2.07	0.39	16	2.00	0.35	16	2.16	0.71	13
诊断不明	4.85	0.92	10	5.02	0.89	10	4.64	0.72	12
其他疾病	9.00	1.70	7	7.37	1.30	7	10.95	1.17	8
损伤和中毒外部原因	44.71	8.47	5	55.89	9.89	5	31.36	5.54	5

11-3-2　2010年农村居民主要疾病死亡率及死因构成

疾病名称	合计			男			女		
	死亡率(1/10万)	构成(%)	位次	死亡率(1/10万)	构成(%)	位次	死亡率(1/10万)	构成(%)	位次
传染病(不含呼吸道结核)	4.13	0.66	11	5.30	0.74	10	2.92	0.55	13
呼吸道结核	2.12	0.34	16	2.99	0.42	13	1.22	0.23	16
寄生虫病	0.02	0.00	20	0.01	0.00	18	0.03	0.01	20
恶性肿瘤	144.11	23.11	2	187.25	26.14	1	99.00	18.81	3
血液、造血器官及免疫疾病	0.90	0.14	17	0.98	0.14	16	0.81	0.15	18
内分泌营养和代谢疾病	10.33	1.66	8	8.99	1.25	8	11.74	2.23	7
精神障碍	2.99	0.48	13	2.79	0.39	14	3.19	0.61	12
神经系统疾病	3.84	0.62	12	3.98	0.56	12	3.69	0.70	11
心脏病	111.34	17.86	3	115.54	16.13	3	106.95	20.32	2
脑血管病	145.71	23.37	1	159.27	22.23	2	131.54	24.99	1
呼吸系统疾病	88.25	14.15	4	95.36	13.31	4	80.82	15.36	4
消化系统疾病	14.76	2.37	6	19.26	2.69	6	10.05	1.91	8
肌肉骨骼和结缔组织疾病	0.88	0.14	18	0.72	0.10	17	1.05	0.20	17
泌尿生殖系统疾病	6.31	1.01	9	7.31	1.02	9	5.27	1.00	9
妊娠分娩产褥期并发症	0.13	0.02	19				0.27	0.05	19
围生期疾病	2.51	0.40	14	2.99	0.42	13	2.01	0.38	14
先天畸形、变形和染色体异常	2.14	0.34	15	2.48	0.35	15	1.79	0.34	15
诊断不明	4.57	0.73	10	5.10	0.71	11	4.01	0.76	10
其他疾病	12.64	2.03	7	10.55	1.47	7	14.83	2.82	6
损伤和中毒外部原因	52.93	8.49	5	71.75	10.02	5	33.25	6.32	5

11-3-3 2016年农村居民主要疾病死亡率及死因构成

疾病名称	合计			男			女		
	死亡率(1/10万)	构成(%)	位次	死亡率(1/10万)	构成(%)	位次	死亡率(1/10万)	构成(%)	位次
传染病(含呼吸道结核)	7.72	1.16	8	10.55	1.39	8	4.78	0.85	10
寄生虫病	0.07	0.01	17	0.08	0.01	16	0.05	0.01	17
恶性肿瘤	153.94	23.22	1	198.07	26.07	1	108.20	19.24	3
血液、造血器官及免疫疾病	1.16	0.18	15	1.19	0.16	15	1.13	0.20	15
内分泌营养和代谢疾病	14.28	2.15	6	12.52	1.65	7	16.11	2.86	6
精神障碍	2.83	0.43	11	2.66	0.35	11	3.01	0.54	11
神经系统疾病	6.51	0.98	10	6.64	0.87	10	6.37	1.13	8
心脏病	144.79	21.84	3	148.22	19.51	3	141.22	25.11	1
脑血管病	153.63	23.17	2	169.27	22.28	2	137.43	24.43	2
呼吸系统疾病	79.96	12.06	4	88.47	11.64	4	71.13	12.65	4
消化系统疾病	14.16	2.14	7	18.20	2.39	6	9.98	1.77	7
肌肉骨骼和结缔组织疾病	1.54	0.23	14	1.27	0.17	14	1.83	0.33	12
泌尿生殖系统疾病	7.20	1.09	9	8.39	1.10	9	5.96	1.06	9
妊娠分娩产褥期并发症	0.10	0.02	16				0.21	0.04	16
围生期疾病	2.19	0.33	12	2.61	0.34	12	1.75	0.31	13
先天畸形、变形和染色体异常	1.78	0.27	13	2.03	0.27	13	1.53	0.27	14
损伤和中毒外部原因	53.49	8.07	5	72.12	9.49	5	34.17	6.08	5
诊断不明	2.41	0.36		2.72	0.36		2.10	0.37	
其他疾病	6.17	0.93		5.15	0.68		7.22	1.28	

11-3-4 2017年农村居民主要疾病死亡率及死因构成

疾病名称	合计			男			女		
	死亡率(1/10万)	构成(%)	位次	死亡率(1/10万)	构成(%)	位次	死亡率(1/10万)	构成(%)	位次
传染病(含呼吸道结核)	7.43	1.09	10	10.16	1.31	8	4.62	0.80	10
寄生虫病	0.08	0.01	17	0.10	0.01	16	0.05	0.01	17
恶性肿瘤	156.70	23.07	2	200.80	25.83	1	111.06	19.22	3
血液、造血器官及免疫疾病	1.21	0.18	15	1.29	0.17	15	1.13	0.20	15
内分泌营养和代谢疾病	16.34	2.40	6	14.50	1.87	7	18.24	3.16	6
精神障碍	2.78	0.41	11	2.74	0.35	11	2.82	0.49	11
神经系统疾病	7.57	1.12	8	7.60	0.98	10	7.55	1.31	8
心脏病	154.40	22.73	3	157.86	20.31	3	150.81	26.10	1
脑血管病	157.48	23.18	1	173.97	22.38	2	140.40	24.30	2
呼吸系统疾病	78.57	11.57	4	88.18	11.35	4	68.62	11.87	4
消化系统疾病	14.41	2.12	7	18.41	2.37	6	10.27	1.78	7
肌肉骨骼和结缔组织疾病	1.77	0.26	13	1.51	0.19	14	2.05	0.35	12
泌尿生殖系统疾病	7.56	1.11	9	8.93	1.15	9	6.14	1.06	9
妊娠分娩产褥期并发症	0.11	0.02	16				0.22	0.04	16
围生期疾病	1.88	0.28	12	2.30	0.30	12	1.44	0.25	13
先天畸形、变形和染色体异常	1.70	0.25	14	1.97	0.25	13	1.42	0.25	14
损伤和中毒外部原因	52.92	7.79	5	70.43	9.06	5	34.80	6.02	5
诊断不明	2.08	0.31		2.54	0.33		1.61	0.28	
其他疾病	6.04	0.89		4.96	0.64		7.15	1.24	

11-4-1　2017年农村居民年龄别疾病别死亡率(1/10万)(合计)

疾病名称(ICD-10)	合计	不满1岁	1～	5～	10～	15～	20～	25～
总计	679.26	318.29	38.20	18.32	25.21	32.63	28.37	62.28
一、传染病和寄生虫病小计	7.51	7.49	1.33	0.49	0.52	0.49	0.79	1.81
其中：传染病计	7.43	7.44	1.33	0.49	0.49	0.49	0.79	1.79
内：痢疾	0.00	0.09						
肠道其他细菌性传染病	0.14	1.19	0.23	0.06	0.05	0.02	0.01	0.01
呼吸道结核	2.10	0.13	0.01	0.01	0.06	0.12	0.29	0.45
破伤风	0.05	0.09	0.00	0.00	0.00	0.00	0.01	0.02
脑膜炎球菌感染	0.14	0.88	0.17	0.07	0.08	0.03	0.03	0.09
败血症	0.44	3.52	0.25	0.09	0.05	0.06	0.04	0.09
性传播疾病	0.01	0.04				0.01		
狂犬病	0.04		0.01	0.03	0.05	0.01	0.01	0.01
流行性乙型脑炎	0.00			0.01				
病毒性肝炎	3.21	0.35	0.01	0.01	0.05	0.08	0.09	0.33
艾滋病	0.58	0.04	0.02	0.01	0.03	0.03	0.18	0.56
寄生虫病计	0.08	0.04			0.03			0.02
内：血吸虫病	0.05							
二、肿瘤小计	157.92	5.28	4.02	3.36	4.09	4.79	4.05	10.38
其中：恶性肿瘤计	156.70	4.98	3.87	3.24	3.98	4.72	3.93	10.21
内：鼻咽癌	1.65			0.01	0.03	0.06	0.08	0.25
食管癌	13.24					0.02	0.01	0.02
胃癌	21.18	0.04			0.01	0.09	0.21	0.59
结肠、直肠和肛门癌	9.81		0.01		0.01	0.10	0.15	0.61
内：结肠癌	3.38					0.06	0.08	0.22
直肠癌	6.05				0.01	0.04	0.06	0.36
肝癌	26.48	0.26	0.28	0.07	0.15	0.21	0.33	1.88
胆囊癌	0.85						0.01	0.02
胰腺癌	4.54		0.01				0.01	0.08
肺癌	43.78		0.01		0.05	0.15	0.21	0.81
乳腺癌	3.50					0.01	0.03	0.32
宫颈癌	2.93			0.01		0.01	0.03	0.25
卵巢癌	1.02				0.01	0.03	0.05	0.11
前列腺癌	1.38					0.01		
膀胱癌	1.78		0.02		0.02			0.03
脑及神经系统恶性肿瘤	3.85	0.79	0.87	1.03	0.96	0.70	0.51	1.26
白血病	3.66	2.64	1.73	1.34	1.71	2.05	1.21	1.99
良性肿瘤计	0.47	0.09	0.07	0.04	0.07	0.03	0.05	0.06
三、血液、造血器官及免疫疾病小计	1.21	2.77	0.56	0.32	0.43	0.32	0.20	0.19
其中：贫血	0.86	1.28	0.36	0.22	0.33	0.21	0.17	0.12
四、内分泌、营养和代谢疾病小计	16.34	2.55	0.21	0.13	0.19	0.24	0.32	0.70
其中：甲状腺疾患	0.08	0.13					0.03	0.06
糖尿病	13.92	0.09		0.06	0.07	0.16	0.22	0.50
五、精神和行为障碍小计	2.78	0.09	0.03	0.04	0.09	0.16	0.26	0.49
其中：痴呆	1.41			0.01			0.01	0.01
六、神经系统疾病小计	7.57	6.30	2.60	1.81	1.85	1.98	1.32	1.61
其中：脑膜炎	0.14	1.59	0.31	0.16	0.03	0.05	0.05	0.08
帕金森病	0.53							
七、循环系统疾病小计	318.47	3.96	0.84	0.68	1.02	2.88	3.28	8.78
其中：心脏病计	154.40	3.52	0.76	0.41	0.71	1.74	1.96	5.26
内：慢性风湿性心脏病	3.34				0.01	0.10	0.06	0.10
高血压性心脏病	19.33				0.02	0.04	0.03	0.16
冠心病	122.04			0.01	0.05	0.85	1.21	3.52
内：急性心肌梗死	76.04			0.01	0.03	0.59	1.01	2.75
其他高血压病	4.04					0.02	0.04	0.08

11-4-1 续表1

30～	35～	40～	45～	50～	55～	60～	65～	70～	75～	80～	85岁及以上
90.66	98.10	145.65	238.61	575.04	468.88	1067.61	1749.23	2689.76	4120.11	7368.13	16683.92
2.66	3.19	4.70	6.04	11.46	7.74	15.57	22.10	27.09	33.91	43.15	62.71
2.66	3.18	4.69	6.00	11.38	7.72	15.41	21.88	26.71	33.42	42.43	61.60
				0.01					0.02		0.07
	0.01	0.04	0.08	0.15	0.07	0.19	0.33	0.38	0.47	0.97	2.64
0.61	0.63	1.02	1.31	2.60	2.12	4.32	6.97	9.40	12.51	14.43	16.44
0.03	0.01	0.01	0.03	0.03	0.05	0.08	0.07	0.19	0.14	0.37	1.18
0.04	0.08	0.06	0.07	0.14	0.10	0.19	0.19	0.30	0.38	1.09	1.18
0.11	0.09	0.12	0.19	0.31	0.15	0.46	0.91	1.44	1.87	3.90	10.13
	0.01	0.01	0.02	0.03		0.01	0.01	0.04	0.09	0.07	
0.02	0.02	0.03	0.03	0.06	0.02	0.14	0.15	0.04	0.07	0.11	
									0.02		
0.75	1.19	2.21	2.93	6.37	4.06	7.72	10.22	11.67	13.56	16.04	21.44
0.93	0.89	0.97	0.92	0.97	0.43	0.84	1.05	0.66	0.78	0.60	0.49
	0.02	0.01	0.04	0.07	0.02	0.16	0.22	0.38	0.50	0.71	1.11
		0.01	0.02	0.03	0.02	0.04	0.18	0.32	0.40	0.67	1.04
19.43	25.77	44.53	81.99	212.11	180.71	404.89	597.31	754.32	892.83	1103.86	1304.55
19.15	25.49	43.99	81.32	210.44	179.47	402.20	593.11	749.47	885.75	1095.80	1293.11
0.46	0.69	1.10	1.84	3.45	2.48	4.31	5.92	5.66	5.26	5.36	6.80
0.12	0.34	0.89	2.87	11.64	12.51	34.34	55.88	74.99	91.32	118.87	134.10
1.47	2.09	3.74	7.22	20.93	21.34	51.75	84.46	116.70	137.25	176.22	207.56
1.27	1.48	2.52	4.25	10.89	9.35	22.27	34.02	47.29	62.64	90.15	108.01
0.44	0.63	0.82	1.41	3.56	3.16	8.00	11.27	15.55	21.35	32.87	38.64
0.75	0.77	1.60	2.67	6.90	5.74	13.39	21.34	29.76	39.20	54.35	65.77
4.91	7.40	12.84	22.77	51.35	38.63	74.69	94.86	101.68	109.12	122.65	144.78
0.02	0.05	0.15	0.29	0.79	0.73	2.18	2.70	4.86	5.59	8.36	10.06
0.30	0.40	0.96	2.07	5.64	5.39	11.42	18.10	24.21	28.51	31.71	37.32
1.88	3.23	7.03	15.12	48.34	47.45	116.26	182.92	233.20	282.81	333.13	377.87
1.14	1.96	2.93	4.64	9.48	6.41	9.15	9.56	7.64	8.01	10.01	13.11
0.69	1.06	1.84	3.44	7.66	4.42	7.63	8.96	9.25	9.62	10.72	12.97
0.20	0.23	0.49	1.05	2.65	1.80	2.91	3.46	3.46	3.51	3.30	2.91
0.01	0.02	0.03	0.11	0.37	0.43	1.61	3.65	7.23	12.23	20.69	34.06
0.07	0.05	0.13	0.32	0.87	0.99	2.82	5.01	8.42	15.00	23.92	36.28
1.27	1.36	1.99	3.27	6.38	4.62	9.38	12.29	14.17	15.31	16.64	15.96
2.17	1.76	1.82	2.63	5.49	3.50	7.74	9.56	12.30	12.87	14.17	12.90
0.12	0.15	0.24	0.32	0.65	0.48	1.09	1.44	1.70	2.28	3.11	4.72
0.43	0.34	0.46	0.49	1.10	0.76	1.77	2.74	4.18	5.57	10.53	23.59
0.28	0.19	0.31	0.35	0.81	0.58	1.23	2.09	3.08	4.31	7.98	14.43
1.15	1.26	2.49	4.11	12.24	12.03	27.63	51.73	79.00	110.21	171.08	351.65
0.06	0.05	0.07	0.05	0.09	0.08	0.14	0.21	0.28	0.50	0.45	0.21
0.84	1.03	2.18	3.73	11.39	11.49	26.26	49.32	74.69	100.09	141.99	205.13
0.74	0.82	1.05	1.14	1.99	1.30	2.51	3.64	6.55	12.23	33.40	115.99
0.01		0.04	0.02	0.06	0.10	0.46	1.33	2.99	7.80	23.92	85.47
1.84	1.44	1.60	2.17	3.67	3.08	6.45	10.55	18.31	34.39	81.27	311.55
0.07	0.10	0.05	0.11	0.09	0.06	0.16	0.22	0.32	0.28	0.34	0.35
	0.01	0.03	0.06	0.25	0.19	0.94	1.70	2.89	4.43	6.71	10.89
17.02	22.20	39.65	72.10	193.19	169.56	410.57	750.13	1287.01	2159.20	4169.50	9719.11
9.87	12.13	20.07	34.57	89.49	76.20	180.84	325.29	562.61	973.25	2035.25	5473.50
0.23	0.34	0.58	1.05	2.93	2.16	5.37	9.11	13.68	22.80	36.40	84.08
0.46	0.48	1.05	1.95	6.32	5.51	15.11	32.65	67.16	128.55	302.88	820.61
7.36	9.38	16.10	28.41	72.78	63.29	148.66	264.28	450.14	768.43	1588.43	4247.27
5.85	7.41	12.61	21.79	53.99	46.72	105.45	179.58	287.89	468.62	928.43	2365.68
0.21	0.31	0.50	0.92	2.36	1.92	4.78	9.39	15.93	27.75	54.28	128.06

11-4-1 续表2

疾病名称(ICD-10)	合计	不满1岁	1～	5～	10～	15～	20～	25～
脑血管病计	157.48	0.26	0.04	0.25	0.29	1.07	1.21	3.23
内：脑出血	68.39	0.04		0.20	0.20	0.88	1.02	2.74
脑梗死	48.85	0.04			0.02	0.10	0.10	0.27
中风（未特指出血或梗死）	6.19					0.02	0.01	0.02
八、呼吸系统疾病小计	78.57	27.21	2.97	0.78	0.73	0.62	0.56	1.00
其中：肺炎	9.32	23.29	2.31	0.56	0.33	0.33	0.21	0.40
慢性下呼吸道疾病	64.83	0.09	0.01	0.03	0.06	0.05	0.14	0.24
内：慢性支气管肺炎	10.56			0.03		0.01	0.01	0.03
肺气肿	3.87					0.01	0.01	0.01
尘肺	0.68			0.01		0.01	0.01	
九、消化系统疾病小计	14.41	7.44	0.78	0.13	0.18	0.33	0.25	1.22
其中：胃和十二指肠溃疡	2.59	0.04	0.01	0.02		0.04	0.04	0.09
阑尾炎	0.09			0.01		0.01	0.01	0.02
肠梗阻	0.80	1.45	0.12	0.03	0.05	0.03	0.01	0.11
肝疾病	5.78	0.66	0.07	0.01	0.01	0.15	0.08	0.50
内：肝硬化	4.92	0.04	0.02			0.11	0.06	0.38
十、肌肉骨骼和结缔组织疾病小计	1.77	0.13	0.05	0.04	0.22	0.33	0.18	0.41
其中：系统性红斑狼疮	0.25			0.01	0.15	0.16	0.11	0.23
十一、泌尿生殖系统疾病小计	7.56	0.48	0.19	0.19	0.36	0.50	0.48	1.22
其中：肾小球和肾小管间质疾病	5.23	0.18	0.09	0.15	0.28	0.39	0.34	0.87
肾衰竭	1.71	0.31	0.08	0.04	0.07	0.11	0.11	0.31
前列腺增生	0.12							
十二、妊娠、分娩和产褥期并发症小计	0.11					0.02	0.12	0.36
其中：直接产科原因计	0.11					0.02	0.12	0.35
内：流产	0.01						0.01	0.02
妊娠高血压综合征	0.01						0.01	0.01
产后出血	0.03					0.01	0.05	0.12
产褥期感染	0.04					0.01	0.05	0.09
间接产科原因计	0.00							0.01
十三、起源于围生期的情况小计	1.88	148.71						
其中：早产儿和未成熟儿	0.47	37.12						
新生儿产伤和窒息	0.40	31.71						
十四、先天畸形、变形和染色体异常小计	1.70	70.24	4.29	1.20	1.52	1.14	0.58	0.88
其中：先天性心脏病	1.17	44.96	3.29	0.87	1.26	0.92	0.49	0.69
先天性脑畸形	0.08	2.64	0.28	0.11	0.14	0.11	0.03	0.06
十五、诊断不明小计	2.08	5.68	1.16	0.16	0.35	0.37	0.38	0.74
十六、其他疾病小计	6.04	3.70	0.70	0.32	0.35	0.29	0.21	0.41
十七、损伤和中毒小计	52.92	25.45	18.40	8.63	13.21	18.09	15.31	31.93
其中：机动车辆交通事故	18.58	2.55	5.40	3.09	3.67	7.91	6.60	15.16
内：行人与机动车发生的交通事故	7.91	1.06	3.06	1.72	1.88	2.56	2.08	5.41
机动车与机动车发生的交通事故	3.49	0.57	0.46	0.34	0.57	1.72	1.49	3.25
机动车以外的运输事故	0.03		0.01	0.01		0.01	0.03	0.04
意外中毒	3.20	0.35	0.80	0.38	0.70	0.90	0.99	1.91
意外跌落	11.62	1.72	1.93	0.83	1.21	1.13	1.24	2.82
火灾	0.66	0.13	0.23	0.09	0.10	0.13	0.12	0.17
溺水	3.97	0.92	7.39	3.14	5.41	3.59	1.70	2.46
意外的机械性窒息	0.76	12.90	0.61	0.27	0.26	0.12	0.17	0.41
砸死	0.71	0.13	0.19	0.06	0.08	0.07	0.14	0.43
触电	0.86		0.14	0.10	0.22	0.40	0.51	1.38
自杀	7.66			0.02	0.94	2.49	2.47	4.47
被杀	0.45	0.57	0.21	0.08	0.12	0.49	0.41	0.62

11-4-1 续表3

30～	35～	40～	45～	50～	55～	60～	65～	70～	75～	80～	85岁及以上
6.55	9.22	18.37	35.61	98.97	89.78	220.74	408.96	698.49	1142.09	2052.75	4057.54
5.32	7.16	13.87	26.01	65.76	54.22	121.78	201.89	303.34	449.73	736.84	1328.49
0.71	1.08	2.53	5.22	18.09	19.64	54.70	116.17	217.85	383.71	714.35	1477.71
0.11	0.19	0.33	0.61	2.46	2.09	5.93	11.88	23.70	45.62	91.50	231.98
1.89	2.23	3.84	7.14	20.91	21.22	63.94	135.17	292.71	567.24	1217.03	3101.86
0.67	0.68	0.91	1.18	3.13	2.71	6.49	11.62	23.67	48.61	127.90	445.93
0.73	0.94	1.99	4.29	14.29	15.89	51.82	115.13	257.07	496.87	1039.72	2493.81
0.07	0.16	0.27	0.64	2.06	2.39	7.55	15.75	38.42	76.91	169.66	456.96
0.05	0.08	0.17	0.34	1.09	1.16	3.65	7.98	17.01	30.15	59.19	132.29
0.03	0.11	0.38	0.69	1.68	1.05	2.00	1.80	2.02	2.58	3.86	4.51
2.46	3.67	5.94	9.09	18.70	12.54	24.54	36.13	50.68	77.40	131.98	284.91
0.18	0.31	0.55	0.82	1.91	1.53	3.68	5.96	9.80	18.30	32.35	69.03
0.04	0.02	0.01	0.02	0.04	0.07	0.06	0.24	0.26	0.73	1.12	2.36
0.08	0.12	0.14	0.12	0.37	0.33	0.67	1.48	2.63	5.83	11.51	25.18
1.34	2.46	4.18	6.39	12.74	7.59	13.85	16.86	19.31	22.63	25.75	34.62
1.12	2.11	3.70	5.67	11.24	6.58	12.01	14.45	15.44	18.70	20.80	27.61
0.53	0.61	0.54	0.74	1.53	1.42	3.01	4.01	5.69	9.79	15.67	44.61
0.35	0.31	0.20	0.31	0.45	0.31	0.44	0.43	0.34	0.36	0.37	0.42
1.93	1.90	2.80	4.04	9.12	6.40	13.87	22.54	31.80	43.49	64.29	114.46
1.31	1.27	1.96	2.79	6.40	4.49	9.77	16.59	23.10	29.58	43.41	71.52
0.55	0.58	0.73	1.06	2.24	1.62	3.36	4.83	6.62	9.31	13.12	23.38
	0.01	0.01	0.01	0.01	0.02	0.08	0.12	0.34	0.81	1.84	5.90
0.53	0.41	0.13	0.02	0.01							
0.50	0.41	0.13	0.02	0.01							
0.03	0.05	0.02									
0.06	0.05	0.01									
0.10	0.07	0.03	0.01								
0.23	0.13	0.03	0.01	0.01							
0.03											
0.97	0.44	0.41	0.44	0.53	0.23	0.35	0.25	0.21	0.19	0.45	0.76
0.76	0.33	0.31	0.33	0.33	0.10	0.18	0.14	0.11	0.09	0.07	0.55
0.05	0.02	0.03	0.01	0.02							
0.78	0.92	0.86	1.42	2.16	1.42	2.28	2.95	4.03	6.99	14.24	66.39
0.46	0.53	0.51	0.73	1.23	0.83	1.72	2.68	5.22	11.54	48.47	523.00
37.68	32.15	35.83	46.72	84.48	49.30	87.88	106.43	121.62	153.86	260.45	650.99
17.55	14.82	15.29	20.46	36.75	21.51	38.02	42.99	39.69	37.23	39.66	42.94
6.45	5.38	5.68	7.81	14.26	8.25	16.31	19.94	21.28	21.54	23.35	29.97
3.71	3.21	3.16	4.40	7.90	4.65	7.25	7.44	5.52	4.19	3.34	2.64
0.01	0.03	0.04	0.07	0.02	0.03	0.05	0.01	0.04	0.02		0.21
2.69	2.73	2.89	3.63	6.11	3.22	5.40	6.84	7.70	8.34	11.58	15.68
3.74	3.28	4.88	6.38	13.01	7.52	13.84	18.32	27.81	47.45	110.36	395.15
0.32	0.24	0.40	0.47	0.72	0.35	0.78	1.08	2.25	3.37	5.74	13.60
2.53	1.75	1.92	2.38	4.60	2.58	5.01	5.97	8.32	9.98	17.43	28.65
0.59	0.48	0.61	0.73	1.20	0.65	0.88	0.91	1.06	1.04	1.72	1.94
0.61	0.77	1.09	1.25	1.85	1.02	1.33	0.90	0.66	0.47	0.64	0.97
1.49	1.12	1.12	1.20	1.82	0.78	1.04	0.94	0.53	0.36	0.60	0.49
4.91	3.94	4.33	6.11	11.76	8.12	15.52	20.51	24.50	31.57	42.73	48.56
0.71	0.50	0.59	0.52	0.68	0.30	0.49	0.48	0.53	0.43	0.22	0.28

11-4-2　2017年农村居民年龄别疾病别死亡率(1/10万)(男)

疾病名称(ICD-10)	合计	不满1岁	1～	5～	10～	15～	20～	25～
总计	777.26	357.75	41.74	22.41	29.73	44.15	41.19	89.00
一、传染病和寄生虫病小计	10.26	8.49	1.35	0.48	0.56	0.61	1.17	2.61
其中：传染病计	10.16	8.49	1.35	0.48	0.52	0.61	1.17	2.58
内：痢疾	0.00	0.08						
肠道其他细菌性传染病	0.16	1.62	0.24	0.10	0.02	0.02		0.02
呼吸道结核	3.09	0.16			0.04	0.15	0.49	0.62
破伤风	0.05	0.16					0.01	0.03
脑膜炎球菌感染	0.16	1.13	0.20	0.07	0.13	0.04	0.05	0.11
败血症	0.46	3.72	0.26	0.07	0.04	0.09	0.04	0.09
性传播疾病	0.01					0.02		
狂犬病	0.05			0.05	0.04	0.02	0.01	0.02
流行性乙型脑炎	0.00							
病毒性肝炎	4.34	0.49			0.04	0.13	0.12	0.52
艾滋病	0.90			0.02	0.04	0.02	0.28	0.90
寄生虫病计	0.10				0.04			0.03
内：血吸虫病	0.07							
二、肿瘤小计	202.08	5.42	4.24	3.84	4.34	5.83	5.05	11.88
其中：恶性肿瘤计	200.80	5.18	4.14	3.71	4.22	5.71	4.95	11.66
内：鼻咽癌	2.39			0.02	0.04	0.04	0.10	0.36
食管癌	19.37					0.04		0.02
胃癌	28.90				0.02	0.13	0.25	0.47
结肠、直肠和肛门癌	11.46				0.02	0.09	0.17	0.51
内：结肠癌	3.82					0.04	0.08	0.21
直肠癌	7.16				0.02	0.06	0.09	0.28
肝癌	38.59	0.32	0.30	0.03	0.19	0.32	0.47	2.90
胆囊癌	0.70							
胰腺癌	5.23		0.02				0.03	0.06
肺癌	59.81				0.06	0.13	0.26	0.87
乳腺癌	0.16							
宫颈癌								
卵巢癌								
前列腺癌	2.72					0.02		
膀胱癌	2.75		0.04					0.03
脑及神经系统恶性肿瘤	4.28	0.81	0.90	1.10	1.04	0.76	0.65	1.65
白血病	4.26	2.67	1.89	1.59	1.82	2.64	1.59	2.39
良性肿瘤计	0.45	0.16		0.03	0.08	0.06	0.03	0.08
三、血液、造血器官及免疫疾病小计	1.29	3.07	0.58	0.25	0.38	0.40	0.19	0.25
其中：贫血	0.92	1.46	0.36	0.18	0.31	0.27	0.18	0.17
四、内分泌、营养和代谢疾病小计	14.50	2.99	0.26	0.12	0.15	0.28	0.31	0.79
其中：甲状腺疾患	0.06	0.16					0.01	0.05
糖尿病	12.46	0.08		0.07	0.04	0.15	0.23	0.55
五、精神和行为障碍小计	2.74		0.04	0.07	0.08	0.09	0.34	0.70
其中：痴呆	1.17						0.03	0.02
六、神经系统疾病小计	7.60	6.55	2.57	1.99	2.21	2.79	1.93	1.96
其中：脑膜炎	0.16	1.62	0.20	0.16		0.08	0.09	0.11
帕金森病	0.55							
七、循环系统疾病小计	338.99	5.50	0.82	0.85	0.98	3.66	4.71	12.75
其中：心脏病计	157.86	4.85	0.78	0.51	0.69	2.22	2.76	7.53
内：慢性风湿性心脏病	2.86				0.02	0.13	0.08	0.09
高血压性心脏病	18.65				0.02	0.06	0.05	0.21
冠心病	125.67				0.04	1.08	1.72	5.00
内：急性心肌梗死	81.10				0.04	0.72	1.46	3.88
其他高血压病	4.23						0.05	0.14

11-4-2 续表1

30～	35～	40～	45～	50～	55～	60～	65～	70～	75～	80～	85岁及以上
130.62	142.70	208.11	339.46	777.95	639.78	1413.68	2260.89	3317.79	5070.20	8727.72	18778.59
3.98	5.28	7.64	10.01	17.55	11.56	22.37	28.97	35.17	46.06	58.53	83.56
3.98	5.26	7.64	9.93	17.40	11.51	22.21	28.64	34.68	45.46	57.33	81.90
				0.02							0.18
	0.02	0.04	0.10	0.22	0.05	0.29	0.33	0.45	0.55	0.94	2.39
0.93	1.02	1.59	2.30	4.15	3.27	6.54	9.70	13.57	19.88	23.43	29.26
0.04	0.02	0.03	0.06	0.05	0.08	0.14	0.06	0.08	0.15	0.43	1.10
0.06	0.14	0.09	0.08	0.16	0.10	0.24	0.22	0.34	0.40	1.62	0.55
0.18	0.11	0.18	0.25	0.38	0.26	0.57	0.94	1.89	1.85	3.83	10.49
	0.02	0.03	0.02	0.04				0.04	0.10	0.09	
0.02	0.02	0.04	0.05	0.05	0.05	0.22	0.08	0.08	0.15	0.09	
									0.05		
1.23	2.14	3.71	4.98	9.79	6.01	10.86	13.16	13.72	16.44	18.23	27.79
1.29	1.35	1.67	1.52	1.53	0.69	1.28	1.52	0.99	1.35	1.02	1.10
	0.02		0.08	0.14	0.05	0.16	0.33	0.49	0.60	1.19	1.66
			0.05	0.05	0.05	0.04	0.25	0.38	0.40	1.11	1.66
23.39	31.61	54.72	104.77	269.86	243.81	547.68	819.64	1013.78	1216.60	1517.85	1880.29
23.12	31.35	54.23	104.08	268.40	242.25	544.58	815.02	1008.74	1208.30	1507.79	1865.75
0.65	0.92	1.68	2.75	5.23	3.73	6.54	8.93	7.96	7.59	8.18	10.31
0.16	0.57	1.56	5.14	20.29	21.33	55.24	87.89	110.33	135.73	172.68	199.51
1.52	2.29	4.62	9.70	28.87	32.50	76.51	124.99	168.69	200.78	251.65	293.38
1.52	1.84	2.87	4.99	12.95	11.67	28.40	43.49	57.30	76.73	111.60	146.14
0.53	0.72	0.99	1.55	4.06	3.96	9.88	13.69	18.38	25.23	40.30	49.88
0.89	1.01	1.75	3.19	8.44	7.11	17.42	27.92	36.31	49.01	66.70	90.55
8.41	12.61	22.17	38.65	82.36	60.76	113.28	137.85	139.77	148.32	167.14	203.75
0.02	0.05	0.10	0.24	0.76	0.59	2.12	2.46	4.66	4.65	6.30	9.02
0.28	0.63	1.24	2.55	6.53	6.70	13.24	22.26	28.61	33.52	39.19	51.90
2.45	4.36	8.74	20.89	66.60	68.60	167.56	268.14	334.88	408.85	482.10	570.38
0.06	0.06	0.05	0.25	0.43	0.25	0.20	0.36	0.64	0.95	0.94	1.29
0.02	0.03	0.06	0.22	0.72	0.85	3.18	7.30	14.48	25.78	47.03	90.37
0.10	0.08	0.23	0.51	1.28	1.64	4.67	8.21	13.61	24.38	42.00	72.33
1.48	1.59	2.36	3.87	7.38	5.44	10.74	14.21	15.12	16.79	18.23	19.14
2.55	2.13	2.04	2.99	6.02	3.81	8.96	11.28	15.46	16.59	18.23	19.51
0.10	0.17	0.24	0.26	0.47	0.59	1.26	1.44	1.40	2.35	3.66	6.44
0.49	0.37	0.64	0.57	1.24	0.80	2.02	2.99	4.47	6.14	12.86	29.63
0.32	0.20	0.43	0.43	0.92	0.59	1.43	2.35	3.15	4.70	9.88	18.77
1.52	1.82	3.28	5.13	14.17	13.43	26.98	47.64	68.52	103.41	155.30	335.35
0.08	0.06	0.06	0.02	0.04	0.03	0.08	0.14	0.27	0.35	0.26	0.18
1.13	1.51	2.92	4.66	13.02	12.79	25.41	44.87	64.05	91.72	126.59	207.24
0.91	1.21	1.56	1.71	2.54	1.78	2.79	4.62	6.59	13.84	34.33	112.27
		0.05	0.02	0.04	0.15	0.45	1.58	3.15	8.69	23.34	81.35
2.37	1.99	2.07	3.08	4.83	4.01	8.09	12.03	20.28	40.02	89.71	305.34
0.10	0.14	0.08	0.12	0.11	0.07	0.12	0.33	0.30	0.45	0.51	0.37
		0.04	0.10	0.29	0.20	1.12	1.77	3.22	4.25	8.52	12.88
25.23	34.61	59.89	105.85	263.73	228.38	531.28	924.53	1508.79	2529.56	4673.91	10478.70
14.15	18.99	30.48	51.56	124.85	103.79	231.66	391.75	637.55	1097.15	2199.97	5676.57
0.26	0.37	0.63	1.03	2.40	2.01	4.52	8.49	13.11	22.78	33.39	80.25
0.69	0.75	1.58	2.82	8.60	7.30	18.99	39.01	74.06	144.27	329.69	841.31
10.87	14.85	24.67	42.79	102.94	87.12	192.85	319.68	512.67	867.05	1715.15	4402.19
8.93	11.90	19.65	33.07	77.51	65.31	139.61	221.15	332.84	535.39	1008.06	2480.67
0.30	0.46	0.72	1.27	2.96	2.57	6.17	11.47	18.42	32.77	58.19	142.46

11-4-2 续表2

疾病名称(ICD-10)	合计	不满1岁	1～	5～	10～	15～	20～	25～
脑血管病计	173.97	0.40	0.02	0.33	0.27	1.37	1.83	4.81
内：脑出血	78.19	0.08		0.25	0.23	1.21	1.54	4.07
脑梗死	52.65	0.08				0.09	0.18	0.38
中风（未特指出血或梗死）	6.31					0.04	0.01	0.03
八、呼吸系统疾病小计	88.18	29.21	3.17	0.87	0.79	0.76	0.72	1.30
其中：肺炎	9.80	25.24	2.57	0.58	0.27	0.44	0.22	0.51
慢性下呼吸道疾病	72.93	0.16	0.02	0.05	0.06	0.06	0.18	0.32
内：慢性支气管肺炎	11.63			0.05		0.02	0.01	0.06
肺气肿	4.56							0.02
尘肺	1.28					0.02	0.01	
九、消化系统疾病小计	18.41	8.58	0.88	0.18	0.21	0.40	0.35	1.76
其中：胃和十二指肠溃疡	3.15		0.02	0.02		0.04	0.06	0.16
阑尾炎	0.11					0.02		0.02
肠梗阻	0.89	1.54	0.18	0.07	0.06	0.04		0.22
肝疾病	8.60	0.49	0.04	0.02	0.02	0.15	0.10	0.73
内：肝硬化	7.50	0.08				0.13	0.08	0.59
十、肌肉骨骼和结缔组织疾病小计	1.51	0.16	0.08	0.08	0.08	0.30	0.14	0.24
其中：系统性红斑狼疮	0.10			0.02	0.08	0.06	0.04	0.03
十一、泌尿生殖系统疾病小计	8.93	0.49	0.18	0.25	0.40	0.55	0.71	1.41
其中：肾小球和肾小管间质疾病	6.05	0.24	0.08	0.20	0.36	0.40	0.50	1.00
肾衰竭	2.02	0.24	0.06	0.05	0.04	0.15	0.17	0.38
前列腺增生	0.23							
十二、妊娠、分娩和产褥期并发症小计								
其中：直接产科原因计								
内：流产								
妊娠高血压综合征								
产后出血								
产褥期感染								
间接产科原因计								
十三、起源于围生期的情况小计	2.30	170.14						
其中：早产儿和未成熟儿	0.53	38.83						
新生儿产伤和窒息	0.49	36.08						
十四、先天畸形、变形和染色体异常小计	1.97	80.50	4.04	1.35	1.55	1.27	0.62	1.08
其中：先天性心脏病	1.34	51.29	3.05	0.95	1.27	0.99	0.49	0.82
先天性脑畸形	0.10	2.99	0.32	0.15	0.15	0.15	0.06	0.09
十五、诊断不明小计	2.54	5.83	1.35	0.23	0.21	0.53	0.50	1.14
十六、其他疾病小计	4.96	3.40	0.80	0.36	0.50	0.34	0.36	0.54
十七、损伤和中毒小计	70.43	26.54	21.32	11.47	17.15	26.27	23.98	50.31
其中：机动车辆交通事故	27.12	2.59	5.84	3.81	4.34	11.90	10.67	24.35
内：行人与机动车发生的交通事故	10.87	0.97	3.27	2.27	2.26	3.87	3.17	8.56
机动车与机动车发生的交通事故	5.45	0.81	0.54	0.36	0.65	2.73	2.50	5.27
机动车以外的运输事故	0.05		0.02	0.02		0.02	0.03	0.05
意外中毒	4.57	0.32	0.90	0.33	0.61	1.08	1.45	2.85
意外跌落	13.75	2.02	2.25	1.10	1.59	1.58	1.90	4.89
火灾	0.91	0.16	0.24	0.12	0.13	0.11	0.17	0.28
溺水	5.11	0.73	8.83	4.58	7.85	5.83	2.71	3.72
意外的机械性窒息	1.12	13.03	0.78	0.39	0.40	0.21	0.27	0.68
砸死	1.23	0.08	0.20	0.08	0.08	0.13	0.26	0.81
触电	1.54		0.20	0.15	0.27	0.76	1.00	2.63
自杀	8.91			0.03	0.96	2.73	3.33	5.82
被杀	0.56	0.65	0.20	0.10	0.17	0.55	0.66	0.79

11-4-2　续表3

30～	35～	40～	45～	50～	55～	60～	65～	70～	75～	80～	85岁及以上
10.17	14.40	27.56	51.55	132.60	119.72	287.84	514.09	840.70	1379.10	2385.43	4588.45
8.31	11.41	20.95	38.01	87.36	71.09	156.40	248.35	364.56	545.08	858.55	1526.17
1.07	1.48	3.64	7.35	25.00	27.11	72.64	149.35	260.83	464.30	829.50	1660.71
0.20	0.28	0.48	0.87	3.55	3.03	7.60	16.17	27.25	52.45	102.57	238.53
2.61	2.89	5.59	10.54	30.01	31.01	88.37	185.65	381.73	738.96	1545.11	3758.74
0.91	0.84	1.23	1.73	4.47	4.14	9.05	15.10	30.40	60.90	153.09	502.28
0.99	1.07	2.81	5.96	19.78	22.81	70.58	158.44	335.11	648.39	1328.04	3052.52
0.12	0.15	0.34	0.93	2.71	3.54	10.11	20.93	50.10	98.61	214.08	563.39
0.06	0.15	0.27	0.42	1.64	1.77	5.11	11.34	22.85	40.91	79.40	161.78
0.06	0.21	0.75	1.37	3.23	2.01	3.89	3.48	3.90	5.15	7.84	10.49
3.82	6.24	10.18	15.70	30.37	19.42	35.17	49.90	63.56	97.27	158.37	332.22
0.26	0.50	0.94	1.30	3.05	2.24	5.46	8.29	12.28	24.03	40.30	85.95
0.06	0.03	0.01	0.05	0.05	0.15	0.10	0.28	0.27	0.90	1.36	3.31
0.08	0.18	0.19	0.19	0.49	0.44	0.94	1.91	3.15	6.69	13.89	30.00
2.30	4.38	7.40	11.53	21.71	12.30	20.56	24.85	25.58	29.67	32.80	46.75
2.00	3.84	6.61	10.36	19.42	10.79	18.26	21.48	21.03	25.23	27.26	39.76
0.34	0.41	0.47	0.57	1.41	1.23	2.85	3.90	5.80	9.59	15.85	41.04
0.10	0.05	0.09	0.08	0.13	0.16	0.29	0.11	0.23	0.35	0.51	0.37
2.73	2.78	3.67	4.93	10.91	7.91	16.24	26.82	38.17	55.25	83.83	172.09
1.94	1.82	2.54	3.45	7.77	5.65	11.45	19.68	26.83	37.07	52.90	95.52
0.75	0.92	1.06	1.32	2.69	1.95	3.87	5.58	8.53	10.84	17.38	32.95
	0.02	0.01	0.02	0.02	0.03	0.16	0.25	0.68	1.70	4.17	15.64
1.23	0.57	0.46	0.40	0.60	0.23	0.31	0.25	0.15	0.10	0.68	1.10
1.01	0.38	0.34	0.27	0.43	0.10	0.16	0.11	0.04		0.09	0.92
0.04		0.04		0.02							
1.29	1.58	1.38	2.30	3.39	2.31	3.48	4.34	5.61	8.39	17.72	64.97
0.59	0.80	0.68	1.00	1.66	1.21	2.34	3.15	6.06	12.84	53.93	488.66
59.77	50.24	55.41	72.49	124.72	72.15	122.84	145.20	157.28	190.63	306.60	683.76
28.50	23.38	23.45	31.69	54.48	31.52	54.10	60.93	54.39	53.15	60.66	68.84
10.13	8.06	8.12	11.54	20.13	11.33	22.21	26.51	27.89	28.92	33.39	46.01
6.21	5.23	5.12	7.10	12.15	7.24	11.15	11.56	8.11	6.84	5.79	4.60
0.02	0.06	0.08	0.12	0.02	0.07	0.08	0.03	0.04	0.05		0.18
4.24	4.41	4.73	6.03	9.63	5.11	7.68	9.40	10.23	10.49	13.72	20.25
6.14	5.68	8.22	11.04	21.68	12.25	20.95	25.90	35.82	54.50	116.37	388.17
0.51	0.37	0.64	0.75	1.12	0.54	1.30	1.80	3.15	4.15	8.43	19.69
3.84	2.65	2.63	3.24	5.90	3.54	6.03	6.94	9.25	11.29	18.23	32.58
1.07	0.89	1.05	1.21	2.09	1.13	1.32	1.38	1.48	1.35	1.96	2.39
1.17	1.44	1.95	2.29	3.32	1.83	2.34	1.35	0.91	0.60	1.02	0.92
2.81	2.08	2.07	2.20	3.26	1.42	1.81	1.63	0.76	0.55	0.68	0.74
6.47	4.65	5.55	7.38	13.15	9.37	18.30	24.47	29.11	37.17	54.52	65.52
0.93	0.67	0.67	0.62	0.87	0.34	0.63	0.61	0.64	0.60	0.17	0.18

11-4-3　2017年农村居民年龄别疾病别死亡率(1/10万)(女)

疾病名称(ICD-10)	合计	不满1岁	1～	5～	10～	15～	20～	25～
总计	577.84	271.15	33.91	13.80	19.84	19.58	15.47	34.90
一、传染病和寄生虫病小计	4.67	6.28	1.31	0.51	0.47	0.37	0.40	0.99
其中：传染病计	4.62	6.18	1.31	0.51	0.45	0.37	0.40	0.97
内：痢疾	0.00	0.10						
肠道其他细菌性传染病	0.13	0.68	0.22	0.02	0.07	0.02	0.03	
呼吸道结核	1.07	0.10	0.02	0.02	0.07	0.09	0.08	0.28
破伤风	0.04							0.02
脑膜炎球菌感染	0.11	0.58	0.15	0.07	0.02	0.02	0.01	0.06
败血症	0.41	3.29	0.24	0.13	0.05	0.02	0.04	0.08
性传播疾病	0.01	0.10						
狂犬病	0.03		0.02		0.05			
流行性乙型脑炎	0.00			0.02				
病毒性肝炎	2.04	0.19	0.02	0.02	0.05	0.02	0.07	0.13
艾滋病	0.25	0.10	0.05		0.02	0.04	0.08	0.21
寄生虫病计	0.05	0.10			0.02			0.02
内：血吸虫病	0.04							
二、肿瘤小计	112.22	5.12	3.75	2.83	3.79	3.61	3.05	8.85
其中：恶性肿瘤计	111.06	4.74	3.53	2.72	3.70	3.59	2.90	8.72
内：鼻咽癌	0.89				0.02	0.09	0.05	0.13
食管癌	6.90						0.01	0.02
胃癌	13.20	0.10				0.04	0.18	0.71
结肠、直肠和肛门癌	8.10		0.02			0.11	0.13	0.71
内：结肠癌	2.92					0.09	0.09	0.24
直肠癌	4.90					0.02	0.04	0.44
肝癌	13.95	0.19	0.27	0.11	0.10	0.09	0.20	0.84
胆囊癌	1.00						0.01	0.03
胰腺癌	3.83							0.10
肺癌	27.19		0.02		0.02	0.17	0.16	0.75
乳腺癌	6.95					0.02	0.05	0.65
宫颈癌	5.97			0.02		0.02	0.05	0.50
卵巢癌	2.08				0.02	0.06	0.10	0.23
前列腺癌								
膀胱癌	0.77				0.05			0.03
脑及神经系统恶性肿瘤	3.41	0.77	0.85	0.94	0.87	0.62	0.36	0.86
白血病	3.04	2.61	1.52	1.07	1.59	1.38	0.83	1.57
良性肿瘤计	0.48		0.15	0.05	0.05		0.08	0.03
三、血液、造血器官及免疫疾病小计	1.13	2.42	0.53	0.40	0.50	0.24	0.21	0.13
其中：贫血	0.79	1.06	0.36	0.27	0.35	0.15	0.16	0.06
四、内分泌、营养和代谢疾病小计	18.24	2.03	0.15	0.14	0.25	0.19	0.34	0.62
其中：甲状腺疾患	0.11	0.10					0.05	0.08
糖尿病	15.44	0.10		0.05	0.10	0.17	0.21	0.44
五、精神和行为障碍小计	2.82	0.19	0.02	0.02	0.10	0.24	0.18	0.28
其中：痴呆	1.65			0.02				
六、神经系统疾病小计	7.55	5.99	2.64	1.61	1.41	1.05	0.72	1.25
其中：脑膜炎	0.12	1.55	0.44	0.16	0.07	0.02		0.05
帕金森病	0.52							
七、循环系统疾病小计	297.23	2.13	0.87	0.49	1.07	2.00	1.84	4.70
其中：心脏病计	150.81	1.93	0.75	0.31	0.74	1.20	1.16	2.93
内：慢性风湿性心脏病	3.84					0.06	0.04	0.11
高血压性心脏病	20.04				0.02	0.02	0.01	0.11
冠心病	118.29			0.02	0.05	0.58	0.69	2.01
内：急性心肌梗死	70.81			0.02	0.02	0.45	0.55	1.60
其他高血压病	3.85					0.04	0.03	0.02

11-4-3　续表1

30～	35～	40～	45～	50～	55～	60～	65～	70～	75～	80～	85岁及以上
50.35	52.08	81.97	139.13	362.94	295.21	710.72	1237.22	2063.88	3262.51	6299.83	15416.81
1.34	1.04	1.71	2.12	5.09	3.86	8.55	15.22	19.04	22.95	31.06	50.10
1.34	1.03	1.69	2.12	5.09	3.86	8.40	15.11	18.77	22.55	30.73	49.32
									0.05		
		0.04	0.07	0.08	0.08	0.08	0.33	0.30	0.41	1.00	2.78
0.28	0.22	0.44	0.34	0.98	0.95	2.04	4.23	5.25	5.86	7.36	8.68
0.02			0.01		0.02	0.02	0.08	0.30	0.14	0.33	1.22
0.02	0.02	0.03	0.07	0.11	0.10	0.13	0.17	0.26	0.36	0.67	1.56
0.04	0.06	0.06	0.12	0.25	0.03	0.34	0.89	0.98	1.89	3.95	9.91
			0.01	0.02		0.02	0.03	0.04	0.09	0.07	
0.02	0.02	0.01	0.02	0.06		0.06	0.22			0.13	
0.26	0.21	0.68	0.90	2.79	2.08	4.48	7.28	9.63	10.96	14.32	17.59
0.58	0.41	0.26	0.34	0.38	0.17	0.38	0.58	0.34	0.27	0.27	0.11
	0.02	0.03				0.15	0.11	0.26	0.41	0.33	0.78
		0.01				0.04	0.11	0.26	0.41	0.33	0.67
15.44	19.76	34.14	59.52	151.75	116.60	257.63	374.84	495.73	600.59	778.57	956.28
15.16	19.44	33.56	58.86	149.86	115.67	255.36	371.05	491.09	594.59	772.07	946.70
0.26	0.46	0.50	0.95	1.58	1.21	2.02	2.90	3.36	3.16	3.15	4.68
0.08	0.11	0.22	0.64	2.60	3.54	12.80	23.85	39.77	51.23	76.58	94.53
1.42	1.88	2.85	4.78	12.63	10.00	26.22	43.90	64.89	79.90	116.94	155.65
1.02	1.10	2.17	3.52	8.75	6.99	15.95	24.54	37.32	49.92	73.30	84.95
0.34	0.54	0.64	1.26	3.04	2.35	6.05	8.85	12.73	17.86	27.04	31.84
0.60	0.52	1.46	2.16	5.30	4.34	9.22	14.75	23.23	30.35	44.65	50.77
1.38	2.04	3.33	7.10	18.93	16.14	34.88	51.84	63.72	73.73	87.69	109.11
0.02	0.05	0.21	0.34	0.83	0.87	2.25	2.93	5.06	6.45	9.97	10.69
0.32	0.17	0.67	1.60	4.71	4.06	9.54	13.94	19.83	23.99	25.84	28.50
1.30	2.07	5.29	9.44	29.26	25.96	63.35	97.63	131.86	169.05	216.08	261.42
2.24	3.91	5.87	8.98	18.95	12.68	18.39	18.76	14.62	14.38	17.14	20.26
1.38	2.16	3.73	6.83	15.67	8.92	15.51	17.93	18.47	18.31	19.14	20.82
0.40	0.46	0.99	2.09	5.43	3.63	5.90	6.92	6.91	6.67	5.89	4.68
0.04	0.03	0.03	0.13	0.43	0.33	0.92	1.80	3.25	6.54	9.71	14.47
1.06	1.12	1.60	2.67	5.33	3.79	7.98	10.37	13.22	13.98	15.40	14.03
1.78	1.37	1.60	2.27	4.94	3.18	6.47	7.83	9.14	9.51	10.98	8.91
0.14	0.13	0.24	0.38	0.85	0.37	0.90	1.44	2.00	2.21	2.68	3.67
0.36	0.32	0.27	0.41	0.94	0.72	1.51	2.49	3.89	5.05	8.70	19.93
0.24	0.19	0.19	0.28	0.70	0.57	1.03	1.83	3.02	3.97	6.49	11.80
0.78	0.68	1.69	3.10	10.22	10.62	28.30	55.83	89.44	116.34	183.48	361.51
0.04	0.03	0.08	0.08	0.15	0.13	0.21	0.28	0.30	0.63	0.60	0.22
0.56	0.52	1.42	2.80	9.69	10.17	27.15	53.78	85.29	107.64	154.09	203.86
0.56	0.41	0.54	0.58	1.41	0.82	2.23	2.66	6.50	10.78	32.67	118.24
0.02		0.03	0.02	0.08	0.05	0.46	1.08	2.83	6.99	24.37	87.96
1.30	0.88	1.12	1.27	2.45	2.13	4.77	9.07	16.35	29.31	74.64	315.31
0.04	0.06	0.03	0.09	0.08	0.05	0.19	0.11	0.34	0.14	0.20	0.33
	0.02	0.01	0.02	0.21	0.18	0.76	1.63	2.57	4.60	5.29	9.69
8.73	9.41	19.02	38.81	119.46	109.78	286.08	575.60	1065.99	1824.91	3773.15	9259.62
5.55	5.05	9.46	17.81	52.54	48.17	128.43	258.78	487.92	861.41	1905.82	5350.66
0.20	0.32	0.53	1.07	3.49	2.31	6.24	9.74	14.24	22.82	38.76	86.40
0.22	0.21	0.50	1.09	3.94	3.69	11.12	26.28	60.28	114.36	281.81	808.09
3.81	3.72	7.36	14.23	41.25	39.08	103.09	208.85	387.82	679.41	1488.86	4153.56
2.76	2.78	5.44	10.66	29.41	27.82	70.22	137.99	243.09	408.36	865.86	2296.12
0.12	0.16	0.28	0.57	1.73	1.26	3.34	7.30	13.45	23.22	51.21	119.35

11-4-3 续表2

疾病名称(ICD-10)	合计	不满1岁	1～	5～	10～	15～	20～	25～
脑血管病计	140.40	0.10	0.07	0.16	0.32	0.73	0.59	1.62
内：脑出血	58.25			0.14	0.17	0.49	0.49	1.38
脑梗死	44.91				0.05	0.11	0.03	0.16
中风（未特指出血或梗死）	6.07							
八、呼吸系统疾病小计	68.62	24.83	2.74	0.69	0.64	0.47	0.39	0.70
其中：肺炎	8.83	20.97	1.98	0.54	0.40	0.21	0.21	0.29
慢性下呼吸道疾病	56.44			0.02	0.05	0.04	0.09	0.16
内：慢性支气管肺炎	9.45							
肺气肿	3.16					0.02	0.03	
尘肺	0.05			0.02				
九、消化系统疾病小计	10.27	6.09	0.65	0.07	0.15	0.26	0.14	0.66
其中：胃和十二指肠溃疡	2.01	0.10		0.02		0.04	0.01	0.02
阑尾炎	0.07			0.02			0.01	0.02
肠梗阻	0.72	1.35	0.05		0.02	0.02	0.01	
肝疾病	2.87	0.87	0.10			0.15	0.05	0.28
内：肝硬化	2.24		0.05			0.09	0.04	0.18
十、肌肉骨骼和结缔组织疾病小计	2.05	0.10	0.02		0.37	0.37	0.22	0.58
其中：系统性红斑狼疮	0.40				0.22	0.28	0.18	0.44
十一、泌尿生殖系统疾病小计	6.14	0.48	0.19	0.13	0.32	0.45	0.25	1.02
其中：肾小球和肾小管间质疾病	4.39	0.10	0.10	0.09	0.20	0.39	0.18	0.75
肾衰竭	1.39	0.39	0.10	0.04	0.10	0.06	0.05	0.24
前列腺增生								
十二、妊娠、分娩和产褥期并发症小计	0.22					0.04	0.25	0.73
其中：直接产科原因计	0.22					0.04	0.25	0.71
内：流产	0.02						0.01	0.03
妊娠高血压综合征	0.02						0.01	0.02
产后出血	0.05					0.02	0.09	0.24
产褥期感染	0.08					0.02	0.09	0.18
间接产科原因计	0.00							0.02
十三、起源于围生期的情况小计	1.44	123.11						
其中：早产儿和未成熟儿	0.41	35.08						
新生儿产伤和窒息	0.31	26.48						
十四、先天畸形、变形和染色体异常小计	1.42	57.98	4.60	1.03	1.49	0.99	0.55	0.68
其中：先天性心脏病	1.00	37.40	3.58	0.78	1.24	0.84	0.48	0.55
先天性脑畸形	0.06	2.22	0.24	0.07	0.12	0.06		0.02
十五、诊断不明小计	1.61	5.51	0.92	0.09	0.52	0.19	0.25	0.32
十六、其他疾病小计	7.15	4.06	0.58	0.27	0.17	0.24	0.07	0.28
十七、损伤和中毒小计	34.80	24.16	14.86	5.51	8.53	8.83	6.59	13.10
其中：机动车辆交通事故	9.74	2.51	4.87	2.30	2.88	3.40	2.50	5.75
内：行人与机动车发生的交通事故	4.84	1.16	2.81	1.12	1.44	1.07	0.98	2.19
机动车与机动车发生的交通事故	1.47	0.29	0.36	0.31	0.47	0.58	0.48	1.18
机动车以外的运输事故	0.01						0.03	0.03
意外中毒	1.79	0.39	0.68	0.43	0.82	0.69	0.52	0.94
意外跌落	9.43	1.35	1.55	0.53	0.77	0.62	0.57	0.70
火灾	0.41	0.10	0.22	0.05	0.07	0.15	0.08	0.05
溺水	2.79	1.16	5.64	1.54	2.50	1.05	0.69	1.17
意外的机械性窒息	0.40	12.76	0.41	0.13	0.10	0.02	0.07	0.13
砸死	0.18	0.19	0.17	0.04	0.07		0.03	0.05
触电	0.15		0.07	0.05	0.15		0.03	0.10
自杀	6.36				0.92	2.21	1.60	3.08
被杀	0.33	0.48	0.22	0.05	0.07	0.43	0.16	0.45

11-4-3 续表3

30～	35～	40～	45～	50～	55～	60～	65～	70～	75～	80～	85岁及以上
2.90	3.88	9.01	19.89	63.81	59.35	151.54	303.76	556.77	928.15	1791.36	3736.38
2.30	2.78	6.65	14.17	43.19	37.07	86.09	155.40	242.33	363.67	641.21	1208.90
0.34	0.66	1.41	3.12	10.88	12.05	36.20	82.97	175.03	310.96	623.87	1367.00
0.02	0.11	0.18	0.35	1.32	1.13	4.20	7.58	20.17	39.46	82.80	228.02
1.16	1.55	2.06	3.79	11.40	11.26	38.75	84.66	204.00	412.24	959.24	2704.50
0.42	0.52	0.59	0.64	1.73	1.26	3.85	8.13	16.96	37.52	108.11	411.84
0.46	0.80	1.16	2.65	8.54	8.87	32.46	71.79	179.30	360.11	813.18	2155.83
0.02	0.16	0.19	0.35	1.39	1.23	4.92	10.57	26.78	57.31	134.75	392.58
0.04		0.08	0.27	0.51	0.53	2.14	4.62	11.18	20.43	43.31	114.46
			0.01	0.06	0.07	0.04	0.11	0.15	0.27	0.74	0.89
1.08	1.03	1.62	2.57	6.50	5.54	13.57	22.35	37.85	59.48	111.25	256.30
0.10	0.11	0.15	0.34	0.72	0.82	1.85	3.62	7.33	13.12	26.11	58.79
0.02	0.02	0.01		0.02		0.02	0.19	0.26	0.59	0.94	1.78
0.08	0.06	0.09	0.06	0.25	0.22	0.40	1.05	2.12	5.05	9.64	22.27
0.38	0.49	0.90	1.33	3.36	2.81	6.93	8.85	13.07	16.28	20.22	27.28
0.24	0.33	0.72	1.05	2.68	2.30	5.57	7.41	9.86	12.81	15.73	20.26
0.72	0.80	0.61	0.92	1.66	1.61	3.17	4.12	5.59	9.97	15.53	46.76
0.60	0.58	0.32	0.54	0.79	0.47	0.61	0.75	0.45	0.36	0.27	0.45
1.12	0.99	1.92	3.16	7.24	4.88	11.43	18.26	25.46	32.87	48.93	79.61
0.68	0.69	1.37	2.14	4.96	3.31	8.03	13.50	19.38	22.82	35.95	57.00
0.34	0.24	0.40	0.80	1.77	1.28	2.84	4.07	4.72	7.94	9.77	17.59
1.06	0.84	0.27	0.03	0.02							
1.00	0.84	0.27	0.03	0.02							
0.06	0.11	0.04									
0.12	0.09	0.03									
0.20	0.14	0.06	0.01								
0.46	0.27	0.06	0.02	0.02							
0.06											
0.72	0.32	0.36	0.48	0.47	0.23	0.40	0.25	0.26	0.27	0.27	0.56
0.50	0.28	0.27	0.39	0.23	0.10	0.19	0.17	0.19	0.18	0.07	0.33
0.06	0.03	0.01	0.02	0.02							
0.26	0.25	0.34	0.55	0.87	0.52	1.03	1.55	2.46	5.73	11.51	67.25
0.32	0.25	0.34	0.46	0.77	0.43	1.07	2.21	4.38	10.37	44.18	543.77
15.40	13.49	15.87	21.30	42.41	26.07	51.82	67.64	86.08	120.67	224.18	631.17
6.51	6.00	6.97	9.39	18.21	11.35	21.43	25.04	25.04	22.86	23.16	27.28
2.74	2.60	3.18	4.14	8.12	5.12	10.23	13.36	14.69	14.88	15.46	20.26
1.18	1.12	1.16	1.74	3.45	2.03	3.24	3.32	2.95	1.80	1.41	1.45
		0.01	0.01	0.02		0.02		0.04			0.22
1.14	0.99	1.02	1.25	2.43	1.30	3.05	4.29	5.17	6.40	9.91	12.92
1.32	0.80	1.47	1.79	3.96	2.71	6.51	10.73	19.83	41.08	105.63	399.37
0.12	0.11	0.14	0.19	0.30	0.17	0.23	0.36	1.36	2.66	3.61	9.91
1.22	0.82	1.20	1.53	3.24	1.61	3.95	5.01	7.40	8.79	16.80	26.28
0.10	0.06	0.17	0.26	0.26	0.17	0.42	0.44	0.64	0.77	1.54	1.67
0.04	0.08	0.21	0.23	0.32	0.20	0.29	0.44	0.42	0.36	0.33	1.00
0.16	0.13	0.15	0.22	0.30	0.13	0.25	0.25	0.30	0.18	0.54	0.33
3.34	3.20	3.08	4.86	10.31	6.85	12.65	16.54	19.90	26.51	33.47	38.30
0.48	0.32	0.52	0.41	0.49	0.25	0.34	0.36	0.42	0.27	0.27	0.33

十二、食品安全与卫生健康监督

简要说明

一、本章反映我国食品安全监测、食品安全标准、卫生健康监督、监测及行政执法情况。主要包括食源性疾病暴发、食品安全监测和国家标准制定情况，公共场所卫生、生活饮用水卫生、职业卫生、放射卫生等监督、监测、行政执法情况及传染病防治、医疗卫生、采供血卫生监督执法情况。

二、本章数据来源于食品安全风险监测和卫生健康监督统计年报。

三、除在表下方标明所缺省份外，其他数据包括全国 31 个省、自治区、直辖市数据。

主要指标解释

食源性疾病 指食品中致病因素进入人体引起的感染性、中毒性等疾病。

监督户次 即卫生监督的生产、经营企业的户次数。

监测合格率 即卫生抽样监测合格件数/监测件数×100%。

12-1-1 各类致病因素食源性疾病暴发报告情况

致病因素	事件数(个)		事件构成(%)		患者数(个)		患者构成(%)	
	2016	2017	2016	2017	2016	2017	2016	2017
动植物及毒蘑菇	1453	2067	36.0	40.2	7342	9520	22.6	27.2
其中：毒蘑菇	991	1410	24.5	27.4	4230	5481	12.9	15.7
菜豆	141	214	3.5	4.2	1259	1644	3.8	4.7
乌头	54	50	1.3	1.0	274	254	0.8	0.7
桐油果	36	58	0.9	1.1	278	434	0.9	1.2
野菜	12	49	0.3	1.0	42	186	0.1	0.5
苦瓠瓜子甙	15	38	0.4	0.7	97	283	0.3	0.8
发芽马铃薯	8	19	0.2	0.4	34	119	0.1	0.3
河鲀鱼	10	13	0.3	0.3	36	58	0.1	0.2
微生物	778	792	19.2	15.4	12910	11597	39.4	33.2
其中： 沙门菌	186	174	4.6	3.4	2984	2794	9.1	8.0
副溶血性弧菌	275	263	6.8	5.1	4567	3558	13.9	10.2
金黄色葡萄球菌及其毒素	94	90	2.3	1.8	1122	1257	3.4	3.6
蜡样芽孢杆菌	51	51	1.3	1.0	677	659	2.1	1.9
大肠埃希菌	54	30	1.3	0.6	903	461	2.8	1.3
化学物	254	226	6.3	4.4	1779	1332	5.4	3.8
其中：亚硝酸盐	105	119	2.6	2.3	866	750	2.6	2.1
胰蛋白酶抑制剂	7	7	0.2	0.1	67	38	0.2	0.1
农药	53	57	1.3	1.1	318	299	1.0	0.9
寄生虫		1				19		0.1
混合因素	4	20	0.1	0.4	12	141	0.0	0.4
不明原因	684	2036	28.5	39.6	6124	12372	28.7	35.4

12-1-2 各类场所食源性疾病暴发报告情况

发生场所	事件数(个)		事件构成(%)		患者数(个)		患者构成(%)	
	2016	2017	2016	2017	2016	2017	2016	2017
合计	**4056**	**5142**	**100.0**	**100.0**	**32812**	**34981**	**100.0**	**100.0**
餐饮服务单位	2165	2789	53.4	54.2	25087	25820	76.5	73.8
其中：单位食堂	288	271	7.1	5.3	3778	3214	11.5	9.2
学校食堂	163	232	4.0	4.5	3971	3802	12.1	10.9
宾馆饭店	714	980	17.6	19.1	8385	8712	25.6	24.9
街头摊点	210	442	5.2	8.6	4095	1899	12.5	5.4
农村宴席	235	216	5.8	4.2	1397	3535	4.3	10.1
快餐店	263	328	6.5	6.4	1700	1657	5.2	4.7
送餐	32	87	0.8	1.7	306	1595	0.9	4.6
农贸市场	156	67	3.9	1.3	646	264	2.0	0.8
小餐馆	104	158	2.6	3.1	809	1017	2.5	2.9
其他[1]								
学校（不包括学校食堂）	37	21	0.9	0.4	469	107	1.4	0.3
家庭	1699	2200	41.9	42.8	6204	8290	18.9	23.7
其他[2]	155	132	3.8	2.6	1052	764	3.2	2.2

注：1.指种养殖场、食品公司和饮水公司；2.指除集体食堂、宾馆饭店、家庭、街头摊点、快餐店和送餐之外的饮食场所。

12-1-3 各地区食源性疾病暴发报告情况

监测地区	事件数(个)		患者数(个)	
	2016	2017	2016	2017
总　计	**4056**	**5142**	**32812**	**34981**
东　部	1487	1799	13411	13352
中　部	1194	1477	8537	9515
西　部	1375	1866	10864	12114
北　京	35	45	288	327
天　津	92	94	683	989
河　北	105	95	1055	808
山　西	168	223	877	1373
内蒙古	34	84	457	855
辽　宁	23	27	391	235
吉　林	56	59	695	425
黑龙江	32	76	413	485
上　海	8	8	196	80
江　苏	143	135	2657	1791
浙　江	163	123	1463	979
安　徽	226	208	1835	2031
福　建	122	176	1175	1470
江　西	160	188	1058	1382
山　东	641	890	3832	4717
河　南	51	81	444	643
湖　北	102	60	660	424
湖　南	399	582	2555	2752
广　东	72	125	1113	1489
广　西	66	121	730	1143
海　南	83	81	558	467
重　庆	40	280	373	2005
四　川	202	60	1689	621
贵　州	135	401	685	1580
云　南	701	708	5171	4215
西　藏				
陕　西	54	54	652	596
甘　肃	87	96	788	543
青　海	6	5	56	48
宁　夏	30	39	195	406
新　疆	20	18	68	102

12-2　2017年食品中微生物、化学污染物及有害因素监测情况

	化学污染物和有害因素					微生物				
	采样单位（个）	检测单位（个）	数据上报单位（个）	完成样本数（份）	监测数据量（个）	采样单位（个）	检测单位（个）	数据上报单位（个）	完成样本数（份）	监测数据量（个）
总　计	**730**	**557**	**561**	**58657**	**575376**	**700**	**629**	**590**	**82099**	**348123**
省级	28	30	29	5422	50127	17	23	18	3077	10773
地市级	340	333	335	45114	450590	323	334	337	60427	259584
区县级	362	194	197	7049	61874	360	272	235	18595	77766

注：2017年化学污染物和有害因素采样涉及2548个区县，微生物采样涉及2098个区县。

12-3　食品安全国家标准制定公布情况

年　份	2012	2013	2014	2015	2016	2017
总　计	**116**	**80**	**80**	**204**	**530**	**11**
食品安全基础标准	3	2	1		2	2
食品产品标准	2		12	22	14	
营养与特殊膳食食品标准		1	1			
食品检验方法标准	6	9	28	23	186	9
食品生产经营规范标准		2	1	1	19	
食品添加剂标准	101	66	37	155	160	
食品相关产品标准	4			3	11	
微生物检验方法标准					18	
农药残留限量					106	
兽药残留限量		9				

12-4　2017年建设项目卫生审查情况

专业类别	建设项目数(个)				设计卫生审查		竣工验收	
	合计	新建	改建	扩建	同意	不同意	通过	未通过
总　计	25231	22675	2032	524	20984	13	16881	111
公共场所卫生	19024	18243	714	67	17023	2	12962	7
生活饮用水卫生	907	881	13	13	512		759	
放射卫生	3462	2161	1160	141	2526	9	2167	104
其他	1838	1390	145	303	923	2	993	

12-5-1　2017年公共场所卫生被监督单位情况

指　　标	总计	住宿场所	沐浴场所	游泳场所	美容美发场所	候车(机、船)场所	其他
单位数	1156270	339879	99406	13780	589297	2409	111499
从业人员数(人)	6312483	2098458	532004	108563	1280991	57017	2235450
持健康合格证明人数(人)	6161584	2058406	521146	103283	1272031	50508	2156210
有集中空调通风系统	61379	21854	3958	1489	12648	381	21049
有效卫生许可证(份)	1156270	339879	99406	13780	589297	2409	111499
卫生许可证发放情况(份)	472735	134865	40240	6753	246179	911	43787
新发	276195	69000	24743	3732	155046	386	23288
变更	15426	5613	1468	615	5034	82	2614
复核	70455	23894	5354	977	33025	146	7059
延续	86632	32333	6172	1100	38377	266	8384
注销	24027	4025	2503	329	14697	31	2442
量化分级管理等级评定情况							
合计	813579	252074	73998	11630	417092	1113	57672
A级	13623	6985	815	1234	3407	27	1155
B级	208266	70904	19667	5449	96162	337	15747
C级	544932	165801	46840	4312	303101	468	24410
不予评级	46758	8384	6676	635	14422	281	16360

12-5-2　2017年公共场所经常性卫生监督监测情况

指　　标	总计	住宿场所	沐浴场所	游泳场所	美容美发场所	候车(机/船)场所	其他
卫生监督户次数	1921109	587847	165186	32478	956445	4112	175041
卫生监测样品数	1627194	727094	129772	99915	490310	6959	173144
卫生监测合格率(%)	98.41	98.59	98.47	95.02	98.53	99.12	99.16

12-5-3　2017年公共场所卫生监督处罚案件(件)

指　　标	总计	住宿场所	沐浴场所	游泳场所	美容美发场所	候车(机/船)场所	其他
案件数	60227	20952	5532	12	25702	51	7978
结案数	59719	20776	5598	12	25389	51	7893
违法事实							
未依法取得卫生许可证擅自营业的单位	19286	4445	1939	6	9792	18	3086
卫生质量不符合国家卫生标准和要求的单位	1522	515	111		535		361
安排未获得有效健康合格证明的从业人员从事直接为顾客服务的单位	17441	6305	1837	3	6744	12	2540
其他违法行为	31100	13245	2561	5	11775	27	3487
处罚程序							
简易程序	15135	5556	1148		6657	10	1764
一般程序	45073	15394	4383	12	19034	41	6209
其中：听证	384	98	33		152	2	99
行政强制及其他措施							
行政强制及其他措施	27214	9344	2276	8	11995	21	3570
处罚决定							
警告	55195	19354	5097	6	23644	42	7052
罚款	47976	16448	4688	10	20107	44	6679
罚款金额(万元)	6437.99	2135.29	640.50	0.60	2115.21	7.65	1538.75
停业整顿	122	20	20	1	55		26
吊销卫生许可证	11	7			3		1

12-6-1　2017年饮用水卫生(供水)被监督单位情况

单位类别	单位数　(户)	从业人员(人)	持健康合格证明人数(人)	有效卫生许可证(份)	卫生许可证发放情况(份)		
					新发	变更	延续
总　计	**70617**	**416575**	**358384**	**54494**	**9425**	**1228**	**7944**
集中式供水单位	19779	184226	157469	17856	2911	477	2138
城市公共供水	4967	95597	80037	4776	473	161	581
乡镇公共供水	9916	40662	36677	8432	1532	182	867
自建设施供水	4165	45591	39284	3917	703	100	654
分质供水	731	2376	1471	731	203	34	36
二次供水单位	50838	232349	200915	36638	6514	751	5806

12-6-2　2017年饮用水卫生(涉水产品)被监督单位情况

单位类别	单位数(户)	产品品种数
总　计	**5147**	**10422**
输配水设备单位	3666	6604
防护材料单位	108	133
水处理材料单位	386	735
化学处理剂单位	408	576
水质处理器单位	932	2374

12-6-3　2017年饮用水经常性卫生监督监测情况

单位类别	卫生监督户次数	卫生监测合计样品数	卫生监测合格率(%)
合　计	**135038**	**75246**	**96.60**
集中式供水	49609	52604	95.62
城市公共供水	15846	31827	97.91
乡镇公共供水	24327	17883	93.69
自建设施供水	8196	2676	81.17
分质供水	1240	218	97.25
二次供水	79495	19928	98.86
涉水产品生产企业	5934	2714	98.89

12-6-4　2017年饮用水卫生监督处罚案件(件)

指　　标	总计	集中式供水					二次供水	涉水产品生产企业	涉水产品经营单位
		合计	城市公共供水	乡镇公共供水	自建设施供水	分质供水			
案件数	4991	3207	337	1274	1545	51	1523	147	114
结案数	4857	3162	338	1260	1509	55	1437	143	115
违法事实									
违反供、管水人员健康管理有关规定	411	284	66	141	74	3	127		
新改扩建项目未经选址、设计审查和	74	29	14	11	4		45		
未取得卫生许可证	2632	1915	65	477	1334	39	717		
生产或者销售无卫生许可批件的涉水	261	24	2	16	6			125	112
生活饮用水不符合卫生标准	1291	1087	181	788	106	12	204		
其他违法行为	846	262	39	105	113	5	557	23	4
处罚程序									
简易程序	1614	1197	106	134	936	21	403	8	6
一般程序	3374	2010	231	1140	609	30	1117	139	108
其中：听证	22	16	2	10		4	2	3	1
相关行政措施									
责令限期改进	1573	1186	196	670	311	9	286	54	47
处罚决定									
罚款	3584	2185	328	1257	574	26	1143	142	114
罚款金额(万元)	1096.5	455.3	80.1	224.1	123.8	27.3	477.1	123.4	40.7
其他	1862	1143	23	57	1030	33	714	5	

12-7-1　2017年消毒产品被监督单位产品情况

产品种类	合计	消毒剂	消毒器械	卫生用品						
				合计	排泄物卫生用品	湿巾/卫生湿巾	抗（抑）菌制剂	纸巾（纸）	卫生棉/化妆棉	其他
总计	13822	2598	939	10285	1842	1188	3193	3295	212	555
第一类消毒产品	1580	1292	288							
第二类消毒产品	5150	1306	651	3193			3193			
第三类消毒产品	7092			7092	1842	1188		3295	212	555

12-7-2　2017年消毒产品经常性卫生监督监测情况

指　　标	卫生监测			
	合计	消毒剂	消毒器械	卫生用品
监测样品数	5031	989	180	3862
合格率（%）	96.90	89.38	97.78	98.78

12-8　2017年职业卫生技术机构被监督单位情况

指　　标	合计	职业健康检查机构	职业病诊断机构	放射卫生技术服务机构
机构数(个)	3577	2754	478	345
业务人员数(人)	344923	247613	87480	9830
其中：专业技术人数(人)	66576	54670	8458	3448
内：取得相应资格人数(人)	42834	37644	5190	
有效资质证数（份）	3577	2754	478	345
机构资质证发放情况(份)				
新发	316	262	11	43
变更	98	74	9	15
延续	318	239	40	39
注销	16	14		2

12-9-1　2017年放射卫生被监督单位情况

指标	数量	指标	数量
单位数(户)	54880	放射诊疗许可证发放情况(份)	
其中：X射线影像诊断	54646	新发	6071
介入放射学	1639	变更	3443
核医学	1091	延续	3762
放射治疗	2392	注销	417
放射工作人员职业监护健康档案人数(人)	246748		
建立放射工作人员个人剂量监测档案人数（人）	258740	在岗期间职业健康检查应检人数(人)	239549
有效放射诊疗许可证(份)	54880	实检人数	233134
个人剂量应监测人数(人)	268924	其中：检出疑似放射病病人数	1309
实监测人数	258833	检出职业禁忌人数	579
其中：超标人数	14011		

12-9-2 2017年放射卫生监督处罚案件(件)

指 标	数量
案件数	4101
结案数	4041
违法事实	
未取得放射诊疗许可从事放射诊疗工作	924
未办理诊疗科目登记或未按照规定进行校验的	574
未经批准擅自变更放射诊疗项目或超出批准范围从事放射诊疗工作	517
违反放射诊疗建设项目的有关规定：职业病危害放射防护评价审核	309
放射防护设施竣工验收	222
未按规定对放射工作人员进行健康检查并建立健康档案	533
未按规定对放射工作人员进行个人剂量监测并建立个人剂量档案	470
未按照规定使用安全防护装置和个人防护用品	731
购置、使用不合格或国家有关部门规定淘汰的放射诊疗设备	27
使用不具备相应资质的人员从事放射诊疗工作	178
发生放射事件并造成人员健康严重损害	2
发生放射事件未立即采取应急救援和控制措施或未按照规定及时报告	2
其他违法行为	991
处罚程序	
简易程序	1265
一般程序	2834
其中：听证	46
行政强制及其他措施	
责令限期改正	1631
处罚决定	
警告	3647
罚款	2852
罚款金额(万元)	2100.46
其他	24

12-10　2017年血液安全监督处罚案件(件)

指　　标	合计	医疗机构	采供血机构
案件数	94	73	21
结案数	95	73	22
违法事实			
非法采集、供应、倒卖血液、血浆			
未建立和完善临床输血相关规章制度	9	9	
使用未经卫生和计划生育行政部门指定血站供应的血液			
包装、储存、运输不符合国家卫生标准和要求	58	53	5
违反血站、单采血浆站其他规定	15		15
其他违法行为	22	14	8
处罚程序			
简易程序	44	34	10
一般程序	50	39	11
其中：听证			
行政强制及其他措施			
责令改正	38	33	5
处罚决定			
警告	84	66	18
罚款	55	44	11
罚款金额(万元)	50.49	28.29	22.2

12-11-1 2017年传染病防治监督处罚案件(件)

指　　标	总计	疾病预防控制机构	医疗机构	采供血机构	其他
案件数	33510	68	32995		447
结案数	33323	63	32818		442
违法事实					
违反《传染病防治法》规定					
违反传染病疫情监测信息报告管理规定	190	1	183		6
未依据职责采取/承担传染病疫情防控措施	4		4		
未按规定提供医疗救治	10		10		
违反消毒隔离制度	400		387		13
违反病历管理规定	2		2		
违反规定导致经血液传播疾病的发生	3	1	1		1
导致或可能导致传染病传播流行的	216	2	159		55
违反《突发公共卫生事件应急条例》规定	7		6		1
违反《医疗废物管理条例》规定	21285	45	21072		168
违反《病原微生物实验室生物安全管理条例》规定	431	6	424		1
违反《疫苗流通和预防接种管理条例》规定	81	2	79		
违反《艾滋病防治条例》规定	38		3		35
违反《血吸虫病防治条例》的规定	2		2		
违反《消毒管理办法》规定	11676	9	11576		91
违反《医院感染管理办法》的规定	87		87		
其他违法行为	1638	12	1503		123
处罚程序					
简易程序	7991	26	7882		83
一般程序	25507	42	25101		364
其中：听证	235	2	227	2	6
处罚决定					
警告	21274	55	20917		302
罚款	27567	43	27208		316
罚款金额(万元)	5413.44	22.29	5309.74		81.41
没收违法所得	24		24		
没收金额(万元)	173.1		173.1		
暂扣或吊销许可证	4		4		
吊销执业证书	3		3		
其他	49	1	47		1

12-11-2　2017年消毒产品监督处罚案件(件)

指　　标	总计	生产企业	在华责任单位	经营单位	使用单位
案件数	1922	424	35	1441	22
结案数	1918	426	31	1440	21
违法事实					
违反《传染病防治法》规定用于传染病防治的消毒产品不符合国家卫生标准和卫生规范	87	18	1	58	10
违反《消毒管理办法》的规定					
无生产企业卫生许可证、产品卫生安全评价报告或卫生许可批件	622	207	5	404	6
产品卫生质量不符合要求	142	72	6	62	2
消毒产品的命名、标签（含说明书）不符合国家的有关规定	1047	208	19	812	8
其他违法行为	247	34	4	207	2
处罚程序					
简易程序	124	29	3	91	1
一般程序	1796	395	32	1348	21
其中：听证	36	1	2	33	
处罚决定					
罚款	1901	420	35	1424	22
罚款金额(万元)	307.10	142.14	6.63	154.12	4.21
没收违法所得	2	2			
没收金额(万元)	0.86	0.86			
其他	29	7	1	21	

12-12　2017年无证行医监督处罚案件(件)

指　　标	总计	非医疗机构	个人非法行医
案件数	16160	3385	12775
结案数	15935	3389	12546
违法事实			
未取得《医疗机构执业许可证》开展诊疗活动	12764	3150	9614
未取得医生执业资格的非法行医情形			
未取得或者以非法手段取得医师资格从事医疗活动	3920	325	3595
个人未取得《医疗机构执业许可证》开办医疗机构	4166	626	3540
被依法吊销医师执业证书期间从事医疗活动	15	1	14
未取得乡村医生执业证书从事乡村医疗活动	71	8	63
家庭接生员实施家庭接生以外的医疗行为	15	2	13
处罚程序			
简易程序	611	126	485
一般程序	15549	3259	12290
其中：听证	568	145	423
处罚决定			
罚款	15812	3338	12474
罚款金额(万元)	9349.48	1403.32	7946.16
没收违法所得	4168	951	3217
没收金额(万元)	2624.69	649.57	1975.12
没收药品器械	8190	1295	6895
移送司法机关案件数	463	48	415

12-13　2017年医疗卫生监督处罚案件(件)

指　标	总计	医　疗　机					
		合计	医院	妇　幼 保健院	社区卫生 服务机构	卫生院	疗养院
案件数	33275	32456	5278	199	1225	2375	10
结案数	33182	32427	5315	197	1230	2408	12
违法事实							
逾期不校验医疗机构执业许可证	270	270	27	1	7	15	
出卖/转让/出借医疗机构执业许可证	85	85	23		5	8	
诊疗活动超出登记范围	4993	4993	792	31	157	182	
使用非卫生技术人员	7533	7533	2107	60	308	759	8
出具虚假证明文件	102	87	31	1	12	6	
违法发布医疗广告	189	189	87		2	1	
使用未取得护士执业证书人员或使用未变更执业地点等的护士从事护理工作	657	657	128	2	38	28	
造成、发生医疗事故	116	84	68	6	2		
以不正当手段非法取得执业证书	2						
违反医疗技术规范	113						
未取得资格证明或未经注册从事医疗工作	99						
非法收受患者财务或者谋取其他不正当利益	24						
违规开展精神障碍诊治	17	15	6				
违反抗菌药物临床应用管理规定	2809	2803	276	9	90	126	1
使用未取得处方权的人员开处方	1616	1616	434	16	90	75	2
其他违法行为	17674	17142	2223	106	644	1463	1
处罚程序							
简易程序	7920	7670	691	37	283	365	3
一般程序	25324	24755	4564	161	942	2010	7
其中：听证	419	409	80	3	11	38	
处罚决定							
警告	18272	17719	2695	118	692	1386	6
罚款	27238	27022	4527	156	963	2084	9
罚款金额(万元)	7800.4	7677.2	2512.2	206.3	323.3	740.3	2.2
没收违法所得	578	555	230	9	21	16	
没收金额(万元)	704.4	692.3	279.8	18.6	7.6	38.1	
没收药品器械	195	124	9	1	2	1	
吊销执业许可证（证书）	97	97	6		3	2	
吊销诊疗科目	56	56	27		1	4	
责令暂停执业活动	262	137	50	1	1	8	
其他	288	265	71	4	6	28	

12-13 续表

构				卫生技术人员						非卫生技术人员
门诊部	诊所	村卫生室	其他	合计	医师	药师	护士	医技	乡村医生	
2056	9994	11044	275	711	380	59	21	191	60	108
2054	9903	11039	269	657	334	59	19	190	55	98
15	69	135	1							
5	36	7	1							
355	1982	1461	33							
737	2921	544	89							
4	8	24	1	13	2	6		5		2
56	26	15	2							
102	298	31	30							
1	4	3		31	21	1	2	7		1
				2	1				1	
				113	110				3	
				25	17				8	74
				24	24					
2	2	5		2	1			1		
43	864	1390	4	6	1	1			4	
201	695	79	24							
794	4170	7620	121	498	204	51	20	179	44	34
329	2528	3378	56	242	128	18	4	81	11	8
1723	7466	7664	218	469	252	41	17	110	49	100
39	157	74	7	9	5		1	2	1	1
962	5251	6458	151	528	284	41	10	162	31	25
1669	7962	9440	212	120	45	14	10	20	31	96
720.7	1993.5	1105.3	73.3	81.1	30.3	3.9	5.8	31.0	10.2	42.2
94	123	55	7	12	6		1	3	2	11
262.0	71.2	8.5	6.6	10.0	2.7			6.6	0.7	2.2
10	53	47	1	29	15	3		4	7	42
18	55	13								
12	9	3								
6	52	18	1	100	67	9	3	16	5	25
44	62	44	6	22	14			6	2	1

12-14 2017年计划生育监督处罚案件(件)

指标	总计	医疗机构				
		合计	医院	妇幼保健院	社区卫生服务机构	卫生院
案件数	828	697	248	31	20	34
结案数	812	679	242	32	20	31
违法事实						
未取得母婴保健技术服务执业许可证擅自从事母婴保健技术服务活动	115	105	51	6	4	10
未取得计划生育技术服务许可证擅自从事计划生育技术服务	64	57	30	1	2	1
擅自扩大技术服务项目	58	34	28	1		3
使用没有依法取得相应的医师资格的人员从事与计划生育技术服务有关的临床医疗服务	23	16	5	2		1
出具虚假证明文件	18	6	2		1	
开展非医学需要的胎儿性别鉴定和非医学需要选择性别终止妊娠	178	161	12	1	8	1
非法为他人施行计划生育手术	115	101	41	2	4	7
擅自开展人类辅助生殖技术	1	1				
其他违法行为	333	284	100	21	3	14
处罚程序						
简易程序	88	62	39	7	1	1
一般程序	733	629	205	23	19	33
其中：听证	30	24	8	1	2	
处罚决定						
警告	513	416	191	27	16	25
罚款	682	592	189	20	18	30
罚款金额(万元)	1293.3	1192.3	647.1	27.5	21.8	19.0
没收违法所得	330	297	121	8	11	12
没收金额(万元)	132.2	119.9	81.4	4.4	3.2	1.2
没收药品器械	64	62	4		1	1
吊销执业许可证（证书）	38	26	5			
责令暂停执业活动	13	11	1		1	
其他	35	32	16	3		3

12-14 续表

类			计划生育服务机构类				个人
门诊部	村卫生室	其他	合计	计划生育技术服务机构	妇幼保健计划生育技术服务机构	其他	
28	16	320	54	12	15	27	77
26	15	313	54	12	15	27	79
8	7	19	10		1	9	
6	5	12	7	1	1	5	
		2	6		3	3	18
		8	7	1	1	5	
		3	2	2			10
1	10	128	1			1	16
10	3	34	4		2	2	10
		1					
6	5	135	26	8	10	8	23
2		12	6	3	3		20
26	16	307	47	8	12	27	57
		13	3	1	1	1	3
22	15	120	40	7	13	20	57
27	16	292	45	7	11	27	45
47.4	23.7	405.8	55.6	2.9	9.5	43.2	45.5
22	12	111	25		5	20	8
8.5	1.3	19.8	10.7		1.1	9.7	1.504
1	1	54					2
	3	18					12
1		8	2			2	
1		9	3	3			

十三、医疗保障

简要说明

一、本章反映我国推行新型农村合作医疗制度、城镇职工和城镇居民基本医疗保险制度、政府医疗救助情况。主要包括参保人数、参保率、基金收入和支出、医疗救助人次和救助金额等。

二、新型农村合作医疗数据来源于新型农村合作医疗年报，城镇职工和城镇居民基本医疗保险数据来源于人力资源与社会保障部，医疗救助数据摘自民政部《社会服务统计年报》。

主要指标解释

参加新农合人数 指根据本地新农合实施方案到年内新农合筹资截止时已缴纳新农合资金的人口数。

新农合当年基金支出 指本年度实际从新农合基金账户中支出用于新农合补偿的金额。

新农合本年度筹资总额 指为本年度筹集的、实际进入新农合专用账户的基金数额。包括本年度中央及地方财政配套资金、农民个人缴纳资金（含民政部门及其他相关部门代缴的救助资金）、新农合基金本年度产生的全部利息收入及其他渠道实际筹集到的新农合基金额。筹资数额以进入新农合专用账户的基金数额为准，不含上年结转资金。

新农合补偿支出受益人次 指年内新农合参合人员因病就医获得补偿的人次数，包括住院、家庭账户形式、门诊、特殊病种大额门诊、住院正常分娩、体检和其他补偿人次之和。

城镇职工基本医疗保险参保人数 指报告期末按国家有关规定参加基本医疗保险的人数。包括参加保险的职工人数和退休人员人数。

城镇职工基本医疗保险基金收入 指根据国家有关规定，由纳入基本医疗保险范围的缴费单位和个人，按国家规定的缴费基数和缴费比例缴纳的基金，以及通过其他方式取得的形成基金来源的款项，包括单位缴纳的社会统筹基金收入、个人缴纳的个人账户基金收入、财政补贴收入、利息收入、其他收入。

城镇职工基本医疗保险基金支出 指按照国家政策规定的开支范围和开支标准从社会统筹基金中支付给参加基本医疗保险的职工和退休人员的医疗保险待遇支出和从个人账户基金中支付给参加基本医疗保险的职工和退休人员的医疗费用支出，以及其他支出。包括住院医疗费用支出、门急诊医疗费用支出、个人账户基金支出和其他支出。

城镇职工基本医疗保险累计结余 指截至报告期末基本医疗保险的社会统筹和个人账户基金累计结余金额。包括银行存款、财政专户、债券投资和其他。

城镇居民基本医疗保险参保人数 指报告期末按《关于开展城镇居民基本医疗保险试点的指导意见》规定，参加城镇居民基本医疗保险（在经办机构参保登记并已建立当年缴费记录）的人数。包括自愿参加的不属于城镇职工基本医疗保险制度覆盖范围的中小学阶段的学生（包括职业高中、中专、技校学生）、少年儿童和其他非从业城镇居民。

生育保险参保人数 指报告期末依据有关规定参加生育保险的职工人数。

生育保险基金收入 指根据国家有关规定，由参加生育保险的单位按照国家规定的缴费基数和缴费比例缴纳的生育保险基金，以及通过其他方式取得的形成基金来源的款项，包括单位缴纳的基金收入、利息收入和其他收入。

生育保险基金支出 指按照国家政策规定的开支范围和开支标准，从生育保险基金中支付给参加生育保险的职工，因妊娠、分娩和计划生育手术而享受的待遇及其他支出。包括生育津贴、医疗费用支出及其他支出。

生育保险基金累计结余 指截至报告期末生育保险基金累计结余金额。包括银行存款、财政专户、债券投资和其他。

13-1-1 新型农村合作医疗情况

年份	参加新农合人数（亿人）	参合率（%）	人均筹资（元）	当年基金支出（亿元）	补偿受益人次（亿人次）
2010	8.36	96.00	156.57	1187.84	10.87
2013	8.02	98.70	370.59	2909.20	19.42
2014	7.36	98.90	410.89	2890.40	16.52
2015	6.70	98.80	490.30	2933.41	16.53
2016	2.75	99.36	559.00	1363.64	6.57
2017	1.33	100.00	613.46	754.12	2.52

13-1-2 2017年各地区新型农村合作医疗情况

地区	参加新农合人数（万人）	人均筹资（元）	本年度筹资总额（亿元）	补偿受益人次（万人次）	基金使用率（%）
总　计	**13310**	**613**	**816.53**	**25248.23**	**92.36**
辽宁	1795	626	112.36	3232.69	93.86
吉林	1241	652	80.92	889.88	87.26
安徽	4654	625	290.77	9470.19	89.96
贵州	3068	562	172.34	6413.08	90.74
陕西	2553	627	160.14	5242.39	99.95

注：部分省实行城乡统筹的居民基本医疗保险制度。

13-2 各地区城镇居民和职工基本医疗保险情况

年份 地区	参保人数(万人)					城镇职工基本医保收支(亿元)		
	合计	城镇居民基本医保	城镇职工基本医保	在岗职工	退休人员	基金收入	基金支出	累计结存
2010	43263	19528	23735	17791	5944	3955.4	3271.6	4741.2
2013	57073	29629	27443	20501	6942	7061.6	5829.9	8129.3
2014	59747	31451	28296	21041	7255	8037.9	6696.6	9449.8
2015	66582	37689	28893	21362	7531	9083.5	7531.5	10997.1
2016	74392	44860	29532	21720	7812	10273.7	8286.7	12971.7
2017	117681	87359	30323	22288	8034	…	…	…
东　部	43632	26223	17409	13380	4027	6355.4	5047.4	8250.0
中　部	14519	8012	6508	4411	2096	1847.5	1541.6	2203.8
西　部	16240	10625	5620	3929	1689	2070.9	1697.6	2517.9
北　京	1709	191	1518	1240	278	912.1	776.6	429.5
天　津	1067	531	536	340	195	263.5	225.8	149.3
河　北	6672	5698	974	668	306	351.6	272.4	512.7
山　西	1121	461	660	475	185	187.0	170.1	260.4
内蒙古	1020	531	489	343	146	179.9	148.0	201.2
辽　宁	2376	740	1636	1023	613	405.0	383.4	379.8
吉　林	1380	805	576	371	205	163.7	123.1	219.7
黑龙江	1600	720	880	526	354	258.2	237.7	294.8
上　海	1807	338	1469	992	477	849.7	554.0	1403.0
江　苏	3984	1493	2491	1849	641	868.0	733.9	1111.8
浙　江	4993	2975	2018	1634	383	755.0	565.3	1249.3
安　徽	1622	840	782	551	231	218.4	177.3	267.3
福　建	1298	506	792	642	150	258.8	206.6	464.1
江　西	1807	1215	592	389	203	149.2	120.4	184.0
山　东	9189	7229	1960	1494	466	658.5	569.1	671.4
河　南	2361	1133	1227	883	345	296.1	239.6	397.9
湖　北	1982	1021	961	661	301	299.1	259.6	262.2
湖　南	2646	1817	830	557	273	275.8	213.8	317.5
广　东	10150	6336	3814	3354	461	975.8	717.4	1801.3
广　西	1096	566	531	376	155	174.0	137.6	231.5
海　南	387	186	201	144	57	57.4	42.9	77.8
重　庆	3259	2655	605	425	180	222.0	203.1	206.3
四　川	5057	3616	1441	1001	439	493.1	386.6	689.8
贵　州	974	584	390	282	108	131.3	111.0	108.2
云　南	1164	685	479	335	145	204.3	167.6	240.9
西　藏	65	29	37	28	9	26.7	15.9	46.8
陕　西	1248	648	600	411	189	190.7	159.9	262.1
甘　肃	643	329	314	209	106	103.3	88.0	97.4
青　海	197	99	98	66	32	50.9	42.4	70.1
宁　夏	594	477	118	85	33	53.6	48.1	56.1
新　疆	923	406	518	370	148	241.1	189.4	307.5

注：①本表数据来源于人力资源与社会保障部；②各地区系2016年数字。

13-3 各地区生育保险情况

年份 地区	年末参加 生育保险人数 （万人）	享受待遇人数 （万人）	基金收支（亿元）		
			基金收入	基金支出	累计结存
2010	12335.9	210.7	159.6	109.9	261.4
2013	16392.0	522.0	368.4	282.8	514.7
2014	17038.7	613.4	446.1	368.1	592.7
2015	17771.0	641.9	501.7	411.5	684.4
2016	18451.0	913.7	521.9	530.6	675.9
2017	19300.0	1113.0	642.0	744.0	564.0
东　部	11590.5	624.2	365.5	370.2	389.8
中　部	3662.4	147.1	77.0	70.3	157.2
西　部	3198.1	142.5	79.4	90.0	129.0
北　京	981.0	51.9	56.7	52.7	36.8
天　津	285.0	28.1	9.1	11.4	17.7
河　北	710.3	33.8	12.8	14.2	22.0
山　西	458.5	8.9	7.6	5.6	21.6
内蒙古	305.3	8.5	8.4	5.4	17.1
辽　宁	790.1	31.7	20.3	20.0	14.6
吉　林	367.8	17.1	7.4	5.8	13.9
黑龙江	358.0	9.4	6.3	6.9	15.0
上　海	956.1	28.2	65.1	50.6	31.6
江　苏	1510.3	170.3	38.9	60.1	45.6
浙　江	1294.4	62.1	37.8	36.7	41.4
安　徽	517.6	21.8	12.0	12.9	14.0
福　建	625.8	20.9	13.1	15.4	23.1
江　西	258.9	7.8	4.7	4.4	10.5
山　东	1139.1	73.4	35.8	45.9	33.8
河　南	646.8	24.5	14.8	14.6	30.5
湖　北	511.9	30.2	11.6	10.6	24.8
湖　南	542.9	27.4	12.6	9.5	26.9
广　东	3161.9	117.8	73.3	60.8	117.8
广　西	319.6	13.0	8.6	8.1	18.0
海　南	136.5	6.0	2.6	2.4	5.4
重　庆	365.7	24.3	8.3	13.6	2.1
四　川	713.1	31.8	16.2	22.7	19.0
贵　州	286.3	10.8	5.5	4.9	9.1
云　南	295.9	16.2	8.6	12.3	9.3
西　藏	24.9	0.9	1.7	1.0	2.0
陕　西	283.4	9.1	4.4	4.6	15.0
甘　肃	162.7	6.8	4.0	3.6	8.7
青　海	49.7	3.7	1.6	2.0	4.0
宁　夏	76.5	4.4	2.4	2.8	2.4
新　疆	315.0	13.0	9.7	9.0	22.3

注：①本表数据来源于人力资源与社会保障部；②各地区系2016年数字。

13-4 各地区民政部门医疗救助情况

年份 地区	资助参加医疗保险人次数	直接医疗救助人次数	资助参加医疗保险支出（万元）	直接医疗救助支出（万元）
2010	60766645	14793185	215670	1042328
2013	63588271	21263657	444488	1804597
2014	67237218	23953340	484468	2041295
2015	62130148	25158725	544835	2145715
2016	55604175	26961185	633541	2327458
2017	56210312	35170667	739969	2660890
东　部	11118220	16222475	232418	896634
中　部	18877873	8406153	253447	833041
西　部	26214219	10542039	254104	931215
北　京	15865	129921	1111	26218
天　津	246777	2013967	10966	27200
河　北	2281691	451138	43649	77629
山　西	1210042	248594	14980	59062
内蒙古	1659867	312112	17888	66780
辽　宁	1036190	990178	21758	52325
吉　林	798347	543267	16097	55407
黑龙江	2298428	607008	36112	100104
上　海	74738	296283	4683	40361
江　苏	1543258	4911247	34046	152169
浙　江	469699	3209236	18140	120726
安　徽	3906641	1940196	71897	141786
福　建	726954	1258589	13096	44176
江　西	1707036	2011794	15537	128182
山　东	1847770	1141783	29558	100753
河　南	3470837	717996	30121	91482
湖　北	2040048	1183705	35101	138677
湖　南	3446494	1153593	33601	118341
广　东	2647791	1684428	50033	232427
广　西	2475766	282881	27790	62200
海　南	227487	135705	5380	22650
重　庆	1736805	4744723	23408	116475
四　川	4258658	2085832	58278	187490
贵　州	2652689	523177	17155	78572
云　南	4282065	1073106	36520	86501
西　藏	68072	59614	783	24877
陕　西	777861	513121	15408	123792
甘　肃	5495764	271883	22696	67814
青　海	595686	171682	10533	29619
宁　夏	505456	119643	4022	21093
新　疆	1705530	384265	19625	66003

注：本表数据来源于民政部。

十四、人口指标

简要说明

一、本章反映五次人口普查及历年人口方面的基本情况，包括全国及31个省、自治区、直辖市的主要人口指标，如全国人口总数及增长率、城乡人口、性比例、人口年龄结构、人口密度、老少抚养比和受教育程度等。

二、本章资料主要摘自《中国统计年鉴》。

三、1964、1982、1990、2000、2010年人口数系人口普查数，其他年份人口数系人口抽样调查推算数。

四、1964年文盲人口为13岁及以上不识字人口，1982、1990、2000年文盲人口为15岁及以上不识字或识字很少人口。

主要指标解释

人口数 指一定时点、一定范围内有生命的个人的总和。年度统计的年末人口数指每年12月31日24时的人口数。年度统计的全国人口总数不包括台湾省和港澳同胞以及海外华侨人数。

城镇人口和乡村人口 其定义有三种口径。第一种口径（按行政建制）：城镇人口是指市辖区内和县辖镇的全部人口；乡村人口指县辖乡人口。第二种口径（按常住人口划分）：城镇是指设区的市的区人口，不设区的市的街道人口和不设区的市所辖镇的居民委员会人口，县辖镇的居民委员会人口；乡村人口指上述人口以外的全部人口。第三种口径：按国家统计局1999年发布的《关于统计上划分城乡的规定（试行）》计算的。1952~1980年为第一种口径的数据，1981~1999年为第二种口径的数据，2000~2011年按第三种口径计算。

性比例 即男性人数与女性人数之比。计算公式：性比例=男性人数/女性人数×100。

人口密度 是指一定时期单位土地面积上的人口数。计算公式：人口密度=某地区人口数/该地区土地面积（人/平方公里）。

总抚养比 又称总负担系数，指人口总体中非劳动年龄人口数与劳动年龄人口数之比。通常用%表示。说明每100名劳动年龄人口大致要负担多少名非劳动年龄人口。用于从人口角度反映人口与经济发展的基本关系。计算公式：负担老年系数=(0~14岁人口+65岁以上人口)/(15~64岁人口)×100%。

少年儿童抚养比 又称少年儿童抚养系数，指某一人口中少年儿童人口数与劳动年龄人口数之比。通常用%表示。以反映每100名劳动年龄人口要负担多少名少年儿童。计算公式：负担少年系数=0~14岁人口/15~64岁人口×100%。

老年人口抚养比 又称老年人口抚养系数，指某一人口中老年人口数与劳动年龄人口数之比。通常用百分比表示。用以表明每100名劳动年龄人口要负担多少名老年人。老年人口抚养比是从经济角度反映人口老化社会后果的指标之一。计算公式：负担老年系数=65岁以上人口/(15~64岁人口)×100%。

文盲率 指15周岁（或12周岁）及以上不识字或识字很少的人数与15周岁（或12周岁）及以上人口之比。

14-1 人口数及构成

年 份	年末总人口(万人)	按城乡分(万人)		城镇人口%	按性别分(万人)		性比例
		城镇	乡村		男性	女性	
1955	61465	8285	53180	13.5	31809	29656	107.3
1960	66207	13073	53134	19.8	34283	31924	107.4
1965	72538	13045	59493	18.0	37128	35410	104.9
1970	82992	14424	6868	17.4	42686	40306	105.9
1975	92420	16030	76390	17.3	47564	44856	106.0
1980	98705	19140	79565	19.4	50785	47920	106.0
1985	105851	25094	80757	23.7	54725	51126	107.0
1990	114333	30195	84138	26.4	58904	55429	106.3
1995	121121	35174	85947	29.0	61808	59313	104.2
1996	122389	37304	85085	30.5	62200	60189	103.3
1997	123626	39449	84177	31.9	63131	60495	104.0
1998	124761	41608	83153	33.4	63604	61157	104.1
1999	125786	43748	82038	34.8	64126	61660	104.0
2000	126743	45906	80837	36.2	65437	61306	106.7
2001	127627	48064	79563	37.7	65672	61955	106.0
2002	128453	50212	78241	39.1	66115	62338	106.1
2003	129227	52376	76851	40.5	66556	62671	106.2
2004	129988	54283	75705	41.8	66976	63012	106.3
2005	130756	56212	74544	43.0	67375	63381	106.3
2006	131448	58288	73160	44.3	67728	63720	106.3
2007	132129	60633	71496	45.9	68048	64081	106.2
2008	132802	62403	70399	47	68357	64445	106.1
2009	133450	64512	68938	48.3	68647	64803	105.9
2010	134091	66978	67113	49.9	68748	65343	105.2
2011	134735	69079	65656	51.3	69068	65667	105.2
2012	135404	71182	64222	52.6	69395	66009	105.1
2013	136072	73111	62961	53.7	69728	66344	105.1
2014	136782	74916	61866	54.8	70079	66703	105.1
2015	137462	77116	60346	56.1	70414	67048	105.0
2016	138271	79298	58973	57.4	70815	67456	105.0
2017	139008	81347	57661	58.5	71137	67871	104.8

注：人口数摘自《中国统计年鉴》《中国统计摘要》。

14-2 流动人口数

年 份	人户分离人口(亿人)	流动人口(亿人)
2010	2.61	2.21
2013	2.89	2.45
2014	2.98	2.53
2015	2.94	2.47
2016	2.92	2.45
2017	2.91	2.44

14-3 人口基本情况

指　　标	单位	2000	2005	2010	2013	2014	2015	2016	2017
总人口	万人	126743	130756	134091	136072	136782	137462	138271	139008
按性别分									
男性人口	万人	65437	67375	68748	69728	70079	70414	70815	71137
女性人口	万人	61306	63381	65343	66344	66703	67048	67456	67871
按城乡分									
城镇人口	万人	45906	56212	66978	73111	74916	77116	79298	81347
农村人口	万人	80837	74544	67113	62961	61866	60346	58973	57661
性别比重									
男性人口	%	51.6	51.5	51.3	51.2	51.2	51.2	51.2	51.2
女性人口	%	48.4	48.5	48.7	48.8	48.8	48.8	48.8	48.8
城乡比重									
城镇人口	%	36.2	43.0	49.9	53.7	54.8	56.1	57.4	58.5
农村人口	%	63.8	57.0	50.1	46.3	45.2	43.9	42.7	41.5
出生率	‰	14.0	12.4	11.9	12.1	12.4	12.1	13.0	12.4
死亡率	‰	6.5	6.5	7.1	7.2	7.2	7.1	7.1	7.1
自然增长率	‰	7.6	5.9	4.8	4.9	5.2	5.0	5.9	5.3
人口年龄构成*									
0～15岁人口	%	22.9	20.3	16.6	17.5	17.5	17.6	17.7	17.8
16～59岁人口	%	70.1	72.0	74.5	67.6	67.0	66.3	65.6	64.9
60岁及以上人口	%	7.0	7.7	8.9	14.9	15.5	16.1	16.7	17.3
人口总抚养比	%	42.7	38.9	34.2	35.3	36.1	37.0	37.9	39.2
少年儿童抚养比	%	32.7	28.2	22.3	22.2	22.5	22.6	22.9	23.4
老年人口抚养比	%	10.0	10.7	11.9	13.1	13.7	14.3	15.0	15.9
受教育程度人口占6岁及以上人口比重									
小学	%	35.7	31.2	26.8	26.4	26.2	26.2	25.6	
初中	%	34.0	35.8	38.8	40.8	40.2	38.3	38.8	
高中及中职	%	11.1	11.5	14.0	16.5	17.0	16.4	16.9	
大专及以上	%	3.6	5.2	8.9	11.3	11.5	13.3	12.9	
文盲人口及文盲率									
文盲人口	万人	8507		5466	43002	46210	964050	50980	
文盲率	%	6.7		4.1	4.6	4.9	5.4	5.3	

注：①总人口包括中国人民解放军现役军人数，不包括香港、澳门特别行政区和台湾省人口；②城镇人口中包括中国人民解放军现役军人；③文化程度及文盲率根据抽样调查数据计算，2015年抽样比为1.55%，2016年为0.837‰；④文盲人口指15岁及15岁以上不识字或识字很少的人口；⑤*：2000~2012年份年龄分组为0~14岁、15~64岁、65岁及以上 。

14-4　各地区总人口（万人）

地　区	2000	2005	2010	2013	2014	2015	2016	2017
总　计	**126743**	**130756**	**134091**	**136072**	**136782**	**137462**	**138271**	**139008**
东　部	47684	50609	55039	56208	56560	56901	57329	57733
中　部	42182	41738	42276	42671	42847	43054	43241	43406
西　部	36192	35976	36070	36637	36839	37507	37414	37695
北　京	1357	1538	1961	2115	2152	2171	2173	2171
天　津	1001	1043	1299	1472	1517	1547	1562	1557
河　北	6674	6851	7194	7333	7384	7425	7470	7520
山　西	3248	3355	3574	3630	3648	3664	3682	3702
内蒙古	2372	2386	2472	2498	2505	2511	2520	2529
辽　宁	4184	4221	4375	4390	4391	4382	4378	4369
吉　林	2682	2716	2747	2751	2752	2753	2733	2717
黑龙江	3807	3820	3833	3835	3833	3812	3799	3789
上　海	1641	1778	2303	2415	2426	2415	2420	2418
江　苏	7327	7475	7869	7939	7960	7976	7999	8029
浙　江	4596	4898	5447	5498	5508	5539	5590	5657
安　徽	6286	6120	5957	6030	6083	6144	6196	6255
福　建	3410	3535	3693	3774	3806	3839	3874	3911
江　西	4149	4311	4462	4522	4542	4566	4592	4622
山　东	8998	9248	9588	9733	9789	9847	9947	10006
河　南	9488	9380	9405	9413	9436	9480	9532	9559
湖　北	5960	5710	5728	5799	5816	5852	5885	5902
湖　南	6562	6326	6570	6691	6737	6783	6822	6860
广　东	7707	9194	10441	10644	10724	10849	10999	11169
广　西	4750	4660	4610	4719	4754	4796	4838	4885
海　南	789	828	869	895	903	911	917	926
重　庆	3092	2798	2885	2970	2991	3017	3048	3075
四　川	8602	8212	8045	8107	8140	8204	8262	8302
贵　州	3756	3730	3479	3502	3508	3530	3555	3580
云　南	4241	4450	4602	4687	4714	4742	4771	4801
西　藏	258	277	301	312	318	324	331	337
陕　西	3644	3720	3735	3764	3775	3793	3813	3835
甘　肃	2557	2594	2560	2582	2591	2600	2610	2626
青　海	517	543	563	578	583	588	593	598
宁　夏	554	596	633	654	662	668	675	682
新　疆	1849	2010	2185	2264	2298	2360	2398	2445

注：①2000年、2010年系人口普查数，2005～2009年、2011～2016年系推算数；②各地区人口不含现役军人数。

14-5 各地区市县人口及城乡人口

地区	2016年市县人口(万人)		2017年城乡人口(万人)		2017年城镇人口比重(%)
	市	县	城镇	乡村	
总计	68371.9	71142.5	81347	57661	58.5
东部	33700.4	18782.3	38678	19055	67.0
中部	20026.5	26663.4	23824	19582	54.9
西部	14645.2	25696.9	19469	18226	51.6
北京	1355.2		1878	293	86.5
天津	958.9	86.4	1291	266	82.9
河北	3182.1	4534.7	4137	3383	55.0
山西	1410.5	2113.6	2123	1579	57.3
内蒙古	896.7	1545.6	1568	961	62.0
辽宁	3029.6	1184.0	2949	1420	67.5
吉林	1825.9	805.7	1539	1178	56.7
黑龙江	2205.4	1419.0	2251	1538	59.4
上海	1383.3	67.2	2121	297	87.7
江苏	5441.3	2347.1	5521	2508	68.8
浙江	3433.0	1512.8	3847	1810	68.0
安徽	2506.1	4547.7	3346	2909	53.5
福建	2041.9	1761.4	2534	1377	64.8
江西	1655.5	3343.1	2524	2098	54.6
山东	5687.8	4311.4	6062	3944	60.6
河南	3922.9	7459.2	4795	4764	50.2
湖北	3946.1	2205.9	3500	2402	59.3
湖南	2554.1	4769.2	3747	3113	54.6
广东	6625.9	2630.9	7802	3367	69.9
广西	2190.7	3413.1	2404	2481	49.2
海南	561.4	346.4	537	389	58.0
重庆	1621.4	1768.8	1970	1105	64.1
四川	3663.7	5458.8	4217	4085	50.8
贵州	1135.0	3332.7	1648	1932	46.0
云南	1281.3	3437.2	2242	2559	46.7
西藏	61.3	263.0	104	233	30.9
陕西	1545.7	2424.7	2178	1657	56.8
甘肃	891.3	1881.6	1218	1408	46.4
青海	117.9	463.1	317	281	53.1
宁夏	356.9	318.1	395	287	58.0
新疆	883.3	1390.2	1207	1238	49.4

注：①市县人口数系公安部统计的户籍人口数；②城镇、乡村人口系根据2017年度人口抽样调查推算。

14-6 各年龄段人口数

年龄组	2000年人口数（万人）			2010年人口数（万人）			2016年人口数（人）		
	合计	男	女	合计	男	女	合计	男	女
总　计	**126743**	**65437**	**61306**	**133281**	**68233**	**65048**	**1158019**	**593087**	**564932**
0～4岁	6898	3765	3133	7553	4106	3447	68447	36703	31744
5～9岁	9015	4830	4185	7088	3846	3242	63831	34666	29165
10～14岁	12540	6535	6005	7491	4027	3464	60420	32773	27647
15～19岁	10303	5288	5015	9989	5190	4798	61562	33199	28363
20～24岁	9457	4794	4664	12741	6401	6340	79102	41366	37736
25～29岁	11760	6023	5737	10101	5084	5018	106663	54225	52439
30～34岁	12731	6536	6195	9714	4952	4762	87573	44070	43503
35～39岁	10915	5614	5301	11803	6039	5763	80485	40992	39492
40～44岁	8124	4224	3900	12475	6361	6115	94730	48342	46388
45～49岁	8552	4394	4158	10559	5378	5182	104623	53194	51429
50～54岁	6330	3280	3050	7875	4036	3839	97608	49491	48116
55～59岁	4637	2406	2231	8131	4108	4023	59638	30264	29374
60～64岁	4170	2168	2003	5867	2983	2883	67696	33810	33887
65～69岁	3478	1755	1723	4111	2075	2036	48454	23878	24576
70～74岁	2557	1244	1314	3297	1640	1657	31677	15545	16132
75～79岁	1593	718	875	2385	1128	1257	22449	10744	11705
80～84岁	799	320	479	1337	592	746	14331	6446	7884
85～89岁	303	106	197	563	220	343	6416	2613	3803
90～94岁（人）	783594	229758	553836	1578307	530872	1047435	1902	630	1271
95～99岁（人）	169756	51373	118383	369979	117716	252263	}413	}134	}279
100岁及以上（人）	17877	4635	13242	35934	8852	27082			

注：2000、2010年系人口普查数字，2016年系全国人口变动情况抽样调查样本数据，抽样比为0.837‰。

14-7 各地区人口年龄结构

地区	年龄别人口						年龄构成(%)					
	2010(万人)			2016(人)			2010			2016		
	0～14岁	15～64岁	65岁及以上	0～14岁	15～64岁	65岁及以上	0～14岁	15～64岁	65岁及以上	0～14岁	15～64岁	65岁及以上
总　计	**22246**	**99843**	**11883**	**192698**	**839679**	**125642**	**16.6**	**74.5**	**8.9**	**16.6**	**72.5**	**10.8**
东　部	7959	42107	4928	73110	354148	53096	14.8	75.2	10.0	15.2	73.7	11.1
中　部	7371	31167	3713	62904	261030	39259	17.3	73.3	9.4	17.3	71.9	10.8
西　部	6822	25981	3229	56683	224498	33285	19.3	71.1	9.6	18.0	71.4	10.6
北　京	169	1622	171	1973	14031	2129	8.6	82.7	8.7	10.9	77.4	11.7
天　津	127	1057	110	1421	10142	1482	9.8	81.7	8.5	10.9	77.7	11.4
河　北	1209	5384	592	11584	44321	6845	16.8	74.9	8.2	18.5	70.6	10.9
山　西	611	2690	271	4747	23475	2688	17.1	75.3	7.6	15.4	75.9	8.7
内蒙古	348	1936	187	2705	16436	1995	14.1	78.3	7.6	12.8	77.8	9.4
辽　宁	500	3424	451	3900	27919	4849	11.4	78.3	10.3	10.6	76.1	13.2
吉　林	329	2187	230	2903	17552	2490	12.0	79.6	8.4	12.7	76.5	10.9
黑龙江	458	3054	319	3204	24865	3805	12.0	79.7	8.3	10.1	78.0	11.9
上　海	199	1870	233	1953	15618	2617	8.6	81.3	10.1	9.7	77.4	13.0
江　苏	1023	5986	857	9199	48750	9048	13.0	76.1	10.9	13.7	72.8	13.5
浙　江	719	4216	508	6063	35319	5449	13.2	77.5	9.3	12.9	75.4	11.6
安　徽	1070	4275	606	9128	36958	5969	18.0	71.8	10.2	17.5	71.0	11.5
福　建	571	2828	291	5940	23303	3231	15.5	76.7	7.9	18.3	71.8	9.9
江　西	975	3143	339	8187	26687	3702	21.9	70.5	7.6	21.2	69.2	9.6
山　东	1507	7129	943	14140	59599	9725	15.7	74.4	9.8	16.9	71.4	11.7
河　南	1975	6642	786	16659	55405	8075	21.0	70.6	8.4	20.8	69.1	10.1
湖　北	796	4407	520	7645	36023	5716	13.9	77.0	9.1	15.5	72.9	11.6
湖　南	1157	4769	642	10431	40065	6814	17.6	72.6	9.8	18.2	69.9	11.9
广　东	1762	7965	704	15417	69603	7086	16.9	76.4	6.8	16.7	75.6	7.7
广　西	999	3178	425	8686	28048	3943	21.7	69.1	9.2	21.4	69.0	9.7
海　南	173	626	68	1520	5543	635	20.0	72.2	7.8	19.7	72.0	8.2
重　庆	490	2061	333	3949	18041	3570	17.0	71.5	11.6	15.4	70.6	14.0
四　川	1364	5797	881	11086	48858	9513	17.0	72.1	11.0	16.0	70.3	13.7
贵　州	876	2300	298	6663	20373	2879	25.2	66.2	8.6	22.3	68.1	9.6
云　南	953	3293	351	7839	28939	3362	20.7	71.6	7.6	19.5	72.1	8.4
西　藏	73	212	15	671	1980	139	24.4	70.5	5.1	24.1	71.0	5.0
陕　西	549	2865	318	4750	23826	3439	14.7	76.8	8.5	14.8	74.4	10.7
甘　肃	464	1883	211	3725	16049	2186	18.2	73.6	8.2	17.0	73.1	10.0
青　海	118	409	35	983	3643	360	20.9	72.8	6.3	19.7	73.1	7.2
宁　夏	135	454	40	1085	4140	441	21.5	72.1	6.4	19.1	73.1	7.8
新　疆	453	1593	135	4541	14165	1458	20.8	73.0	6.2	22.5	70.2	7.2

注：2010年系人口普查数字，2016年系全国人口变动情况抽样调查样本数据，抽样比为0.837‰。

14-8 各地区性别比、人口密度与抚养比

地　区	性别比（女=100）			人口密度（人/公里²）	少年儿童抚养比（%）			老年人口抚养比（%）		
	2000	2010	2016	2000	2000	2010	2016	2000	2010	2016
总　计	**106.7**	**105.2**	**105.0**	**132**	**32.7**	**22.3**	**23.0**	**10.0**	**12.0**	**15.0**
北　京	109.0	106.8	105.9	823	17.4	10.4	14.1	10.8	10.5	15.2
天　津	104.0	114.5	114.4	886	22.4	12.0	14.0	11.1	10.4	14.6
河　北	103.7	102.8	104.6	359	32.5	22.5	26.1	9.8	11.0	15.4
山　西	107.3	105.6	106.0	211	38.0	22.7	20.2	9.1	10.1	11.5
内蒙古	107.2	108.1	102.1	20	29.0	18.0	16.5	7.3	9.7	12.1
辽　宁	104.0	102.5	101.9	290	23.7	14.6	14.0	10.5	13.2	17.4
吉　林	104.9	102.7	103.4	146	25.2	15.1	16.5	7.8	10.5	14.2
黑龙江	104.6	103.2	102.1	81	25.0	15.0	12.9	7.2	10.4	15.3
上　海	105.7	106.2	105.9	2657	16.0	10.6	12.5	15.1	12.5	16.8
江　苏	102.6	101.5	101.4	725	27.5	17.1	18.9	12.2	14.3	18.6
浙　江	105.6	105.7	108.6	459	24.7	17.1	17.2	12.1	12.1	15.4
安　徽	106.6	103.4	105.5	429	38.1	24.7	24.7	11.1	14.2	16.2
福　建	106.4	106.0	103.8	286	32.7	20.2	25.5	9.3	10.3	13.9
江　西	108.3	107.5	108.5	248	38.3	31.1	30.7	9.0	10.8	13.9
山　东	102.5	102.3	104.1	579	29.3	21.2	23.7	11.3	13.2	16.3
河　南	106.6	102.1	103.9	554	38.7	29.7	30.1	10.4	11.8	14.6
湖　北	108.6	105.6	105.5	324	32.3	18.1	21.2	8.9	11.8	15.9
湖　南	109.0	105.8	104.5	304	31.4	24.3	26.0	10.3	13.5	17.0
广　东	103.8	109.0	113.0	486	34.6	22.1	22.2	8.7	8.9	10.2
广　西	112.7	108.3	108.4	190	39.4	31.4	31.0	10.7	13.4	14.1
海　南	109.8	110.9	111.5	232	41.6	27.4	27.4	10.0	11.2	11.5
重　庆	108.0	102.4	103.4	375	31.3	23.9	21.9	11.3	16.5	19.8
四　川	107.0	103.1	99.7	172	32.4	23.5	22.7	10.6	15.2	19.5
贵　州	110.1	106.9	106.7	200	47.4	38.3	32.7	9.1	13.2	14.1
云　南	110.1	107.8	102.2	109	38.3	28.9	27.1	8.8	10.6	11.6
西　藏	102.6	105.7	102.2	2.1	48.8	34.6	33.9	7.1	7.2	7.0
陕　西	108.4	106.9	101.9	175	36.2	19.2	19.9	8.6	11.1	14.4
甘　肃	107.6	104.4	102.9	56	39.7	24.7	23.2	7.3	11.2	13.6
青　海	107.1	107.4	105.8	7.2	38.5	28.8	27.0	6.1	8.7	9.9
宁　夏	105.3	105.1	106.7	108	42.4	29.6	26.2	6.6	8.9	10.7
新　疆	107.3	105.3	104.5	12	40.1	28.0	32.1	6.6	8.9	10.3

注：2000、2010年系人口普查数字，2016年系全国人口变动情况抽样调查样本数据，抽样比为0.837‰。

14-9 每十万人口平均在校学生数

	学前教育	小　学	初中阶段	高中阶段	高等教育
2000	1782	10335	4969	2000	723
2005	1676	8358	4781	3070	1613
2008	1873	7819	4227	3463	2042
2009	2001	7584	4097	3495	2128
2010	2230	7448	3955	3504	2189
2011	2554	7403	3779	3495	2253
2012	2736	7196	3535	3411	2335
2013	2876	6913	3279	3227	2418
2014	2977	6946	3222	3100	2488
2015	3118	7086	3152	2965	2524
2016	3211	7211	3150	2887	2530
2017	3327	7300	3213	2861	2576
北　京	1921	4000	1236	1321	5028
天　津	1724	4080	1657	1851	4058
河　北	3153	8358	3281	2657	2191
山　西	2705	6198	2982	3270	2439
内蒙古	2419	5329	2439	2669	1937
辽　宁	2083	4538	2233	2297	2845
吉　林	1683	4592	2195	2040	3048
黑龙江	1385	3776	2371	2193	2427
上　海	2304	3270	1711	1120	3327
江　苏	3225	6547	2444	2318	2937
浙　江	3463	6410	2714	2589	2355
安　徽	3136	7005	3161	3145	2259
福　建	4079	7780	3008	2787	2438
江　西	3483	9259	3948	3125	2698
山　东	2795	7021	3208	2837	2620
河　南	4311	10186	4386	3458	2352
湖　北	2904	5915	2418	2239	2950
湖　南	3316	7398	3318	2787	2251
广　东	3887	8344	3206	3344	2431
广　西	4371	9411	4144	3602	2279
海　南	3815	8711	3554	3371	2258
重　庆	3091	6955	3202	3461	3059
四　川	3161	6698	2984	3025	2314
贵　州	4097	10011	5358	4583	2005
云　南	2773	7942	3950	2965	1889
西　藏	2987	9349	3712	2316	1765
陕　西	3774	6375	2771	3101	3540
甘　肃	3431	7006	3370	3295	2189
青　海	3398	7787	3536	3637	1319
宁　夏	3087	8726	4112	3489	2225
新　疆	3896	9150	3792	3565	1780

注：本表摘自《中国统计年鉴》，分省数据系2016年数据。

14-10　各地区文盲人口和文盲率

地区	文盲人口			文盲率(%)		
	2000(万人)	2010(万人)	2016（人）	2000	2010	2016
总　计	**8507**	**5466**	**50980**	**6.7**	**4.1**	**5.3**
北　京	59	33	252	4.2	1.7	1.6
天　津	49	27	262	4.9	2.1	2.3
河　北	448	188	2097	6.7	2.6	4.1
山　西	138	76	660	4.2	2.1	2.5
内蒙古	217	101	859	9.1	4.1	4.7
辽　宁	202	84	553	4.8	1.9	1.7
吉　林	125	53	496	4.6	1.9	2.5
黑龙江	188	79	1031	5.1	2.1	3.6
上　海	90	63	567	5.4	2.7	3.1
江　苏	469	300	3361	6.3	3.8	5.8
浙　江	330	306	2443	7.1	5.6	6.0
安　徽	602	497	2923	10.1	8.3	6.8
福　建	250	90	1628	7.2	2.4	6.1
江　西	214	139	1469	5.2	3.1	4.8
山　东	768	476	4547	8.5	5.0	6.6
河　南	543	399	3586	5.9	4.3	5.7
湖　北	431	262	2352	7.2	4.6	5.6
湖　南	299	175	1588	4.7	2.7	3.4
广　东	332	204	2204	3.8	2.0	2.9
广　西	170	125	1212	3.8	2.7	3.8
海　南	55	35	286	7.0	4.1	4.6
重　庆	215	124	869	7.0	4.3	4.0
四　川	636	438	4799	7.6	5.4	8.2
贵　州	490	304	2758	13.9	8.7	11.9
云　南	488	277	2853	11.4	6.0	8.8
西　藏	85	73	871	32.5	24.4	41.1
陕　西	263	140	1423	7.3	3.7	5.2
甘　肃	367	222	1587	14.3	8.7	8.7
青　海	93	58	538	18.0	10.2	13.5
宁　夏	75	39	312	13.4	6.2	6.8
新　疆	107	52	591	5.6	2.4	3.8

注：2000、2010年系人口普查数字，2016年系全国人口变动情况抽样调查样本数据，抽样比为0.837‰。

附录一　主要社会经济指标

简要说明

一、本章反映我国及31个省、自治区、直辖市主要社会和经济情况。内容包括行政区划、国内生产总值、国民总收入、财政收支、价格指数、城乡居民家庭收支、就业和工资、农村居民贫困状况等。

二、本章资料主要摘自《中国统计年鉴》，2017年数据摘自《2018中国统计摘要》。国家统计局调整了个别年份数据，历史数据以最近年鉴数据为准。

主要指标解释

地级区划数　包括地级市、地区、自治州、自治盟。

县级区划数　包括县（自治县、旗）、县级市和市辖区数。

国内生产总值（GDP）　指一个国家或地区所有常住单位在一定时期内生产活动的最终成果。

国民总收入　即国民生产总值。指一个国家或地区所有常住单位在一定时期内收入初次分配的最终结果。它等于国内生产总值加上来自国外的净要素收入。与国内生产总值不同，国民总收入是收入概念，而国内生产总值是个生产概念。

一般公共预算收支　指政府凭借国家政治权力，以社会管理者身份筹集以税收为主体的财政收入，用于保障和改善民生、维持国家机构正常运转、保障国家安全等方面的各项收支。全国一般公共预算收入与支出决算由中央级决算和地方总决算组成。省（自治区、直辖市）级决算及其所属市（州）、县（区）总决算汇总组成省（自治区、直辖市）总决算；各省（自治区、直辖市）总决算汇总成地方总决算。中央级决算、省（自治区、直辖市）级决算和市（州）、县（区）总决算，由同级主管部门汇总的行政事业单位决算、企业财务决算、基本建设财务决算和金库年报、税收年报等组成。

商品零售价格指数　是反映城乡商品零售价格变动趋势的一种经济指数。零售价格的调整变动直接影响到城市居民的生活支出和国家的财政收入，影响居民购买力和市场供需平衡，影响消费与积累的比例。因此，计算零售价格指数，可以从一个侧面对上述经济活动进行观察和分析。

居民消费价格指数　是反映一定时期内城乡居民所购买的生活消费品价格和服务项目价格变动趋势和程度的相对数。是对城市居民消费价格指数和农村居民消费价格指数进行综合汇总计算的结果。利用居民消费价格指数，可以观察和分析消费品的零售价格和服务价格变动对城乡居民实际生活费支出的影响程度。

三次产业　是根据社会生产活动历史发展的顺序对产业结构的划分，产品直接取自自然界的部门称为第一产业，对初级产品进行再加工的部门称为第二产业，为生产和消费提供各种服务的部门称为第三产业。我国的三次产业的划分是：第一产业：农业（包括种植业、林业、牧业和渔业）；第二产业：工业（采掘业，制造业，电力、煤气及水的生产和供应业）和建筑业；第三产业：除第一、第二产业以外的其他各业。第三产业分为流通部门和服务部门，具体又分为四个层次，即：第一层次：流通部门（包括交通运输、仓储及邮电通信业，批发和零售贸易、餐饮业）；第二层次：为生产和生活服务部门（包括金融、保险业务，地质勘查业、水利管理业，房地产业务，社会服务业，农林牧副渔服务业，交通运输辅助业，综合技术服务业等）；第三层次：为提高科学文化水平和居民素质服务部门（包括教育、文化艺术及广播电影电视业，卫生、体育和社会福利业，科学研究业等）；第四层次：为社会公共需要服务部门（包括国家机关、政党机关和社会团体以及军队、警察等)。

就业人员 即从业人员。指在各级国家机关、政党机关、社会团体及企业、事业单位中工作，取得工资或其他形式的劳动报酬的全部人员。包括在岗职工、再就业的离退休人员、民办教师以及在各单位中工作的外方人员和港澳台方人员、兼职人员、借用的外单位人员和第二职业者。不包括离开本单位仍保留劳动关系的职工。各单位的从业人员反映了各单位实际参加生产或工作的全部劳动力。

城镇登记失业人员 指有非农业户口，在一定的劳动年龄内，有劳动能力，无业而要求就业，并在当地就业服务机构进行求职登记的人员。

城镇登记失业率 城镇失业率指城镇登记失业人数同城镇从业人数与城镇登记失业人数之和的比。计算公式为：城镇登记失业率=城镇登记失业人数/（城镇从业人数+城镇登记失业人数）×100%。城镇登记失业率是指城镇登记失业人员与城镇单位从业人员（扣除使用的农村劳动力、聘用的离退休人员、港澳台及外方人员）、城镇单位中的不在岗职工、城镇私营业主、个体户主、城镇私营企业和个体从业人员、城镇登记失业人员之和的比。

恩格尔系数 指食物支出在生活消费总支出中所占的比例。即食物支出/生活消费总支出×100%。

附录1-1-1　全国行政区划(2017年底)

地　区	地级区划数(个)	地级市	县级区划数(个) 合计	市辖区	县级市	县	自治县
全　国	**334**	**294**	**2851**	**962**	**363**	**1355**	**117**
北京市			16	16			
天津市			16	16			
河北省	11	11	168	47	20	95	6
山西省	11	11	119	23	11	85	
内蒙古自治区	12	9	103	23	11	17	
辽宁省	14	14	100	59	16	17	8
吉林省	9	8	60	21	20	16	3
黑龙江省	13	12	128	65	19	43	1
上海市			16	16			
江苏省	13	13	96	55	21	20	
浙江省	11	11	89	37	19	32	1
安徽省	16	16	105	44	6	55	
福建省	9	9	85	29	12	44	
江西省	11	11	100	25	11	64	
山东省	17	17	137	55	26	56	
河南省	17	17	158	52	21	85	
湖北省	13	12	103	39	24	37	2
湖南省	14	13	122	35	17	63	7
广东省	21	21	121	64	20	34	3
广西壮族自治区	14	14	111	40	7	52	12
海南省	4	4	23	8	5	4	6
重庆市			38	26		8	4
四川省	21	18	183	53	17	109	4
贵州省	9	6	88	15	8	53	11
云南省	16	8	129	16	15	69	29
西藏自治区	7	6	74	8		66	
陕西省	10	10	107	30	4	73	
甘肃省	14	12	86	17	4	58	7
青海省	8	2	43	6	3	27	7
宁夏回族自治区	5	5	22	9	2	11	
新疆维吾尔自治区	14	4	105	13	24	62	6
香港特别行政区							
澳门特别行政区							
台湾省							

注：县包括县、自治县、旗、自治旗、1个特区和1个林区(未列出旗、自治旗、特区和林区)。

附录1-1-2 城乡基层组织情况

年份 地区	街道数 (个)	乡镇数(个)			村委会数 (个)
		合计	乡	镇	
2010	6923	33981	14571	19410	594658
2013	7566	32929	12812	20117	589447
2014	7696	32683	12282	20401	585451
2015	7957	31830	11315	20515	580575
2016	8105	31755	10872	20883	559166
2017	8243	31645	10529	21116	554202
北　京	150	181	38	143	3920
天　津	121	127	3	124	3680
河　北	308	1946	818	1128	48671
山　西	202	1196	632	564	27881
内蒙古	243	777	272	505	11053
辽　宁	688	843	202	641	11598
吉　林	311	608	182	426	9327
黑龙江	307	885	353	532	8968
上　海	105	109	2	107	1585
江　苏	458	826	68	758	14462
浙　江	463	915	274	641	27458
安　徽	246	1240	275	965	14482
福　建	179	926	284	642	14399
江　西	157	1404	579	825	17033
山　东	660	1164	70	1094	74167
河　南	650	1791	640	1151	46198
湖　北	308	926	165	761	24970
湖　南	395	1532	398	1134	23906
广　东	466	1135	11	1124	19785
广　西	133	1118	319	799	14258
海　南	22	196	21	175	2546
重　庆	222	808	182	626	8090
四　川	350	4260	2064	2196	45683
贵　州	223	1156	317	839	13436
云　南	173	1225	543	682	11905
西　藏	12	685	545	140	5259
陕　西	289	1006	23	983	18116
甘　肃	126	1229	413	816	16039
青　海	34	366	223	143	4147
宁　夏	47	193	90	103	2260
新　疆	195	872	523	349	8920

附录1-2-1　国内生产总值与一般公共预算收支

年份	国内生产总值（亿元）	人均GDP（元）	一般公共预算收入（亿元）	一般公共预算支出（亿元）	一般公共预算收入占GDP%
1978	3650.2	382	1132.3	1122.1	31.0
1979	4067.7	420	1146.4	1281.8	28.2
1980	4551.6	464	1159.9	1228.8	25.5
1981	4898.1	493	1175.8	1138.4	24.0
1982	5333.0	529	1212.3	1230.0	22.7
1983	5975.6	584	1367.0	1409.5	22.9
1984	7226.3	697	1642.9	1701.0	22.7
1985	9039.9	860	2004.8	2004.3	22.2
1986	10308.8	966	2122.0	2204.9	20.6
1987	12102.2	1116	2199.4	2262.2	18.2
1988	15101.1	1371	2357.2	2491.2	15.6
1989	17090.3	1528	2664.9	2823.8	15.6
1990	18774.3	1654	2937.1	3083.6	15.6
1991	21895.5	1903	3149.5	3386.6	14.4
1992	27068.3	2324	3483.4	3742.2	12.9
1993	35524.3	3015	4349.0	4642.3	12.2
1994	48459.6	4066	5218.1	5792.6	10.8
1995	61129.8	5074	6242.2	6823.7	10.2
1996	71572.3	5878	7408.0	7937.6	10.4
1997	79429.5	6457	8651.1	9233.6	10.9
1998	84883.7	6835	9876.0	10798.2	11.6
1999	90187.7	7199	11444.1	13187.7	12.7
2000	99776.3	7902	13395.2	15886.5	13.4
2001	110270.4	8670	16386.0	18902.6	14.9
2002	121002.0	9450	18903.6	22053.2	15.6
2003	136564.6	10600	21715.3	24650.0	15.9
2004	160714.4	12400	26396.5	28486.9	16.4
2005	185895.8	14259	31649.3	33930.3	17.0
2006	217656.6	16602	38760.2	40422.7	17.8
2007	268019.4	20337	51321.8	49781.4	19.1
2008	316751.7	23912	61330.4	62592.7	19.4
2009	345629.2	25963	68518.3	76299.9	19.8
2010	408903.0	30567	83101.5	89874.2	20.3
2011	484123.5	36018	103874.4	109247.8	21.5
2012	534123.0	39544	117253.5	125953.0	22.0
2013	588018.8	43320	129209.6	140212.1	22.0
2014	636138.7	46629	140370.0	151785.6	22.1
2015	676707.8	49351	152269.2	175877.8	22.5
2016	743585.5	53935	159605.0	187755.2	21.5
2017	827121.7	59660	172566.6	203330.0	20.9

注：①本表按当年价格计算；②全国一般公共预算收支由中央级决算和地方总决算组成。

附录1-2-2　2017年各地区生产总值与一般公共预算收支

地　区	地区生产总值（亿元）	人均地区生产总值（元）	地方一般公共预算收入（亿元）	地方一般公共预算支出（亿元）
北　京	28000.4	128927	5430.8	6819.5
天　津	18595.4	119238	2310.1	3280.9
河　北	35964.0	47985	3233.3	6615.2
山　西	14973.5	40557	1866.8	3756.7
内蒙古	16103.2	63786	1703.4	4523.1
辽　宁	23942.0	54745	2390.2	4842.9
吉　林	15288.9	56102	1210.8	3725.7
黑龙江	16199.9	42699	1243.2	4640.7
上　海	30133.9	124571	6642.3	7547.6
江　苏	85900.9	107189	8171.5	10621.4
浙　江	51768.3	92057	5803.4	7530.3
安　徽	27518.7	44206	2812.3	6202.3
福　建	32298.3	82976	2808.7	4719.3
江　西	20818.5	45187	2246.9	5123.7
山　东	72678.2	72851	6098.5	9257.7
河　南	44988.2	47130	3397.0	8224.7
湖　北	36523.0	61972	3248.4	6831.7
湖　南	34590.6	50563	2756.8	7096.7
广　东	89879.2	81089	11315.2	15043.1
广　西	20396.3	41955	1615.0	4912.9
海　南	4462.5	48430	674.1	1444.5
重　庆	19500.3	63689	2252.3	4336.7
四　川	36980.2	44651	3579.8	8686.6
贵　州	13540.8	37956	1613.6	4604.6
云　南	16531.3	34545	1886.2	5713.0
西　藏	1310.6	39259	185.8	1681.9
陕　西	21898.8	57266	2006.4	4833.1
甘　肃	7677.0	29326	815.6	3307.3
青　海	2642.8	44348	246.1	1530.3
宁　夏	3453.9	50917	417.5	1375.9
新　疆	10920.1	45099	1465.5	4641.2

注：地方一般公共预算收入（支出）为地方财政本级收入（支出）。

附录1-3　价格指数(上年=100)

年份 地区	商品零售价格指数	中西药品及保健用品	居民消费价格指数	医疗保健	医疗保健服务
2009	98.8	101.5	99.3	101.4	101.0
2010	103.1	104.3	103.3	103.3	100.9
2011	104.9	103.9	105.4	102.9	100.6
2012	102.0	102.1	102.6	101.7	100.7
2013	101.4	101.3	102.6	101.5	101.5
2014	101.0	101.7	102.0	101.7	101.2
2015	100.1	102.4	101.4	102.7	102.7
2016	100.7	104.1	102.0	103.8	103.5
2017	101.1	…	101.6	106.0	…
北　京	98.1	104.0	101.4	102.6	100.0
天　津	100.5	101.3	102.1	108.8	117.7
河　北	101.2	107.2	101.5	104.4	102.7
山　西	100.5	104.7	101.1	102.4	100.8
内蒙古	100.6	102.7	101.2	104.4	106.0
辽　宁	101.0	104.0	101.6	102.5	102.1
吉　林	101.3	108.5	101.6	106.1	105.3
黑龙江	101.1	104.2	101.5	103.7	102.9
上　海	100.8	111.0	103.2	109.0	107.3
江　苏	100.8	99.0	102.3	109.1	113.7
浙　江	101.0	103.8	101.9	101.3	100.0
安　徽	100.8	105.4	101.8	103.6	102.6
福　建	100.7	104.0	101.7	102.9	102.7
江　西	100.6	103.3	102.0	102.7	102.5
山　东	101.3	103.2	102.1	104.9	106.2
河　南	100.3	106.1	101.9	102.8	100.8
湖　北	100.8	103.4	102.2	101.9	100.8
湖　南	101.0	103.4	101.9	103.1	102.9
广　东	100.8	106.3	102.3	102.8	100.7
广　西	100.4	103.6	101.6	103.7	104.1
海　南	101.0	106.2	102.8	104.4	102.4
重　庆	101.3	104.3	101.8	101.8	100.0
四　川	100.8	104.2	101.9	101.6	100.6
贵　州	100.2	101.5	101.4	101.5	102.1
云　南	100.7	103.3	101.5	102.4	101.1
西　藏	102.1	106.4	102.5	102.1	99.9
陕　西	100.3	104.5	101.3	102.4	100.5
甘　肃	100.9	102.5	101.3	100.8	100.0
青　海	100.4	104.9	101.8	102.6	100.9
宁　夏	100.7	101.2	101.5	102.9	104.3
新　疆	100.5	101.7	101.4	102.7	103.0

注：各地区价格指数系2016年数字。

附录1-4 就业和工资情况

指　　标	2000	2005	2010	2013	2014	2015	2016	2017
年底从业人员(万人)	72085	74647	76105	76977	77253	77451	77603	77640
按三次产业分								
第一产业	36043	33441.9	27931	24171	22790	21919	21496	20944
第二产业	16219	17766	21842	23170	23099	22693	22350	21824
第三产业	19823	23439.2	26332	29636	31364	32839	33757	34872
按城乡分								
城镇从业人员	23151	28389	34687	38240	39310	40410	41428	42462
内：国有单位	8102	6488	6516	6365	6312	6208	6170	6064
城镇集体单位	1499	810	597	566	537	481	453	406
私营企业	1268	3458	6071	8242	9857	11180	12083	13327
乡村从业人员	48934	46258	41418	38737	37943	37041	36175	35178
城镇登记失业人数(万人)	595	839	908	926	952	966	982	972
城镇登记失业率(%)	3.1	4.2	4.1	4.1	4.1	4.1	4.0	3.9
城镇单位就业人员平均工资(元)	9333	18200	36539	51483	56360	62029	67569	74318
国有单位	9441	18978	38359	52657	57296	65296	72538	81114
城镇集体单位	6241	11176	24010	38905	42742	46607	50527	55243
其他单位	11238	18362	35801	51453	56485	60906	65531	71304

附录1-5 农村居民贫困状况

指　　标	2000	2005	2010	2013	2014	2015	2016	2017
贫困标准(元/人)	625	683	1274	2736	2300	2300	2300	2300
贫困人口(万人)	3209	2365	2688	8249	7017	5575	4335	3046
贫困发生率(%)	3.4	2.5	2.8	8.5	7.2	5.7	4.5	3.1

附录1-6-1　居民人均收支情况

指　　标	2013	2014	2015	2016	2017
全国居民人均可支配收入（元）	**18310.8**	**20167.1**	**21966.2**	**23821.0**	**25973.8**
工资性收入	10410.8	11420.6	12459.0	13455.2	14620.3
经营净收入	3434.7	3732.0	3955.6	4217.7	4501.8
财产净收入	1423.3	1587.8	1739.6	1889.0	2107.4
转移净收入	3042.1	3426.8	3811.9	4259.1	4744.3
全国居民人均消费支出（元）	**13220.4**	**14491.4**	**15712.4**	**17110.7**	**18322.1**
食品烟酒	4126.7	4493.9	4814.0	5151.0	5373.6
衣着	1027.1	1099.3	1164.1	1202.7	1237.6
居住	2998.5	3200.5	3419.2	3746.4	4106.9
生活用品及服务	806.5	889.7	951.4	1043.7	1120.7
交通通信	1627.1	1869.3	2086.9	2337.8	2498.9
教育文化娱乐	1397.7	1535.9	1723.1	1915.3	2086.2
医疗保健	912.1	1044.8	1164.5	1307.5	1451.2
其他用品及服务	324.7	358.0	389.2	406.3	447.0
城镇居民人均可支配收入（元）	**26467.0**	**28843.9**	**31194.8**	**33616.2**	**36396.2**
工资性收入	16617.4	17936.8	19337.1	20665.0	22200.9
经营净收入	2975.3	3279.0	3476.1	3770.1	4064.7
财产净收入	2551.5	2812.1	3041.9	3271.3	3606.9
转移净收入	4322.8	4815.9	5339.7	5909.8	6523.6
城镇居民人均消费支出（元）	**18487.5**	**19968.1**	**21392.4**	**23078.9**	**24445.0**
食品烟酒	5570.7	6000.0	6359.7	6762.4	7001.0
衣着	1553.7	1627.2	1701.1	1739.0	1757.9
居住	4301.4	4489.6	4726.0	5113.7	5564.0
生活用品及服务	1129.2	1233.2	1306.5	1426.8	1525.0
交通通信	2317.8	2637.3	2895.4	3173.9	3321.5
教育文化娱乐	1988.3	2142.3	2382.8	2637.6	2846.6
医疗保健	1136.1	1305.6	1443.4	1630.8	1777.4
其他用品及服务	490.4	532.9	577.5	594.7	651.5
农村居民人均可支配收入（元）	**9429.6**	**10488.9**	**11421.7**	**12363.4**	**13432.4**
工资性收入	3652.5	4152.2	4600.3	5021.8	5498.4
经营净收入	3934.8	4237.4	4503.6	4741.3	5027.8
财产净收入	194.7	222.1	251.5	272.1	303.0
转移净收入	1647.5	1877.2	2066.3	2328.2	2603.2
农村居民人均消费支出（元）	**7485.1**	**8382.6**	**9222.6**	**10129.8**	**10954.5**
食品烟酒	2554.4	2814.0	3048.0	3266.1	3415.4
衣着	453.8	510.4	550.5	575.4	611.6
居住	1579.8	1762.7	1926.2	2147.1	2353.5
生活用品及服务	455.1	506.5	545.6	595.7	634.0
交通通信	874.9	1012.6	1163.1	1359.9	1509.1
教育文化娱乐	754.6	859.5	969.3	1070.3	1171.3
医疗保健	668.2	753.9	846.0	929.2	1058.7
其他用品及服务	144.2	163.0	174.0	186.0	200.9

资料来源：国家统计局城乡一体化住户收支与生活状况调查。

附录1-6-2　2017年各地区居民人均收支情况

地　区	全国居民			城镇居民			农村居民		
	可支配收入(元)	消费支出(元)	医疗保健(元)	可支配收入(元)	消费支出(元)	医疗保健(元)	可支配收入(元)	消费支出(元)	医疗保健(元)
总　计	**25973.8**	**18322.1**	**1451.2**	**36396.2**	**24445.0**	**1777.4**	**13432.4**	**10954.5**	**1058.7**
北　京	57229.8	37425.3	2455.7	62406.3	40346.3	2629.8	24240.5	18810.5	1347.0
天　津	37022.3	27841.4	2022.9	40277.5	30283.6	2172.2	21753.7	16385.9	1334.5
河　北	21484.1	15437.0	1225.4	30547.8	20600.3	1549.9	12880.9	10535.9	928.2
山　西	20420.0	13664.4	1227.5	29131.8	18404.0	1651.6	10787.5	8424.0	769.6
内蒙古	26212.2	18945.5	1569.9	35670.0	23637.8	1840.2	12584.3	12184.4	1187.7
辽　宁	27835.4	20463.4	1912.1	34993.4	25379.4	2313.6	13746.8	10787.3	1139.2
吉　林	21368.3	15631.9	1681.7	28318.7	20051.2	2059.2	12950.4	10279.4	1230.5
黑龙江	21205.8	15577.5	1694.7	27446.0	19269.8	2007.5	12664.8	10523.9	1269.9
上　海	58988.0	39791.9	2720.7	62595.7	42304.3	2839.9	27825.0	18089.8	1707.1
江　苏	35024.1	23468.6	1453.7	43621.8	27726.3	1624.5	19158.0	15611.5	1148.0
浙　江	42045.7	27079.1	1506.5	51260.7	31924.2	1691.9	24955.8	18093.4	1173.2
安　徽	21863.3	15751.7	1092.1	31640.3	20740.2	1269.3	12758.2	11106.1	931.9
福　建	30047.7	21249.3	1053.9	39001.4	25980.5	1178.5	16334.8	14003.4	866.9
江　西	22031.4	14459.0	764.5	31198.1	19244.5	887.4	13241.8	9870.4	650.0
山　东	26929.9	17280.7	1339.0	36789.4	23072.1	1610.0	15117.5	10342.1	1027.3
河　南	20170.0	13729.6	1113.4	29557.9	19422.3	1524.5	12719.2	9211.5	797.8
湖　北	23757.2	16937.6	1528.2	31889.4	21275.6	1792.0	13812.1	11632.5	1213.5
湖　南	23102.7	17160.4	1165.0	33947.9	23162.6	1362.6	12935.8	11533.6	986.5
广　东	33003.3	24819.6	1144.9	40975.1	30197.9	1304.5	15779.7	13199.6	803.9
广　西	19904.8	13423.7	907.4	30502.1	18348.6	1065.9	11325.5	9436.6	781.8
海　南	22553.2	15402.7	1021.0	30817.4	20371.9	1399.8	12901.8	9599.4	593.0
重　庆	24153.0	17898.1	1344.5	32193.2	22759.2	1700.0	12637.9	10936.1	852.3
四　川	20579.8	16179.9	1172.6	30726.9	21990.6	1423.4	12226.9	11396.7	972.5
贵　州	16703.6	12969.6	724.7	29079.8	20347.8	1050.1	8869.1	8299.0	527.8
云　南	18348.3	12658.1	976.4	30995.9	19559.7	1526.7	9862.2	8027.3	620.1
西　藏	15457.3	10320.1	257.7	30671.1	21087.5	585.3	10330.2	6691.5	152.6
陕　西	20635.2	14899.7	1528.2	30810.3	20388.2	2016.7	10264.5	9305.6	1044.1
甘　肃	16011.0	13120.1	1122.7	27763.4	20659.4	1583.4	8076.1	8029.7	821.3
青　海	19001.0	15503.1	1503.9	29168.9	21473.0	1750.4	9462.3	9902.7	1278.8
宁　夏	20561.7	15350.3	1473.2	29472.3	20219.5	1874.0	10737.9	9982.1	1040.6
新　疆	19975.1	15087.3	1333.2	30774.8	22796.9	1934.8	11045.3	8712.6	846.8

注：各地区医疗保健系2016年数字。

附录二　世界各国卫生状况

简要说明

一、本章主要介绍世界各国卫生状况，包括预期寿命、死亡率、卫生服务覆盖、危险因素、卫生资源、卫生经费及人口。

二、本章数据摘自世界卫生组织《2017 世界卫生统计》和全球卫生观察站数据库。

三、部分中国数据系世界卫生组织估算数。

主要指标解释

早产率　是指每 100 个活产中，出生时不足 37 孕周的活产儿所占百分比。

5 岁以下儿童发育迟缓率　是指 5 岁以下儿童中低于 WHO 年龄别身高参考值至少 2 个标准差的生长迟缓者所占百分比。

5 岁以下儿童低体重率　是指 5 岁以下儿童中低于 WHO 年龄别体重参考值至少 2 个标准差的低体重者所占百分比。

5 岁以下儿童超重率　是指 5 岁以下儿童中高于 WHO 年龄别体重参考值至少 2 个标准差的超重者所占百分比。

成人肥胖率　指一定时期内 20 岁及以上人口中体质指数≥30 的人数所占比例，体质指数=身高/体重^2。

总和生育率　每个妇女度过她的整个育龄期根据现时年龄别生育率可能生育的孩子数。

附录2-1 健康状况

序列	国家	预期寿命(岁)								
		合计			男			女		
		1990	2000	2016	1990	2000	2016	1990	2000	2016
1	阿富汗	49	46	62.7	49	44	61.0	50	48	64.5
2	阿尔巴尼亚	69	70	76.4	67	68	74.3	71	73	78.6
3	阿尔及利亚	68	69	76.4	66	68	75.4	69	71	77.4
4	安道尔	77	80	…	74	76	…	81	83	…
5	安哥拉	43	46	62.6	41	44	60.3	45	48	64.9
6	安提瓜和巴布达	71	72	75.0	70	71	72.5	72	74	77.5
7	阿根廷	73	75	76.9	69	71	73.5	76	78	80.3
8	亚美尼亚	67	70	74.8	63	67	71.2	71	73	78.1
9	澳大利亚	77	80	82.9	74	77	81.0	80	82	84.8
10	奥地利	76	78	81.9	72	75	79.4	79	81	84.2
11	阿塞拜疆	63	64	73.1	60	62	70.3	66	67	75.7
12	巴哈马群岛	72	72	75.7	69	69	72.6	74	75	78.6
13	巴林群岛	73	73	79.1	72	72	78.6	74	74	79.6
14	孟加拉国	60	61	72.7	60	61	71.1	59	61	74.4
15	巴巴多斯岛	74	74	75.6	71	70	73.1	77	77	78.0
16	白俄罗斯	71	69	74.2	66	63	68.8	76	74	79.2
17	比利时	76	78	81.2	73	75	78.8	79	81	83.5
18	伯利兹	71	70	70.5	69	67	67.9	74	74	73.4
19	贝宁湾	53	55	61.1	51	52	59.7	56	58	62.4
20	不丹	53	60	70.6	53	58	70.4	53	62	70.8
21	玻利维亚	58	64	71.5	56	61	69.1	60	66	74.0
22	波黑	73	74	77.3	70	71	74.8	75	76	79.8
23	博茨瓦纳	65	51	66.1	65	50	63.6	66	52	68.4
24	巴西	66	70	75.1	63	67	71.4	70	74	78.9
25	文莱	73	77	76.4	71	75	75.3	75	79	77.6
26	保加利亚	71	72	74.8	68	68	71.4	75	75	78.4
27	布基纳法索	50	51	60.3	48	48	59.6	51	53	60.9
28	布隆迪	49	47	60.1	48	45	58.5	51	49	61.8
29	佛得角	66	69	73.2	63	66	71.1	68	72	75.0
30	柬埔寨	54	59	69.4	51	55	67.3	57	63	71.2
31	喀麦隆	54	51	58.1	53	51	56.7	56	52	59.4
32	加拿大	77	79	82.8	74	77	80.9	81	82	84.7
33	中非	48	46	53.0	46	46	51.7	50	45	54.4
34	乍得	45	49	54.3	43	48	53.1	47	50	55.4
35	智利	73	77	79.5	69	73	76.5	76	80	82.4
36	中国	69	71	76.4	67	70	75.0	71	73	77.9
37	哥伦比亚	71	73	75.1	67	68	71.5	75	77	78.8
38	科摩罗	56	58	63.9	54	56	62.3	58	61	65.5
39	刚果	56	52	64.3	55	51	63.0	58	54	65.6
40	库克岛	69	71	…	67	69	…	72	75	…
41	哥斯达黎加	77	77	79.6	75	75	77.0	78	79	82.2
42	科特迪瓦	51	49	54.6	50	47	53.6	54	50	55.7
43	克罗地亚	73	74	78.3	69	70	75.0	76	78	81.5
44	古巴	74	77	79.0	73	75	76.8	76	79	81.3
45	塞浦路斯	76	77	80.7	74	75	78.4	79	79	83.1
46	捷克	71	75	79.2	68	72	76.2	75	79	82.1
47	朝鲜	70	66	71.9	66	64	68.2	73	68	75.5
48	刚果民主共和国	49	47	60.5	48	45	58.9	51	50	62.0

附录2-1 续表1

2012年标化死亡率(1/10万)			2012年寿命损失人年归因(1/10万)			孕产妇死亡率(1/10万)	
传染性疾病	非传染性疾病	伤害	传染性疾病	非传染性疾病	伤害	2010	2015
363	846	169	31128	12324	9801	460	396
46	672	48	1927	17284	2370	27	29
98	710	54	4810	12406	2418	97	140
…	…	…	…	…	…	…	…
873	768	138	75280	17031	9887	450	477
…	…	…	…	…	…	…	…
69	467	51	2917	13363	2413	77	52
45	848	49	2368	23695	2447	30	25
14	303	28	591	10017	1326	7	6
13	360	31	531	14341	1439	4	4
71	664	34	4926	13802	1893	43	25
122	465	46	6301	9780	1917	47	80
48	506	34	1236	5024	1329	20	15
235	549	64	10015	9632	2742	240	176
61	404	28	2659	12630	1345	51	27
28	683	91	1543	24934	4737	4	4
28	357	39	1165	14445	1814	8	7
105	471	82	4594	7186	3056	53	28
577	761	98	35559	12712	5057	350	405
187	573	142	9826	11790	6977	180	148
226	635	100	11727	13300	5488	190	206
20	513	42	777	17315	2030	8	11
555	612	88	26187	9111	4444	160	129
93	514	80	3345	12542	4303	56	44
56	475	45	1273	7905	1622	24	23
33	638	36	1553	26901	1826	11	11
648	784	119	42924	13422	6312	300	371
705	729	147	51897	14209	8809	800	712
142	482	54	5127	8695	1914	79	42
227	394	62	12889	10043	3906	250	161
769	675	106	45696	14488	6263	690	596
23	318	31	935	11421	1482	12	7
1212	551	108	69308	10575	6577	890	882
1071	713	114	75598	12700	6670	1100	856
36	367	41	1317	9887	2006	25	22
41	576	50	1858	13475	2208	37	27
52	338	72	3308	7622	3851	92	64
495	695	132	29959	11603	5634	280	335
667	632	89	45395	11739	5576	560	442
…	…	…	…	…	…	…	…
31	392	46	1274	8695	2211	40	25
861	794	124	54054	16884	7382	400	645
12	496	40	575	20431	1853	17	8
33	422	45	1182	14141	1911	73	39
16	333	27	489	9158	1318	10	7
27	461	39	1068	17096	1868	5	4
117	751	92	4657	18529	4252	81	82
921	724	137	70873	14227	9524	540	693

附录2-1　续表2

序列	国家	预期寿命(岁)								
		合计			男			女		
		1990	2000	2016	1990	2000	2016	1990	2000	2016
49	丹麦	75	77	81.2	72	75	79.3	78	79	83.2
50	吉布提	57	58	63.8	55	56	62.2	59	60	65.5
51	多米尼加	74	74	…	72	72	…	76	76	…
52	多米尼加共和国	69	73	73.5	68	72	70.6	70	74	76.7
53	厄瓜多尔	69	73	76.5	67	70	74.1	72	76	78.9
54	埃及	65	68	70.5	63	66	68.2	67	71	73.0
55	萨尔瓦多	65	70	73.7	61	67	69.0	70	74	78.1
56	赤道几内亚	48	52	59.5	46	51	57.9	49	53	61.7
57	厄立特里亚	48	61	65.0	46	58	62.9	50	63	67.1
58	爱沙尼亚	70	71	77.8	64	65	73.0	75	76	82.1
59	埃塞俄比亚	45	48	65.5	42	46	63.7	48	51	67.3
60	斐济	66	68	69.9	64	65	67.1	68	71	73.1
61	芬兰	75	78	81.4	71	74	78.7	79	81	84.2
62	法国	78	79	82.9	73	75	80.1	82	83	85.7
63	加蓬	61	60	66.4	60	58	64.8	63	63	68.2
64	冈比亚	52	57	61.9	50	55	60.6	53	58	63.3
65	格鲁吉亚	71	71	72.6	67	68	68.3	75	74	76.8
66	德国	76	78	81.0	72	75	78.7	79	81	83.3
67	加纳	57	58	63.4	55	56	62.5	58	59	64.4
68	希腊	77	78	81.2	75	76	78.7	80	81	83.7
69	格林纳达	70	72	73.4	67	68	71.0	74	75	75.9
70	危地马拉	62	67	73.2	60	64	70.4	65	70	76.0
71	几内亚	47	50	59.8	46	48	59.4	48	53	60.2
72	几内亚比绍	49	47	59.8	47	44	58.4	52	49	61.2
73	圭亚那	63	66	66.2	59	61	63.6	67	71	69.0
74	海地	54	55	63.5	52	54	61.3	56	57	65.7
75	洪都拉斯	67	67	75.2	65	64	72.9	69	70	77.5
76	匈牙利	69	72	76.0	65	68	72.3	74	76	79.4
77	冰岛	78	80	82.4	75	78	80.9	81	82	83.9
78	印度	58	61	68.8	57	60	67.4	58	62	70.3
79	印尼	62	68	69.3	60	66	67.3	64	70	71.4
80	伊朗	64	67	75.7	63	65	74.6	64	70	76.9
81	伊拉克	69	68	69.8	67	65	67.5	71	70	72.2
82	爱尔兰	75	76	81.5	72	74	79.7	78	79	83.4
83	以色列	77	79	82.3	75	77	80.3	79	81	84.2
84	意大利	77	79	82.8	74	76	80.5	80	82	84.9
85	牙买加	71	72	76.0	69	71	73.6	74	74	78.5
86	日本	79	81	84.2	76	78	81.1	82	85	87.1
87	约旦	70	70	74.3	68	68	72.7	71	73	76.0
88	哈萨克斯坦	66	63	71.1	61	58	66.8	70	68	75.3
89	肯尼亚	60	54	66.7	58	52	64.4	62	56	68.9
90	基里巴斯	60	66	66.1	57	64	63.6	62	68	68.6
91	科威特	73	76	74.8	73	75	73.9	74	76	76.0
92	吉尔吉斯	66	65	71.4	62	62	67.7	69	69	75.2
93	老挝	53	59	65.8	51	58	64.2	54	60	67.4
94	拉脱维亚	69	71	75.0	64	65	70.0	74	76	79.6
95	黎巴嫩	67	71	76.3	64	68	75.1	71	75	77.7
96	莱索托	61	47	52.9	59	44	51.0	62	50	54.6

附录2-1　续表3

2012年标化死亡率(1/10万)			2012年寿命损失人年归因(1/10万)			孕产妇死亡率(1/10万)	
传染性疾病	非传染性疾病	伤害	传染性疾病	非传染性疾病	伤害	2010	2015
29	406	23	1114	15722	1023	12	6
626	631	106	32528	12131	4795	200	229
…	…	…	…	…	…	…	…
77	396	66	5127	8525	3236	150	92
97	410	84	4586	9122	4176	110	64
74	782	33	4268	15168	1513	66	33
96	475	158	4079	10914	7994	81	54
757	729	134	48783	15054	7887	240	342
506	672	119	22640	9469	4519	240	501
19	511	47	1810	20218	2189	2	9
559	476	94	29697	8571	4697	350	353
105	804	64	4602	16839	2791	26	30
9	367	39	413	15028	1830	5	3
21	313	35	936	12899	1600	8	8
589	505	77	30028	10127	4197	230	291
590	630	96	35805	11970	5295	360	706
39	615	32	2419	21490	1647	67	36
22	365	23	926	16246	1113	7	6
476	670	76	28629	12863	4084	350	319
24	365	27	1027	15467	1298	3	3
…	…	…	…	…	…	24	27
213	409	111	10458	7885	5929	120	88
680	681	96	45952	12912	5574	610	679
870	765	112	56025	13835	6094	790	549
177	1024	150	8533	17196	6621	280	229
405	725	89	25017	13728	5232	350	359
118	441	81	6564	8031	4121	100	129
17	603	44	795	24235	2081	21	17
14	312	29	462	9207	1289	5	3
253	682	116	13613	14186	4785	200	174
162	680	49	7905	12030	2116	220	126
56	569	75	3118	10302	3799	21	25
87	715	128	7823	9610	5647	63	50
22	344	32	728	9828	1512	6	8
31	311	21	1024	8286	846	7	5
15	304	20	712	13583	953	4	4
97	519	51	5142	12320	2729	110	89
34	244	40	1604	12212	2005	5	5
53	640	53	3691	8584	2299	63	58
55	950	102	3834	21333	5254	51	12
657	515	101	37031	9133	5271	360	510
…	…	…	…	…	…	…	90
82	406	25	1468	4400	1199	14	4
66	835	65	5767	15300	3421	71	76
329	680	75	21052	10183	3846	470	197
26	624	55	2076	25436	2564	34	18
30	385	41	1196	7934	1377	25	15
1110	672	142	57102	11697	7939	620	487

附录2-1 续表4

序列	国家	预期寿命(岁)								
		合计			男			女		
		1990	2000	2016	1990	2000	2016	1990	2000	2016
97	利比里亚	42	50	62.9	39	48	62.0	46	52	63.9
98	利比亚	68	71	71.9	67	69	69.0	70	74	75.0
99	立陶宛	71	72	75.0	66	67	69.7	76	77	80.2
100	卢森堡	76	78	82.4	72	75	80.1	79	81	84.6
101	马达加斯加	51	59	66.1	50	57	64.6	53	61	67.6
102	马拉维	45	43	64.2	43	41	61.4	46	45	66.8
103	马来西亚	71	72	75.3	68	69	73.2	73	74	77.6
104	马尔代夫	58	67	78.4	60	67	77.2	57	67	79.9
105	马里	46	50	58.0	46	48	57.5	46	52	58.4
106	马耳他	76	78	81.5	74	76	79.6	78	80	83.3
107	马歇尔群岛	63	59	…	61	58	…	65	60	…
108	毛利塔尼亚	58	58	63.9	57	56	62.6	60	59	65.2
109	毛里求斯	70	71	74.8	66	68	71.6	74	75	78.1
110	墨西哥	71	74	76.6	68	72	74.0	75	77	79.2
111	密克罗尼西亚	66	67	69.6	65	66	68.4	67	68	70.8
112	摩纳哥	78	80	…	74	76	…	81	84	…
113	蒙古	61	64	69.8	58	60	65.7	64	67	74.2
114	黑山	76	74	76.8	73	72	74.4	79	77	79.2
115	摩洛哥	64	69	76.0	63	67	74.8	66	72	77.0
116	莫桑比克	43	48	60.1	41	46	57.7	45	50	62.3
117	缅甸	59	62	66.8	57	59	64.6	61	65	68.9
118	纳米比亚	63	53	63.7	62	50	61.1	64	57	66.1
119	瑙鲁	73	59	…	69	54	…	77	65	…
120	尼泊尔	54	62	70.2	54	61	68.8	55	63	71.6
121	荷兰	77	78	81.6	74	76	80.0	80	81	83.2
122	新西兰	76	79	82.2	73	76	80.5	78	81	84.0
123	尼加拉瓜	71	73	75.5	68	70	72.5	74	76	78.4
124	尼日尔	43	51	59.8	43	51	59.0	43	51	60.8
125	尼日利亚	46	48	55.2	45	47	54.7	47	48	55.7
126	纽埃岛	71	72	…	69	68	…	75	76	…
127	挪威	77	79	82.5	74	76	80.6	80	81	84.3
128	阿曼	68	71	77.0	66	69	75.3	70	75	79.5
129	巴基斯坦	60	61	66.5	59	61	65.7	61	62	67.4
130	帕劳群岛	66	70	…	65	67	…	68	74	…
131	巴拿马	74	76	78.0	72	73	75.0	76	78	81.2
132	巴布亚新几内亚	56	61	65.9	53	60	63.6	59	63	68.3
133	巴拉圭	73	74	74.2	71	71	72.4	76	77	76.1
134	秘鲁	70	72	75.9	68	70	73.4	72	74	78.3
135	菲律宾	66	69	69.3	63	66	66.2	70	73	72.6
136	波兰	71	74	77.8	67	70	73.8	76	78	81.6
137	葡萄牙	74	77	81.5	71	73	78.3	78	80	84.5
138	卡塔尔	75	77	78.1	74	77	77.3	76	77	79.9
139	韩国	72	76	82.7	68	72	79.5	76	80	85.6
140	摩尔多瓦	68	68	71.5	65	64	67.6	72	71	75.3
141	罗马尼亚	70	71	75.2	66	68	71.6	73	75	79.0
142	俄罗斯	69	65	71.9	63	58	66.4	74	72	77.2
143	卢旺达	48	47	68.0	46	45	66.1	50	49	69.9
144	圣基茨和尼维斯	68	71	…	65	69	…	71	73	…

附录2-1　续表5

2012年标化死亡率(1/10万)			2012年寿命损失人年归因(1/10万)			孕产妇死亡率(1/10万)	
传染性疾病	非传染性疾病	伤害	传染性疾病	非传染性疾病	伤害	2010	2015
609	657	83	32485	10525	4030	770	725
53	550	63	2305	8377	2511	58	9
26	581	76	1281	22141	3932	8	10
21	318	31	750	10773	1367	20	10
430	649	89	24877	10233	4675	240	353
778	655	98	41453	9228	4049	460	634
117	563	63	3134	9740	2450	29	40
59	487	35	2173	7691	1205	60	68
588	866	120	55170	14432	6603	540	587
24	364	19	767	12632	886	8	9
…	…	…	…	…	…	…	…
619	555	83	31786	9373	4001	510	602
62	577	44	2399	16472	2235	60	53
57	468	63	2578	10391	3339	50	38
…	…	…	…	…	…	100	100
…	…	…	…	…	…	…	…
83	966	69	5357	17033	3885	63	44
19	572	41	883	18336	1946	8	7
132	708	47	…	…	…	100	121
998	594	175	53997	11531	8061	490	489
316	709	102	13566	14286	4767	200	178
357	580	76	18018	8027	3755	200	265
…	…	…	…	…	…	…	…
252	678	89	11880	11404	3697	170	258
26	355	22	941	13172	966	6	7
18	314	33	742	10295	1597	15	11
75	547	64	4947	10740	3209	95	150
740	649	98	54270	10726	5637	590	553
866	674	146	59843	13237	8544	630	814
…	…	…	…	…	…	…	…
25	337	26	894	11991	1117	7	5
84	478	53	2583	5787	2443	32	17
296	669	99	20789	11796	4893	260	178
…	…	…	…	…	…	…	…
86	373	67	3975	8760	3724	92	94
554	693	100	22709	12277	4394	230	215
77	486	68	4427	9696	3421	99	132
121	364	48	4193	8048	2189	67	68
226	720	54	8000	13013	2698	99	114
23	494	49	940	18222	2433	5	3
40	343	25	1632	14128	1215	8	10
28	407	41	635	3410	1690	7	13
34	302	53	944	8755	2381	16	11
45	788	76	3150	24614	3642	41	23
39	612	41	1841	22427	2049	27	31
74	790	103	3877	28356	5483	34	25
402	585	106	24964	9517	5642	340	290
…	…	…	…	…	…	…	…

附录2-1　续表6

序列	国家	预期寿命(岁)								
		合计			男			女		
		1990	2000	2016	1990	2000	2016	1990	2000	2016
145	圣卢西亚岛	72	74	75.6	70	71	73.0	74	77	78.3
146	圣文森特和格林纳丁斯	72	70	72.0	69	67	69.4	75	73	74.9
147	萨摩亚群岛	66	67	75.1	63	65	72.0	69	70	78.4
148	圣马力诺	79	81	…	76	78	…	83	84	…
149	圣多美和普林西比	61	66	68.7	59	64	66.7	63	68	70.7
150	沙特阿拉伯	69	71	74.8	67	69	73.5	71	75	76.5
151	塞内加尔	57	60	66.8	56	58	64.7	59	62	68.7
152	塞尔维亚	72	72	76.3	69	69	73.8	75	74	78.9
153	塞舌尔	69	72	73.3	64	67	69.0	75	76	78.0
154	塞拉利昂	38	41	53.1	38	37	52.5	38	45	53.8
155	新加坡	75	78	82.9	73	76	80.8	78	81	85.0
156	斯洛伐克	71	73	77.4	66	69	73.8	75	77	80.9
157	斯洛文尼亚	74	76	80.9	70	72	78.0	78	80	83.7
158	所罗门群岛	62	69	71.1	61	67	69.7	63	71	72.7
159	索马里	47	50	55.4	45	49	53.7	50	51	57.3
160	南非	62	56	63.6	59	54	60.2	66	59	67.0
161	南苏丹	42	…	58.6	41	…	57.7	44	…	59.6
162	西班牙	77	79	83.1	73	76	80.3	81	83	85.7
163	斯里兰卡	69	69	75.3	65	63	72.1	75	75	78.5
164	苏丹	55	58	65.1	54	58	63.4	57	58	66.9
165	苏里南	73	69	71.8	71	66	68.7	76	72	75.1
166	斯威士兰	61	48	57.7	62	46	55.1	61	51	59.9
167	瑞典	78	80	82.4	75	77	80.6	81	82	84.1
168	瑞士	78	80	83.3	74	77	81.2	81	83	85.2
169	叙利亚	70	71	63.8	69	69	59.4	71	74	68.9
170	塔吉克斯坦	64	64	70.8	62	62	68.7	65	65	73.0
171	泰国	69	68	75.5	66	63	71.8	72	72	79.3
172	马其顿	72	72	75.9	70	69	73.8	75	75	78.0
173	东帝汶	50	60	68.6	48	58	66.8	51	63	70.4
174	多哥	55	56	60.6	54	54	59.7	57	59	61.5
175	汤加	68	69	73.4	64	68	70.5	74	71	76.4
176	特立尼达和多巴哥	68	69	71.8	65	65	68.2	71	73	75.6
177	突尼斯	70	73	76.0	69	71	74.1	72	75	78.1
178	土耳其	65	70	76.4	62	67	73.3	68	73	79.4
179	土库曼斯坦	62	62	68.2	59	59	64.7	65	65	71.7
180	图瓦卢	62	63	…	59	63	…	64	63	…
181	乌干达	47	47	62.5	44	43	60.2	49	51	64.8
182	乌克兰	70	68	72.5	65	62	67.6	75	73	77.1
183	阿联酋	72	77	77.2	71	75	76.5	73	79	78.7
184	英国	76	78	81.4	73	75	79.7	79	80	83.2
185	坦桑尼亚	51	51	63.9	49	49	62.0	52	53	65.8
186	美国	75	77	78.5	72	74	76.0	79	80	81.0
187	乌拉圭	73	75	77.1	69	71	73.2	76	79	80.8
188	乌兹别克斯坦	67	66	72.3	63	63	69.7	70	68	75.0
189	瓦努阿图	66	69	72.0	64	68	70.1	67	70	74.1
190	委内瑞拉	72	74	74.1	70	71	69.5	74	77	79.0
191	越南	70	70	76.3	66	68	71.7	75	72	80.9
192	也门	58	61	65.3	56	59	63.9	59	62	66.8
193	赞比亚	43	42	62.3	40	40	60.2	47	44	64.4
194	津巴布韦	62	45	61.4	60	43	59.6	64	47	63.1

附录2-1　续表7

2012年标化死亡率(1/10万)			2012年寿命损失人年归因(1/10万)			孕产妇死亡率(1/10万)	
传染性疾病	非传染性疾病	伤害	传染性疾病	非传染性疾病	伤害	2010	2015
…	…	…	…	…	…	35	48
…	…	…	…	…	…	48	45
…	…	…	…	…	…	…	51
…	…	…	…	…	…	…	…
…	…	…	…	…	…	70	156
71	549	41	1841	6721	1577	24	12
588	558	89	26368	9505	3637	370	315
19	658	32	895	23163	1543	12	17
…	…	…	…	…	…	…	…
1327	964	150	82802	21114	9282	890	1 360
66	265	17	1527	7562	794	3	10
35	533	39	1313	17777	1936	6	6
15	369	44	589	14708	2027	12	9
231	710	75	9927	11096	3192	93	114
927	551	188	71921	11605	11017	1000	732
612	711	104	30989	14121	5017	300	138
831	623	143	50404	12108	7667	…	789
19	323	18	823	12838	851	6	5
75	501	89	2592	11909	3689	35	30
495	551	134	29142	10558	6569	730	311
84	375	70	4516	8530	3373	130	155
884	702	119	48011	11412	6918	320	389
19	333	26	792	13327	1204	4	4
14	292	25	609	11297	1173	8	5
41	573	308	2807	7685	18227	70	68
148	753	52	14692	11930	3128	65	32
123	449	73	4570	12846	3379	48	20
17	637	24	823	18585	1096	10	8
344	671	69	21132	9304	3862	300	215
682	679	93	43673	12507	5449	300	368
…	…	…	…	…	…	110	124
80	705	98	3611	18921	5045	46	63
65	509	39	2762	11153	1792	56	62
44	555	39	2361	12651	2148	20	16
116	1025	93	8879	22123	5552	67	42
…	…	…	…	…	…	…	…
697	664	167	41005	10918	8098	310	343
69	749	67	3734	28498	3569	32	24
36	547	32	918	3086	1546	12	6
29	359	22	1187	13889	1016	12	9
584	570	129	32565	9699	5956	460	398
31	413	44	1337	14258	2159	21	14
46	446	54	1972	14879	2575	29	15
86	811	47	6840	14571	2713	28	36
…	…	…	…	…	…	110	78
58	411	103	3209	8639	5936	92	95
96	435	59	4475	10594	2730	59	54
515	627	84	21708	10259	4865	200	385
764	587	156	49853	9379	7020	440	224
711	599	82	42568	9782	5349	570	443

附录2-2　5岁以下儿童死亡率

序列	国家	新生儿死亡率(‰)		婴儿死亡率(‰)					
				合计			男		
		1990	2016	1990	2000	2013	1990	2000	2009
1	阿富汗	51.4	40.0	121.3	94.5	70.2		159	144
2	阿尔巴尼亚	17.0	6.2	35.1	23.2	13.3	48	27	16
3	阿尔及利亚	22.5	15.6	39.9	33.9	21.6	54	43	31
4	安道尔	4.2	1.1	7.5	3.9	2.2	8	4	3
5	安哥拉	54.3	29.3	133.4	128.3	101.6	160	132	103
6	安提瓜和巴布达	12.4	3.8	23.4	13.8	7.7	31	21	11
7	阿根廷	15.8	6.2	24.4	18.0	11.9	27	19	15
8	亚美尼亚	24.2	7.4	42.4	26.6	14.0	51	34	21
9	澳大利亚	4.7	2.2	7.6	5.1	3.4	9	6	5
10	奥地利	4.5	2.2	8.0	4.6	3.2	9	5	4
11	阿塞拜疆	32.3	18.1	75.4	60.7	29.9	87	64	33
12	巴哈马群岛	11.7	5.8	19.6	13.0	10.4	19	14	9
13	巴林群岛	8.1	3.1	19.5	10.9	5.2	13	11	10
14	孟加拉国	54.8	20.1	99.6	64.4	33.2	108	70	44
15	巴巴多斯岛	9.9	7.9	16.2	14.9	13.3	18	13	10
16	白俄罗斯	7.5	1.5	13.5	11.4	3.7	24	18	13
17	比利时	4.5	2.2	8.3	4.8	3.5	9	5	4
18	伯利兹	16.0	10.3	32.1	21.2	14.3	39	27	17
19	贝宁湾	41.4	31.4	107.9	90.0	56.2	117	94	79
20	不丹	43.2	18.1	93.3	58.9	29.7	99	73	57
21	玻利维亚	38.4	19.0	84.6	57.0	31.2	89	66	42
22	波黑	11.5	4.7	16.2	8.1	5.7	23	16	14
23	博茨瓦纳	24.8	25.5	38.9	54.4	36.3	47	67	43
24	巴西	27.8	7.8	51.4	28.9	12.3	51	31	19
25	文莱	6.4	4.4	9.4	7.7	8.4	11	6	6
26	保加利亚	12.0	3.8	18.4	17.9	10.1	16	15	11
27	布基纳法索	40.4	25.6	102.5	96.2	64.1	114	106	94
28	布隆迪	45.5	24.2	103.4	91.6	54.8	125	118	111
29	佛得角	22.1	10.2	48.4	29.0	21.9	59	40	28
30	柬埔寨	37.7	16.2	85.6	81.7	32.5	94	88	75
31	喀麦隆	35.2	23.9	84.8	92.5	60.8	99	104	102
32	加拿大	4.5	3.2	6.8	5.2	4.6	8	6	5
33	中非	48.3	42.3	115.3	113.3	96.1	118	123	116
34	乍得	48.4	35.1	115.9	105.9	88.5	127	130	132
35	智利	8.2	5.4	16.0	9.2	7.1	20	10	7
36	中国	24.9	5.1	42.2	30.2	10.9	31	25	14
37	哥伦比亚	19.0	8.5	29.0	21.2	14.5	33	26	19
38	科摩罗	41.2	32.8	88.1	72.8	57.9	99	90	82
39	刚果	29.7	20.5	60.1	76.5	35.6	69	76	83
40	库克岛	11.6	4.1	20.6	14.4	7.5	12	19	17
41	哥斯达黎加	9.0	5.7	14.3	11.3	8.4	17	13	10
42	科特迪瓦	47.8	36.6	104.3	99.6	71.3	116	107	92
43	克罗地亚	8.4	2.9	11.1	7.2	3.8	12	7	5
44	古巴	7.0	2.4	10.5	6.5	5.0	13	8	5
45	塞浦路斯	5.7	1.4	9.9	5.5	2.8	12	5	5
46	捷克	9.7	1.6	12.8	5.6	2.9	13	5	3
47	朝鲜	21.3	10.7	33.4	44.5	21.7	24	44	28
48	刚果民主共和国	47.6	28.8	114.7	114.6	86.1	131	131	131

附录2-2 续表1

女			5岁以下儿童死亡率(‰)								
			合计			男			女		
1990	2000	2009	1990	2000	2016	1990	2000	2011	1990	2000	2011
154	136	123	179.1	135.6	70.4	262	232	103	237	210	99
33	19	11	40.5	26.1	13.5	64	34	15	38	20	14
46	36	27	47.1	39.6	25.2	66	50	32	55	42	28
6	4	3	8.5	4.6	2.7	9	5	4	8	4	3
146	120	94	225.9	216.7	82.5	274	225	165	242	199	150
18	12	10	25.5	15.4	8.5	31	23	9	27	15	7
21	15	11	27.6	20.2	11.1	31	22	16	25	18	13
45	30	18	49.7	30.1	13.4	63	40	19	49	31	15
7	5	4	9.2	6.2	3.7	10	7	5	8	6	4
7	4	4	9.5	5.5	3.5	10	6	5	9	5	4
68	50	26	94.5	74.1	30.9	109	77	47	85	60	43
14	12	8	23.5	15.8	10.6	28	22	17	21	18	15
14	10	9	23.0	12.7	7.6	16	14	10	17	11	10
96	61	39	143.7	88.1	34.2	151	92	48	144	88	44
12	13	9	18.1	16.4	12.3	20	14	22	15	15	18
17	13	9	16.6	14.4	3.9	27	20	6	20	15	5
7	4	3	10.0	5.8	3.9	11	7	5	8	5	4
31	19	14	39.6	25.1	14.9	47	30	19	39	24	15
104	84	70	179.4	146.0	97.6	189	148	109	180	141	103
84	62	48	133.7	79.4	32.4	158	113	57	137	98	50
80	59	38	122.7	77.4	36.9	124	87	54	120	84	48
19	12	11	18.3	9.2	6.0	26	20	9	21	14	7
46	65	42	49.5	85.1	40.6	62	102	28	57	95	24
40	25	16	61.5	32.9	15.1	62	37	17	50	31	14
8	6	5	12.2	9.5	9.9	12	8	8	11	8	7
12	12	8	22.1	21.1	7.6	20	18	13	15	15	11
106	98	87	202.2	185.8	84.6	203	189	151	200	186	142
102	96	91	170.8	148.9	71.7	203	190	145	176	165	133
39	26	18	63.0	35.3	21.4	74	48	23	52	34	20
76	71	61	117.5	110.5	30.6	126	115	47	107	97	37
84	87	87	136.4	151.2	79.7	154	163	135	141	149	120
6	5	5	8.3	6.2	4.9	9	7	6	7	5	5
111	115	108	176.9	174.1	123.6	174	183	170	175	184	157
112	114	116	214.7	190.7	127.3	206	210	177	197	201	160
16	9	7	19.1	10.9	8.3	24	12	10	19	10	8
43	35	20	53.9	36.9	9.9	39	31	15	52	41	14
23	18	13	35.2	25.1	15.3	41	30	20	29	22	16
80	72	67	125.4	101.3	73.3	138	123	85	117	104	74
64	71	78	92.2	121.4	54.1	108	121	103	99	111	94
20	10	9	24.4	16.8	7.8	15	21	11	21	12	8
14	10	9	16.9	13.1	8.8	20	14	11	16	11	9
94	87	74	151.6	146.1	91.8	159	148	125	145	135	105
9	6	5	12.8	8.3	4.7	14	8	6	10	7	5
9	5	5	13.3	8.4	5.5	15	10	6	11	7	5
10	5	2	11.1	6.5	2.6	13	7	3	11	6	3
9	4	3	14.6	6.6	3.2	14	6	4	11	5	4
22	40	25	43.4	60.0	20.0	47	61	35	43	55	32
120	120	120	176.0	175.9	94.3	207	207	178	190	190	158

附录2-2　续表2

序列	国家	新生儿死亡率(‰)		婴儿死亡率(‰)					
				合计			男		
		1990	2016	1990	2000	2013	1990	2000	2009
49	丹麦	4.5	3.2	7.4	4.6	2.9	9	6	3
50	吉布提	43.6	32.8	92.1	79.7	57.4	108	95	85
51	多米尼加	11.8	24.0	14.0	13.6	10.2	18	16	9
52	多米尼加共和国	28.3	20.8	46.1	33.2	23.6	51	34	28
53	厄瓜多尔	21.3	11.2	44.2	28.3	19.1	47	32	23
54	埃及	32.2	12.8	62.5	35.9	18.6	77	44	21
55	萨尔瓦多	18.5	7.5	46.0	26.8	13.5	52	30	16
56	赤道几内亚	48.1	32.0	124.4	98.8	69.3	129	109	94
57	厄立特里亚	35.7	17.7	92.6	58.4	36.1	103	65	44
58	爱沙尼亚	12.3	1.3	16.5	8.8	2.7	14	10	4
59	埃塞俄比亚	54.6	27.6	121.8	89.8	44.4	140	103	76
60	斐济	12.5	8.8	25.0	20.6	20.0	21	18	17
61	芬兰	3.9	1.2	5.5	3.5	2.1	6	4	3
62	法国	3.6	2.4	7.4	4.4	3.5	8	5	4
63	加蓬	33.0	21.8	60.3	55.5	39.1	81	73	62
64	冈比亚	46.1	27.5	79.9	63.4	49.4	111	100	84
65	格鲁吉亚	27.8	7.1	40.5	31.2	11.7	44	33	28
66	德国	3.7	2.3	7.0	4.4	3.2	8	5	4
67	加纳	39.5	26.9	80.3	65.2	52.3	82	73	50
68	希腊	9.0	2.3	11.3	6.9	3.7	10	7	3
69	格林纳达	10.2	8.3	17.7	13.6	10.7	32	17	15
70	危地马拉	29.3	14.0	59.6	40.0	25.8	58	39	33
71	几内亚	52.5	25.1	140.4	103.1	64.9	152	124	97
72	几内亚比绍	60.6	38.2	132.8	108.7	77.9	157	142	127
73	圭亚那	29.0	20.0	47.1	38.6	29.9	60	49	37
74	海地	37.8	24.6	100.2	74.8	54.7	113	87	69
75	洪都拉斯	24.5	10.4	45.7	31.1	18.9	47	36	27
76	匈牙利	12.9	2.8	17.0	9.7	5.2	17	10	5
77	冰岛	3.2	1.0	5.1	3.1	1.6	6	3	3
78	印度	51.1	25.4	88.4	66.5	41.4	83	67	50
79	印尼	30.8	13.7	62.0	41.0	24.5	62	43	33
80	伊朗	26.8	9.6	44.1	28.6	14.4	62	43	29
81	伊拉克	26.1	18.2	41.8	35.7	28.0	45	41	38
82	爱尔兰	5.0	2.2	7.7	6.0	3.2	9	7	4
83	以色列	6.1	2.0	9.7	5.6	3.2	11	6	4
84	意大利	6.2	2.0	8.3	4.7	3.0	9	5	4
85	牙买加	17.0	10.9	24.9	20.1	14.3	30	29	28
86	日本	2.5	0.9	4.6	3.3	2.1	5	4	3
87	约旦	19.4	10.6	30.0	23.3	16.0	37	29	25
88	哈萨克斯坦	22.5	5.9	44.7	37.5	14.6	58	43	29
89	肯尼亚	32.8	22.6	63.9	68.6	47.5	70	72	60
90	基里巴斯	29.8	22.6	69.1	53.5	45.1	68	52	40
91	科威特	9.3	4.4	14.4	11.0	8.1	15	10	12
92	吉尔吉斯	28.2	11.6	54.5	42.0	21.6	68	48	35
93	老挝	47.7	28.7	110.9	83.0	53.8	122	71	52
94	拉脱维亚	12.6	2.4	16.6	14.5	7.4	16	12	8
95	黎巴嫩	15.9	4.7	26.8	17.1	7.8	36	22	12
96	莱索托	44.6	38.5	69.5	80.6	73.0	79	91	65

附录2-2 续表3

女			5岁以下儿童死亡率(‰)								
			合计			男			女		
1990	2000	2009	1990	2000	2016	1990	2000	2011	1990	2000	2011
6	4	3	8.9	5.6	4.4	10	6	4	8	5	3
82	72	65	118.6	100.7	64.2	137	119	95	108	94	84
12	13	8	17.2	15.8	34.0	21	18	13	14	15	11
45	30	25	59.7	41.1	30.7	67	42	27	57	36	23
35	24	17	56.9	34.3	20.9	58	37	25	48	31	21
54	31	15	85.1	44.8	22.8	103	54	22	75	39	20
44	25	13	59.5	32.4	15.0	68	37	17	56	30	14
111	95	82	184.0	142.4	90.9	206	174	124	190	162	112
81	51	34	150.6	89.3	44.5	162	96	74	137	81	61
10	7	3	20.2	11.0	2.9	18	13	4	14	9	3
108	79	58	205.0	145.5	58.4	225	159	82	193	137	72
17	14	14	30.0	24.4	22.0	25	19	18	19	17	15
6	3	3	6.7	4.3	2.3	7	5	3	7	4	3
6	4	3	9.0	5.4	3.9	10	6	5	8	5	4
54	48	41	92.7	84.6	47.4	104	93	72	81	73	59
96	87	73	169.8	119.0	65.3	163	140	107	142	122	94
37	28	23	47.3	35.7	10.7	51	38	23	42	31	18
6	4	3	8.5	5.4	3.8	10	6	4	8	5	4
70	62	43	128.2	101.3	58.8	132	117	83	107	94	72
9	5	3	12.5	7.8	3.8	11	8	5	10	6	4
33	18	11	22.2	15.9	16.0	40	19	13	40	21	12
56	38	32	80.6	50.7	28.5	75	48	33	77	49	28
121	98	78	237.6	170.2	89.0	246	198	128	214	172	123
127	115	103	224.8	180.8	88.1	264	240	174	215	196	147
34	28	21	61.2	48.7	32.4	80	59	40	41	31	32
97	74	59	144.6	104.4	67.0	158	117	74	147	109	66
39	30	23	59.1	38.2	18.7	58	42	23	52	38	20
13	9	5	19.0	11.2	5.2	19	12	7	15	10	6
5	2	2	6.4	4.0	2.1	7	4	3	6	3	2
85	68	51	125.9	91.4	43.0	111	87	59	126	99	64
51	35	27	84.3	52.2	26.4	93	61	34	77	51	29
47	33	22	56.6	34.7	15.1	82	54	25	63	41	25
39	35	33	53.4	44.6	31.2	58	52	41	48	43	35
8	5	3	9.2	7.2	3.6	11	8	4	9	6	4
9	5	4	11.6	6.9	3.6	13	8	5	11	6	4
7	4	3	9.6	5.5	3.3	10	6	4	8	5	3
25	25	24	29.8	23.7	15.3	35	34	21	32	30	16
4	3	2	6.3	4.5	2.7	7	5	4	6	4	3
27	21	18	36.7	27.8	17.6	42	31	22	37	28	19
44	33	22	52.6	43.5	11.4	69	51	32	51	38	24
58	59	50	98.7	110.9	49.2	106	112	78	92	97	67
62	45	34	95.4	71.0	54.3	93	64	50	84	62	45
13	7	10	16.7	12.7	8.4	18	13	12	16	10	10
57	40	29	65.7	49.2	21.1	80	55	34	69	47	28
94	55	40	162.0	117.4	63.9	166	91	44	148	81	39
11	9	6	20.4	17.2	4.6	20	15	9	15	11	8
30	19	10	32.3	20.0	8.1	45	27	10	35	21	9
70	81	57	86.3	114.6	93.5	98	132	93	87	116	79

附录2-2　续表4

序列	国家	新生儿死亡率(‰)		婴儿死亡率(‰)					
				合计			男		
		1990	2016	1990	2000	2013	1990	2000	2009
97	利比里亚	52.1	22.8	165.3	118.9	53.6	178	144	86
98	利比亚	21.1	7.1	36.2	24.4	12.4	32	23	17
99	立陶宛	9.3	2.5	13.4	9.6	4.0	11	8	6
100	卢森堡	4.1	1.5	7.3	3.9	1.6	9	4	2
101	马达加斯加	41.2	18.6	98.1	70.5	39.6	109	70	43
102	马拉维	50.0	23.1	143.4	103.0	44.2	135	103	72
103	马来西亚	8.3	4.4	14.3	8.7	7.2	17	10	6
104	马尔代夫	35.8	4.8	67.8	35.2	8.4	83	43	12
105	马里	58.9	35.7	130.5	116.2	77.6	147	127	107
106	马耳他	7.4	4.6	10.0	6.8	5.3	12	7	6
107	马歇尔群岛	19.6	16.4	39.2	33.5	30.6	40	33	30
108	毛利塔尼亚	41.0	33.7	77.8	76.0	67.1	86	82	79
109	毛里求斯	15.8	8.4	19.9	16.4	12.5	23	20	14
110	墨西哥	16.9	7.8	37.0	21.6	12.5	40	24	16
111	密克罗尼西亚	21.7	17.2	43.2	41.6	29.8	45	38	32
112	摩纳哥	4.4	1.8	6.3	4.2	3.0	8	4	3
113	蒙古	30.9	9.7	77.0	49.4	26.4	86	58	29
114	黑山	10.6	2.4	15.0	12.5	4.9	12	14	8
115	摩洛哥	36.1	17.8	63.5	42.8	26.1	79	53	38
116	莫桑比克	56.4	27.1	158.0	113.8	61.5	160	127	99
117	缅甸	42.2	24.5	77.5	58.9	39.8	94	70	61
118	纳米比亚	28.8	17.8	49.6	49.3	35.2	58	58	39
119	瑙鲁	27.9	22.2	44.7	33.4	29.9	11	62	46
120	尼泊尔	53.2	21.1	98.8	60.4	32.2	98	63	38
121	荷兰	4.7	2.5	6.8	5.1	3.3	8	6	4
122	新西兰	4.3	3.0	9.2	6.1	5.2	10	7	5
123	尼加拉瓜	25.2	8.8	50.8	32.6	20.0	58	39	25
124	尼日尔	49.8	25.7	137.7	101.0	59.9	148	110	78
125	尼日利亚	51.7	34.1	126.3	112.5	74.3	134	122	92
126	纽埃岛	7.1	11.6	11.9	19.7	20.7	8	40	17
127	挪威	4.1	1.5	7.0	3.9	2.3	8	4	4
128	阿曼	18.7	5.2	31.9	14.2	9.8	39	19	10
129	巴基斯坦	56.1	45.6	106.1	87.9	69.0	105	89	74
130	帕劳群岛	15.8	8.4	30.9	22.8	15.1	22	18	15
131	巴拿马	13.3	9.6	25.8	21.9	15.4	26	21	17
132	巴布亚新几内亚	30.6	23.5	65.0	58.2	47.3	68	59	53
133	巴拉圭	22.1	11.1	36.9	27.7	18.7	39	29	22
134	秘鲁	26.4	7.5	56.5	30.4	12.9	69	39	22
135	菲律宾	22.6	12.6	41.1	30.1	23.5	46	32	29
136	波兰	11.4	2.8	15.1	8.1	4.5	17	9	6
137	葡萄牙	7.2	2.1	11.5	5.5	3.1	13	7	4
138	卡塔尔	10.0	4.1	17.7	10.7	7.0	20	12	8
139	韩国	3.1	1.5	6.1	5.2	3.2	8	6	5
140	摩尔多瓦	14.1	11.9	26.7	25.4	13.3	37	25	18
141	罗马尼亚	16.8	4.3	31.0	23.3	10.5	26	21	11
142	俄罗斯	14.7	3.4	21.9	19.7	8.6	26	23	12
143	卢旺达	38.5	16.5	92.8	108.0	37.1	111	116	76
144	圣基茨和尼维斯	17.3	5.9	22.9	13.6	7.8	28	15	14

附录2-2　续表5

			5岁以下儿童死亡率(‰)								
女			合计			男			女		
1990	2000	2009	1990	2000	2016	1990	2000	2011	1990	2000	2011
151	122	73	248.0	175.2	67.4	257	207	83	236	189	74
32	23	17	42.4	28.4	12.9	36	25	17	36	25	16
10	9	4	16.5	11.8	5.3	15	11	6	12	11	5
7	4	1	8.8	4.8	2.4	11	6	3	8	5	3
94	60	38	160.8	110.6	46.4	174	104	65	160	96	58
123	94	65	245.3	174.2	55.1	229	173	87	206	156	79
14	8	5	16.6	10.1	8.3	19	11	7	16	9	6
78	42	10	93.5	43.8	8.5	114	55	12	111	51	10
130	112	94	254.2	219.9	110.6	258	225	182	241	210	169
8	5	6	11.4	7.8	6.8	13	8	7	9	6	5
38	31	28	49.6	41.5	35.4	49	39	29	48	38	23
75	71	69	117.8	113.1	81.4	136	128	120	122	115	104
18	12	12	23.1	18.6	13.7	27	22	16	20	14	14
32	20	13	46.4	25.6	14.6	49	29	17	41	23	14
45	37	31	55.4	53.1	33.3	58	47	47	57	46	36
6	3	3	7.7	5.2	3.4	9	5	4	7	4	3
59	40	20	107.9	64.6	17.9	117	73	35	85	53	26
12	11	6	16.7	13.7	3.8	14	15	8	14	12	7
58	39	28	80.7	50.8	27.1	98	61	35	79	49	30
150	119	93	237.0	168.5	71.3	235	186	107	229	181	99
73	54	47	108.6	79.5	50.8	131	94	69	104	75	56
41	41	28	73.6	75.5	45.2	84	88	45	61	64	38
5	17	25	57.5	41.3	34.6	12	78	56	6	22	24
99	63	39	142.3	81.9	34.5	144	86	49	140	84	47
6	5	4	8.3	6.2	3.8	10	7	4	8	6	4
7	6	4	11.2	7.4	5.4	13	9	7	9	7	5
44	29	19	66.8	40.3	19.7	74	46	29	61	38	22
140	104	73	327.3	226.9	91.3	310	230	127	300	223	122
116	106	80	213.2	187.7	104.3	217	195	129	206	185	119
19	30	12	13.8	23.2	22.2	8	40	21	19	32	21
6	3	3	8.7	4.8	2.6	10	5	3	7	4	3
35	17	9	39.3	16.5	10.7	50	23	9	47	21	8
96	81	67	138.6	112.6	78.8	130	108	76	130	108	68
14	9	11	36.1	26.7	15.9	25	19	23	17	13	14
23	18	14	31.1	26.0	16.4	33	27	21	28	25	18
65	56	51	89.1	78.4	54.3	95	80	60	87	73	55
29	22	17	46.2	33.5	19.9	47	34	25	37	27	20
55	31	17	80.0	39.8	15.3	86	44	20	69	35	17
36	26	23	58.6	39.9	27.1	64	41	29	53	34	22
14	7	5	17.3	9.3	4.7	20	10	6	16	8	5
10	5	3	14.7	7.2	3.5	16	9	4	12	7	3
15	11	7	20.8	12.4	8.5	25	14	8	20	12	7
8	6	4	7.1	6.1	3.4	9	7	5	8	6	4
24	16	11	32.3	30.6	15.9	45	30	17	28	19	15
21	17	9	37.7	27.0	9.0	34	24	14	27	20	11
19	18	10	26.0	23.2	7.7	31	27	13	23	21	10
95	100	65	151.8	181.9	38.5	185	195	57	156	165	51
16	22	13	28.5	17.5	9.3	32	16	8	20	26	6

附录2-2　续表6

序列	国家	新生儿死亡率(‰)		婴儿死亡率(‰)					
				合计			男		
		1990	2016	1990	2000	2013	1990	2000	2009
145	圣卢西亚岛	12.9	9.2	18.6	15.2	12.7	20	15	18
146	圣文森特和格林纳丁斯	15.1	10.3	20.5	19.3	17.2	21	21	12
147	萨摩亚群岛	11.8	9.2	25.8	18.5	15.5	42	43	33
148	圣马力诺	4.0	0.6	9.7	4.9	2.8	12	6	2
149	圣多美和普林西比	32.2	15.0	70.3	58.4	36.7	65	60	55
150	沙特阿拉伯	20.7	6.9	35.3	19.3	13.4	37	21	19
151	塞内加尔	41.5	20.6	70.5	69.2	43.9	79	66	55
152	塞黑	16.6	3.7	24.0	11.1	5.8	24	13	7
153	塞舌尔	10.2	9.0	14.2	12.2	12.2	19	10	10
154	塞拉利昂	57.3	33.2	158.1	141.3	107.2	176	159	130
155	新加坡	4.0	1.1	6.2	3.1	2.2	8	3	3
156	斯洛伐克	12.1	3.0	15.6	10.2	6.0	14	10	7
157	斯洛文尼亚	5.4	1.3	8.8	4.5	2.3	10	6	2
158	所罗门群岛	16.1	10.4	31.5	28.4	25.1	32	31	30
159	索马里	51.8	38.8	108.1	104.9	89.8	110	110	110
160	南非	20.3	12.4	47.0	51.7	32.8	54	61	49
161	南苏丹	64.8	37.9	149.5	109.6	64.1	…	…	…
162	西班牙	6.8	2.0	9.3	5.4	3.6	8	5	4
163	斯里兰卡	12.1	5.3	18.2	14.0	8.2	26	20	15
164	苏丹	41.0	29.4	80.2	68.9	51.2	75	70	67
165	苏里南	21.9	10.6	40.8	30.4	20.3	48	37	25
166	斯威士兰	29.5	21.4	55.4	80.1	55.9	71	75	55
167	瑞典	3.6	1.6	5.8	3.4	2.4	7	4	2
168	瑞士	3.8	2.9	6.7	4.6	3.6	7	5	4
169	叙利亚	17.2	8.9	30.4	19.8	11.9	36	22	17
170	塔吉克斯坦	37.6	19.9	84.9	74.7	40.9	106	87	60
171	泰国	18.9	7.3	30.3	19.1	11.3	30	19	13
172	马其顿	16.6	8.3	33.0	14.2	5.8	33	18	11
173	东帝汶	48.3	21.6	129.5	83.8	46.2	155	94	54
174	多哥	42.1	26.0	90.3	76.7	55.8	103	90	74
175	汤加	11.0	6.8	19.4	15.4	10.4	23	19	18
176	特立尼达和多巴哥	20.3	12.6	26.9	25.3	19.0	33	34	33
177	突尼斯	24.3	8.1	41.0	25.6	13.1	44	26	20
178	土耳其	31.2	6.5	55.7	33.7	16.5	75	40	20
179	土库曼斯坦	32.2	22.3	72.7	66.4	46.6	93	68	48
180	图瓦卢	22.1	17.2	44.4	34.2	24.4	43	37	29
181	乌干达	39.5	21.4	107.2	89.1	43.8	125	105	89
182	乌克兰	8.6	5.4	16.7	15.8	8.6	22	20	16
183	阿联酋	9.3	4.0	14.2	9.6	7.0	16	11	7
184	英国	4.7	2.6	7.9	5.6	3.9	9	6	5
185	坦桑尼亚	43.3	21.7	101.3	80.4	36.4	102	88	70
186	美国	5.7	3.7	9.4	7.1	5.9	11	8	7
187	乌拉圭	11.1	5.0	20.3	14.6	9.5	24	16	12
188	乌兹别克斯坦	20.3	13.8	58.7	53.2	36.7	65	56	34
189	瓦努阿图	14.8	11.8	27.3	19.6	14.6	33	21	14
190	委内瑞拉	14.9	10.3	24.6	18.2	12.9	30	23	17
191	越南	22.8	11.5	36.5	27.0	19.0	39	23	19
192	也门	43.2	26.8	87.7	69.2	40.4	94	77	54
193	赞比亚	43.9	22.9	114.5	99.5	55.8	119	110	96
194	津巴布韦	31.0	22.9	50.4	61.0	55.0	56	72	59

附录2-2　续表7

女			5岁以下儿童死亡率(‰)								
			合计			男			女		
1990	2000	2009	1990	2000	2016	1990	2000	2011	1990	2000	2011
14	13	19	22.6	17.9	13.3	25	17	17	18	15	14
19	17	10	24.7	22.2	16.6	26	26	23	24	20	19
38	10	8	31.0	21.8	17.3	51	47	21	49	18	16
16	4	0	10.9	5.5	2.8	12	6	2	18	4	2
58	53	49	110.4	89.3	33.8	98	89	92	91	82	86
33	19	17	44.1	22.8	12.9	47	25	10	39	21	8
67	56	46	141.1	137.0	47.1	161	128	69	140	111	60
22	9	5	27.8	12.8	5.8	28	15	8	25	11	6
11	13	7	16.5	14.2	14.3	21	13	15	12	14	13
157	142	116	267.7	231.5	113.5	300	263	194	270	237	176
7	2	2	7.7	4.0	2.8	10	4	3	8	4	2
10	7	5	17.7	11.8	5.9	16	12	9	12	8	7
7	4	2	10.4	5.5	2.3	12	6	3	8	5	3
31	30	29	38.7	34.4	25.8	37	36	21	39	38	22
107	107	107	179.7	173.6	132.5	178	178	190	182	182	170
42	47	37	61.0	74.3	43.3	70	88	50	53	66	44
…	…	…	252.9	182.5	90.7	…	…	122	…	…	119
7	4	3	11.0	6.5	3.3	10	6	5	8	5	4
20	15	11	21.3	16.3	9.4	33	24	13	24	17	11
81	76	72	128.0	107.8	65.1	116	108	91	131	122	81
39	30	23	47.7	34.8	20.0	55	41	33	47	35	26
64	68	49	73.9	122.5	70.4	95	108	113	90	102	94
5	3	2	6.9	4.1	2.9	8	5	3	6	3	3
6	4	4	8.2	5.6	4.1	9	6	5	8	5	4
24	15	11	37.2	23.3	17.5	44	26	16	29	17	14
76	63	43	108.2	93.5	43.1	136	109	70	97	78	56
22	15	10	37.1	22.5	12.2	36	22	13	27	18	11
30	16	9	36.6	16.0	12.2	37	20	11	35	18	9
120	73	42	172.1	106.6	49.7	207	120	57	158	92	51
75	65	54	146.4	121.8	75.7	171	141	118	129	106	102
16	16	15	22.8	17.9	16.4	24	22	18	20	19	13
27	26	29	30.6	28.6	18.5	38	40	31	31	29	24
35	20	15	52.2	30.8	13.6	54	31	18	45	24	15
62	33	17	74.4	41.7	12.7	92	45	16	76	38	14
67	49	35	90.7	81.9	51.0	112	81	57	84	61	48
41	32	29	57.1	42.5	25.3	54	42	33	52	43	27
97	82	69	178.7	147.0	53.0	203	170	97	165	138	83
14	13	10	19.6	18.4	9.1	26	24	11	16	14	9
13	9	6	16.5	11.2	7.7	19	12	7	15	10	6
7	5	4	9.3	6.6	4.3	11	7	6	8	6	5
96	84	66	167.0	131.5	56.7	161	138	70	163	141	65
8	7	6	11.2	8.4	6.5	13	9	8	10	8	7
21	12	10	23.1	16.8	9.2	27	19	11	23	14	9
57	49	30	71.4	63.9	24.1	77	65	55	70	60	42
33	21	14	33.1	23.1	27.6	39	24	14	42	26	12
23	17	13	29.5	21.3	16.3	35	26	17	28	20	13
40	24	20	50.6	35.1	21.6	58	31	25	53	28	19
82	67	47	124.8	95.7	55.3	128	103	80	121	97	73
95	88	77	192.5	168.8	63.4	196	182	86	161	149	80
52	66	54	74.6	102.6	56.4	84	120	73	78	111	61

附录2-3 卫生服务覆盖

序列	国家	产前检查率（至少4次）（%）2007～2014	熟练卫生人员接生比例（%）2007～2017	1岁儿童疫苗接种率（%）			结核病发病率（1/10万）2016	新涂阳结核病人治疗成功率（%）2012	HIV新发感染率（1/1000未感染者）2016
				流感 2013	百白破 2016	乙肝 2013			
1	阿富汗	10	50	71	65	71	189	88	0.03
2	阿尔巴尼亚	67	99	99	98	99	16	92	0.08
3	阿尔及利亚	68	97	95	91	95	70	90	0.02
4	安道尔	…	…	96	98	94	6	100	…
5	安哥拉	47	47	93	64	93	370	45	0.94
6	安提瓜和巴布达	100	100	99	99	98	3	50	…
7	阿根廷	90	100	87	92	87	24	56	0.13
8	亚美尼亚	93	100	95	94	95	44	81	0.09
9	澳大利亚	90	100	91	94	91	6	82	0.05
10	奥地利	…	98	83	87	83	8	69	…
11	阿塞拜疆	…	100	93	97	93	66	83	0.10
12	巴哈马群岛	85	100	97	94	97	26	84	…
13	巴林群岛	100	100	99	99	99	12	44	0.04
14	孟加拉国	25	50	97	97	97	221	92	＜0.01
15	巴巴多斯岛	88	99	87	97	87	1	100	0.58
16	白俄罗斯	100	100	23	98	98	52	85	…
17	比利时	…	…	92	98	98	10	77	…
18	伯利兹	83	97	95	95	95	38	55	0.75
19	贝宁湾	58	77	78	82	78	59	90	0.34
20	不丹	77	89	97	98	97	178	92	…
21	玻利维亚	59	90	94	99	94	114	84	0.10
22	波黑	84	100	87	78	92	32	84	…
23	博茨瓦纳	73	100	96	95	96	326	76	5.52
24	巴西	89	99	95	86	95	42	72	0.24
25	文莱	93	100	90	99	99	66	71	…
26	保加利亚	…	100	95	92	95	27	87	0.03
27	布基纳法索	34	80	88	91	88	51	80	0.19
28	布隆迪	33	85	96	94	96	118	89	0.20
29	佛得角	…	91	93	96	93	137	86	0.31
30	柬埔寨	59	89	92	90	92	345	94	0.04
31	喀麦隆	62	65	89	85	89	203	79	1.39
32	加拿大	99	98	96	91	75	5	79	…
33	中非	38	40	23	47	23	407	68	1.80
34	乍得	23	20	48	46	48	153	69	0.34
35	智利	…	100	90	95	90	16	44	0.28
36	中国	…	100	…	99	99	64	95	…
37	哥伦比亚	89	96	91	91	91	32	72	0.12
38	科摩罗	49	82	83	91	83	35	87	＜0.01
39	刚果	79	91	69	80	69	378	70	1.65
40	库克岛	…	100	98	99	98	13	0	…
41	哥斯达黎加	90	90	95	97	94	10	86	0.19
42	科特迪瓦	44	74	88	85	88	153	79	0.86
43	克罗地亚	93	100	96	93	96	12	9	0.02
44	古巴	100	100	96	99	96	7	85	0.29
45	塞浦路斯	…	97	96	97	96	6	43	…
46	捷克	96	100	99	96	99	5	75	0.04
47	朝鲜	94	100	…	96	93	513	92	
48	刚果民主共和国	48	80	72	79	72	323	88	0.17

附录2-3　续表1

序列	国家	产前检查率(至少4次)(%) 2007～2014	熟练卫生人员接生比例(%) 2007～2017	1岁儿童疫苗接种率(%)			结核病发病率(1/10万) 2016	新涂阳结核病人治疗成功率(%) 2012	HIV新发感染率(1/1000未感染者) 2016
				流感 2013	百白破 2016	乙肝 2013			
49	丹麦	…	94	94	94	…	6	64	…
50	吉布提	…	87	82	84	82	335	31	0.58
51	多米尼加	…	96	96	99	96	8	100	…
52	多米尼加共和国	95	100	75	87	80	60	82	0.24
53	厄瓜多尔	…	97	99	83	98	50	75	0.12
54	埃及	83	92	…	95	97	14	88	0.02
55	萨尔瓦多	80	100	92	93	92	60	93	0.16
56	赤道几内亚	67	68	…	19	…	181	…	2.71
57	厄立特里亚	57	34	94	95	94	74	87	0.15
58	爱沙尼亚	97	99	94	93	93	16	74	…
59	埃塞俄比亚	19	28	72	77	72	177	91	0.33
60	斐济	94	100	99	99	99	59	86	0.12
61	芬兰	…	100	98	92	…	5	44	…
62	法国	99	97	98	97	74	8	…	0.09
63	加蓬	78	89	79	75	79	485	54	0.92
64	冈比亚	72	57	97	95	97	174	85	0.65
65	格鲁吉亚	85	100	93	92	93	92	85	0.28
66	德国	…	99	94	95	87	8	74	
67	加纳	87	71	90	93	90	156	84	0.78
68	希腊	…		94	99	98	4	…	…
69	格林纳达	…	99	97	96	97	6	100	…
70	危地马拉	…	66	85	80	85	24	88	0.18
71	几内亚	57	72	63	57	63	176	82	0.67
72	几内亚比绍	68	45	76	87	76	374	71	0.72
73	圭亚那	79	86	98	97	98	93	65	0.77
74	海地	67	42	68	58	68	188	81	0.77
75	洪都拉斯	89	83	87	97	87	40	89	0.11
76	匈牙利	…	99	99	99	…	9	70	…
77	冰岛	…	98	91	91	…	2	90	…
78	印度	72	86	20	88	67	211	88	0.06
79	印尼	88	93	4	79	85	391	86	0.19
80	伊朗	…	99	…	99	99	14	87	0.06
81	伊拉克	50	70	68	63	66	43	91	
82	爱尔兰	…	100	95	95	95	7	61	0.06
83	以色列	…	…	94	94	98	4	81	…
84	意大利	85	100	96	93	97	6	…	0.06
85	牙买加	86	99	93	99	93	5	65	0.63
86	日本	…	100	…	99	…	16	54	…
87	约旦	95	100	98	98	98	6	90	<0.01
88	哈萨克斯坦	87	99	98	82	99	67	86	0.16
89	肯尼亚	47	62	83	89	83	348	86	1.46
90	基里巴斯	71	98	95	81	95	566	89	…
91	科威特	…	100	99	99	99	24	…	0.02
92	吉尔吉斯	95	98	97	96	97	145	…	0.13
93	老挝	37	40	87	82	87	175	90	0.10
94	拉脱维亚	…	100	95	98	95	37	87	0.23
95	黎巴嫩	…	…	81	81	81	12	71	0.02
96	莱索托	70	78	96	93	96	724	71	12.68

附录2-3　续表2

序列	国家	产前检查率（至少4次）(%) 2007～2014	熟练卫生人员接生比例(%) 2007～2017	1岁儿童疫苗接种率(%)			结核病发病率（1/10万）2016	新涂阳结核病人治疗成功率(%) 2012	HIV新发感染率（1/1000未感染者）2016
				流感 2013	百白破 2016	乙肝 2013			
97	利比里亚	78	61	89	79	89	308	79	0.66
98	利比亚	…	100	98	97	98	40	60	…
99	立陶宛	…	100	93	94	93	53	80	0.09
100	卢森堡	97	100	98	99	94	6	…	0.18
101	马达加斯加	51	44	74	77	74	237	82	0.18
102	马拉维	46	90	89	84	89	159	82	2.29
103	马来西亚	…	99	97	98	96	92	78	0
104	马尔代夫	85	96	58	99	99	49	79	…
105	马里	41	44	74	68	74	56	93	0.33
106	马耳他	…	100	99	97	94	13	24	0.06
107	马歇尔群岛	77	90	21	71	41	422	86	…
108	毛利塔尼亚	48	69	80	73	80	102	68	0.12
109	毛里求斯	…	100	98	96	98	22	91	
110	墨西哥	…	98	83	97	82	22	80	0.10
111	密克罗尼西亚	…	100	68	69	83	177	…	…
112	摩纳哥	…	…	99	99	99	0	…	…
113	蒙古	90	99	98	99	98	183	88	0.01
114	黑山	87	99	94	89	90	16	84	0.11
115	摩洛哥	55	74	99	99	99	103	89	0.03
116	莫桑比克	51	54	78	80	78	551	87	3.63
117	缅甸	43	60	72	90	72	361	89	0.22
118	纳米比亚	63	88	89	92	89	446	85	4.37
119	瑙鲁	40	97	79	91	79	112	…	…
120	尼泊尔	50	58	92	87	92	154	91	0.03
121	荷兰	…		97	95	95	6	83	0.03
122	新西兰	…	96	92	92	93	7	81	…
123	尼加拉瓜	88	88	98	98	98	48	87	0.06
124	尼日尔	33	40	70	67	70	93	77	0.09
125	尼日利亚	51	43	46	49	63	219	86	1.23
126	纽埃岛	…	100	99	99	99	20	…	…
127	挪威	…	99	95	96	…	6	79	…
128	阿曼	83	100	98	99	97	9	97	…
129	巴基斯坦	37	55	72	72	72	268	91	0.10
130	帕劳群岛	81	100	99	98	99	123	100	…
131	巴拿马	88	95	80	73	80	55	80	0.34
132	巴布亚新几内亚	…	40	68	72	68	432	68	0.37
133	巴拉圭	91	96	86	93	86	42	70	0.20
134	秘鲁	95	92	88	89	88	117	67	0.09
135	菲律宾	84	73	94	86	94	554	88	0.11
136	波兰	…	100	99	98	96	18	60	…
137	葡萄牙	…	99	98	98	98	20	78	…
138	卡塔尔	85	100	99	98	99	23	…	0.02
139	韩国	97	100	…	98	99	77	81	…
140	摩尔多瓦	95	100	89	89	91	101	76	0.38
141	罗马尼亚	…	95	92	89	96	74	85	0.04
142	俄罗斯	…	100	18	97	97	66	69	…
143	卢旺达	35	91	98	98	98	50	84	0.70
144	圣基茨和尼维斯	…	100	97	97	97	0	100	…

附录2-3　续表3

序列	国家	产前检查率（至少4次）(%) 2007～2014	熟练卫生人员接生比例(%) 2007～2017	1岁儿童疫苗接种率(%)			结核病发病率 (1/10万) 2016	新涂阳结核病人治疗成功率(%) 2012	HIV新发感染率（1/1000未感染者）2016
				流感 2013	百白破 2016	乙肝 2013			
145	圣卢西亚岛	90	99	99	95	99	2	64	…
146	圣文森特和格林纳丁斯	…	99	97	98	96	6	…	…
147	萨摩亚群岛	58	82	95	62	95	8	86	…
148	圣马力诺	…	…	69	66	69	0	…	…
149	圣多美和普林西比	72	92	97	96	97	99	70	…
150	沙特阿拉伯	…	98	98	98	98	10	64	0.02
151	塞内加尔	47	59	92	93	92	140	84	0.08
152	塞黑	94	100	92	92	91	19	84	0.03
153	塞舌尔	…	99	98	96	99	15	85	
154	塞拉利昂	76	60	92	84	92	304	90	0.86
155	新加坡	…	100	…	97	97	51	75	…
156	斯洛伐克	…	98	98	96	98	6	88	0.02
157	斯洛文尼亚	…	100	95	94	…	7	81	0.03
158	所罗门群岛	65	86	83	99	83	84	88	…
159	索马里	…	…	34	42	34	270	88	0.17
160	南非	87	97	65	66	65	781	77	5.58
161	南苏丹	17	19	…	26	…	146	52	1.35
162	西班牙	…		96	97	95	10	71	0.09
163	斯里兰卡	93	99	99	99	99	65	86	0.03
164	苏丹	47	78	93	93	93	82	75	0.13
165	苏里南	67	80	86	91	86	26	66	0.62
166	斯威士兰	77	88	98	90	98	398	72	9.37
167	瑞典	…	…	98	98	…	8	83	0.06
168	瑞士	…	…	95	97	…	8	…	…
169	叙利亚	64	96	41	42	71	21	53	…
170	塔吉克斯坦	53	90	96	96	96	85	83	0.15
171	泰国	93	99	…	99	99	172	81	0.10
172	马其顿	94	100	97	95	97	16	86	0.02
173	东帝汶	55	57	82	85	82	498	89	…
174	多哥	55	45	84	89	84	46	86	0.59
175	汤加	70	96	99	78	99	9	100	…
176	特立尼达和多巴哥	100	100	92	97	92	18	63	0.29
177	突尼斯	85	74	98	98	98	38	89	0.03
178	土耳其	74	97	98	98	97	18	88	…
179	土库曼斯坦	…	100	97	98	98	60	84	…
180	图瓦卢	67	93	90	94	90	207	70	…
181	乌干达	48	74	78	78	78	201	77	1.50
182	乌克兰	87	100	83	19	46	87	71	0.38
183	阿联酋	…	100	94	99	94	1	76	…
184	英国	…	…	97	94	…	10	80	…
185	坦桑尼亚	43	64	91	97	91	287	90	1.19
186	美国	97	99	93	95	90	3	84	…
187	乌拉圭	94	100	94	95	94	29	78	0.15
188	乌兹别克斯坦	…	100	99	99	99	76	84	…
189	瓦努阿图	…	89	68	64	59	56	91	…
190	委内瑞拉	61	96	82	84	82	32	82	0.21
191	越南	74	94	59	96	59	133	91	0.12
192	也门	28	45	88	71	88	48	88	0.04
193	赞比亚	60	63	79	91	79	376	85	4.08
194	津巴布韦	70	78	95	90	95	208	81	3.03

附录2-4　环境危险因素

序列	国家	安全饮用水普及率(%)							卫生厕所普及率(%)						
		城市		农村		合计			城市		农村		合计		
		2011	2012	2011	2012	2011	2012	2015	2011	2012	2011	2012	2011	2012	2015
1	阿富汗	85	90	53	56	61	64	55	46	47	23	23	28	29	32
2	阿尔巴尼亚	95	97	94	94	95	96	95	95	95	93	86	94	91	93
3	阿尔及利亚	85	85	79	79	84	84	84	98	98	88	88	95	95	88
4	安道尔	100	100	100	100	100	100	100	100	100	100	100	100	100	100
5	安哥拉	66	68	35	34	53	54	49	86	87	19	20	59	60	52
6	安提瓜和巴布达	98	98	98	98	98	98	98	91	…	91	…	91	…	…
7	阿根廷	100	99	95	95	99	99	99	96	97	98	99	96	97	96
8	亚美尼亚	100	100	98	100	99	100	100	96	96	81	81	90	91	90
9	澳大利亚	100	100	100	100	100	100	100	100	100	100	100	100	100	100
10	奥地利	100	100	100	100	100	100	100	100	100	100	100	100	100	100
11	阿塞拜疆	88	88	71	71	80	80	87	86	86	78	78	82	82	89
12	巴哈马群岛	96	98	96	98	96	98	98	…	92	…	92	…	92	92
13	巴林群岛	100	100	100	100	100	100	100	99	99	99	99	99	99	99
14	孟加拉国	85	86	82	84	83	85	87	55	55	55	58	55	57	61
15	巴巴多斯岛	100	100	100	100	100	100	100	…	…	…	…	…	…	96
16	白俄罗斯	100	100	99	99	100	100	100	92	94	97	95	93	94	94
17	比利时	100	100	100	100	100	100	100	100	100	100	100	100	100	100
18	伯利兹	97	98	100	100	99	99	100	93	94	87	88	90	91	91
19	贝宁湾	85	85	69	69	76	76	78	25	25	5	5	14	14	20
20	不丹	100	99	96	97	97	98	100	74	75	29	31	45	47	50
21	玻利维亚	96	96	72	72	88	88	90	57	57	24	24	46	46	50
22	波黑	100	100	98	99	99	100	100	100	99	92	92	96	95	95
23	博茨瓦纳	99	99	93	93	97	97	96	78	78	42	42	64	64	63
24	巴西	100	100	84	85	97	98	98	87	87	48	49	81	81	83
25	文莱	…	…	…	…	…	…	…	…	…	…	…	…	…	…
26	保加利亚	100	100	99	99	99	99	99	100	100	100	100	100	100	86
27	布基纳法索	96	97	74	76	80	82	82	50	50	6	7	18	19	20
28	布隆迪	82	92	73	73	74	75	76	45	43	51	48	50	47	48
29	佛得角	91	100	86	52	89	89	92	74	75	45	47	63	65	72
30	柬埔寨	90	…	61	68	67	71	76	76	82	22	25	33	37	42
31	喀麦隆	95	94	52	86	74	74	76	58	62	36	27	48	45	46
32	加拿大	100	94	99	66	100	100	100	100	100	99	99	100	100	100
33	中非	92	91	51	99	67	68	69	43	44	28	7	34	22	22
34	乍得	71	72	44	54	50	51	51	31	31	6	6	12	12	12
35	智利	100	100	90	45	98	99	99	100	100	89	89	99	99	99
36	中国	98	98	85	91	92	92	96	74	74	56	56	65	65	77
37	哥伦比亚	100	97	72	85	93	91	91	82	85	65	66	78	80	81
38	科摩罗	…	…	97	74	…	…	90	…	…	…	…	…	…	36
39	刚果	95	96	32	97	72	75	77	19	20	15	6	18	15	15
40	库克岛	100	100	100	39	100	100	100	95	97	95	97	95	97	98
41	哥斯达黎加	100	100	91	100	96	97	98	95	95	92	92	94	94	95
42	科特迪瓦	91	92	68	91	80	80	82	36	33	11	10	24	22	23
43	克罗地亚	100	100	97	97	99	99	100	99	99	98	98	98	98	97
44	古巴	96	96	86	87	94	94	95	94	94	87	88	92	93	93
45	塞浦路斯	100	100	100	100	100	100	100	100	100	100	100	100	100	100
46	捷克	100	100	100	100	100	100	100	100	100	100	100	100	100	99
47	朝鲜	99	99	97	97	98	98	100	88	88	73	73	82	82	82
48	刚果民主共和国	80	79	29	29	46	46	52	29	29	31	33	31	31	29

附录2-4　续表1

早产发生率(%) 2010	5岁以下儿童 2007～2016			成人(≥18岁) 肥胖率(%) 2014		成人(>15岁) 平均饮酒精量 (升/人/年) 2016	成人(>15岁) 吸烟率(%) 2016		未成年人(13～15岁) 吸烟率(%) 2006～2012	
	发育迟缓率(%)	低体重率(%)	超重率(%)	男	女		男	女	男	女
12	40.9	9.5	5.4	1.8	4.1	0.2	…	…	…	…
9	23.1	9.4	23.4	16.5	18.7	7.5	51.2	7.1	17.6	6.7
7	11.7	4.1	12.4	18.8	30.8	0.9	30.4	0.7	17.4	2.6
…	…	…	…	28.5	30.5	11.3	37.8	29.0	…	…
13	37.6	4.9	3.3	6.0	14.2	6.4	…	…	…	…
6	…	…	…	22.8	38.7	7.0	…	…	24.3	15.9
8	…	…	…	23.6	28.9	9.8	27.7	16.2	22.7	25.4
11	9.4	4.2	13.6	17.2	22.0	5.5	52.1	1.5	10.9	4.3
8	2.0	0.0	7.7	28.4	28.8	10.6	16.5	13.0	…	…
11	…	…	…	20.5	16.3	11.6	30.9	28.4	…	…
9	18.0	3.1	13.0	19.0	26.1	0.8	42.5	0.3	11.4	2.1
10	…	…	…	29.7	42.5	4.4	20.4	3.1	16.0	10.7
14	…	…	…	30.5	42.8	1.9	37.6	5.8	…	…
14	36.1	14.3	1.4	2.1	5.1	0.0	44.7	1.0	9.2	2.8
9	7.7	6.8	12.2	24.4	38.2	9.6	14.5	1.9	34.5	23.2
4	…	…	…	21.0	25.5	11.2	46.1	10.5	…	…
8	…	…	…	22.3	18.2	12.1	31.4	25.1	…	…
10	15.0	1.8	7.3	16.1	28.8	6.7	…	…	21.8	15.3
11	34.0	4.5	1.7	4.1	14.5	3.0	12.3	0.6	…	…
10	33.6	5.9	7.6	4.9	8.8	0.6	…	…	39.0	23.2
9	16.1	2.0	10.1	12.1	22.2	4.8	67.3	10.5	20.9	16.4
8	8.9	2.3	17.4	16.3	19.4	6.4	47.7	30.2	16.3	10.5
15	31.4	7.2	11.2	12.7	32.3	8.4	34.4	5.7	27.0	20.5
9	7.1	1.6	7.3	17.3	22.7	7.8	17.9	10.1	…	…
12	19.7	2.9	8.3	16.2	20.1	0.4	30.9	2.0	17.1	6.7
8	…	…	…	21.8	24.5	12.7	44.4	30.1	26.4	31.8
11	27.3	7.6	1.2	3.2	9.2	8.2	23.9	1.6	…	…
11	55.9	5.1	1.4	0.7	4.5	7.5	…	…	20.7	16.8
11	…	…	…	8.6	17.4	5.7	16.5	2.1	14.7	11.7
11	32.4	9.6	2.0	1.7	4.6	6.7	33.7	2.0	7.9	5.0
13	31.7	5.2	6.7	5.8	17.1	8.9	…	…	…	…
8				26.8	29.1	8.9	16.6	12.0	…	…
13	40.7	7.4	1.8	2.2	8.0	3.3	…	…	…	…
13	39.9	13.0	2.5	4.0	12.3	1.5	…	…	20.9	13.9
7	1.8	0.3	9.3	23.3	32.2	9.3	41.5	34.2	…	…
7	8.1	1.9	6.6	5.9	8.0	7.2	48.4	1.9	11.2	2.2
9	12.7	0.9	4.8	16.1	25.7	5.8	13.5	4.7	…	…
17	32.1	11.1	10.9	2.2	11.0	0.9	23.6	4.4	21.8	14.8
17	21.2	8.2	5.9	6.4	15.7	7.8	52.3	1.7	27.6	20.4
…	…	…	…	46.6	55.1	10.6	29.8	21.2	33.7	36.3
14	5.6	1.0	8.1	19.2	29.5	4.8	17.4	6.4	15.9	13.1
14	21.6	6.0	1.5	4.7	13.8	8.4	…	…	26.3	10.9
6	…	…	…	22.5	24.1	8.9	39.9	34.3	28.6	27.9
6	…	…	…	19.0	31.5	6.1	53.3	17.1	19.8	15.0
15	…	…	…	21.9	25.7	10.8	52.7	19.6	28.7	10.8
7	…	…	…	26.2	27.3	14.4	38.3	30.5	35.0	37.8
11	27.9	4.0	0.0	1.6	3.1	3.9	…	…	…	…
12	42.6	8.1	4.4	1.6	7.1	2.6	…	…	…	…

附录2-4　续表2

序列	国家	安全饮用水普及率(%)							卫生厕所普及率(%)						
		城市		农村		合计			城市		农村		合计		
		2011	2012	2011	2012	2011	2012	2015	2011	2012	2011	2012	2011	2012	2015
49	丹麦	100	100	100	100	100	100	100	100	100	100	100	100	100	100
50	吉布提	100	100	67	65	92	92	90	73	73	22	22	61	61	47
51	多米尼加	96	96	81	…	…	…	…	…	…	…	…	…	…	…
52	多米尼加共和国	82	82	…	77	82	81	85	86	86	74	74	82	82	84
53	厄瓜多尔	96	92	82	75	92	86	87	96	86	86	76	93	83	85
54	埃及	100	100	99	99	99	99	99	97	98	93	94	95	96	95
55	萨尔瓦多	94	95	81	81	90	90	94	79	80	53	53	70	70	75
56	赤道几内亚	…	…	…	…	…	…	48	…	…	…	…	…	…	75
57	厄立特里亚	…	…	…	…	99	…	58	…	…	4	4	…	…	16
58	爱沙尼亚	99	100	97	98	…	99	100	100	96	94	94	100	95	97
59	埃塞俄比亚	97	97	39	42	49	52	57	27	27	19	23	21	24	28
60	斐济	100	100	92	92	96	96	96	92	92	82	82	87	87	91
61	芬兰	100	100	100	100	100	100	100	100	100	100	100	100	100	98
62	法国	100	100	100	100	100	100	100	100	100	100	100	100	100	99
63	加蓬	95	97	41	63	88	92	93	33	43	30	32	33	41	42
64	冈比亚	92	94	85	84	89	90	90	70	64	65	55	68	60	59
65	格鲁吉亚	100	100	96	97	98	99	100	96	96	91	91	93	93	86
66	德国	100	100	100	100	100	100	100	100	100	100	100	100	100	99
67	加纳	92	93	80	81	86	87	89	19	20	8	8	13	14	15
68	希腊	100	100	99	99	100	100	100	99	99	97	97	99	99	99
69	格林纳达	…	99	…	95	…	97	97	…	98	…	98	…	98	98
70	危地马拉	99	99	89	89	94	94	93	88	88	72	72	80	80	64
71	几内亚	90	92	65	65	74	75	77	32	33	11	11	18	19	20
72	几内亚比绍	94	96	54	56	72	74	79	33	34	8	8	19	20	21
73	圭亚那	98	97	93	98	95	98	98	88	88	82	82	84	84	84
74	海地	77	75	48	47	64	62	58	34	31	17	16	26	24	28
75	洪都拉斯	96	97	81	82	89	90	91	86	85	74	74	81	80	83
76	匈牙利	100	100	100	100	100	100	100	100	100	100	100	100	100	98
77	冰岛	100	100	100	100	100	100	100	100	100	100	100	100	100	99
78	印度	96	97	89	91	92	93	94	60	60	24	25	35	36	40
79	印尼	93	93	76	76	84	85	87	73	71	44	46	59	59	61
80	伊朗	98	98	90	92	95	96	96	100	93	99	82	100	89	90
81	伊拉克	94	94	67	69	85	85	87	86	86	80	82	84	85	86
82	爱尔兰	100	100	100	100	100	100	98	100	100	98	98	99	99	91
83	以色列	100	100	100	100	100	100	100	100	100	100	100	100	100	100
84	意大利	100	100	100	100	100	100	100	…	…	…	…	…	…	100
85	牙买加	97	97	89	89	93	93	94	78	78	82	82	80	80	82
86	日本	100	100	100	100	100	100	100	100	100	100	100	100	100	100
87	约旦	97	97	90	90	96	96	97	98	98	98	98	98	98	99
88	哈萨克斯坦	99	99	90	86	95	93	93	97	97	98	98	97	97	98
89	肯尼亚	83	82	54	55	61	62	63	31	31	29	29	29	30	30
90	基里巴斯	87	87	50	51	66	67	67	51	51	30	31	39	40	40
91	科威特	99	99	99	99	99	99	99	100	100	100	100	100	100	100
92	吉尔吉斯	96	97	85	82	89	88	90	94	92	93	92	93	92	93
93	老挝	83	84	63	65	70	72	76	87	90	48	50	62	65	71
94	拉脱维亚	100	100	96	96	98	98	99	…	…	…	…	…	…	88
95	黎巴嫩	100	100	100	100	100	100	99	100	100	…	…	…	…	81
96	莱索托	91	93	73	77	78	81	82	32	37	24	27	26	30	30

附录2-4　续表3

早产发生率(%) 2010	5岁以下儿童 2007～2016			成人(≥18岁) 肥胖率(%) 2014		成人(>15岁) 平均饮酒精量(升/人/年) 2016	成人(>15岁) 吸烟率(%) 2016		未成年人(13～15岁) 吸烟率(%) 2006～2012	
	发育迟缓率(%)	低体重率(%)	超重率(%)	男	女		男	女	男	女
7	…	…	…	21.7	17.0	10.4	18.8	19.3	…	…
12	33.5	21.5	8.1	5.6	13.5	0.5	24.5	1.7	19	15
12	…	…	…	18.5	33.0	8.2	…	…	30	20
11	7.1	2.4	7.6	18.2	29.5	6.9	19.1	8.5	24	14
5	23.9	1.6	8.0	14.4	22.9	4.4	12.3	2.0	…	…
7	22.3	9.5	15.7	20.3	37.5	0.4	50.1	0.2	20	4
13	13.6	2.1	6.4	15.9	27.0	3.7	18.8	2.5	18	11
17	26.2	3.1	9.7	12.5	22.7	11.3	…	…	25	17
12	50.3	15.3	1.9	1.4	6.9	1.3	11.4	0.2	…	…
6	…	…	…	22.2	22.9	11.6	39.3	24.5	34	28
10	38.4	9.9	2.8	1.5	6.6	2.8	8.5	0.4	…	…
10	…	…	…	30.8	42.3	3.0	34.8	10.2	18	10
6	…	…	…	21.6	19.6	10.7	22.6	18.3	…	…
7	…	…	…	23.8	24.0	12.6	35.6	30.1	…	…
16	17.5	3.4	7.7	12.9	22.5	11.5	…	…	…	…
14	25.0	11.1	3.2	5.8	15.8	3.8	31.2	0.7	…	…
9	11.3	1.6	19.9	17.2	24.0	9.8	55.5	5.3	17	8
9	…	…	…	21.9	18.5	13.4	33.1	28.2	…	…
15	18.8	4.7	2.6	5.4	18.9	2.7	7.7	0.3	14	11
7	…	…	…	21.9	23.8	10.4	52.0	35.3	19	13
10	…	…	…	18.1	34.3	9.3	…	…	25	17
8	46.5	0.7	4.7	13.0	23.9	2.4	…	…	20	13
14	32.4	8.1	4.0	3.2	10.3	1.3	…	…	31	20
11	27.6	6.0	2.3	3.6	10.8	4.8	…	…	…	…
13	12.0	6.4	5.3	14.4	31.6	6.3	…	…	25	16
14	21.9	5.2	3.6	7.2	16.6	5.8	23.1	2.9	…	…
12	22.7	1.4	5.2	12.4	24.1	4.0	…	…	…	…
9	…	…	…	24.0	23.9	11.4	34.8	26.8	33	28
7	…	…	…	24.1	21.5	9.1	15.2	14.3	…	…
13	38.4	21.0	2.1	3.2	6.7	5.7	20.6	1.9	19	8
16	36.4	13.5	11.5	3.5	7.9	0.8	76.1	2.8	36	4
13	6.8	4.0		20.1	32.0	1.0	21.1	0.8	33	20
7	22.6	7.4	11.8	17.2	30.5	0.4	39.3	4.7	12	5
6	…	…	…	25.9	25.3	13.0	25.7	23.0	…	…
8	…	…	…	23.5	27.0	3.8	35.4	15.4	…	…
7	…	…	…	20.4	21.6	7.5	27.8	19.8	21	26
10	6.2	3.6	8.5	18.4	35.7	4.2	28.6	5.3	31	25
6	7.1	2.3	1.5	3.4	3.2	8.0	33.7	11.2	…	…
14	7.8	2.4	4.7	22.7	38.6	0.7	…	…	34	19
9	8.0	3.1	9.3	21.6	25.0	7.7	43.1	7.0	12	8
12	26.0	4.0	4.1	2.8	11.1	3.4	20.4	1.2	13	7
10	…	…	…	32.9	48.5	0.4	58.9	35.9	43	32
11	4.9	3.1	6.0	35.5	45.9	0.0	37.0	2.7	25	11
10	12.9	2.8	7.0	11.5	17.3	6.2	50.5	3.6	12	5
11	43.8	6.4	2.0	2.1	4.9	10.4	51.2	7.3	19	6
5	…	…	…	22.0	25.1	12.9	51.0	25.6	39	41
8	…	…	…	26.3	37.7	1.5	40.7	26.9	42	31
12	33.2	2.8	7.4	4.1	24.0	5.0	53.9	0.4	26	22

附录2-4　续表4

序列	国家	安全饮用水普及率(%)							卫生厕所普及率(%)						
		城市		农村		合计			城市		农村		合计		
		2011	2012	2011	2012	2011	2012	2015	2011	2012	2011	2012	2011	2012	2015
97	利比里亚	89	87	60	63	74	75	76	30	28	7	6	18	17	17
98	利比亚	…	…	…	…	…	…	…	97	97	96	96	97	97	97
99	立陶宛	98	99	…	89	…	96	97	95	99	…	85	…	94	92
100	卢森堡	100	100	100	100	100	100	100	100	100	100	100	100	100	98
101	马达加斯加	78	78	34	35	48	50	52	19	19	11	11	14	14	12
102	马拉维	95	95	82	83	84	85	90	50	22	53	8	53	10	41
103	马来西亚	100	100	99	99	100	100	98	96	96	95	95	96	96	96
104	马尔代夫	100	100	98	98	99	99	99	97	97	98	100	98	99	98
105	马里	89	91	53	54	65	67	77	35	35	14	15	22	22	25
106	马耳他	100	100	100	100	100	100	100	100	100	100	100	100	100	100
107	马歇尔群岛	93	93	97	98	94	95	95	84	84	55	56	76	76	77
108	毛利塔尼亚	52	52	48	48	50	50	58	51	51	9	9	27	27	40
109	毛里求斯	100	100	100	100	100	100	100	92	92	90	90	91	91	93
110	墨西哥	96	96	89	91	94	95	96	87	87	77	79	85	85	85
111	密克罗尼西亚	95	95	88	87	89	89	89	83	85	47	49	55	57	57
112	摩纳哥	100	100	…	…	100	100	100	100	100	…	…	100	100	100
113	蒙古	100	95	53	61	85	85	64	64	65	29	35	53	56	60
114	黑山	100	100	95	95	98	98	100	92	92	87	87	90	90	96
115	摩洛哥	98	98	61	64	82	84	85	83	85	52	63	70	75	77
116	莫桑比克	78	80	33	35	47	49	51	41	44	9	11	19	21	21
117	缅甸	94	95	79	81	84	86	81	84	84	74	74	77	77	80
118	纳米比亚	99	98	90	87	93	92	91	57	56	17	17	32	32	34
119	瑙鲁	96	96	…	…	96	96	97	66	66	…	…	66	66	66
120	尼泊尔	91	90	87	88	88	88	92	50	51	32	34	35	37	46
121	荷兰	100	100	100	100	100	100	100	100	100	100	100	100	100	98
122	新西兰	100	100	100	100	100	100	100	…	…	…	…	…	…	…
123	尼加拉瓜	98	98	68	68	85	85	87	63	63	37	37	52	52	68
124	尼日尔	100	99	39	42	50	52	58	34	33	4	4	10	9	11
125	尼日利亚	75	79	47	49	61	64	69	33	31	28	25	31	28	29
126	纽埃岛	99	99	99	99	99	99	99	100	100	100	100	100	100	100
127	挪威	100	100	100	100	100	100	100	100	100	100	100	100	100	98
128	阿曼	95	95	85	86	92	93	93	97	97	95	95	97	97	97
129	巴基斯坦	96	96	89	89	91	91	91	72	72	34	34	47	48	64
130	帕劳群岛	97	97	86	…	95	…	…	100	100	100	100	100	100	100
131	巴拿马	97	97	86	87	94	94	95	77	80	54	52	71	73	75
132	巴布亚新几内亚	89	88	33	33	40	40	40	57	56	13	13	19	19	19
133	巴拉圭	99	100	…	83	…	94	98	…	96	…	53	…	80	89
134	秘鲁	91	91	66	72	85	87	87	81	81	38	45	72	73	76
135	菲律宾	93	92	92	91	92	92	92	79	79	69	69	74	74	74
136	波兰	100	100	…	…	…	…	98	96	96	…	…	…	…	97
137	葡萄牙	100	100	100	100	100	100	100	100	100	100	100	100	100	100
138	卡塔尔	100	100	100	100	100	100	100	100	100	100	100	100	100	98
139	韩国	100	100	88	88	98	98	…	100	100	100	100	100	100	100
140	摩尔多瓦	99	99	93	94	96	97	88	89	89	83	84	86	87	76
141	罗马尼亚	99	99	…	…	…	…	100	…	…	…	…	…	…	79
142	俄罗斯	99	99	92	92	97	97	97	74	74	59	59	70	70	72
143	卢旺达	80	81	66	68	69	71	76	61	61	61	64	61	64	62
144	圣基茨和尼维斯	98	98	98	98	98	98	98	…	…	…	…	…	…	…

附录2-4　续表5

早产发生率(%) 2010	5岁以下儿童 2007～2016			成人(≥18岁)肥胖率(%) 2014		成人(>15岁)平均饮酒精量(升/人/年) 2016	成人(>15岁)吸烟率(%) 2016		未成年人(13～15岁)吸烟率(%) 2006～2012	
	发育迟缓率(%)	低体重率(%)	超重率(%)	男	女		男	女	男	女
14	32.1	5.6	3.2	2.7	10.6	5.8	18.1	1.5	…	…
8	21.0	6.5	22.4	26.6	39.5	0.0	…	…	11	5
6	…	…	…	23.1	28.3	15.0	38.0	21.3	38	29
8	…	…	…	26.6	19.7	13.0	26.0	20.9	…	…
14	49.2	…	…	2.2	8.6	1.9	…	…	33	14
18	37.1	2.7	4.5	1.6	8.9	3.7	24.7	4.4	17	11
12	20.7	11.5	6.0	10.6	16.0	0.9	42.4	1.0	35	9
8	20.3	10.2	6.5	5.0	10.8	2.7	55.0	2.1	15	7
12	30.4	13.5	1.9	3.8	9.9	1.3	23.0	1.6	23	9
6	…	…	…	24.6	28.5	8.1	30.2	20.9	…	…
12	…	…	…	36.9	48.9	…	…	…	29	22
15	27.9	14.8	1.3	5.8	13.6	0.0	…	…	28	18
13	…	…	…	11.2	24.3	3.6	40.7	3.2	20	8
7	12.4	1.0	5.2	22.8	33.1	6.5	21.4	6.9	22	18
11				31.0	43.7	2.5	…	…	52	36
…	…	…	…	…	…	…	…	…	…	…
14	10.8	1.0	10.5	14.6	18.8	7.4	46.5	5.5	20	8
9	9.4	2.8	22.3	19.3	20.7	8.0	47.9	44.0	7	6
7	14.9	2.3	10.7	16.2	28.3	0.6	47.1	0.8	11	7
16	43.1	6.1	7.9	1.8	8.7	2.4	29.1	5.1	…	…
12	29.2	7.0	1.3	1.4	4.3	4.8	35.2	6.3	30	7
14	23.1	7.1	4.1	9.2	28.2	9.8	34.2	9.7	32	30
…	24.0	1.0	2.8	39.7	51.6	6.0	36.9	43.0	…	…
14	35.8	9.7	1.2	1.8	4.6	2.0	37.8	9.5	25	16
8	…	…	…	21.4	18.3	8.7	27.3	24.4	…	…
8	…	…	…	27.7	30.8	10.7	17.2	14.8	19	22
9	17.3	2.2	8.3	10.8	23.2	5.2	…	…	…	…
9	42.2	10.3	3.0	1.9	6.8	0.5	15.4	0.1	12	6
12	43.6	10.8	1.5	5.9	16.3	13.4	10.8	0.6	…	…
…	…	…	…	37.7	49.0	7.0	19.3	10.5	14	19
6	…	…	…	24.6	21.7	7.5	20.7	19.6	…	…
14	14.1	7.5	4.4	27.2	37.7	0.8	15.6	0.5	5	2
16	45.0	10.5	4.8	3.7	7.3	0.3	36.7	2.8	…	…
…	…	…	…	43.1	52.2	…	22.7	7.7	54	37
8	19.1	1.2	…	20.6	33.1	7.9	9.9	2.4	15	10
7	49.5	14.3	13.8	22.6	33.4	1.2	48.8	23.5	55	40
8	5.6	1.0	12.4	13.1	19.5	7.2	21.6	5.0	21	13
7	13.1	1.0	7.2	15.8	26.5	6.3	…	…	22	17
15	33.4	7.1	3.9	3.6	6.6	6.6	40.8	7.8	19	9
7	…	…	…	23.5	26.7	11.6	33.1	23.3	17	19
8	…	…	…	19.8	20.3	12.3	30.0	16.3	…	…
11	…	…	…	40.0	49.7	2.0	26.9	0.8	25	13
9	2.5	1.2	7.3	4.8	6.7	10.2	40.9	6.2	9	4
12	6.4	1.9	4.9	11.4	17.9	15.2	44.6	5.9	15	6
7	…	…	…	20.5	22.7	12.6	37.1	22.9	12	10
7	…	…	…	20.3	27.4	11.7	58.3	23.4	…	…
10	36.7	1.7	7.7	1.2	6.6	9.0	21.0	4.7	13	10
…	…	…	…	21.2	35.3	9.4	15.2	0.8	10	8

附录2-4　续表6

序列	国家	安全饮用水普及率(%)							卫生厕所普及率(%)						
		城市		农村		合计			城市		农村		合计		
		2011	2012	2011	2012	2011	2012	2015	2011	2012	2011	2012	2011	2012	2015
145	圣卢西亚岛	98	99	93	93	94	94	96	70	…	64	…	65	…	91
146	圣文森特和格林纳丁斯	95	95	95	95	95	95	95	…	…	…	…	…	…	…
147	萨摩亚群岛	97	97	98	99	98	99	99	93	93	91	91	92	92	92
148	圣马力诺	…	…	…	…	…	…	…	…	…	…	…	…	…	…
149	圣多美和普林西比	99	99	94	94	97	97	97	41	41	23	23	34	34	35
150	沙特阿拉伯	97	97	97	97	97	97	97	100	100	100	100	100	100	100
151	塞内加尔	93	92	59	60	73	74	79	68	67	39	40	51	52	48
152	塞黑	99	99	99	99	99	99	99	98	99	96	96	97	97	96
153	塞舌尔	96	96	96	96	96	96	96	97	97	97	97	97	97	98
154	塞拉利昂	84	87	40	42	57	60	63	22	22	7	7	13	13	13
155	新加坡	100	100	…	…	100	100	100	100	100	…	…	100	100	100
156	斯洛伐克	100	100	100	100	100	100	100	100	100	100	100	100	100	99
157	斯洛文尼亚	100	100	99	99	100	100	100	100	100	100	100	100	100	99
158	所罗门群岛	93	93	76	77	79	81	81	81	81	15	15	29	29	30
159	索马里	66	…	7	…	30	…	…	52	…	6	…	24	…	…
160	南非	99	99	79	88	91	95	93	84	82	57	62	74	74	66
161	南苏丹	63	63	55	55	57	57	59	16	16	7	7	9	9	7
162	西班牙	100	100	100	100	100	100	100	100	100	100	100	100	100	100
163	斯里兰卡	99	99	92	93	93	94	96	83	83	93	94	91	92	95
164	苏丹	66	66	50	50	55	55	…	44	44	13	13	24	24	…
165	苏里南	97	98	81	88	92	95	95	90	88	66	61	83	80	79
166	斯威士兰	93	94	67	69	72	74	74	63	63	55	56	57	57	58
167	瑞典	100	100	100	100	100	100	100	100	100	100	100	100	100	99
168	瑞士	100	100	100	100	100	100	100	100	100	100	100	100	100	100
169	叙利亚	93	92	87	87	90	90	90	96	96	94	95	95	96	96
170	塔吉克斯坦	100	93	57	64	66	72	74	97	94	83	95	95	94	95
171	泰国	92	97	95	95	96	96	98	95	89	94	96	93	93	93
172	马其顿	97	100	99	99	100	99	99	89	97	96	83	91	91	91
173	东帝汶	93	95	60	61	69	70	72	68	69	27	27	39	39	41
174	多哥	90	92	40	41	59	61	63	26	25	3	2	11	11	12
175	汤加	99	99	99	99	99	99	100	99	99	89	89	92	91	91
176	特立尼达和多巴哥	98	97	93	…	94	…	95	92	92	92	92	92	92	92
177	突尼斯	100	100	89	90	96	97	98	97	97	75	77	90	90	92
178	土耳其	100	100	99	99	100	100	100	97	97	75	75	91	91	95
179	土库曼斯坦	89	89	54	54	71	71	…	100	100	98	98	99	99	…
180	图瓦卢	98	98	97	97	98	98	98	86	86	80	80	83	83	…
181	乌干达	91	95	72	71	75	75	79	34	33	35	34	35	34	19
182	乌克兰	98	98	98	98	98	98	96	96	96	89	89	94	94	96
183	阿联酋	100	100	100	100	100	100	100	98	98	95	95	98	98	98
184	英国	100	100	100	100	100	100	100	100	100	100	100	100	100	99
185	坦桑尼亚	79	78	44	44	53	53	56	24	25	7	7	12	12	16
186	美国	100	99	94	98	99	99	99	100	100	99	100	100	100	100
187	乌拉圭	100	100	98	95	100	99	100	99	96	98	96	99	96	96
188	乌兹别克斯坦	98	98	81	81	87	87	…	100	100	100	100	100	100	100
189	瓦努阿图	98	98	88	88	91	91	95	65	65	55	55	58	58	58
190	委内瑞拉	…	…	…	…	…	…	93	…	…	…	…	…	…	94
191	越南	99	98	94	94	96	95	98	93	93	67	67	75	75	78
192	也门	72	72	47	47	55	55	…	93	93	34	34	53	53	…
193	赞比亚	86	85	50	49	64	63	65	56	56	33	34	42	43	44
194	津巴布韦	97	97	69	69	80	80	77	52	52	33	32	40	40	37

附录2-4　续表7

早产发生率(%) 2010	5岁以下儿童 2007～2016			成人(≥18岁)肥胖率(%) 2014		成人(>15岁)平均饮酒精量(升/人/年) 2016	成人(>15岁)吸烟率(%) 2016		未成年人(13～15岁)吸烟率(%) 2006～2012	
	发育迟缓率(%)	低体重率(%)	超重率(%)	男	女		男	女	男	女
11	2.5	3.7	6.3	19.7	33.9	9.9	…	…	25	17
12	…	…	…	17.9	30.9	8.2	…	…	24	15
6	4.7	3.7	5.4	36.0	51.3	2.5	38.1	16.7	26	20
…	…	…	…	…	…	…	…	…	11	12
11	17.2	4.0	2.4	6.2	18.2	6.8	…	…	31	23
6	…	…	…	29.9	41.4	0.2	25.4	1.8	21	9
10	17.0	7.2	0.9	4.8	14.6	0.7	16.6	0.4	15	6
7	6.0	3.9	13.9	18.6	20.5	11.1	40.2	37.7	18	17
12	7.9	4.3	10.2	17.1	35.9	12.0	35.7	7.1	27	25
10	37.9	9.4	8.9	3.1	12.0	5.7	41.3	8.8	…	…
12	…	…	…	5.7	6.8	2.0	28.3	5.2	…	…
6	…	…	…	24.6	26.7	11.5	37.7	23.1	30	28
8	…	…	…	24.6	25.5	12.6	25.0	20.1	17	22
12	31.6	7.9	3.9	21.8	33.7	1.4	…	…	44	37
12	25.3	15.0	3.0	2.1	7.2	0.0	…	…	…	…
8	27.4	2.5	13.3	15.7	37.3	9.3	33.2	8.1	24	19
…	31.1	22.7	6.0	4.0	11.1	…	…	…	…	…
7	…	…	…	22.8	24.7	10.0	31.4	27.4	…	…
11	17.3	15.1	2.0	3.4	9.5	4.3	27.0	0.3	16	5
13	38.2	16.3	3.0	4.0	11.1	0.5	…	…	10	4
9	8.8	5.0	4.0	19.4	32.9	5.1	42.9	7.4	21	17
14	25.5	2.0	9.0	7.5	27.8	9.9	16.5	1.7	16	9
6	…	…	…	22.5	18.6	9.2	18.9	18.8	…	…
7	…	…	…	22.3	16.5	11.5	28.9	22.6	…	…
11	27.5	11.5	17.9	17.4	29.9	0.3	…	…	32	17
11	26.8	9.9	6.6	9.9	17.3	3.3	…	…	…	…
12	10.5	5.4	8.2	5.7	11.1	8.3	38.8	1.9	27	9
7	4.9	1.8	12.4	18.3	20.9	8.1	…	…	12	12
12	50.2	11.0	1.5	1.2	3.2	2.1	78.1	6.3	66	24
13	27.5	6.7	2.0	3.0	11.9	3.1	14.2	0.9	11	4
8	8.1	5.2	17.3	36.4	50.1	1.5	44.4	11.8	45	28
8	11.0	6.3	11.5	24.1	38.0	8.4	…	…	20	16
9	10.1	2.8	14.3	20.3	33.8	1.9	65.8	1.1	20	4
12	9.5	1.7	10.9	22.9	35.8	2.0	41.1	14.1	20	13
10	11.5	4.2	5.9	17.1	23.1	5.4	…	…	…	…
…	10.0	3.3	6.3	34.5	46.4	1.7	…	…	…	…
14	28.9	3.6	3.7	1.6	8.3	9.5	16.7	3.4	19	16
7	…	…	…	17.1	22.6	8.6	47.4	13.5	23	16
8	…	…	…	33.8	45.1	3.8	37.4	1.2	…	…
8	…	…	…	26.9	29.2	11.4	24.7	20.0	…	…
11	34.4	4.5	3.6	2.8	11.4	9.4	26.7	3.3	…	…
12	2.1	0.5	6.0	32.6	34.7	9.8	24.6	19.1	12	10
10	10.7	1.3	7.2	22.5	30.6	10.8	19.9	14.0	21	25
9	…	…	…	12.1	18.9	2.7	24.7	1.3	…	…
13	28.5	4.4	4.6	29.4	41.5	1.0	34.5	2.8	34	20
8	13.4	4.1	6.4	20.3	29.4	5.6	…	…	11	7
9	24.6	6.4	5.3	2.3	4.8	8.3	45.9	1.0	7	2
13	46.5	16.3	2.0	11.1	23.4	0.1	29.2	7.6	24	10
13	40.0	6.3	6.2	3.4	14.3	4.8	24.7	3.1	25	26
17	26.8	3.2	5.6	2.4	18.5	4.8	30.7	1.6	…	…

附录2-5 卫生资源

序列	国家	每千人口 2007～2016			每万人口医院床位 2006～2012
		医师	口腔医师	护士和助产士	
1	阿富汗	0.3	0.0	0.4	5
2	阿尔巴尼亚	1.3	…	…	26
3	阿尔及利亚	1.2	0.3	1.9	…
4	安道尔	3.7	0.9	4.4	25
5	安哥拉	0.1	…	1.4	…
6	安提瓜和巴布达	…	…		21
7	阿根廷	3.9	…	4.2	47
8	亚美尼亚	2.8	0.4	5.4	39
9	澳大利亚	3.5	0.6	12.6	39
10	奥地利	5.2	0.6	8.3	76
11	阿塞拜疆	3.4	0.3	6.9	47
12	巴哈马群岛	2.3	0.4	4.0	29
13	巴林群岛	0.9	0.2	2.5	21
14	孟加拉国	0.5	0.0	0.3	6
15	巴巴多斯岛	…	…	…	62
16	白俄罗斯	4.1	0.6	11.4	113
17	比利时	3.0	0.7	11.1	65
18	伯利兹	0.8	0.0	1.8	11
19	贝宁湾	0.2	0.0	0.6	5
20	不丹	0.4	0.1	1.5	18
21	玻利维亚	0.5	0.1	1.0	11
22	波黑	1.9	0.2	5.9	35
23	博茨瓦纳	0.4	0.1	2.7	18
24	巴西	1.9	1.2	7.4	23
25	文莱	1.7	0.4	6.5	28
26	保加利亚	4.0	1.0	5.3	64
27	布基纳法索	0.0	0.0	0.6	4
28	布隆迪	…	…	…	19
29	佛得角	0.8	0.0	1.3	21
30	柬埔寨	0.1	0.0	1.0	7
31	喀麦隆	0.1	0.0	0.5	13
32	加拿大	2.5	1.3	9.8	27
33	中非	0.0	0.0	0.3	10
34	乍得	0.0	…	0.3	…
35	智利	1.0	0.0	0.1	21
36	中国	1.8	…	2.3	38
37	哥伦比亚	1.8	1.0	1.1	15
38	科摩罗	…	…	…	…
39	刚果	0.1	…	0.9	…
40	库克岛	1.2	0.9	5.8	…
41	哥斯达黎加	1.1	0.1	0.8	12
42	科特迪瓦	0.1	0.0	0.5	…
43	克罗地亚	3.1	0.9	6.5	58
44	古巴	7.5	1.8	8.0	53
45	塞浦路斯	2.5	0.7	4.1	35
46	捷克	3.7	0.8	8.4	68
47	朝鲜	3.5	0.2	4.2	132
48	刚果民主共和国	0.1	0.0	1.0	…

注：①中国医师数系执业医师数（不含口腔医师），护士和助产士系注册护士数；②每万人口医院床位系医疗机构床位数。

附录2-5　续表1

序列	国家	每千人口 2007～2016 医师	每千人口 2007～2016 口腔医师	每千人口 2007～2016 护士和助产士	每万人口医院床位 2006～2012
49	丹麦	3.7	0.8	17.0	35
50	吉布提	0.2	0.0	0.6	14
51	多米尼加	…	…	…	38
52	多米尼加共和国	1.5	0.2	1.3	17
53	厄瓜多尔	1.7	0.3	2.1	16
54	埃及	0.8	0.2	1.4	5
55	萨尔瓦多	1.9	0.8	0.5	11
56	赤道几内亚	…	…	…	21
57	厄立特里亚	…	…	…	7
58	爱沙尼亚	3.4	0.9	6.4	53
59	埃塞俄比亚	0.0	…	0.3	63
60	斐济	0.8	0.3	2.9	20
61	芬兰	3.2	0.7	15.0	55
62	法国	3.2	0.7	10.6	64
63	加蓬	0.4	0.0	2.9	63
64	冈比亚	0.1	0.0	1.6	11
65	格鲁吉亚	4.8	0.5	4.0	26
66	德国	4.2	0.9	13.8	82
67	加纳	0.1	0.0	0.9	9
68	希腊	6.3	1.2	3.4	48
69	格林纳达	…	…	…	35
70	危地马拉	0.9	0.2	0.9	6
71	几内亚	0.1	…	0.4	3
72	几内亚比绍	0.1	0.0	0.7	…
73	圭亚那	0.2	0.1	0.5	20
74	海地	…	…	…	…
75	洪都拉斯	…	…	…	7
76	匈牙利	3.1	0.6	6.6	72
77	冰岛	3.8	0.8	15.2	32
78	印度	0.8	0.1	2.1	7
79	印尼	0.2	0.0	1.3	9
80	伊朗	1.5	0.4	1.6	1
81	伊拉克	0.9	0.2	1.8	13
82	爱尔兰	3.0	0.6	12.4	29
83	以色列	3.6	0.8	5.1	33
84	意大利	4.0	0.8	5.7	34
85	牙买加	0.5	0.1	1.7	17
86	日本	2.4	0.8	11.2	137
87	约旦	3.4	0.9	3.1	18
88	哈萨克斯坦	3.3	0.4	8.5	72
89	肯尼亚	0.2	0.0	1.6	14
90	基里巴斯	0.2	0.2	4.6	13
91	科威特	2.6	0.7	7.0	22
92	吉尔吉斯	1.9	0.2	6.4	48
93	老挝	0.5	0.1	1.0	15
94	拉脱维亚	3.2	0.7	4.9	59
95	黎巴嫩	2.4	1.0	2.6	35
96	莱索托	…	…	…	…

附录2-5 续表2

序列	国家	每千人口 2007～2016 医师	口腔医师	护士和助产士	每万人口医院床位 2006～2012
97	利比里亚	0.0	0.0	0.5	8
98	利比亚	2.1	0.7	6.9	37
99	立陶宛	4.4	0.9	8.1	70
100	卢森堡	2.9	1.0	12.3	54
101	马达加斯加	0.1	0.0	0.2	2
102	马拉维	0.0	0.0	0.3	13
103	马来西亚	1.5	0.5	4.1	19
104	马尔代夫	3.6	0.2	8.2	43
105	马里	0.1	0.0	0.4	1
106	马耳他	3.9	0.5	9.1	48
107	马歇尔群岛	0.5	0.5	3.6	27
108	毛利塔尼亚	0.1	0.0	0.7	…
109	毛里求斯	2.0	0.3	3.3	34
110	墨西哥	2.2	0.1	2.6	15
111	密克罗尼西亚	0.2	0.4	3.6	32
112	摩纳哥	6.6	1.0	20.5	138
113	蒙古	3.3	0.2	4.1	68
114	黑山	2.3	0.0	5.7	40
115	摩洛哥	0.6	0.1	0.9	9
116	莫桑比克	0.1	0.0	0.4	7
117	缅甸	0.6	0.1	0.9	6
118	纳米比亚	0.4	0.0	2.8	…
119	瑙鲁	1.4	0.6	7.0	50
120	尼泊尔	0.6	…	2.0	50
121	荷兰	3.5	0.5	10.5	47
122	新西兰	3.1	0.4	11.1	23
123	尼加拉瓜	0.9	0.0	1.4	9
124	尼日尔	0.0	0.0	0.1	…
125	尼日利亚	0.4	0.0	1.5	…
126	纽埃岛	1.8	2.5	9.8	52
127	挪威	4.4	0.9	17.8	33
128	阿曼	1.9	0.2	4.2	17
129	巴基斯坦	1.0	0.1	0.5	6
130	帕劳群岛	1.2	0.2	5.3	48
131	巴拿马	1.6	0.3	2.3	22
132	巴布亚新几内亚	0.1	0.0	0.5	…
133	巴拉圭	1.3	0.2	1.0	13
134	秘鲁	1.1	0.1	1.5	15
135	菲律宾	…	0.0	0.2	5
136	波兰	2.3	0.3	5.7	65
137	葡萄牙	4.4	0.9	6.4	34
138	卡塔尔	2.0	0.6	5.7	12
139	韩国	2.3	0.5	6.9	103
140	摩尔多瓦	3.2	0.4	4.5	62
141	罗马尼亚	2.7	0.7	6.4	61
142	俄罗斯	4.0		8.7	97
143	卢旺达	0.1	0.0	0.8	…
144	圣基茨和尼维斯	…	…	…	23

附录2-5　续表3

序列	国家	每千人口　2007～2016			每万人口医院床位2006～2012
		医师	口腔医师	护士和助产士	
145	圣卢西亚岛	0.1	0.2	…	16
146	圣文森特和格林纳丁斯	…	…	…	52
147	萨摩亚群岛	0.3	0.2	1.5	…
148	圣马力诺	6.4	0.7	9.1	38
149	圣多美和普林西比	…	…	…	29
150	沙特阿拉伯	2.6	0.4	5.2	21
151	塞内加尔	0.1	0.0	0.3	…
152	塞黑	2.5	0.3	4.7	…
153	塞舌尔	1.0	0.1	4.4	36
154	塞拉利昂	0.0	0.0	0.3	…
155	新加坡	2.3	0.4	7.1	20
156	斯洛伐克	3.4	0.5	6.0	60
157	斯洛文尼亚	2.8	0.7	8.8	46
158	所罗门群岛	0.2	0.1	1.8	13
159	索马里	0.0	…	0.1	…
160	南非	0.8	0.2	5.2	…
161	南苏丹	…	…	…	…
162	西班牙	3.9	0.7	5.3	31
163	斯里兰卡	0.9	0.1	2.8	36
164	苏丹	0.3	0.0	1.2	8
165	苏里南	…	…	…	31
166	斯威士兰	0.1	0.0	1.4	21
167	瑞典	4.2	0.8	11.9	27
168	瑞士	4.2	0.5	18.2	50
169	叙利亚	1.5	0.9	2.3	15
170	塔吉克斯坦	1.7	0.2	5.3	55
171	泰国	0.5	0.3	2.3	21
172	马其顿	2.9	0.9	3.8	45
173	东帝汶	0.1	0.0	1.3	59
174	多哥	0.1	0.0	0.3	7
175	汤加	0.6	0.4	3.9	26
176	特立尼达和多巴哥	1.8	0.3	3.3	27
177	突尼斯	1.3	0.3	2.6	21
178	土耳其	1.7	0.3	2.6	25
179	土库曼斯坦	2.3	0.1	4.8	40
180	图瓦卢	1.2	0.4	6.5	…
181	乌干达	0.1	0.0	0.6	5
182	乌克兰	3.0	0.6	7.0	90
183	阿联酋	1.6	0.3	3.1	11
184	英国	2.8	0.5	8.4	29
185	坦桑尼亚	0.0	0.0	0.4	7
186	美国	2.6	…	…	29
187	乌拉圭	3.9	0.7	5.8	25
188	乌兹别克斯坦	2.5	0.2	12.5	44
189	瓦努阿图	0.2	0.1	2.2	18
190	委内瑞拉	…	…	…	9
191	越南	0.8	…	1.4	20
192	也门	0.3	0.0	0.8	7
193	赞比亚	0.1	0.0	0.9	20
194	津巴布韦	0.1	0.0	1.2	17

附录2-6　卫生经费

序列	国家	卫生总费用占GDP%			卫生总费用构成(%)					
					政府卫生支出			个人卫生支出		
		2000	2011	2015	2000	2011	2012	2000	2011	2012
1	阿富汗	…	8.4	10.3	…	19.0	20.8	…	81.0	79.2
2	阿尔巴尼亚	6.3	6.0	6.8	36.1	47.9	49.3	63.9	52.1	50.7
3	阿尔及利亚	3.5	4.4	7.1	73.3	82.0	73.5	26.7	18.0	26.5
4	安道尔	6.0	7.2	12.0	64.8	73.6	76.6	35.2	26.4	23.4
5	安哥拉	3.4	3.4	2.9	49.5	62.6	62.2	50.5	37.4	37.8
6	安提瓜和巴布达	4.2	5.5	4.8	67.1	73.7	68.0	32.9	26.3	32.0
7	阿根廷	7.6	7.9	6.8	53.9	66.5	69.3	46.1	33.5	30.7
8	亚美尼亚	6.3	3.7	10.1	18.2	52.2	41.8	81.8	47.8	58.2
9	澳大利亚	8.1	9.0	9.4	66.8	67.6	67.0	33.2	32.4	33.0
10	奥地利	10.0	11.3	10.3	75.6	75.3	75.9	24.4	24.7	24.1
11	阿塞拜疆	4.7	5.0	6.7	18.6	21.6	22.6	81.4	78.4	77.4
12	巴哈马群岛	5.2	7.5	7.4	48.1	45.6	45.1	51.9	54.4	54.9
13	巴林群岛	3.5	3.8	5.2	67.3	69.9	70.1	32.7	30.1	29.9
14	孟加拉国	2.6	3.8	2.6	40.7	38.2	31.9	59.3	61.8	68.1
15	巴巴多斯岛	5.2	7.2	7.5	65.8	66.0	60.9	34.2	34.0	39.1
16	白俄罗斯	6.1	4.9	6.1	75.5	70.5	77.2	24.5	29.5	22.8
17	比利时	8.1	10.5	10.5	74.6	75.9	75.2	25.4	24.1	24.8
18	伯利兹	4.0	5.8	6.2	52.6	66.5	64.9	47.4	33.5	35.1
19	贝宁湾	4.3	4.5	4.0	44.2	52.1	57.4	55.8	47.9	42.6
20	不丹	6.7	3.7	3.5	79.3	83.9	73.4	20.7	16.1	26.6
21	玻利维亚	6.1	5.0	6.4	60.1	70.8	71.8	39.9	29.2	28.2
22	波黑	7.1	9.9	9.4	56.7	71.3	71.2	43.3	28.7	28.8
23	博茨瓦纳	4.7	5.2	6.0	62.2	61.6	58.1	37.8	38.4	41.9
24	巴西	7.2	8.9	8.9	40.3	45.7	47.5	59.7	54.3	52.5
25	文莱	3.0	2.2	2.6	86.5	92.0	91.8	13.5	8.0	8.2
26	保加利亚	6.2	7.3	8.2	60.9	55.3	56.3	39.1	44.7	43.7
27	布基纳法索	5.1	6.4	5.4	39.6	49.5	58.5	60.4	50.5	41.5
28	布隆迪	6.3	9.0	8.2	30.6	63.3	60.1	69.4	36.7	39.9
29	佛得角	4.8	4.0	4.8	73.3	75.5	72.4	26.7	24.5	27.6
30	柬埔寨	5.8	5.6	6.0	22.2	22.6	19.7	77.8	77.4	80.3
31	喀麦隆	4.4	5.4	5.1	21.0	34.7	32.4	79.0	65.3	67.6
32	加拿大	8.7	10.9	10.4	70.4	70.4	70.1	29.6	29.6	29.9
33	中非	4.3	3.9	4.8	50.2	51.4	51.1	49.8	48.6	48.9
34	乍得	6.3	2.8	4.6	42.5	29.6	38.1	57.5	70.4	61.9
35	智利	7.2	7.1	8.1	36.1	48.4	47.7	63.9	51.6	52.3
36	中国	4.6	5.1	5.3	38.3	55.9	56.0	61.7	44.1	44.0
37	哥伦比亚	5.9	6.5	6.2	79.3	75.2	75.8	20.7	24.8	24.2
38	科摩罗	3.5	3.6	8.0	43.7	40.2	38.8	56.3	59.8	61.2
39	刚果	2.1	2.5	3.4	57.5	67.5	79.2	42.5	32.5	20.8
40	库克岛	3.4	3.6	2.7	90.1	91.0	90.8	9.9	9.0	9.2
41	哥斯达黎加	7.1	10.2	8.1	78.6	74.7	74.7	21.4	25.3	25.3
42	科特迪瓦	6.2	6.8	5.4	29.6	24.5	30.4	70.4	75.5	69.6
43	克罗地亚	7.8	6.8	7.4	86.1	82.5	80.1	13.9	17.5	19.9
44	古巴	6.1	10.0	10.9	90.8	94.7	94.2	9.2	5.3	5.8
45	塞浦路斯	5.8	7.4	6.8	41.7	43.3	47.0	58.3	56.7	53.0
46	捷克	6.3	7.5	7.3	90.3	84.2	84.0	9.7	15.8	16.0
47	朝鲜	…	…		…	…	…	…	…	…
48	刚果民主共和国	1.4	6.1	4.3	3.1	50.8	51.5	96.9	49.2	48.5

附录2-6　续表1

政府卫生支出占政府总支出%			社会医保支出占政府卫生支出%			人均卫生费用(美元)			人均政府卫生支出(美元)		
2000	2011	2015	2000	2011	2012	2000	2011	2015	2000	2011	2012
…	3.5	2.0	…	0.0	0.0		48	60		9	12
7.1	9.8	9.5	20.4	74.1	74.1	70	243	266	25	116	109
8.8	9.0	10.7	35.5	31.6	29.1	60	233	292	44	191	234
19.1	…	18.5	88.1	57.4	24.2	1318	3053	4316	854	2247	2614
2.9	5.6	3.7	0.0	0.0	0.0	22	178	109	11	111	118
11.4	15.8	14.9	0.0	11.1	7.6	420	703	657	281	518	494
14.7	21.7	12.3	59.6	64.1	52.8	710	866	998	383	576	689
5.3	7.4	6.1	0.0	0.0	0.0	39	127	366	7	66	63
15.1	17.2	…	0.0	0.0	0.0	1714	5991	4934	1145	4052	4085
14.6	16.9	15.1	58.6	53.6	55.1	2406	5643	4536	1820	4251	3951
5.4	3.7	4.1	0.0	0.0	0.0	30	359	368	6	77	91
14.8	15.7	14.2	1.8	2.2	0.0	1107	1622	1685	532	740	730
10.7	8.7	9.5	0.4	1.6	1.5	476	766	1190	320	535	645
7.4	9.8	2.8	0.0	0.0	0.0	9	27	32	4	10	8
11.7	10.3	7.4	0.0	0.2	0.2	602	935	1160	396	617	615
10.1	13.0	8.5	0.0	0.0	0.0	75	311	352	56	219	262
12.3	15.0	16.0	85.4	86.2	85.5	1845	4914	4228	1377	3730	3567
6.5	13.4	11.1	0.0	13.5	13.9	139	264	301	73	175	168
10.0	10.8	3.4	0.5	0.4	0.1	15	34	31	7	18	21
12.2	8.0	9.1	0.0	0.0	0.0	52	94	91	41	79	66
9.8	7.9	9.8	62.0	42.9	50.9	60	115	197	36	82	107
11.4	16.6	14.9	97.7	90.1	91.0	103	471	431	59	336	318
7.4	8.0	8.8	0.0	…	0.0	152	404	389	95	249	233
4.1	8.7	7.7	0.0	0.0	0.0	265	1119	780	107	512	512
6.3	6.2	6.4	0.0	…	0.0	543	917	812	470	844	869
9.1	11.3	10.3	12.0	68.4	76.4	97	522	572	59	288	292
8.8	12.4	7.2	0.8	0.2	0.2	12	39	33	5	19	23
7.3	13.6	11.8	29.5	12.4	13.6	7	21	24	2	13	13
9.9	8.8	10.8	34.9	25.2	29.6	59	153	146	43	116	118
8.7	6.2	6.1	0.0	…	0.0	17	49	70	4	11	14
6.1	8.5	3.1	3.9	2.6	2.6	26	64	64	5	22	20
15.1	17.4	19.1	1.9	2.0	1.9	2100	5656	4508	1477	3982	4037
12.9	12.5	4.1	0.0	…	0.0	11	19	17	5	10	9
13.1	3.3	6.3	0.0	…	0.0	10	25	36	4	7	14
11.0	14.8	19.6	19.3	11.4	9.2	364	1022	1102	131	495	528
10.9	12.5	10.1	57.2	67.0	67.9	43	274	426	16	153	180
19.3	20.2	12.2	66.8	83.4	84.0	148	466	374	117	350	402
9.3	6.5	3.8	0.0	0.0	0.0	13	31	59	6	13	21
4.8	6.5	3.1	0.0	0.0	0.0	22	85	59	13	58	99
9.9	11.7	5.1	0.0	0.0	0.0	175	511	461	158	464	452
24.1	28.0	18.8	80.7	81.0	79.3	287	883	929	226	659	711
10.0	8.5	5.0	2.0	6.3	6.6	40	84	75	12	21	24
13.0	15.1	11.7	97.6	94.3	93.5	371	992	852	320	818	761
10.8	14.0	…	0.0	…	0.0	166	605	826	151	573	526
6.5	6.9	7.1	0.0	1.6	1.5	753	2123	1563	314	919	910
13.7	14.6	14.3	89.5	92.3	92.7	361	1545	1284	326	1301	1186
…	…	…	…	…	…	…	…		…	…	…
1.8	11.5	5.0	0.0	…	0.0	19	15	20	1	8	8

附录2-6　续表2

序列	国家	卫生总费用占GDP%			卫生总费用构成(%)					
					政府卫生支出			个人卫生支出		
		2000	2011	2015	2000	2011	2012	2000	2011	2012
49	丹麦	8.7	10.9	10.3	83.9	85.3	85.8	16.1	14.7	14.2
50	吉布提	5.8	8.7	4.4	67.8	57.4	59.7	32.2	42.6	40.3
51	多米尼加	5.0	6.0	5.4	69.0	71.0	70.2	31.0	29.0	29.8
52	多米尼加共和国	6.3	5.4	6.2	34.5	49.3	50.9	65.5	50.7	49.1
53	厄瓜多尔	3.6	6.9	8.5	31.2	36.1	44.8	68.8	63.9	55.2
54	埃及	5.4	4.9	4.2	40.5	40.7	39.0	59.5	59.3	61.0
55	萨尔瓦多	8.0	6.8	6.9	45.2	63.6	62.8	54.8	36.4	37.2
56	赤道几内亚	2.7	4.5	2.7	79.3	54.2	80.3	20.7	45.8	19.7
57	厄立特里亚	4.1	2.7	3.3	39.1	50.5	46.5	60.9	49.5	53.5
58	爱沙尼亚	5.3	5.8	6.5	77.2	80.5	78.7	22.5	19.5	21.3
59	埃塞俄比亚	4.4	4.1	4.0	54.6	50.0	60.6	45.4	50.0	39.4
60	斐济	3.9	3.8	3.6	83.6	65.3	66.2	16.4	34.7	33.8
61	芬兰	7.2	9.0	9.4	71.3	75.4	75.0	28.7	24.6	25.0
62	法国	10.1	11.6	11.1	79.4	76.8	77.4	20.6	23.2	22.6
63	加蓬	2.9	3.4	2.7	40.5	52.9	52.8	59.5	47.1	47.2
64	冈比亚	3.6	4.7	6.7	34.2	62.3	60.0	65.8	37.7	40.0
65	格鲁吉亚	6.9	9.4	7.9	17.0	18.1	18.0	83.0	81.9	82.0
66	德国	10.4	11.3	11.2	79.5	76.5	76.7	20.5	23.5	23.3
67	加纳	3.0	5.3	5.9	50.0	55.9	68.3	50.0	44.1	31.7
68	希腊	7.9	9.0	8.4	60.0	66.1	67.1	40.0	33.9	32.9
69	格林纳达	6.6	6.5	5.0	52.0	48.3	47.2	48.0	51.7	52.8
70	危地马拉	5.6	6.7	5.7	40.2	35.4	38.0	59.8	64.6	62.0
71	几内亚	3.5	6.0	4.5	31.7	24.3	39.2	68.3	75.7	60.8
72	几内亚比绍	4.9	6.3	6.9	10.5	26.8	24.6	89.5	73.2	75.4
73	圭亚那	5.8	6.8	4.5	84.7	67.3	66.1	15.3	32.7	33.9
74	海地	6.1	8.5	6.9	27.7	21.5	9.2	72.3	78.5	90.8
75	洪都拉斯	6.6	8.4	7.6	54.2	49.4	44.4	45.8	50.6	55.6
76	匈牙利	7.2	7.9	7.2	70.7	65.0	62.6	29.3	35.0	37.4
77	冰岛	9.5	9.2	8.6	81.1	80.7	80.5	18.9	19.3	19.5
78	印度	4.3	3.9	3.9	27.0	30.5	30.5	73.0	69.5	69.5
79	印尼	2.0	2.9	3.3	36.1	37.9	39.6	63.9	62.1	60.4
80	伊朗	4.6	4.6	7.6	41.6	49.5	40.4	58.4	50.5	59.6
81	伊拉克	0.8	2.7	3.4	4.8	75.1	60.5	95.2	24.9	39.5
82	爱尔兰	6.2	8.8	7.8	74.1	67.0	67.6	25.9	33.0	32.4
83	以色列	7.1	7.6	7.4	62.6	61.2	59.8	37.4	38.8	40.2
84	意大利	7.9	9.2	9.0	74.2	77.8	77.3	25.8	22.2	22.7
85	牙买加	5.5	5.2	5.9	52.6	53.6	58.7	47.4	46.4	41.3
86	日本	7.6	10.0	10.9	80.8	82.1	82.1	19.2	17.6	17.9
87	约旦	9.7	8.8	6.3	48.0	65.5	68.7	52.0	34.5	31.3
88	哈萨克斯坦	4.2	3.9	3.9	50.9	57.9	55.8	49.1	42.1	44.2
89	肯尼亚	4.7	4.4	5.2	46.3	39.4	40.9	53.7	60.6	59.1
90	基里巴斯	8.0	10.8	7.6	94.9	82.0	81.7	5.1	18.0	18.3
91	科威特	2.5	2.6	4.0	76.3	82.4	82.8	23.7	17.6	17.2
92	吉尔吉斯	4.7	6.2	8.2	44.3	59.9	60.2	55.7	40.1	39.8
93	老挝	3.3	2.8	2.8	35.1	49.4	31.8	64.9	50.6	68.2
94	拉脱维亚	6.0	6.0	5.8	54.4	57.1	60.6	45.6	42.9	36.7
95	黎巴嫩	10.9	7.4	7.4	29.5	38.0	46.3	70.5	62.0	53.7
96	莱索托	6.9	11.7	8.4	50.2	77.5	78.6	49.8	22.5	21.4

附录2-6　续表3

政府卫生支出占政府总支出%			社会医保支出占政府卫生支出%			人均卫生费用（美元）			人均政府卫生支出（美元）		
2000	2011	2015	2000	2011	2012	2000	2011	2015	2000	2011	2012
13.6	16.1	15.8	0.0	0.0	0.0	2613	6521	5497	2191	5563	5320
12.0	14.1	4.1	11.3	9.5	9.5	44	119	82	30	68	83
6.6	12.3	10.6	0.0	0.8	0.1	231	402	384	159	285	280
15.9	14.2	9.5	17.0	25.8	41.8	173	293	397	60	145	158
6.4	6.4	11.0	28.0	34.5	33.1	53	362	530	16	131	162
7.3	6.3	4.2	24.3	19.4	20.8	80	137	157	33	56	62
14.3	14.7	19.1	49.3	42.5	43.1	176	252	283	80	160	159
8.7	7.0	1.3	0.0	0.0	0.0	55	1051	280	44	570	618
2.6	3.6	1.8	0.0	0.0	0.0	7	12	31	3	6	7
11.3	12.3	12.2	86.4	86.4	86.6	214	928	1112	165	747	783
9.4	11.1	6.0	0.0	0.0	0.0	5	14	24	3	7	14
11.3	9.2	7.2	0.0	0.0	0.0	80	167	175	67	109	122
10.6	12.3	12.8	19.5	19.0	19.1	1700	4411	4005	1212	3327	3119
15.5	15.9	15.3	94.3	92.3	95.1	2209	4968	4026	1754	3813	3592
5.3	7.2	7.0	14.5	27.1	27.1	118	401	198	48	212	211
10.4	11.2	10.6	0.0	0.0	0.0	23	24	32	8	15	19
6.9	5.3	10.5	46.0	68.8	68.8	45	310	281	8	56	60
18.3	19.1	21.4	87.3	88.6	88.8	2387	4996	4592	1898	3819	3618
7.8	12.5	7.1	0.0	21.6	22.2	12	83	80	6	46	59
10.1	11.4	9.1	45.9	64.0	57.8	918	2304	1505	551	1522	1390
13.2	11.0	7.4	0.0	0.4	0.6	339	481	460	176	232	223
17.0	15.7	14.9	51.2	41.8	52.5	96	215	224	39	76	90
6.4	6.8	2.7	1.1	4.5	4.5	12	27	25	4	7	9
2.3	7.8	9.5	5.4	1.5	1.5	16	35	39	2	9	8
10.8	15.6	7.8	7.1	2.7	2.6	56	221	184	47	149	155
16.0	5.5	3.3	0.0	0.0	0.0	26	62	54	7	13	7
18.1	17.0	11.3	13.7	26.2	29.6	76	187	177	41	92	98
10.6	10.3	9.7	83.9	83.7	83.3	326	1096	894	230	713	625
18.4	15.6	16.4	33.4	36.1	35.8	2961	4051	4375	2400	3268	3100
4.6	8.2	3.4	17.4	15.8	6.5	20	62	63	5	19	18
4.5	6.2	7.4	6.3	18.2	17.6	15	99	112	6	38	43
10.6	10.5	22.6	57.8	50.2	47.2	229	326	366	95	161	196
0.1	4.9	1.7	0.0	0.0	0.0	7	160	154	<1	120	171
14.7	12.4	18.4	1.2	0.5	0.2	1593	4306	4757	1181	2883	2757
9.2	10.4	…	72.5	71.5	71.8	1487	2373	2756	930	1453	1432
12.7	14.4	13.4	0.1	0.2	0.4	1527	3339	2700	1134	2599	2408
6.6	8.6	12.6	0.0	0.3	0.2	189	273	294	100	146	175
15.9	19.4	…	84.9	87.6	87.0	2865	4656	3733	2315	3824	3932
13.7	17.8	12.4	9.7	28.2	6.3	171	386	257	82	253	241
9.2	10.5	10.9	0.0	…	0.0	52	458	379	27	265	301
10.6	5.9	6.3	10.9	13.1	13.1	19	35	70	9	14	17
8.8	10.3	6.3	0.0	0.0	0.0	65	181	108	62	149	144
5.2	5.6	6.2	0.0	0.0	0.0	494	1349	1169	377	1112	1197
12.0	11.6	9.9	10.0	64.1	64.1	13	71	92	6	42	51
5.8	6.1	3.8	1.2	4.9	4.2	11	35	53	4	18	9
8.7	8.9	8.9	0.0	…	0.0	196	826	784	107	472	497
7.6	9.5	14.3	46.3	49.7	39.4	579	646	645	171	246	307
6.3	14.5	9.3	0.0	0.0	0.0	29	146	91	14	113	108

附录2-6 续表4

序列	国家	卫生总费用占GDP%			卫生总费用构成(%)					
					政府卫生支出			个人卫生支出		
		2000	2011	2015	2000	2011	2012	2000	2011	2012
97	利比里亚	5.9	15.6	15.2	24.5	29.7	34.5	75.5	70.3	65.5
98	利比亚	3.4	3.9		48.7	77.3	70.3	51.3	22.7	29.7
99	立陶宛	6.5	6.7	6.5	69.7	71.4	65.3	30.3	28.6	31.1
100	卢森堡	7.5	6.7	6.0	85.1	84.1	83.5	14.9	15.9	16.5
101	马达加斯加	5.0	4.1	5.2	49.6	55.9	50.7	50.4	44.1	49.3
102	马拉维	6.1	8.3	9.3	45.8	72.4	56.1	54.2	27.6	43.9
103	马来西亚	3.0	3.8	4.0	55.8	55.2	55.2	44.2	44.8	44.8
104	马尔代夫	7.1	8.1	11.5	57.6	44.4	57.1	42.4	55.6	42.9
105	马里	6.3	6.8	5.8	32.9	43.8	38.8	67.1	56.2	61.2
106	马耳他	6.6	8.7	9.6	72.5	63.9	65.6	27.5	36.1	34.4
107	马歇尔群岛	22.5	16.0	22.1	87.9	83.0	82.6	12.1	17.0	17.4
108	毛利塔尼亚	5.2	5.9	4.6	52.6	65.2	47.0	47.4	34.8	53.0
109	毛里求斯	3.8	4.9	5.5	52.1	48.2	48.2	47.9	51.8	51.8
110	墨西哥	5.1	6.0	5.9	46.6	50.3	51.8	53.4	49.7	48.2
111	密克罗尼西亚	7.8	13.7	13.1	93.9	91.0	90.4	6.1	9.0	9.6
112	摩纳哥	3.3	4.4	2.0	87.1	88.6	88.5	12.9	11.4	11.5
113	蒙古	4.7	6.0	3.9	82.1	63.3	62.8	17.9	36.7	37.2
114	黑山	7.3	7.2	6.0	71.0	58.2	61.7	29.0	41.8	38.3
115	摩洛哥	4.2	6.3	5.5	29.4	33.1	35.5	70.6	66.9	64.5
116	莫桑比克	6.2	6.4	5.4	70.0	44.0	49.4	30.0	56.0	50.6
117	缅甸	2.1	1.8	4.9	14.2	15.9	23.9	85.8	84.1	76.1
118	纳米比亚	6.1	8.6	8.9	68.9	61.3	61.9	31.1	38.7	38.1
119	瑙鲁	13.3	8.1	4.8	94.4	88.0	93.4	5.6	12.0	6.6
120	尼泊尔	5.4	6.1	6.1	24.6	45.3	39.5	75.4	54.7	60.5
121	荷兰	8.0	11.9	10.7	63.1	79.5	79.6	36.9	13.4	13.2
122	新西兰	7.6	10.3	9.3	78.0	82.7	82.9	22.0	17.3	17.1
123	尼加拉瓜	5.4	7.6	7.8	53.5	54.3	54.3	46.5	45.7	45.7
124	尼日尔	5.8	6.8	7.2	26.2	33.2	33.1	73.8	66.8	66.9
125	尼日利亚	2.8	5.7	3.6	33.5	34.0	33.2	66.5	66.0	66.8
126	纽埃岛	7.9	10.6	6.3	98.5	98.9	98.3	1.5	1.1	1.7
127	挪威	8.4	9.9	10.0	82.5	85.1	85.0	17.5	14.9	15.0
128	阿曼	3.1	2.4	3.8	81.8	81.7	80.5	18.2	18.3	19.5
129	巴基斯坦	3.0	3.0	2.7	21.7	31.0	36.9	78.3	69.0	63.1
130	帕劳群岛	12.0	9.0	10.6	58.5	74.7	77.2	41.5	25.3	22.8
131	巴拿马	7.8	7.9	7.0	68.1	68.2	68.6	31.9	31.8	31.4
132	巴布亚新几内亚	4.0	4.2	3.8	81.7	77.7	80.2	18.3	22.3	19.8
133	巴拉圭	8.1	8.9	7.8	39.9	38.6	42.6	60.1	61.4	57.4
134	秘鲁	4.9	4.7	5.3	56.4	56.9	55.0	43.6	43.1	45.0
135	菲律宾	3.2	4.4	4.4	47.6	36.9	30.4	52.4	63.1	69.6
136	波兰	5.5	6.9	6.3	70.0	70.3	69.2	30.0	29.2	30.3
137	葡萄牙	9.3	10.2	9.0	66.6	65.0	64.0	33.4	35.0	36.0
138	卡塔尔	2.2	1.9	3.1	72.3	78.6	83.6	27.7	21.4	16.4
139	韩国	4.4	7.4	7.4	49.0	55.3	54.5	51.0	44.7	45.5
140	摩尔多瓦	6.7	11.4	10.2	48.5	45.5	45.6	51.5	54.5	54.4
141	罗马尼亚	4.3	5.6	5.0	81.2	79.2	80.3	18.8	20.8	19.7
142	俄罗斯	5.4	6.1	5.6	59.9	59.8	51.1	40.1	40.2	48.9
143	卢旺达	4.2	11.0	7.9	39.2	59.3	58.8	60.8	40.7	41.2
144	圣基茨和尼维斯	4.3	5.8	5.6	60.4	37.9	36.8	39.6	62.1	63.2

附录2-6 续表5

政府卫生支出占政府总支出%			社会医保支出占政府卫生支出%			人均卫生费用(美元)			人均政府卫生支出(美元)		
2000	2011	2015	2000	2011	2012	2000	2011	2015	2000	2011	2012
6.7	19.1	2.7	0.0	0.0	0.0	11	59	69	3	18	13
6.0	4.5	…	0.0	…	0.0	253	211		123	163	470
11.3	12.7	12.2	88.3	84.9	85.1	211	887	923	147	634	613
16.9	13.5	12.1	71.0	80.5	83.6	3500	7751	6236	2978	6516	6302
15.5	13.5	15.6	0.0	…	0.0	12	19	21	6	10	8
9.0	17.8	10.8	0.0	0.0	0.0	9	30	34	4	22	18
5.3	6.2	8.3	0.7	0.9	0.9	122	384	386	68	212	231
10.9	9.3	22.8	0.0	22.2	56.5	162	525	944	93	233	405
8.9	12.3	4.5	1.5	0.7	0.7	16	51	42	5	22	16
12.1	13.3	14.2	0.0	…	2.7	656	1900	2304	476	1215	1215
21.1	22.9	21.2	35.0	15.2	14.1	466	567	747	409	470	487
10.7	10.1	5.5	7.7	11.1	15.1	25	51	54	13	33	21
8.7	9.7	9.9	0.0	…	0.0	146	450	506	76	217	212
16.6	15.1	11.3	67.6	55.7	55.1	328	609	535	153	306	320
10.9	19.1	6.1	21.4	17.1	18.5	170	412	395	159	375	365
14.2	18.8	8.1	98.1	98.7	98.7	2684	7180	3316	2338	6359	5769
10.9	8.4	6.0	24.1	21.5	21.2	22	190	152	18	120	146
16.9	9.1	8.8	99.0	89.3	89.3	118	522	382	84	304	291
4.8	6.0	7.7	0.0	24.5	24.5	54	195	160	16	65	64
17.0	7.7	1.2	0.3	33.1	22.8	15	33	28	10	14	16
8.6	1.5	4.9	2.9	3.0	3.0	3	19	59	<1	3	5
13.9	13.9	12.9	1.8	2.5	2.5	126	486	423	87	298	292
11.2	9.9	5.2	0.0	0.0	0.0	288	365	812	272	321	781
7.6	13.6	5.5	0.0	0.0	0.0	12	41	44	3	19	14
11.4	19.1	19.0	93.9	90.5	91.2	1932	5997	4746	1219	4769	4646
15.7	20.3	…	0.0	9.4	10.4	1056	3715	3554	824	3072	3279
13.1	19.1	17.4	27.0	35.2	37.0	54	124	163	29	67	78
8.4	10.3	4.6	3.3	1.7	1.7	9	25	26	2	8	8
10.3	6.7	5.3	0.0	…	0.0	17	85	97	6	29	31
6.6	8.4	2.2	0.0	0.0	0.0	318	1820	867	313	1799	1251
16.4	19.3	17.5	17.1	12.2	12.8	3165	9908	7464	2611	8436	7919
7.0	5.3	6.7	0.0	…	0.0	273	610	636	223	498	486
3.5	4.7	3.7	5.8	3.1	2.9	15	36	38	3	11	12
12.0	16.4	13.1	0.0	0.0	0.0	908	923	1420	532	689	753
21.3	12.8	11.3	50.0	35.6	33.1	295	664	921	201	453	496
9.9	10.2	8.7	0.0	0.0	0.0	26	74	77	21	58	78
17.7	11.2	10.8	52.4	34.8	35.4	124	352	321	49	136	152
14.1	15.0	14.4	45.3	52.2	37.2	95	283	323	53	161	183
8.4	10.2	7.4	14.7	24.6	36.5	33	105	127	16	39	35
9.4	11.1	10.7	82.6	85.4	86.2	247	920	797	173	646	594
14.9	13.5	12.3	1.7	1.9	1.7	1064	2302	1722	708	1497	1280
5.0	4.9	6.3	0.0	0.0	0.0	652	1738	2030	471	1366	1697
9.7	13.5	12.9	77.3	78.9	77.8	504	1652	2013	247	914	940
8.9	13.3	12.2	0.0	84.9	85.0	23	224	186	11	102	110
9.1	11.3	10.8	81.9	82.1	83.0	73	480	442	59	380	375
12.7	10.1	9.6	40.3	47.1	38.9	96	803	524	57	480	467
8.5	24.0	6.2	6.4	10.5	10.5	9	62	57	3	37	41
9.6	6.5	6.5	0.5	0.3	0.2	392	820	907	237	311	324

附录2-6　续表6

序列	国家	卫生总费用占GDP%			卫生总费用构成(%)					
					政府卫生支出			个人卫生支出		
		2000	2011	2015	2000	2011	2012	2000	2011	2012
145	圣卢西亚岛	5.6	7.6	6.0	52.6	46.6	53.6	47.4	53.4	46.4
146	圣文森特和格林纳丁斯	3.7	4.9	4.2	82.3	81.7	82.1	17.7	18.3	17.9
147	萨摩亚群岛	6.0	7.0	5.6	76.8	88.5	88.2	23.2	11.5	11.8
148	圣马力诺	5.1	5.5	6.8	85.8	85.8	87.2	14.2	14.2	12.2
149	圣多美和普林西比	8.9	7.6	9.8	43.2	34.2	31.7	56.8	65.8	68.3
150	沙特阿拉伯	4.2	3.5	5.8	72.1	67.3	72.0	27.9	32.7	28.0
151	塞内加尔	4.6	5.0	4.0	40.9	55.8	50.6	59.1	44.2	49.4
152	塞黑	6.8	10.3	9.4	67.2	62.1	61.2	32.8	37.9	38.8
153	塞舌尔	4.6	3.6	3.4	82.0	94.8	93.0	18.0	5.2	7.0
154	塞拉利昂	13.8	16.3	18.3	28.7	16.2	17.9	71.3	83.8	82.1
155	新加坡	2.7	4.2	4.3	45.0	33.3	35.9	55.0	66.7	64.1
156	斯洛伐克	5.5	7.9	6.9	89.4	70.9	69.7	10.6	29.1	30.3
157	斯洛文尼亚	8.3	8.9	8.5	74.0	73.7	71.5	26.0	26.3	28.5
158	所罗门群岛	4.6	7.7	8.0	94.3	96.7	94.4	5.7	3.3	5.6
159	索马里	…	…	…	…	…	…	…	…	…
160	南非	8.3	8.7	8.2	41.3	47.7	48.4	58.7	52.3	51.6
161	南苏丹	…	1.7	2.5	…	41.3	33.3	…	58.7	66.7
162	西班牙	7.2	9.3	9.2	71.6	73.0	71.7	28.4	27.0	28.3
163	斯里兰卡	3.7	3.3	3.0	48.4	42.1	39.1	51.6	57.9	60.9
164	苏丹	3.4	6.7	6.3	27.2	30.2	22.5	72.8	69.8	77.5
165	苏里南	6.2	6.0	6.5	53.4	49.8	69.0	46.6	50.2	31.0
166	斯威士兰	5.3	8.3	7.0	56.3	69.4	72.6	43.7	30.6	27.4
167	瑞典	8.2	9.5	11.0	84.9	81.6	81.3	15.1	18.4	18.7
168	瑞士	9.9	11.0	12.1	55.4	64.9	65.8	44.6	35.1	34.2
169	叙利亚	4.9	3.4		40.4	46.3	46.1	59.6	53.7	53.9
170	塔吉克斯坦	4.6	5.8	6.9	20.4	29.6	29.4	79.6	70.4	70.6
171	泰国	3.4	4.1	3.8	56.1	77.7	79.5	43.9	22.3	20.5
172	马其顿	8.7	6.9	6.1	57.7	63.6	65.3	42.3	36.4	34.7
173	东帝汶	3.4	4.6	3.1	65.7	75.3	93.8	34.3	24.7	6.2
174	多哥	5.3	8.0	6.6	28.5	52.2	50.9	71.5	47.8	49.1
175	汤加	4.8	5.0	5.9	70.5	83.5	80.7	29.5	16.5	19.3
176	特立尼达和多巴哥	4.0	5.3	6.0	45.4	49.2	51.1	54.6	50.8	48.9
177	突尼斯	5.4	7.0	6.7	54.9	59.4	59.0	45.1	40.6	41.0
178	土耳其	4.9	6.1	4.1	62.9	72.7	76.8	37.1	27.3	23.2
179	土库曼斯坦	3.9	2.1	6.3	81.5	63.8	63.5	18.5	36.2	36.5
180	图瓦卢	11.0	17.6	15.0	100.0	99.9	99.9	0.0	0.1	0.1
181	乌干达	6.0	9.3	7.3	26.8	25.0	43.0	73.2	75.0	57.0
182	乌克兰	5.6	7.3	6.1	51.8	55.7	55.4	48.2	44.3	44.6
183	阿联酋	2.2	3.1	3.5	76.7	69.5	69.1	23.3	30.5	30.9
184	英国	6.9	9.4	9.9	79.1	82.8	84.0	20.9	17.2	16.0
185	坦桑尼亚	3.4	7.4	6.1	43.4	37.4	39.0	56.6	62.6	61.0
186	美国	13.1	17.7	16.8	43.0	47.8	47.0	57.0	52.2	53.0
187	乌拉圭	11.2	8.6	9.2	54.6	69.5	64.5	45.4	30.5	35.5
188	乌兹别克斯坦	5.3	5.6	6.2	47.5	50.9	51.1	52.5	49.1	48.9
189	瓦努阿图	3.6	3.8	3.5	76.6	87.3	86.6	23.4	12.7	13.4
190	委内瑞拉	5.7	4.5	3.2	41.5	36.6	33.7	58.5	63.4	66.3
191	越南	4.9	6.8	5.7	30.9	45.2	42.6	69.1	54.8	57.4
192	也门	4.1	5.0	6.0	54.0	26.8	27.7	46.0	73.2	72.3
193	赞比亚	6.5	6.2	5.4	47.4	63.6	53.9	52.4	36.4	46.1
194	津巴布韦	…	…	10.3	…	…	…	…	…	…

附录2-6　续表7

政府卫生支出占政府总支出%			社会医保支出占政府卫生支出%			人均卫生费用（美元）			人均政府卫生支出（美元）		
2000	2011	2015	2000	2011	2012	2000	2011	2015	2000	2011	2012
11.7	11.1	8.5	4.9	4.3	3.3	272	513	482	143	239	307
10.8	11.7	10.0	0.0	0.0	0.2	137	310	284	113	253	279
13.7	13.5	11.5	0.3	0.5	0.0	80	245	223	61	217	214
20.4	13.6	14.3	100.0	85.0	73.5	2166	3553	3243	1860	3050	3380
9.0	5.6	10.7	0.0	0.0	0.0	46	108	160	20	37	35
8.6	5.7	10.1	0.0	…	0.0	396	721	1194	285	486	714
10.1	9.6	4.2	7.4	4.0	5.1	22	54	36	9	30	22
13.6	14.1	12.3	92.2	93.2	93.4	64	622	491	43	387	340
7.9	9.5	10.0	0.0	5.2	0.0	356	413	492	292	392	467
14.2	12.3	7.9	0.0	0.0	0.0	21	82	107	6	13	12
7.1	8.9	12.0	4.8	15.5	14.1	662	2144	2280	298	714	821
9.4	14.7	12.0	94.4	89.6	90.0	208	1415	1108	186	1004	960
13.1	12.8	12.7	93.7	93.4	91.3	831	2171	1772	615	1600	1479
20.7	21.6	10.6	0.0	0.0	0.0	48	124	152	45	119	95
…	…	…	…	…	…	…	…		…	…	…
13.3	12.9	14.1	3.3	2.8	2.8	246	670	471	102	319	315
…	4.0	1.6	…	…	0.0	…	32	28	…	13	8
13.2	15.0	14.9	9.6	6.3	6.6	1045	2978	2354	749	2175	1883
6.8	6.5	7.9	0.3	0.1	0.1	32	93	118	16	39	34
8.3	10.9	18.1	8.3	11.1	10.9	15	119	152	4	36	25
11.3	11.9	10.5	33.8	41.7	41.7	167	490	577	89	244	302
10.5	18.1	14.9	0.0	0.0	0.0	75	270	233	42	188	192
12.6	15.1	18.4	0.0	…	0.0	2282	5419	5600	1938	4423	4301
15.4	21.1	25.2	72.8	70.8	69.2	3541	9248	9818	1963	6001	5970
6.5	5.3	…	0.0	…	0.0	58	102		23	47	34
6.5	6.2	6.1	0.0	…	0.0	7	48	63	1	14	18
11.0	15.3	16.6	9.4	9.3	9.2	67	214	217	38	166	196
15.0	13.7	12.1	97.4	91.9	91.7	153	344	295	88	219	205
20.4	2.9	4.2	0.0	0.0	0.0	18	46	72	12	35	64
8.5	15.4	5.7	11.7	6.5	6.5	14	43	37	4	22	24
15.4	12.6	8.4	0.0	0.0	0.0	92	219	221	65	183	159
6.4	7.2	8.5	0.0	0.0	0.0	260	935	1146	118	460	489
8.1	13.3	13.6	28.9	56.3	56.3	121	304	258	67	180	173
9.8	12.8	10.1	55.6	57.0	64.1	197	644	455	124	469	437
13.7	8.7	8.7	6.5	6.5	6.5	44	114	405	36	73	81
5.9	17.2	12.1	0.0	0.0	0.0	161	639	439	161	639	559
7.3	10.1	5.6	0.0	0.0	0.0	16	41	46	4	10	25
10.2	11.8	8.3	0.0	0.6	0.6	36	262	125	18	146	161
7.8	9.3	8.0	0.0	0.0	0.0	753	1375	1402	578	955	854
15.1	16.0	18.5	0.0	…	0.0	1761	3659	4356	1394	3031	3019
10.2	10.2	7.4	0.0	…	4.5	10	38	32	4	14	16
16.8	20.3	22.6	83.7	86.0	87.3	4818	8467	9536	2074	4047	4153
20.5	21.8	20.0	27.4	45.2	56.8	773	1174	1281	422	816	816
8.7	9.0	9.3	0.0	…	0.0	29	91	134	14	46	56
10.5	14.0	11.8	0.0	0.0	0.0	52	125	99	40	109	100
8.0	6.3	3.1	34.6	32.2	31.1	273	487	973	113	178	200
6.6	10.1	7.9	19.7	39.6	37.0	20	93	117	6	42	44
8.0	4.3	2.2	0.0	0.0	0.0	26	63	72	14	17	21
11.1	16.4	6.8	0.0	0.0	0.0	23	87	69	11	55	45
…	…	8.1	…	…	…	…	…	94	…	…	…

附录2-7　人口与社会经济

序列	国家	总人口（千人）2016	0～14岁人口% 2013	60岁及以上人口% 2013	人口年增长率(%) 2003～2013	城镇人口%			
						2010	2011	2012	2013
1	阿富汗	34656	47	4	2.8	23	24	24	26
2	阿尔巴尼亚	2926	21	15	-0.2	52	53	55	55
3	阿尔及利亚	40606	28	7	1.7	66	73	74	70
4	安道尔	77	15	23	0.5	88	87	…	86
5	安哥拉	28813	47	4	3.3	59	59	60	43
6	安提瓜和巴布达	101	26	13	1.1	30	30	30	25
7	阿根廷	43847	24	15	0.9	92	93	93	92
8	亚美尼亚	2925	20	14	-0.2	64	64	64	63
9	澳大利亚	24126	19	20	1.6	89	89	89	89
10	奥地利	8712	15	24	0.4	68	68	68	66
11	阿塞拜疆	9725	22	9	1.2	52	54	54	54
12	巴哈马群岛	391	21	12	1.8	84	84	84	83
13	巴林群岛	1425	21	3	5.5	89	89	89	89
14	孟加拉国	162952	30	7	1.2	28	28	29	33
15	巴巴多斯岛	285	19	16	0.5	44	44	45	32
16	白俄罗斯	9480	15	20	-0.4	75	75	75	76
17	比利时	11358	17	24	0.7	97	97	98	98
18	伯利兹	367	34	6	2.5	52	45	45	44
19	贝宁湾	10872	43	5	3.0	42	45	46	43
20	不丹	798	28	7	2.0	35	36	36	37
21	玻利维亚	10888	35	7	1.7	67	67	67	68
22	波黑	3517	16	21	-0.2	49	48	49	40
23	博茨瓦纳	2250	34	6	1.0	61	62	62	57
24	巴西	207653	24	11	1.0	87	85	85	85
25	文莱	423	25	8	1.7	76	76	76	77
26	保加利亚	7131	14	26	-0.8	71	73	74	73
27	布基纳法索	18646	46	4	2.9	26	27	27	28
28	布隆迪	10524	44	4	3.4	11	11	11	12
29	佛得角	540	30	7	0.7	61	63	63	64
30	柬埔寨	15762	31	8	1.6	20	20	20	20
31	喀麦隆	23439	43	5	2.6	58	52	53	53
32	加拿大	36290	16	21	1.1	81	81	81	82
33	中非	4595	40	6	1.9	39	39	39	40
34	乍得	14453	48	4	3.2	28	22	22	22
35	智利	17910	21	14	1.0	89	89	89	89
36	中国	1411415	18	14	0.6	47	51	52	53
37	哥伦比亚	4853	28	10	1.4	75	75	76	76
38	科摩罗	796	42	5	2.5	28	28	28	28
39	刚果	5126	42	5	2.8	62	64	64	65
40	库克岛	17	30	9	1.0	75	74	…	74
41	哥斯达黎加	4857	24	11	1.6	64	65	65	75
42	科特迪瓦	23696	41	5	1.8	51	51	52	53
43	克罗地亚	4213	15	25	-0.3	58	58	58	58
44	古巴	11476	16	19	0.0	75	75	75	77
45	塞浦路斯	1170	17	17	1.3	70	70	71	67
46	捷克	10611	15	24	0.5	74	73	73	73
47	朝鲜	25369	22	13	0.6	60	60	60	61
48	刚果民主共和国	78736	45	5	2.8	35	34	35	42

附录2-7　续表1

生命登记覆盖人口% 2007～2013		总和生育率（%）			成人识字率（%）2007～2012	人均国民收入（美元，购买力平价）				日均<1美元（购买力平价）人口% 2007～2012
出生	死亡	2000	2010	2013		2010	2011	2012	2013	
37	…	7.7	6.3	4.9	…	1060	1140	1560	2000	…
99	53	2.2	1.5	1.8	97	8740	8820	9280	10520	<2.0
>90	…	2.6	2.3	2.8	…	8180	8310	8360	12990	…
100	>80	1.4	1.3	1.4	…	…	…	…	…	…
…	…	6.8	5.4	5.9	70	5410	5230	5400	6770	43.4
>90	79	2.7	2.1	2.1	99	20240	17900	18920	20070	…
100	100	2.5	2.2	2.2	98	15570	17130	…	…	<2.0
100	76	1.7	1.7	1.7	100	5660	6100	8820	8140	<2.0
100	100	1.8	1.9	1.9	…	…	38110	43300	42540	…
100	100	1.4	1.4	1.5	…	39790	42050	43390	43840	…
>90	93	2.0	2.2	1.9	100	9280	8960	9310	16180	<2.0
…	93	2.2	1.9	1.9	…	…	…	29020	…	…
>90	88	2.6	2.5	2.1	92	…	…	…	…	…
31	…	3.0	2.2	2.2	58	1810	1940	2030	2810	43.3
>90	100	1.5	1.6	1.8	…	…	…	25670	…	…
100	100	1.2	1.4	1.5	100	13590	14460	14960	16940	<2.0
>90	100	1.6	1.8	1.9	…	38260	39190	39860	40280	…
95	100	3.6	2.8	2.7	…	6210	6090	7630	8160	…
80	…	6.0	5.3	4.8	42	1590	1620	1550	1780	51.6
100	…	3.8	2.4	2.2	…	4990	5570	6200	7210	2.4
76	…	4.1	3.3	3.2	91	4640	4890	4880	5750	8.0
>90	89	1.4	1.1	1.3	98	8810	9190	9650	9820	<2.0
72	…	3.4	2.8	2.6	85	13700	14550	16060	15500	13.4
93	93	2.4	1.8	1.8	90	11000	11420	11530	14750	3.8
>90	89	2.5	2.0	2.0	95	…	…	…	…	…
100	100	1.2	1.5	1.5	98	13290	14160	15450	15200	<2.0
77	…	6.3	5.9	5.6	29	1250	1300	1490	1560	44.5
75	…	5.8	4.3	6.0	67	400	610	550	820	…
91	…	3.7	2.4	2.3	85	3820	3980	4930	6220	13.7
62	…	3.9	2.6	2.9	74	2080	2230	2330	2890	10.1
61	…	5.0	4.5	4.8	71	2270	2330	2270	2660	27.6
100	100	1.5	1.7	1.7	…	38310	39660	42530	42610	<2.0
61	…	5.4	4.6	4.4	57	790	810	1080	600	62.8
16	…	6.6	6.0	6.3	35	1220	1360	1620	2000	36.5
99	100	2.1	1.9	1.8	99	14590	16330	21310	21030	<2.0
…	4	1.8	1.6	1.7	95	7640	8390	9040	11850	6.3
97	98	2.6	2.4	2.3	94	9060	9560	9990	11890	5.6
87	…	4.3	4.9	4.7	76	1090	1110	1210	1560	…
91	…	4.8	4.5	5.0	…	3220	3240	3450	4720	32.8
>90	82	3.2	2.4	2.3	…	…	…	…	…	…
100	91	2.4	1.8	1.8	96	11270	11860	12500	13570	<2.0
65	…	5.2	4.4	4.9	57	1810	1710	1920	2900	35.0
>90	100	1.4	1.5	1.5	99	18860	18760	20200	20370	<2.0
100	98	1.6	1.5	1.4	100	…	…	…	…	…
>90	86	1.7	1.5	1.5	99	30300	…	29840	28830	…
100	100	1.1	1.5	1.6	…	23620	24370	24720	25530	<2.0
100	…	2.0	2.0	2.0	100	…	…	…	…	…
28	…	6.9	5.8	5.9	67	320	340	390	680	…

附录2-7　续表2

序列	国家	总人口(千人) 2016	0～14岁人口% 2013	60岁及以上人口% 2013	人口年增长率(%) 2003～2013	城镇人口%			
						2010	2011	2012	2013
49	丹麦	5712	18	24	0.4	87	87	87	87
50	吉布提	942	34	6	1.5	76	77	77	77
51	多米尼加	74	26	13	0.3	67	67	…	69
52	多米尼加共和国	10649	30	9	1.4	69	70	70	77
53	厄瓜多尔	16385	30	10	1.7	67	67	68	63
54	埃及	95689	31	9	1.7	43	43	44	43
55	萨尔瓦多	6345	30	10	0.5	64	65	65	66
56	赤道几内亚	1221	39	5	2.9	40	39	40	40
57	厄立特里亚	4955	43	4	3.5	22	21	22	22
58	爱沙尼亚	1312	16	24	-0.4	69	69	70	68
59	埃塞俄比亚	102403	43	5	2.7	17	17	17	19
60	斐济	899	29	9	0.8	52	52	53	53
61	芬兰	5503	16	26	0.4	85	84	84	84
62	法国	64721	18	24	0.6	85	86	86	79
63	加蓬	1980	38	7	2.4	86	86	87	87
64	冈比亚	2039	46	4	3.2	58	57	58	58
65	格鲁吉亚	3925	18	20	-0.5	53	53	53	53
66	德国	81915	13	27	-0.1	74	74	74	75
67	加纳	28207	38	5	2.4	51	52	53	53
68	希腊	11184	15	26	0.1	61	61	62	77
69	格林纳达	107	27	10	0.3	39	39	39	36
70	危地马拉	16582	40	7	2.5	49	50	50	51
71	几内亚	12396	42	5	2.4	35	35	36	36
72	几内亚比绍	1816	41	5	2.3	30	44	45	48
73	圭亚那	773	36	5	0.6	29	28	28	28
74	海地	10847	35	7	1.4	52	53	55	56
75	洪都拉斯	9113	35	7	2.0	52	52	53	54
76	匈牙利	9753	15	24	-0.2	68	69	70	70
77	冰岛	332	21	18	1.3	93	94	94	94
78	印度	1324171	29	8	1.4	30	31	32	32
79	印尼	261115	29	8	1.4	44	51	51	52
80	伊朗	80277	24	8	1.2	71	69	69	72
81	伊拉克	37203	40	5	2.6	66	66	66	69
82	爱尔兰	4726	22	17	1.4	62	62	62	63
83	以色列	8192	28	15	2.0	92	92	92	92
84	意大利	59430	14	27	0.5	68	68	69	69
85	牙买加	2881	27	11	0.5	52	52	52	54
86	日本	127749	13	32	0.0	67	91	92	93
87	约旦	9456	34	5	3.8	79	83	83	83
88	哈萨克斯坦	17988	26	10	1.1	59	54	53	53
89	肯尼亚	48462	42	4	2.7	22	24	24	25
90	基里巴斯	114	30	9	1.6	44	44	44	44
91	科威特	4053	25	4	4.6	98	98	98	98
92	吉尔吉斯	5956	30	6	1.0	35	35	35	36
93	老挝	6758	35	6	1.9	33	34	35	37
94	拉脱维亚	1971	15	24	-1.1	68	68	68	68
95	黎巴嫩	6007	21	12	2.7	87	87	87	88
96	莱索托		36	6	0.9	27	28	28	26

附录2-7　续表3

生命登记覆盖人口% 2007～2013		总和生育率（%）			成人识字率（%）2007～2012	人均国民收入（美元，购买力平价）				日均＜1美元（购买力平价）人口% 2007～2012
出生	死亡	2000	2010	2013		2010	2011	2012	2013	
100	98	1.8	1.9	1.9	…	40230	41900	43430	44460	＜2.0
…	…	4.8	3.8	3.4	…	…	…	…	…	…
＞90	100	2.3	2.1	2.1	…	11990	13000	11980	9800	…
81	52	2.9	2.6	2.5	90	9030	9420	9660	11150	2.3
90	80	3.0	2.5	2.6	92	7880	8510	9490	10310	4.0
＞90	95	3.3	2.7	2.8	74	6060	6120	6450	10850	＜2.0
99	78	2.9	2.3	2.2	85	6550	6640	6720	7490	2.5
54	…	5.8	5.2	4.8	94	23750	25620	18570	23240	…
…	…	5.4	4.5	4.7	69	540	580	550	1180	…
100	100	1.3	1.7	1.6	100	19760	20850	22500	24230	＜2.0
…	…	6.2	4.2	4.5	39	1040	1110	1110	1350	36.8
＞90	100	3.1	2.7	2.6	…	4510	4610	4690	7610	5.9
100	100	1.7	1.9	1.9	…	37290	37670	38220	38480	＜2.0
100	100	1.8	2.0	2.0	…	34440	35910	36720	37580	…
90	…	4.1	3.3	4.1	89	13170	13740	14090	17220	…
53	…	5.6	4.9	5.8	51	1300	1750	1830	1620	…
100	98	1.6	1.6	1.8	100	4990	5350	5770	7040	14.1
100	100	1.3	1.4	1.4	…	37950	40230	42230	44540	＜2.0
63	…	4.7	4.2	3.9	67	1660	1810	1910	3880	…
＞90	100	1.3	1.5	1.5	97	27050	25100	25460	25630	＜2.0
…	100	2.6	2.2	2.2	…	9890	10350	10350	11120	…
97	92	4.8	4.0	3.8	76	4650	4760	4880	7130	13.7
58	…	6.0	5.2	4.9	41	1020	1020	970	1160	40.9
24	…	5.9	5.1	4.9	55	1180	1240	1100	1240	…
88	81	2.5	2.3	2.5	85	3450	…	3340	6550	…
80	…	4.3	3.3	3.1	…	…	1180	1220	1710	…
94	17	4.0	3.1	3.0	85	3770	3820	3880	4270	16.5
100	100	1.3	1.4	1.4	99	19050	20310	20710	…	＜2.0
＞90	100	2.0	2.1	2.1	…	27680	31020	33480	38870	＜2.0
84	8	3.3	2.6	2.5	…	3550	3590	3910	5350	24.7
67	…	2.5	2.1	2.3	93	4200	4500	4730	9260	16.2
99	…	2.2	1.7	1.9	85	…	…	…	15600	…
99	65	5.0	4.7	4.0	79	3370	3750	4230	15220	3.9
＞90	100	1.9	2.1	2.0	…	33370	34180	35670	…	＜2.0
100	100	2.9	2.9	2.9	…	27630	27110	…	32140	＜2.0
100	100	1.2	1.4	1.5	99	31130	32400	32920	34100	＜2.0
98	…	2.6	2.3	2.3	87	7310	…	…	8480	…
100	100	1.3	1.4	1.4	…	34640	35330	36300	37630	＜2.0
99	65	3.9	3.1	3.2	96	5800	5930	5980	11660	＜2.0
100	91	1.9	2.6	2.5	100	10770	11250	11780	20570	＜2.0
60	…	5.0	4.7	4.4	87	1680	1710	1730	2250	…
94	…	4.3	2.9	3.0	…	3530	3300	3870	2780	…
＞90	95	2.4	2.3	2.6	94	…	…	…	…	…
98	96	2.7	2.7	3.1	99	2100	2180	2230	3070	5.1
75	…	4.6	2.7	3.0	…	2460	2580	2690	4570	30.3
100	100	1.2	1.5	1.6	100	16350	17700	21920	22970	＜2.0
100	…	2.4	1.8	1.5	90	14080	14470	14160	17390	…
45	…	4.1	3.2	3.0	90	1960	2050	2170	3320	56.2

附录2-7 续表4

序列	国家	总人口（千人）2016	0～14岁人口% 2013	60岁及以上人口% 2013	人口年增长率(%) 2003～2013	城镇人口%			
						2010	2011	2012	2013
97	利比里亚	4614	43	5	3.2	48	48	49	49
98	利比亚	6293	30	7	1.3	78	78	78	78
99	立陶宛	2908	15	21	-1.1	67	67	67	67
100	卢森堡	576	17	19	1.7	85	85	86	90
101	马达加斯加	24895	42	5	2.8	30	33	33	34
102	马拉维	18092	45	5	2.9	20	16	16	16
103	马来西亚	31187	26	9	1.8	72	73	73	73
104	马尔代夫	428	29	7	1.8	40	41	42	43
105	马里	17995	47	4	3.1	36	35	36	38
106	马耳他	429	15	24	0.4	95	95	95	95
107	马歇尔群岛	53	30	9	0.1	72	72	…	72
108	毛利塔尼亚	4301	40	5	2.7	41	41	42	59
109	毛里求斯	1262	20	14	0.3	42	42	42	40
110	墨西哥	127540	29	10	1.2	78	78	78	79
111	密克罗尼西亚	105	35	7	-0.3	23	23	23	22
112	摩纳哥	38	18	24	1.4	100	100	…	100
113	蒙古	3027	27	6	1.4	62	69	…	70
114	黑山	629	19	19	0.1	61	63	63	64
115	摩洛哥	35277	28	8	1.1	58	57	57	59
116	莫桑比克	28829	45	5	2.6	38	31	31	32
117	缅甸	52885	25	8	0.7	34	33	33	33
118	纳米比亚	2480	36	5	1.5	38	38	39	45
119	瑙鲁	11	30	9	-0.0	100	100	…	100
120	尼泊尔	28983	35	8	1.3	19	17	17	18
121	荷兰	16987	17	23	0.4	83	83	84	89
122	新西兰	4661	20	19	1.1	86	86	86	86
123	尼加拉瓜	6150	33	7	1.3	57	58	58	58
124	尼日尔	20673	50	4	3.8	17	18	18	18
125	尼日利亚	185990	44	5	2.7	50	50	50	46
126	纽埃岛	2	30	9	-2.7	38	38	…	41
127	挪威	5255	19	22	1.0	79	79	80	80
128	阿曼	4425	23	4	4.2	73	73	74	77
129	巴基斯坦	193203	34	7	1.8	36	36	37	38
130	帕劳群岛	22	30	9	0.6	83	84	…	86
131	巴拿马	4034	28	10	1.8	75	75	76	66
132	巴布亚新几内亚	8085	38	5	2.3	13	12	13	13
133	巴拉圭	6725	32	8	1.8	61	62	62	59
134	秘鲁	31774	29	9	1.2	77	77	78	78
135	菲律宾	103320	34	6	1.7	49	49	49	45
136	波兰	38224	15	21	-0.0	61	61	61	61
137	葡萄牙	10372	15	25	0.2	61	61	62	62
138	卡塔尔	2570	13	2	11.9	96	99	99	99
139	韩国	50792	15	17	0.6	83	83	83	82
140	摩尔多瓦	4060	17	17	-1.1	47	48	48	45
141	罗马尼亚	19778	15	21	-0.2	57	53	53	54
142	俄罗斯	143965	16	19	-0.1	73	74	74	74
143	卢旺达	11918	43	4	2.5	19	19	19	27
144	圣基茨和尼维斯	55	26	13	1.3	32	32	…	32

附录2-7　续表5

生命登记覆盖人口% 2007～2013		总和生育率（%）			成人识字率（%）2007～2012	人均国民收入（美元，购买力平价）				日均<1美元（购买力平价）人口% 2007～2012
出生	死亡	2000	2010	2013		2010	2011	2012	2013	
4	…	5.9	5.2	4.8	61	340	540	580	790	83.8
…	…	3.2	2.6	2.4	90	…	…	…	…	…
100	100	1.3	1.5	1.5	100	17870	19640	23560	24500	<2.0
>90	100	1.7	1.6	1.7	…	61790	64260	60160	…	…
83	…	5.6	4.7	4.5	65	960	950	930	1350	87.7
2	…	6.2	6.0	5.4	61	850	870	730	750	72.2
>90	56	3.0	2.6	2.0	93	14220	15650	16270	22460	<2.0
93	84	2.8	1.8	2.3	…	8110	7430	7560	9890	…
81	…	5.8	6.3	6.8	33	1030	1040	1140	1540	50.6
100	100	1.6	1.3	1.4	…	24840	…	27000	28030	…
96	…	4.4	3.5	3.3	…	…	…	…	4620	…
59	…	5.1	4.5	4.7	59	1960	2400	2480	2850	23.4
>90	100	2.0	1.6	1.5	89	13960	14330	15060	17220	<2.0
93	99	2.5	2.3	2.2	94	14290	15390	16450	16110	<2.0
…	…	4.3	3.5	3.3	…	3490	3580	3920	3840	…
…	>80	1.2	1.5	1.5	…	…	…	…	…	…
99	92	2.2	2.5	2.4	97	3670	4290	5020	8810	…
>90	100	1.8	1.7	1.7	99	12930	13700	14590	14600	<2.0
94	25	2.7	2.3	2.7	67	4600	4880	5060	7000	2.6
48	…	5.7	4.9	5.2	56	930	970	1000	1040	60.7
72	…	2.5	2.0	1.9	93	1950	…	…	…	…
78	…	4.0	3.2	3.1	89	6420	6560	7240	9590	23.5
83	…	3.5	3.1	2.9	…	…	…	…	…	…
42	…	4.0	2.7	2.3	57	1210	1260	1470	2260	23.7
100	100	1.7	1.8	1.8	…	41900	43140	43510	43210	<2.0
100	100	1.9	2.2	2.1	…	…	…	…	…	…
85	68	3.3	2.6	2.5	…	2790	3730	3890	4440	8.5
64	…	7.5	7.1	7.6	…	720	720	760	910	40.8
30	…	5.9	5.5	6.0	61	2170	2290	2450	5360	62.0
>90	…	…	…	…	…	…	…	…	…	…
100	100	1.8	1.9	1.9	…	56830	61460	66960	66520	<2.0
…	87	4.4	2.3	2.9	87	…	…	…	…	…
34	…	4.7	3.4	3.2	55	2790	2870	2880	4920	12.7
…	…	2.0	1.7	1.7	…	11000	11080	16870	14540	…
>90	90	2.7	2.5	2.5	94	12770	14510	15150	19290	4.0
…	…	4.5	4.0	3.8	62	2420	2570	2740	2430	…
76	81	3.7	3.0	2.9	94	5050	5390	5720	7640	3.0
96	69	2.9	2.5	2.4	90	8930	9440	10090	11360	2.9
90	90	3.5	3.1	3.0	95	3980	4140	4380	7820	19.0
100	100	1.3	1.4	1.4	100	19060	20430	21170	22300	<2.0
100	100	1.4	1.3	1.3	95	24760	24440	24770	25360	…
>90	77	3.1	2.3	2.0	96	…	86440	…	123860	…
>90	99	1.4	1.3	1.3	…	29010	30370	30970	33440	…
100	90	1.6	1.5	1.5	99	3360	3640	3630	5190	<2.0
>90	100	1.3	1.4	1.4	98	14060	15120	16860	18060	<2.0
>90	100	1.2	1.5	1.5	100	19190	20560	22720	23200	<2.0
63	…	5.9	5.4	4.5	66	1150	1270	1320	1430	63.0
…	79	2.2	1.8	1.8	…	15850	16470	17630	20400	…

附录2-7 续表6

序列	国家	总人口(千人)2016	0～14岁人口%2013	60岁及以上人口%2013	人口年增长率(%)2003～2013	城镇人口%			
						2010	2011	2012	2013
145	圣卢西亚岛	178	24	12	1.2	28	18	17	19
146	圣文森特和格林纳丁斯	110	25	10	0.1	49	49	50	50
147	萨摩亚群岛	195	38	8	0.7	20	20	20	19
148	圣马力诺	33	14	27	0.9	94	94	…	94
149	圣多美和普林西比	200	42	5	2.7	62	63	63	64
150	沙特阿拉伯	32276	29	5	2.3	82	82	83	83
151	塞内加尔	15412	44	5	2.8	42	43	43	43
152	塞黑	8820	16	21	-0.6	56	56	57	55
153	塞舌尔	94	22	10	1.0	55	54	54	53
154	塞拉利昂	7396	42	4	2.6	38	39	40	39
155	新加坡	5622	16	16	2.4	100	100	100	100
156	斯洛伐克	5444	15	19	0.1	55	55	55	54
157	斯洛文尼亚	2078	14	24	0.4	50	50	50	50
158	所罗门群岛	599	40	5	2.3	19	20	21	21
159	索马里	14318	47	5	2.7	37	38	38	39
160	南非	56015	30	9	1.2	62	62	62	64
161	南苏丹	12231	42	5	4.2	…	18	18	18
162	西班牙	46348	15	23	1.1	77	77	78	79
163	斯里兰卡	20798	25	13	0.9	14	15	15	18
164	苏丹	39579	41	5	2.4	40	33	33	34
165	苏里南	558	27	10	1.0	69	70	70	66
166	斯威士兰	1343	38	5	1.4	21	21	21	21
167	瑞典	9838	17	26	0.7	85	85	85	86
168	瑞士	8402	15	23	1.0	74	74	74	74
169	叙利亚	18430	35	6	2.4	56	56	56	57
170	塔吉克斯坦	8735	36	5	2.3	26	27	27	27
171	泰国	68864	18	15	0.4	34	34	34	48
172	马其顿	2081	17	18	0.1	59	59	59	57
173	东帝汶	1269	46	5	1.9	28	28	29	32
174	多哥	7606	42	4	2.6	43	38	38	39
175	汤加	107	37	8	0.5	23	23	24	24
176	特立尼达和多巴哥	1365	21	14	0.4	14	14	14	9
177	突尼斯	11403	23	11	1.1	67	66	67	67
178	土耳其	79512	26	11	1.3	70	72	72	72
179	土库曼斯坦	5663	29	7	1.2	50	49	49	49
180	图瓦卢	11	30	9	0.3	50	51	…	58
181	乌干达	41488	48	4	3.4	13	16	16	15
182	乌克兰	44439	14	21	-0.6	69	69	69	69
183	阿联酋	9270	15	1	10.2	84	84	85	85
184	英国	65789	18	23	0.6	80	80	80	82
185	坦桑尼亚	55572	45	5	2.9	26	27	27	30
186	美国	322180	20	20	0.9	82	82	83	81
187	乌拉圭	3444	22	19	0.2	92	93	93	95
188	乌兹别克斯坦	31447	29	7	1.2	36	36	36	36
189	瓦努阿图	270	37	6	2.4	26	25	25	26
190	委内瑞拉	31568	29	9	1.6	93	94	94	89
191	越南	94569	23	10	1.0	30	31	32	32
192	也门	27584	40	5	2.5	32	32	33	34
193	赞比亚	16591	47	4	2.9	36	39	40	40
194	津巴布韦	16150	40	6	1.1	38	39	39	33

附录2-7　续表7

生命登记覆盖人口% 2007～2013		总和生育率（%）			成人识字率 （%） 2007～2012	人均国民收入 （美元，购买力平价）				日均＜1美元 （购买力平价） 人口% 2007～2012
出生	死亡	2000	2010	2013		2010	2011	2012	2013	
92	85	2.3	2.0	1.9	…	10520	11220	11300	10350	…
＞90	100	2.4	2.1	2.0	…	10830	10440	10870	10610	…
48	…	4.5	3.9	4.1	99	4270	4270	4250	4840	…
＞90	＞80	1.3	1.5	1.5	…	…	…	…	…	…
75	…	4.6	3.7	4.1	89	1920	2080	1810	2950	43.5
…	51	4.2	2.8	2.6	87	…	24700	…	53780	…
73	…	5.6	4.8	4.9	50	1910	1940	1880	2240	34.1
99	90	1.7	1.6	1.4	98	11020	11540	11430	12020	＜2.0
＞90	100	2.2	1.9	2.2	92	21210	25140	25740	23270	＜2.0
78	…	5.4	5.0	4.7	43	830	840	1340	1750	56.6
＞90	74	1.5	1.3	1.3	96	55790	59380	60110	76850	…
＞90	100	1.3	1.3	1.4	…	23100	22130	24770	25500	＜2.0
100	100	1.2	1.4	1.5	100	26660	26510	27240	28130	＜2.0
…	…	4.6	4.2	4.0	…	2210	2350	2130	1810	…
…	…	6.5	6.3	6.6	…	…	…	…	…	…
85	91	2.9	2.5	2.4	93	10360	10710	11010	12240	9.4
35	…	…	…	4.9	…	…	…	…	2190	…
100	100	1.2	1.5	1.5	98	31640	31400	31670	31850	2.3
97	…	2.2	2.3	2.3	91	5010	5520	6030	9470	4.1
59	…	5.1	4.4	4.4	…	2030	2120	2070	2370	19.8
99	100	2.7	2.3	2.3	95	…	…	8380	15860	…
50	…	4.2	3.4	3.3	88	4840	5930	4760	6220	39.3
100	100	1.6	1.9	1.9	…	39730	42200	43980	44760	…
100	100	1.4	1.5	1.5	…	50170	52570	55090	56580	…
…	92	3.8	2.9	3.0	84	5120	…	5120	…	…
88	…	4.0	3.3	3.8	100	2140	2300	2180	2500	6.5
99	…	1.8	1.6	1.4	…	8190	8360	9280	13510	＜2.0
100	100	1.7	1.4	1.4	97	10920	11090	11540	11520	＜2.0
55	…	7.1	6.2	5.9	58	3600	…	6230	6410	34.9
78	…	5.1	4.1	4.6	60	890	1040	900	1180	52.5
…	…	4.2	3.9	3.8	…	4580	5000	5020	5450	…
…	85	1.6	1.6	1.8	99	24040	…	22860	26210	…
99	37	2.1	2.0	2.0	79	9060	9030	9210	10960	＜2.0
94	78	2.4	2.1	2.0	94	15170	16940	18190	18760	＜2.0
…	…	2.8	2.4	2.3	100	7490	8690	9070	12920	…
50	…	3.6	3.1	3.0	…	…	…	…	5990	…
30	…	6.8	6.1	5.9	73	1250	1310	1120	1370	37.8
100	99	1.1	1.4	1.5	100	6620	7040	7180	8960	＜2.0
100	87	2.7	1.7	1.8	…	…	47890	…	…	…
100	100	1.7	1.9	1.9	…	36410	36010	37340	35760	＜2.0
16	…	5.7	5.5	5.2	73	1430	1500	1560	1750	43.5
100	98	2.0	2.1	2.0	…	47360	48820	52610	53960	＜2.0
100	99	2.2	2.1	2.0	98	13990	14640	15310	18930	＜2.0
＞90	…	2.8	2.4	2.3	99	3120	3420	3670	5340	…
43	…	4.5	3.9	3.4	83	4320	4330	4300	2840	…
81	100	2.8	2.5	2.4	96	12150	12430	12920	17890	…
95	…	2.3	1.8	1.7	93	3070	3250	3620	5030	2.4
17	…	6.3	5.2	4.1	65	…	2170	2310	3820	…
14	…	6.2	6.3	5.7	71	1380	1490	1590	3070	74.3
49	…	3.9	3.3	3.5	84	…	…	…	1560	…